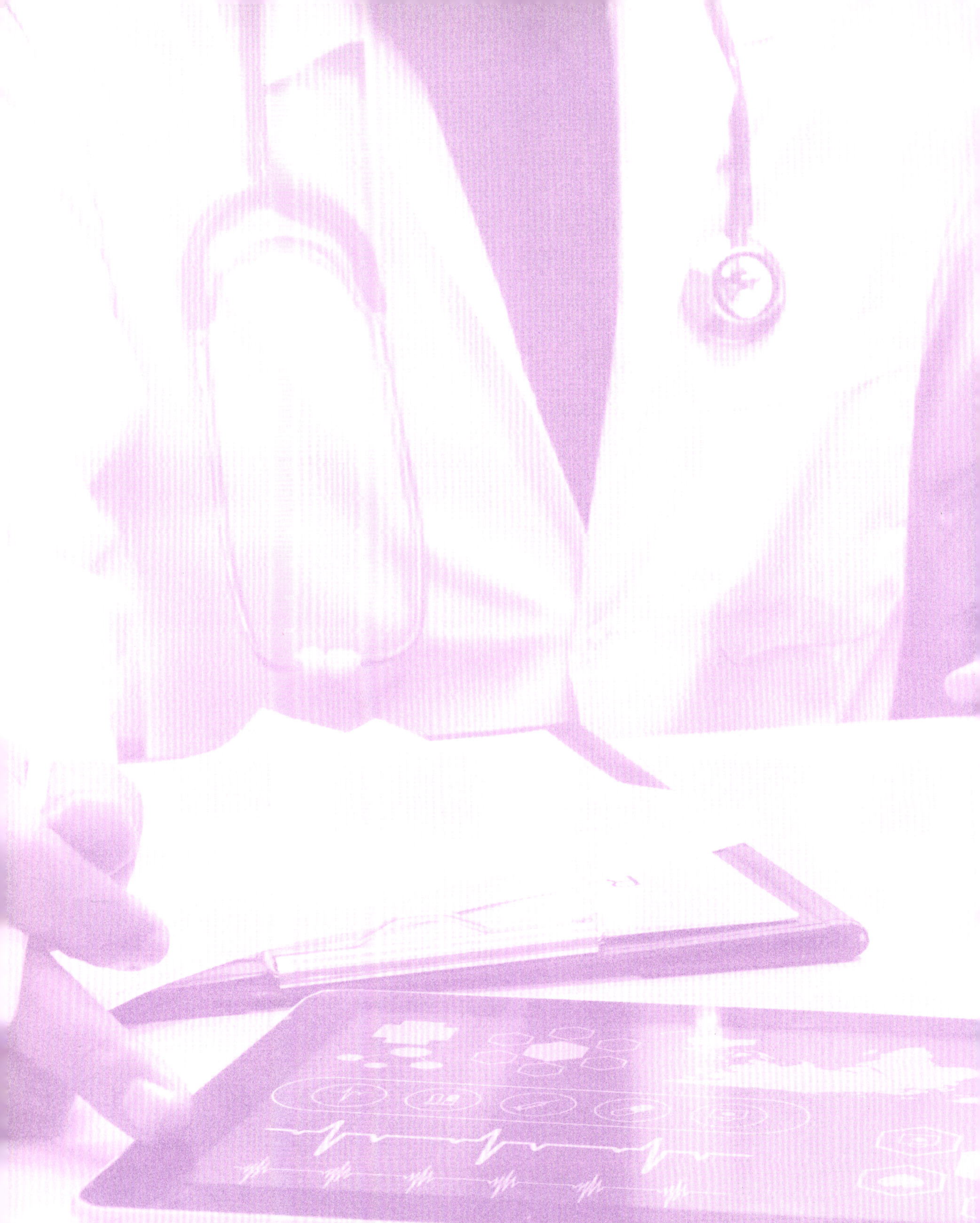

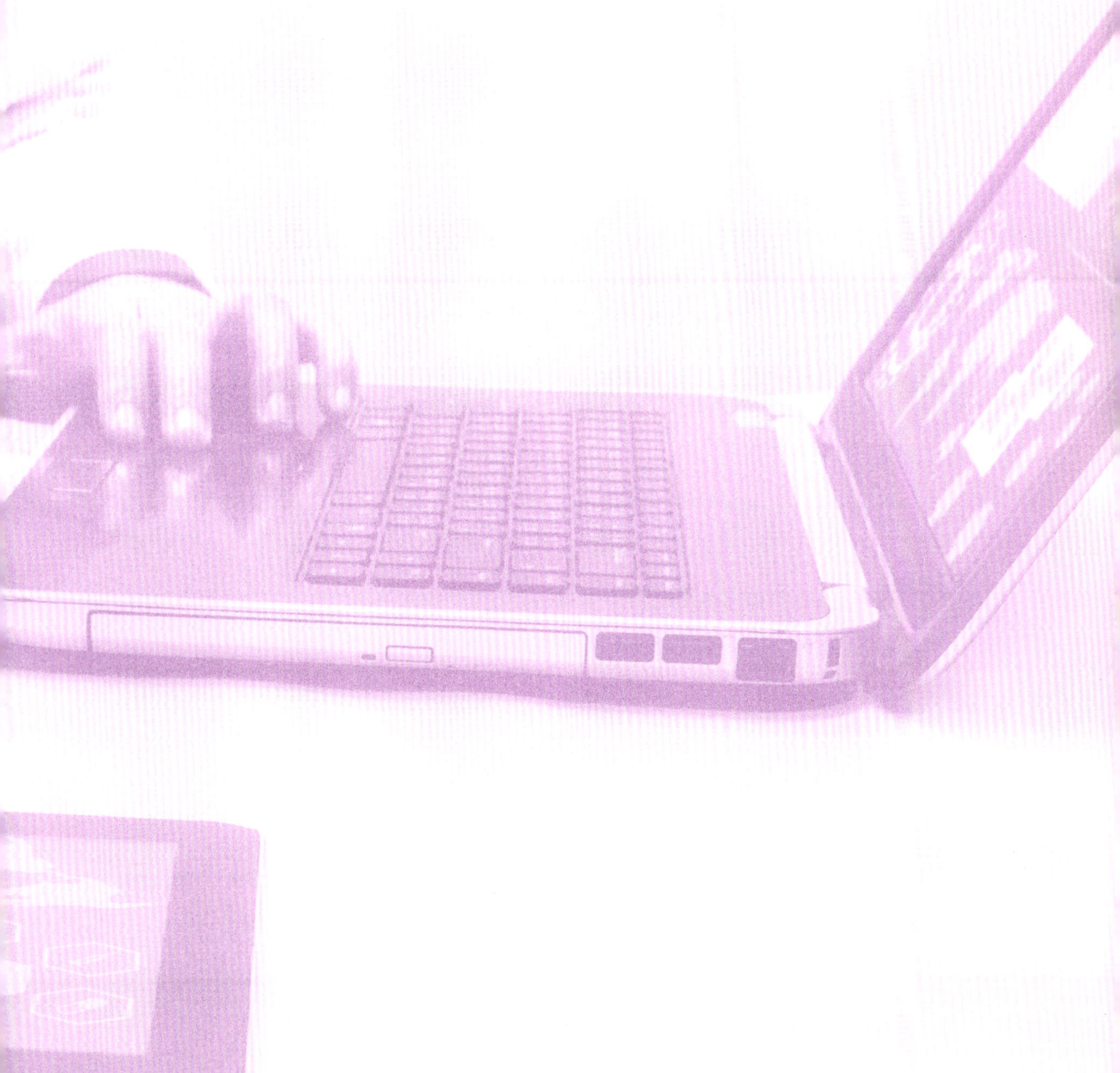

for Comparative Administration

제3개정판

병원행정 실무를 위한

엑셀

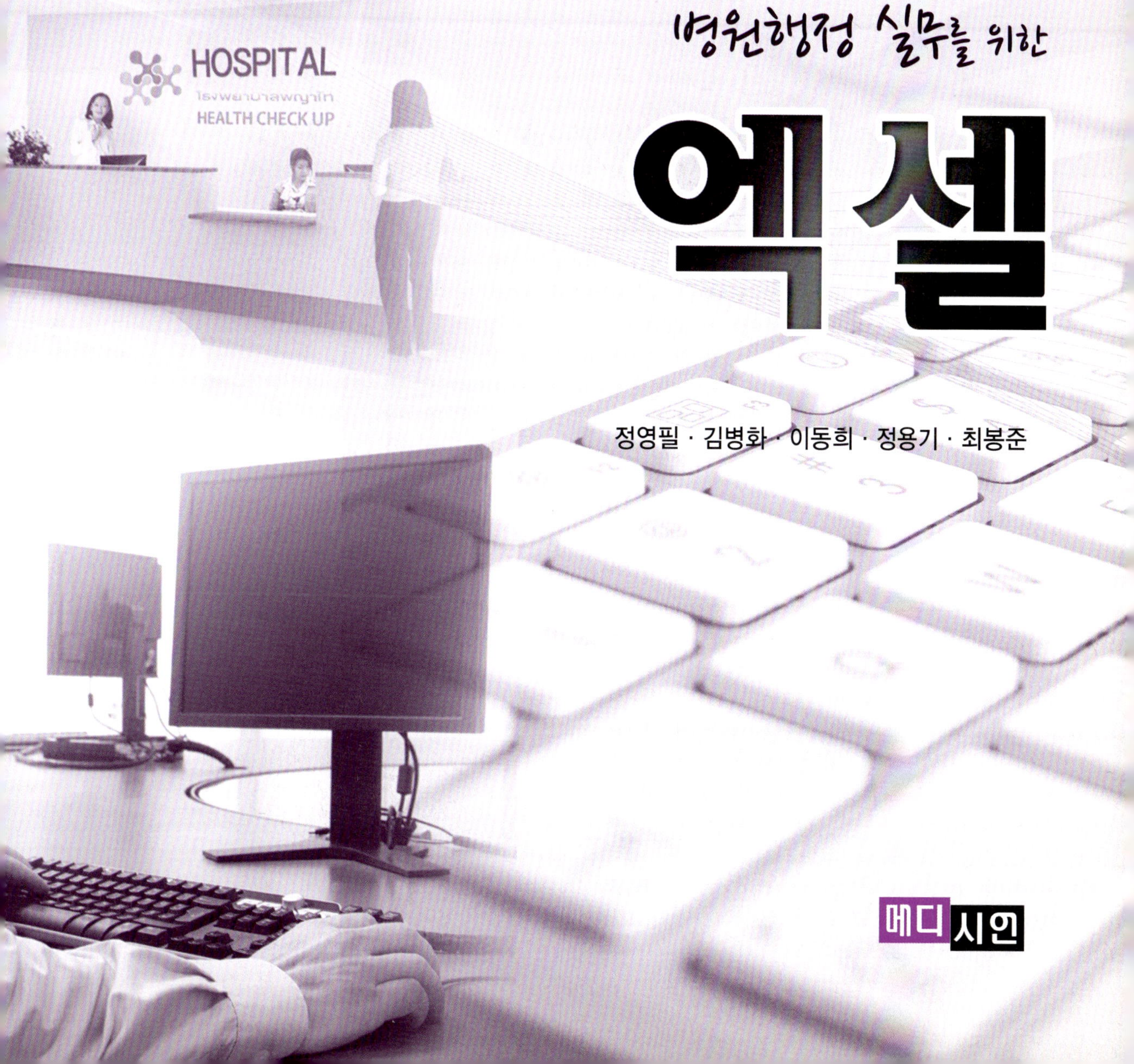

정영필 · 김병화 · 이동희 · 정용기 · 최봉준

메디시인

머리말

엑셀은 참으로 매력적인 프로그램입니다. 엑셀은 실제 사무용으로 워드프로세서 다음으로 가장 많이 사용되는 프로그램이기도 합니다. 간단한 주소록관리부터 복잡한 업무분석 보고서까지 다양한 쓰임새를 가지고 있습니다. 심지어 엑셀 프로그램으로 게임을 할 수도 있습니다. 의료분야 자격증 2~3개에 IT 자격증 1~2개가 첨부되었을 때 그 가치를 한번 상상해보라!

엑셀 프로그램의 가장 큰 능력은 뭐니뭐니해도 분석적인 기능을 충실히 제공할 수 있다는 것입니다. 이러한 가공된 정보는 부서장이나 병원의 정책결정자, 즉 CEO에게 절실히 필요한 것이며 그러한 정보를 내가 만들어 제공할 수 있다면 그 병원에서의 나의 존재감을 더 부각시킬 수 있을 것이며 나의 미래도 한층 밝을 것이라는 전망이 가능합니다.

오랜 기간동안 컴퓨터 분야에서 강의를 하면서 이같이 훌륭한 툴을 누구든지 잘 다룰 수 있게 할 방법이 무엇일까에 대해 많은 고민을 해왔는데, 핵심은 '어떻게 하면 초보자가 빠른 시간 내에 엑셀을 고급으로 응용할 수 있게 하는가' 입니다. 그래서 각자의 영역에서 상사로부터 인정받고 항상 필요한 존재로 인식될 수 있도록 하는 것입니다. 아울러 ITQ자격을 취득함으로써 자연스럽게 실무능력을 갖추게 하는 것입니다. 더욱이 최근에 NCS 기반의 교육과정이 필수적으로 대두되고 있습니다. ITQ 자격은 NCS 기반의 능력단위 실무기술 습득에 기초하기 때문에 이에 대한 접근은 실무기술 습득에 적합한 방법이라 할 수 있습니다.

이 책의 구성은 엑셀 2010의 기본적인 기능을 이해하며 종합적인 예제를 풀이하는 과정을 통하여 세부적인 기능 활용까지 다루면서 초보자라 할지라도 따라 하는 과정에서 고급기술들을 자연스럽게 익힐 수 있도록 하였습니다. 전체적인 기능에 대한 원리와 사용방법을 먼저 이해하고 필요한 때에 접근할 수 있도록 한다면 엑셀을 활용하기에 충분하다고 봅니다. 나아가서 컴퓨터활용 능력시험에 대비할 수 있도록 하는데 또 하나의 목표를 두어서 이 책을 배우고 나면 누구라도 컴퓨터활용능력 자격시험에 두려움 없이 응시할 수 있으리라 기대합니다.

아무쪼록 보건행정/보건의료정보 분야의 학생들이 이 책을 통하여 빠른 시간내에 엑셀 전문가가 되길 바라며 앞으로 자신의 분야에서 인정받는 사람이 되기를 바랍니다. 끝으로 이 책이 나오기까지 도움을 주신 메디시언 관계자 여러분께 진심으로 감사드립니다.

기해년 만추에

필자대표 정 영 필

차례 Contents

Part III ITQ 한글 엑셀 종합 문제풀이

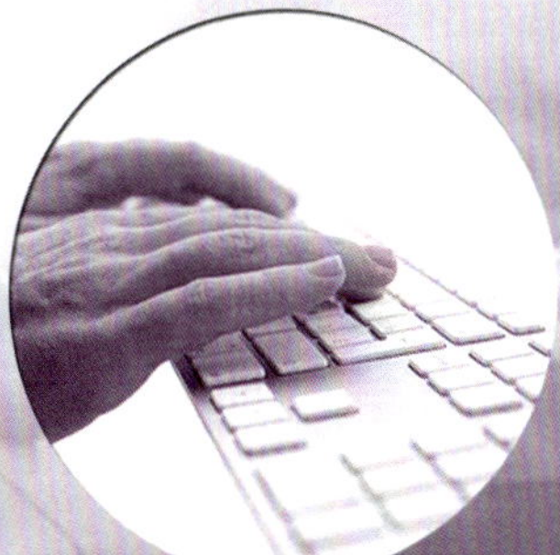

학습설계

본 교재의 학습 목표는 엑셀 상위버전(2007/2010)에 대한 기본 기술을 익히고 산업자원부 산하 한국생산성본부에서 시행하는 정보기술자격(ITQ) 엑셀 국가 공인자격 취득에 있으므로 이미 엑셀에 대한 기본 지식을 충분히 갖춘 학습자라면 Part I의 ITQ–엑셀 자격증 소개 부분을 학습하고 Part II의 21장 연습문제(표 작성 및 함수 활용), 22장 (3) 연습문제(차트), 23장 (3)(5) 연습문제(부분합/피벗테이블)를 차례로 풀 수 있다면 Part III의 "ITQ 한글 엑셀 종합문제 풀이"를 바로 학습할 수 있다.

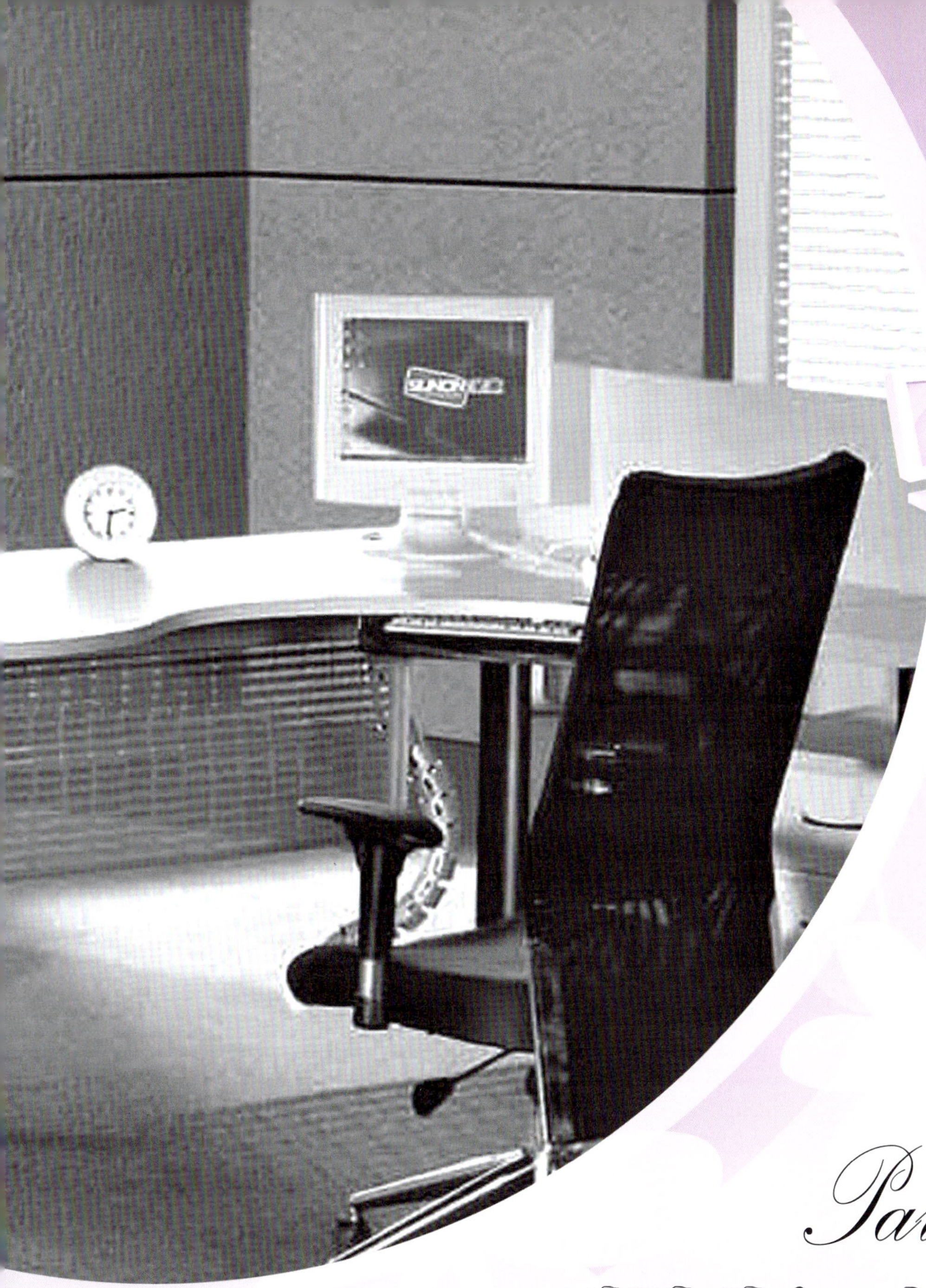

Part I

엑셀개요 및 ITQ

제 1 장 엑셀의 끝은 어디인가?

제 2 장 ITQ 한글 엑셀 소개

제 3 장 엑셀 2007의 특징

제 4 장 엑셀 2010의 특징

Part I 엑셀개요 및 ITQ

제 1 장 엑셀의 끝은 어디인가?

엑셀로 과연 무엇을 할 수 있을까? 그리고 엑셀의 끝은 어디일까? 그 대답은 적어도 자료처리를 필요로 하는 업무환경에 있어서 상상하는 모든 것을 할 수 있다는 것이다.

실세계에 존재하는 숫자 및 문서와 같은 형태의 문자들이 컴퓨터 속으로 들어오면 데이터(data)가 된다. 이러한 데이터는 그 자체로써 존재할 때는 그냥 데이터일 뿐이고 보는 사람에 따라서 그저 아무 쓸모없는 것으로 보일 수 있다. 이러한 쓸모없는 자료가 가공과 분석과 같은 컴퓨터 처리를 거치면 아주 중요한 정보(information)가 될 수 있다. 특히 CEO 같은 사람에겐 의사결정을 내리는 데 있어서 유용한 정보라면 그 정보를 가공해 주는 사람은 너무나 고맙고 필요한 존재로 인식될 것이다. 업무 영역에 있어서 엑셀을 잘한다는 것은 자신의 존재를 아주 돋보이게 하는 훌륭한 도구를 가지는 것이다.

각 분야에 있어서 전문가가 되고 싶다면, 그리고 빨리 성공하고 싶다면 엑셀과 같은 훌륭한 도구로 잘 무장하고 있어야 하지 않을까?

(1) 엑셀로 할 수 있는 일

- 각종 회계 장부같이 정확한 계산을 필요로 하는 의무행정의 경우
- 각종 통계자료분석을 필요로 하는 업무의 경우
- 엑셀의 모양 자체가 표 형태로 되어 있기 때문에, 성적표나 견적서, 거래명세서 같은 각종 문서 양식을 작성할 때 워드프로세서 대용으로 많이 사용된다.
- 작은 규모의 데이터베이스를 구축할 때에 액세스 같은 본격적인 데이터베이스 프로그램 대신 사용하면 편리하다.
- 차트나 그리기 같은 그래픽 기능과 여러 가지 인쇄 옵션을 사용하여 보고서나 안내장을 작성할 수 있다.
- 엑셀에 내장되어 있는 VBA(Visual Basic for Applications)를 사용하여 업무 자동화에 필요한 간단한 프로그램을 작성할 수 있다.

다음은 인터넷에서 엑셀에 관련된 대화 내용을 스크랩한 것이다. 개인적인 의견이기는 하지만 분야를 막론하고 엑셀을 잘해야 하는 이유를 단적으로 보여준다.

이솝	엑셀은.. 파워풀합니다.. 엑셀의 기본 기능중의 20% 정도만 써도 어.. 좀하네.. 하는 소리를 듣지 않을가요?^^ * 2007.08.27 12:12
둥둥이	저희 회사는 설계회사인데요.... 이상하게 CAD 잘 하시는분보다 엑셀 잘하시는 분들을 더 우대하네여 ;; 저또한 엑셀 이정도면 어디가서 잘 한다라고 말듣겠지 싶었는데요...

다음은 엑셀이 업무용뿐만 아니라 특수한 분야에도 사용하고 있다는 또 다른 예이다.

> 시뮬레이터를 만들어 돌릴때 엑셀을 씁니다.
>
> VBA만 할줄알면 더 좋을텐데... 흠 -ㅅ-
>
> 여튼 함수 왕창쓰고 시트 몇개를 써가면서 그 많은 수치 다 입력하고 함수 잘못된건 없는지 체크해서
>
> 시뮬레이터 돌리기 'ㅁ'
>
> 사실 잼더군요. 단순 반복 데이터 입력하고 있으면 잡념도 안 생기고
>
> VBA배워서 게임 만들어 볼까 생각중이기도 합니다.
>
> 엑셀로 가능할것 같다고 생각하던 차에 누군가 엑셀로 갤러그를 만들었다는 이야기도 들었거든요.
>
> 엑셀로 돌리는 게임이라 직장인들에게 인기있을지도 모르겠네요 ㅎㅎ.

다음은 엑셀을 이용해서 게임을 만들어 사용하는 예이다. 이와같이 엑셀을 통하여 특수한 분야나 게임같은 분야에도 사용할 수 있는 것은 엑셀 내부적으로 VBA라는 프로그래밍 인터페이스를 가지고 있기 때문이다.

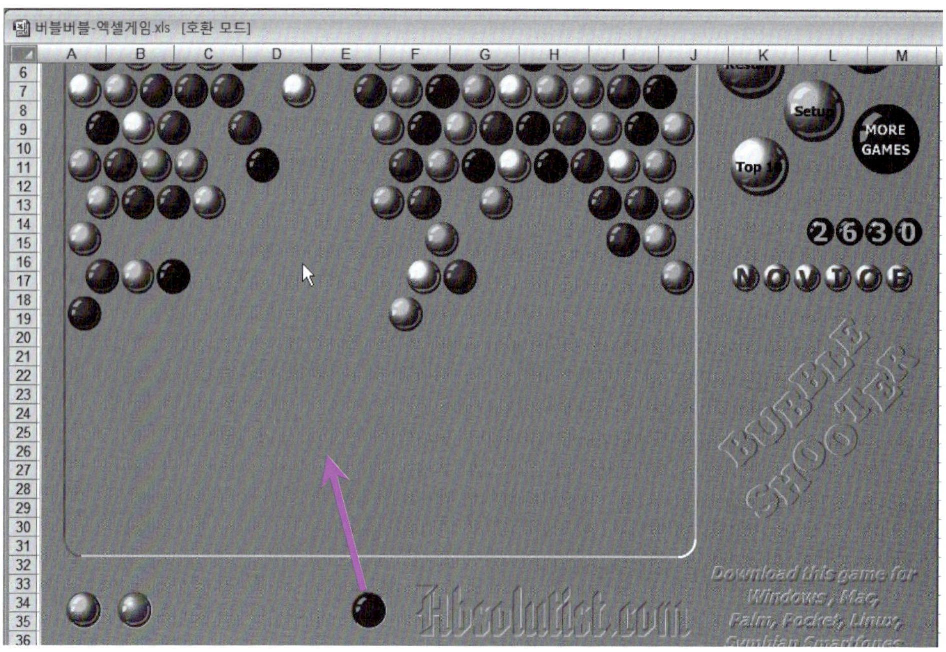

엑셀이 다양한 수식을 연산하고 정보를 보여주기에 이러한 표현이 가능한 것일지 몰라도 우리가 흔히 사용하는 오피스도구가 이렇게 게임으로 변신이 가능하다니 그러한 발상이 대단한 듯 하다. 이러한 생각을 해내는 프로그래머들을 보면 정말로 깜짝 놀랄 때가 많다. 비록 현재의 게임에 비해 화려하지도 그리고 게임의 몰입도도 높지 않지만 분명히 엑셀도 하나의 게임플랫폼으로 가능하다는 면을 보여준 것이 아닌가 싶다.

(2) 편집 기호에 대한 약속

① [......] 형태의 표현은 엑셀 화면에서 확인할 수 있는 "메뉴"나 "기능단추"를 의미한다. 이 기호 안에 표시된 내용은 명령어로써 마우스를 이용하여 클릭 함으로써 명령실행이 진행된다.

② {......} 형태의 표현은 특정 메뉴를 묶어놓은 그룹 이름을 의미한다. 이 기호 안에 표시된 내용은 명령이 아니며 내용 확인만 하면 된다.

③ [......]➔[......] 형태 기호의 사용은 메뉴 선택이 계속 이어진다는 것을 의미한다.

④ A1:B2형식은 엑셀의 셀주소 범위를 언급할 때 사용한다.

⑤ 메뉴 기능 동작 설명에서 "......" 형태의 표현은 사용자가 직접 입력해야 하는 내용이나 내용상의 구분이 필요한 경우 사용한다.

따라서 위에서 제시된 기호는 직접 입력하거나 표시된 내용이 아니므로 입력이 필요한 상황에서는 고려하지 않아도 된다.

예를 들어 셀주소 B2부터 셀주소 D3까지 셀들을 하나로 만드는 병합을 수행하기 위해 다음과 같은 수행 절차를 서술하려면

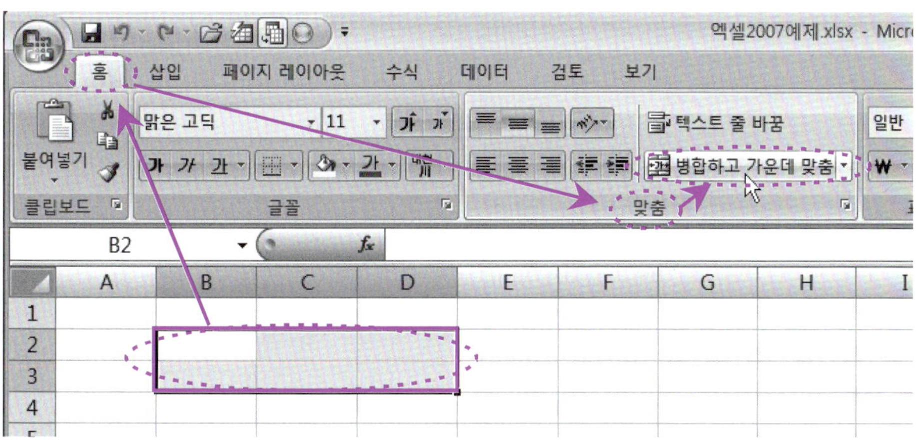

셀주소 B2:D3 영역을 마우스로 지정하고 [홈]➔{맞춤}[병합하고 가운데 맞춤]을 선택한다.

"키 문자열+키 문자열"은 키 문자열에 해당하는 여러 개의 키를 동시에 눌러야 함을 의미한다. 예를 들면 "줄 바꿈을 원하면 Alt+Enter키를 누른다."는 입력 중에 줄 바꿈을 원하면 Alt키와 Enter키를 동시에 누른다는 것을 의미한다.

제2장 ITQ 한글 엑셀 소개

1. ITQ 자격시험 안내

(1) 정보기술자격(ITQ)의 의의와 목적

정보기술자격(ITQ) 시험은 Information Technology Qualification의 약자로 정보화 시대의 기업, 기관, 단체 구성원들에 대한 정보기술능력 또는 활용능력을 객관적으로 평가하여 정보기술 관리 및 실무능력 수준을 지수화 및 등급화하여 국가에서 공식적으로 인증하는 시험으로서, 산업인력의 정보경쟁력 강화를 통한 산업의 정보화를 추구하며 나아가서는 국가의 정보화를 촉진시키기 위한 목적으로 시행하는 국가공인자격을 말한다.

(2) 주관 및 운영방향

- o 주 관 : 산업통상자원부 산하 특별법인 한국생산성본부
- o 협 찬 : 한국마이크로소프트, 한글과컴퓨터
- o 참 여 : 한국생산성본부 회원 600여 개사 및 산학협동대학
- o 운영 방향 :
  - 국제수준 정보기술자격(ITQ)시험으로 정착
  - 정보기술관련 교육 평가 시스템으로 활용
  - 대학 교양컴퓨터강좌의 학점인정제도와 연계
  - 전문대학 정보기술 관련학과의 학점인정제도와 연계 및 실업계 특별전형 혜택
  - 생산성대상(산업 훈 · 포장) 신청업체의 인력정보화 평가기준으로 적용
  - 기업체 및 공공기관 단체의 신입사원 채용시 ITQ 자격증 소지자 우대 및 내부 승진시 인사고과 자료로 적극 활용 추진

(3) ITQ 시험과목 및 선택 S/W

정보기술자격(ITQ)시험은 정보기술실무능력을 평가하는 시험으로 국민 누구나 응시가 가능하다.

ITQ시험은 한 회차에 한글 · MS워드, 한글엑셀/한셀, 한글액세스, 한글파워포인트/한쇼, 인터넷의 5개 과목 중 최대 3과목까지 시험자가 선택하여 신청할 수 있다.

<table>
<tr><th rowspan="2">자격종목</th><th rowspan="2" colspan="2">등급</th><th colspan="3">2014년 ITQ시험 프로그램 버전</th></tr>
<tr><th>시험S/W</th><th>공식버전</th><th>시험방식</th></tr>
<tr><td rowspan="8">국가공인
ITQ
정보기술
자격</td><td>아래한글</td><td rowspan="8">A/B/C
등급</td><td rowspan="3">한컴오피스</td><td>2007/2010버전</td><td rowspan="7">PBT(1)</td></tr>
<tr><td>한셀</td><td rowspan="2">2010버전</td></tr>
<tr><td>한쇼</td></tr>
<tr><td>MS워드</td><td rowspan="4">MS오피스</td><td rowspan="4">2007/2010버전</td></tr>
<tr><td>한글엑셀</td></tr>
<tr><td>한글액세스</td></tr>
<tr><td>한글파워포인트</td></tr>
<tr><td>인터넷</td><td colspan="2">ITQ 인터넷 TEST 프로그램
(내장 브라우저 : IE 8.0 이상)</td><td>PBT/CBT(2)</td></tr>
</table>

[참고]

1. 하위버전(한글2005/MS오피스2003)은 2014년부터 정기/특별시험에서 폐지됨
2. 한셀-한글엑셀, 한쇼-한글파워포인트는 동일 과목군임(자격증에는 “한글엑셀(한셀)”, 한글 파워포인트는 “한글 파워포인트(한쇼)”로 표시되며 높은 등급만 자격증에 기재), 한셀, 한쇼는 2014년 3/6/9/12월에 진행
3. 인터넷 PBT/CBT 병행 기간은 시장 상황에 맞게 탄력적으로 운영될 예정임

[각주]

1) PBT(Paper Based Testing) : 시험지를 통해 문제를 해결하는 기존 시험 방식

2) CBT(Computer Based Testing) : 시험지 없이 컴퓨터를 통해 문제를 해결하는 방식

(4) 시험배점 / 문항 및 시험시간

① 배점/문항 및 시험시간

시험배점	문항 및 시험방법	시험 시간
과목당 500점	5~10문항 실무작업형 실기시험	과목당 60분

② 등급 및 배점(500점 만점이며 200점 미만은 불합격)

A등급	B등급	C등급
400~500점	300~399점	200~299점

③ 등급별 수준

등급	B등급
A	주어진 과제의 80%~100%를 정확히 해결할 수 있는 능력 수준
B	주어진 과제의 60%~79%를 정확히 해결할 수 있는 능력 수준
C	주어진 과제의 40%~59%를 정확히 해결할 수 있는 능력 수준

(5) 원서접수방법 및 응시료

1과목	2과목	3과목	복수응시
16,500원	30,500원	44,000원	8,000원

*2013년 4월 정기 시험 접수부터 적용된 금액

*부가가치세 포함 금액

- 인터넷접수 : ITQ인터넷사이트(www.itq.or.kr)에서 신용카드 또는 온라인 이체로 수납
- 방문접수 : 전국 28개 지역센터 방문 접수
- 1회시험 당 1과목 이상 최대 3과목까지 시험신청 가능
- 1회 응시에 1과목을 2번 응시하여 상위점수로 인정받을 수 있는 복수 응시도 가능 (해당 교시마다 문제유형이 다른 문제를 응시, 약간의 추가 비용)

(6) 시험 검정 일정

① 검정은 매월 실시되며 특별시험 4회와 함께 1년 총 16회의 시험이 있다.

② ITQ정기시험은 매월 둘째 주 토요일이며, ITQ특별시험은 해당 월 넷째 주 일요일에 시행된다.

③ 2013년 1월 시험부터 상위버전(MS오피스 : 2007/2010, 한글 : 2007/2010)은 전 회차 응시 가능하다.

④ 원서 접수는 대략 시험일 1개월 전에 인터넷 접수(5일간)와 방문접수(1일)로 한다. 대략 10일 전에 수험표가 공고되고 대략 시험 20일 후에 성적이 공고된다.

⑤ 매년 전체 일정은 ITQ홈페이지(www.itq.or.kr)의 '시험일정 안내'란을 참고한다.

2. ITQ 장점 및 혜택

"국가와 기업의 경쟁력 향상을 견인하는 ITQ는 공정성, 객관성, 신뢰성이 확보된 시험이다."

(1) 공정성, 객관성, 신뢰성

① 2002년 1월 11일 정통부 승인을 거친 국가공인 자격

② 통상자원부 산하 특별법인이며, 40년 전통의 한국생산성본부가 시행

(2) 현장실무

① 실무중심의 작업형 문제로 출제되어 현장 활용능력이 우수

② 단체구성원의 정례화된 목표지향이 용이하며, 개인의 변별력 확보

③ 구성원의 업무차별화에 따른 과목선택 용이

(3) 경제성

① 1회 응시로 개인차에 따른 자격등급 획득이 가능

② 자격증 준비에서 획득까지의 시간단축이 용이 (필기시험 없음)

③ 비용 절감 (저렴한 시험비용 / 학습시간의 단축)

(4) 실기시험

① 필기시험이 없음.

② 실질적 업무에 필요한 실무 작업형의 평가를 기준으로 시험을 실시

(5) 통합관리

① 5개 과목의 개별자격 정책에 따라서 ITQ자격증 하나로 5과목까지 통합관리가능

② 동일시험과목에 재응시가 가능하며 성적향상 시 자격증 업그레이드

(6) 특이사항

① 기업체, 기관, 행정기관 등의 채용, 승진 및 인사고과시 우대

② 대학의 교양필수 또는 선택과목으로 채택되어 학점 인정

③ 초등, 중등, 고등학교의 NEIS(생활기록부)에 국가공인 자격으로 등재

④ 일부대학의 수시모집 및 특기자 전형으로 대학입학 가능

⑤ 학점 인정 등에 관한 법률에 따라 ITQ 3과목 A등급 8학점 / B등급 4학점 인정

3. ITQ 엑셀 출제기준

(1) 표작성(240점)

① 출력형태의 표를 작성하고 조건에 따른 서식변환 및 함수 사용 능력 평가 (100점)

- 데이터 입력 및 셀 편집
- 도형을 이용한 제목작성 및 편집
- 카메라, 이름정의, 유효성 검사 등

② 함수를 이용한 수식작성(140점)

- 함수(*함수 출제 범위 참조)를 이용한 수식 작성
- 조건부 서식

(2) 필터, 목표값찾기, 자동서식, 중복데이터 제거(80점)

① [유형 1] 필터 및 서식

※ 기본 데이터를 이용한 데이터 필터능력과 서식작성능력 평가

- 고급필터 : 정확한 조건과 추출 위치 지정
- 자동서식(표스타일) : 서식 적용

② [유형 2] 목표값과 서식

※ 원하는 결과값을 구하기 위해 변경되는 값을 구하는 능력과 서식작성능력 평가

- 목표값 찾기 : 정확한 목표값 산출
- 자동서식(표스타일) : 서식 적용

③ [유형 3] 중복데이터 제거 및 서식

※ 중복된 데이터를 제거하여 원하는 결과를 추출하는 능력과 서식작성능력 평가

- 중복 데이터 제거(동일한 데이터는 하나만) : 중복 데이터를 제거하여 원하는 결과 추출
- 자동서식(표스타일) : 서식 적용

(3) 부분합/피벗테이블(80점)

① 부분합 : 기본 데이터를 이용하여 특정 필드에 대한 합계, 평균 등을 구하는 능력을 평가

- 항목의 종류별 정렬/부분합 조건과 추출 결과

② 피벗테이블 : 데이터 자료 중에서 필요한 필드를 추출하여 보기 쉬운 결과물을 만드는 능력을 평가

- 항목의 종류별 정렬/부분합 조건과 추출 결과

(4) 차트 (100점)

① 기본 데이터를 이용하여 보기 쉽게 차트로 표현하는 능력을 평가

- 차트종류
- 차트위치 및 서식
- 차트 옵션 변경 (축, 눈금선, 범례 등)

※ 기타 ITQ 엑셀 출제기준 및 세부적인 내용은 www.itq.or.kr을 참고한다.

제 3 장 엑셀 2007의 특징

엑셀 2007 특징 및 소개 자료는 마이크로소프트 고객지원 오피스 공식 홈페이지 http://office.microsoft.com/ko-kr/에서 발췌하여 편집한 것이며 보다 상세한 내용은 홈페이지를 참조하기 바란다.

1. 리본메뉴

엑셀 2007에서 새 문서를 만들면 이전과 거의 비슷한 Excel 워크시트를 볼 수 있다. 그러나 이전 버전을 사용했던 사용자라면 창 위쪽의 모양이 새롭게 바뀌었다는 것을 알 수 있을 것이다. 메뉴와 도구 모음을 사용했던 이전 구성이 창 위쪽의 리본 메뉴로 바뀌었다. 리본 메뉴에는 여러 개의 탭이 있으며 이 탭을 클릭하면 익숙한 명령을 볼 수 있다.

이 리본 메뉴가 사용자에게는 매우 편리하다는 것을 알 수 있다. 사실 리본 메뉴는 보다 간편한 프로그램과 찾기 쉬운 명령을 원하는 다양한 Office 사용자들의 요구에 따라 개발되었다.

그렇다면 리본 메뉴는 어떻게 사용할 것인가? 리본 메뉴를 사용하여 보다 향상된 문서를 빠르게 만드는 방법을 살펴보자.

이전에는 30여 개의 도구 모음을 필요할 때마다 모두 표시해서 사용해야 했고 명령도 메뉴나 대화 상자를 통해서만 사용할 수 있었지만 이제 필요한 도구와 명령은 한 곳에 일목요연하게 표시된다.

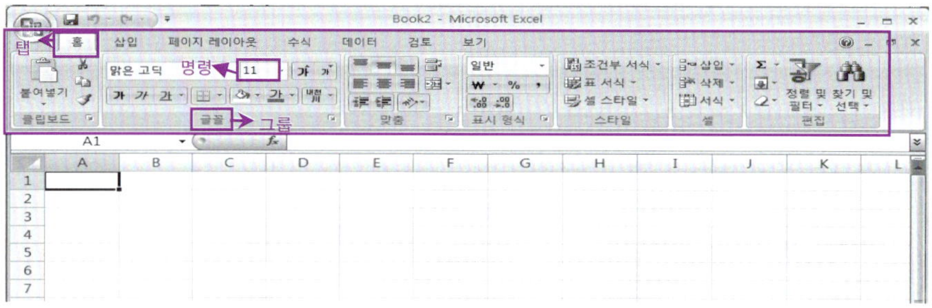

리본 메뉴에는 세 가지 기본 구성 요소(탭, 그룹, 명령)가 있다. 탭은 리본 메뉴의 위쪽에 표시되며 각 탭은 해당 프로그램에서 수행하는 핵심 작업을 나타낸다. 그룹은 관련 명령들을 묶은 것으로서 탭에 표시된다. 그룹에는 특정 유형의 작업에 자주 사용하는 모든 명령이 포함되어 있을 뿐 아니라 해당 기능을 나타내는 시각적인 표시와 함께 항상 표시되어 있으므로 사용하기가 간편하다. 명령은 그룹별로 표시되며 단추, 메뉴 또는 정보를 입력할 수 있는 상자 형태로 표시된다.

2. 탭

Excel 2007에서 첫 번째로 표시되는 탭은 홈 탭이다. Excel에서 가장 기본적인 작업은 문서를 작성하는 것이므로 홈 탭에는 문서를 작성할 때 가장 일반적으로 사용하는 명령이 들어 있다. 글꼴 그룹의 글꼴 서식 관련 명령, 맞춤 그룹의 텍스트 정렬 옵션, 스타일 그룹의 조건부 서식이나 셀 스타일이 이와 같은 명령에 해당된다. 리본 메뉴의 첫 번째 탭인 홈 탭에 자주 사용하는 명령이 표시되어 있다.

명령은 사용 빈도별로 구성되어 있다. Microsoft Office 사용자는 일부 명령을 특히 자주하는 경향이 있는 것으로 조사되었으므로 이러한 핵심 명령은 가장 사용하기 쉬운 위치에 배치되었다. 예를 들어 붙여넣기 명령은 가장 자주 사용하는 명령 중 하나이므로 이 명령은 관련 명령인 잘라내기 및 복사와 함께 창에서 가장 눈에 띄는 곳에 있으면 편리할 것이다.

자주 사용하는 명령을 메뉴나 도구 모음에 관련이 없는 명령과 함께 표시할 필요가 없다.

이러한 명령은 반복적으로 사용되므로 매우 쉽게 사용할 수 있어야 한다. 사용 빈도가 보다 낮은 명령은 리본 메뉴에 바로 표시되지 않는다. 예를 들어 선택하여 붙여넣기는 대개 붙여넣기보다 사용 빈도가 낮다. 따라서 선택하여 붙여넣기는 붙여넣기의 화살표를 클릭한 후 사용할 수 있도록 구성되어 있다. 이처럼 사용 빈도가 높은 명령은 바로 바로 사용할 수 있고 가끔 사용하는 명령은 메뉴를 펼쳐 사용할 수 있게 되므로 전체적인 작업 효율이 좋아질 것이다.

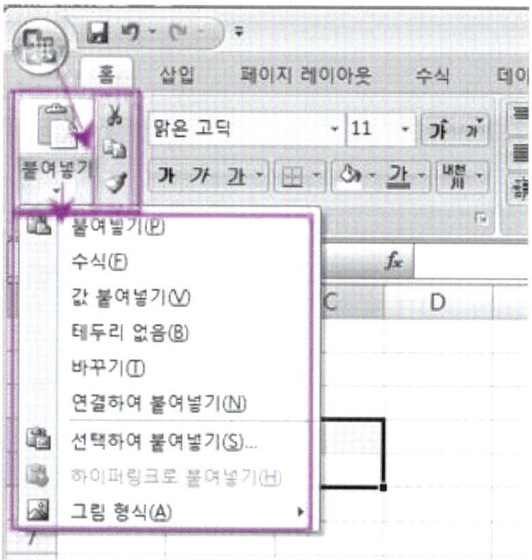

가장 자주 사용하는 명령은 리본 메뉴에 표시되므로 언제든지 바로 사용할 수 있다. 그 밖의 일부 명령은 사용자가 수행하고 있는 작업에 따라 필요할 때만 나타난다. 예를 들어 Excel 문서에 그림이 없을 때는 굳이 그림과 관련된 명령은 필요하지 않다. 하지만 Excel 문서에 그림이나 도형을 삽입한 후에는 그림을 편집하는 데 필요한 명령이 들어 있는 서식 탭과 함께 그림 도구가 나타난다. 그림 편집을 모두 마치거나 마우스 포인터가 그림 이외의 부분을 클릭하여 그림 영역을 벗어나면 그림 도구는 다시 사라진다.

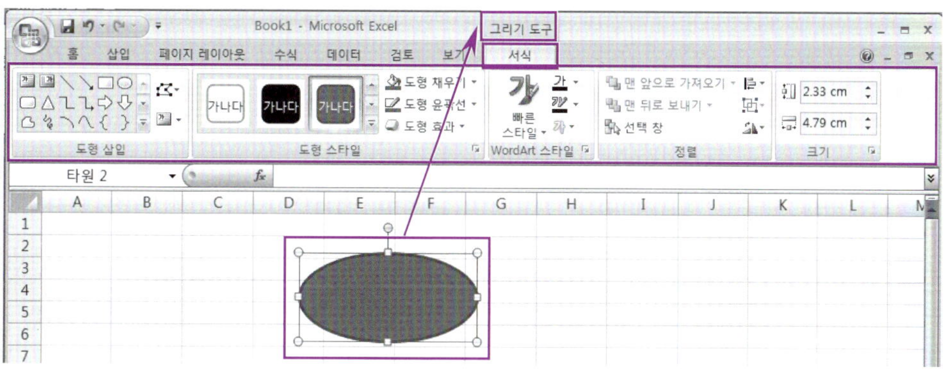

그림을 다시 편집하려면 그림을 클릭하기만 하면 된다. 그러면 필요한 모든 명령이 들어 있는 탭이 다시 나타난다. 이와 같이 Excel에서 현재 수행하고 있는 작업에 따라 필요한 도구가 리본 메뉴에 자동으로 제공된다. 따라서 필요한 모든 명령이 항상 표시되지 않아도 걱정할 필요가 없다. 몇 단계만으로 필요한 명령을 표시할 수 있다.

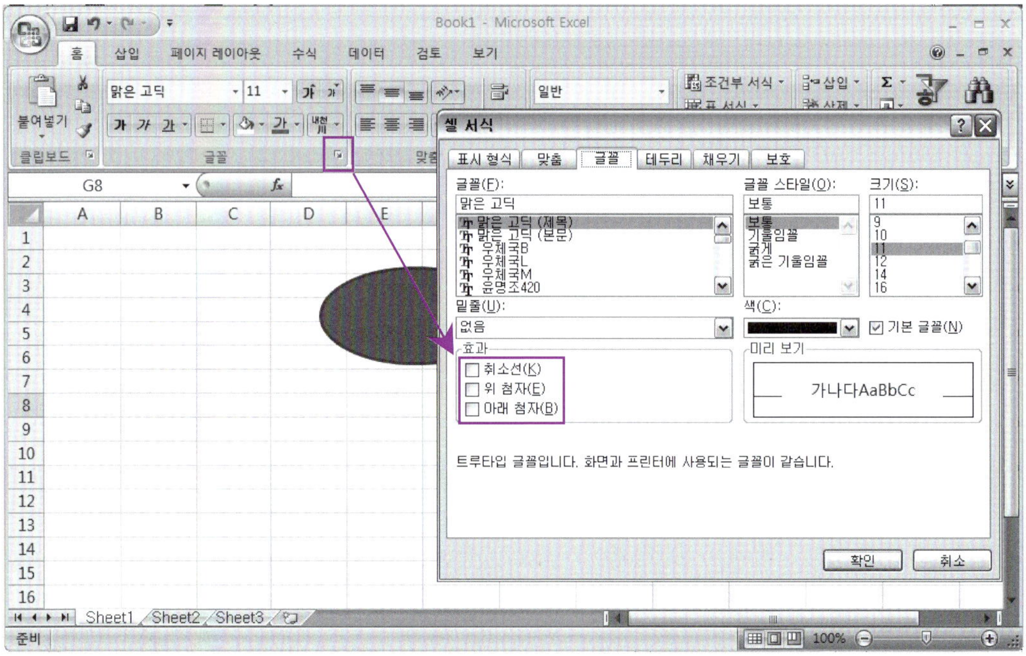

2007 버전에서는 이전의 정적인 메뉴구조에서 좀 더 스마트한(인텔리전트한) 메뉴로의 개념전환의 노력이 엿보이는 것이 가장 큰 특징 중의 하나이다.

그룹의 오른쪽 아래 모서리에 작은 화살표 가 표시되면 해당 그룹에 사용할 수 있는 추가 옵션이 있다는 것이다. 대화 상자 표시 아이콘이라고 하는 이 화살표 를 클릭하면 추가 명령이 있는 대화 상자나 작업창이 표시된다. 예를 들어 Excel의 홈 탭에 있는 글꼴 그룹에는 글꼴을 변경할 때 가장 자주 사용하는 명령이 들어 있다. 이러한 명령에는 글꼴 및 글꼴 크기를 변경하는 명령과 굵게, 기울임꼴 또는 밑줄 서식을 적용하는 명령 등이 포함되어 있다. 위 첨자와 같이 사용 빈도가 낮은 옵션을 사용하려는 경우 글꼴 그룹에 있는 화살표를 클릭하여 글꼴 대화 상자를 열면 위 첨자나 글꼴과 관련된 기타 옵션을 사용할 수 있다.

원하는 결과가 나올 때까지 여러 가지 작업을 시도했다가 취소하기를 반복해 본 적이 있을 것이다. 글꼴, 글꼴 색 또는 스타일을 선택하거나 그림을 변경할 때 선택한 옵션이 마음에 들지 않아 취소하고 다시 시도하기를 여러 번 한 후에야 마음에 드는 결과를 얻었던 경우가 있을 것이다. 2007 버전에서는 선택한 옵션을 적용하기 전에 실시간으로 미리 볼 수 있다. 처음부터 원하는 옵션을 정확하게 선택하면 시행착오를 거칠 필요 없이 빠른 시간에 더 좋은 결과를 얻을 수 있다.

실시간 미리 보기를 사용하려면 우선 옵션 위에 마우스 포인터를 놓는다. 그러면 선택한 옵션을 실제로 적용하지 않아도 문서가 해당 옵션이 적용될 경우의 모양으로 바뀐다. 미리 본 모양이 마음에 들면 해당 옵션을 클릭하여 적용하면 된다.

3. 빠른 실행도구 모음

리본 메뉴에 바로 표시되지 않는 명령을 자주 사용하는 경우 Microsoft Office 프로그램을 처음 시작할 때 리본 메뉴 위쪽에 표시되는 빠른 실행 도구 모음에 해당 명령을 손쉽게 추가할 수 있다. 이 도구 모음의 명령은 항상 표시되므로 필요할 때 바로 사용할 수 있는 이점이 있다.

예를 들어 엑셀 문서에 매번 갖가지 도형을 삽입해야 하는데 매번 [삽입] 탭에서 [도형]을 클릭한 후에 해당 명령을 사용해야 하는 것이 번거롭다면 [도형]을 빠른 실행 도구 모음에 추가하면 된다.

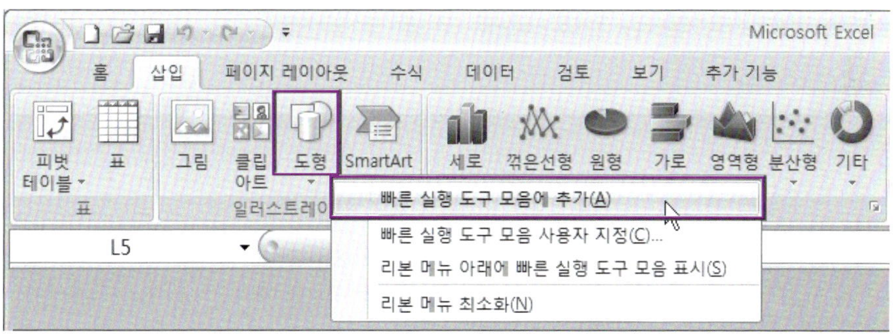

이렇게 하려면 [삽입] 탭의 [도형]을 마우스 오른쪽 단추로 클릭한 다음 빠른 실행 도구 모음에 추가를 클릭한다. 단추를 삭제하려면 해당 단추를 마우스 오른쪽 단추로 클릭한 다음 빠른 실행 도구 모음에서 제거를 클릭한다.

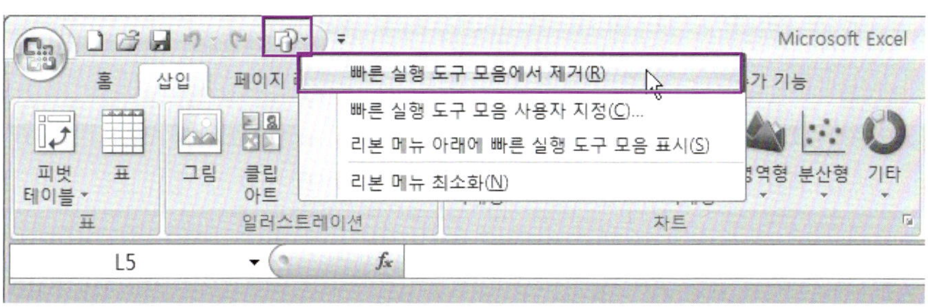

4. 새로 추가된 명령(단추)

리본 메뉴 외에 새로 추가된 기능을 살펴보자. 먼저 Microsoft Office 단추가 새로 추가되었다. 이 단추는 일부 Office 프로그램에서 파일 메뉴를 대신한다. 이 단추를 사용하면 보다 편리한 위치에 함께 놓여 있는 여러 옵션을 사용할 수 있다. 그 밖에도 바로 가기 키와 파일 형식 등이 추가되었다.

Microsoft Office 단추[ ]는 엑셀 프로그램의 왼쪽 위에 표시된다. 이 단추를 클릭하면 이전에 문서 열기, 저장 및 인쇄에 사용했던 파일 메뉴의 명령과 같은 기본 명령이 표시 된다. 하지만 이전에 파일 메뉴에 있던 명령보다 이 단추를 통해 사용할 수 있는 명령이 더 많다. 예를 들어 Excel 파일에 개인 정보나 그와 관련된 내용이 들어 있는지를 검사할 수 있는 명령도 있다. Microsoft Office 단추를 통해 맞춤법 검사 기본 설정과 같은 프로그램 설정도 조정할 수 있다.

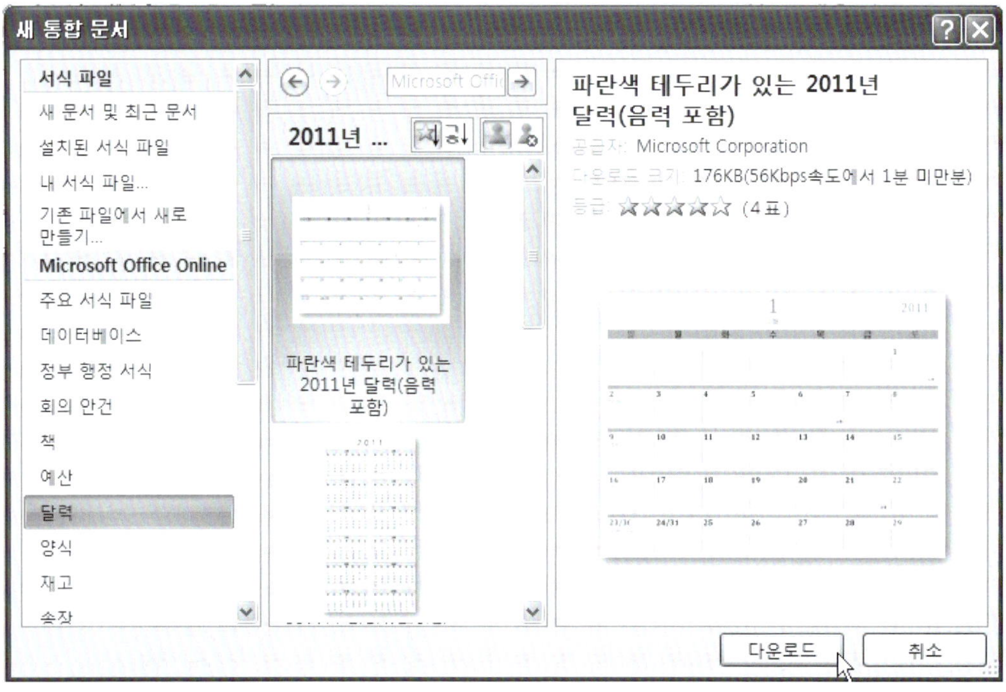

메뉴의 아래쪽에 있는 Excel 옵션 단추를 클릭한 다음 왼쪽 목록에서 원하는 범주를 클릭한다. 예를 들어 Excel에서 수식을 클릭한 후 R1C1 참조 스타일을 설정하거나 해제할 수 있다. 이전 버전의 Office에서는 도구 메뉴를 통해 옵션 대화 상자를 연 후에 옵션을 설정할 수 있었다. 이제 이러한 옵션은 대부분 Microsoft Office 단추를 클릭하면 사용할 수 있으므로 기존 파일이나 새 파일에서 작업을 시작할 때 필요한 옵션을 보다 편리하게 찾아 사용할 수 있다.

문서, 통합 문서를 새로 만들 때 표시되는 창은 내용 및 시각적인 면에서 다채로우므로 작업을 쉽게 시작할 수 있다. 이전 버전에서와 같은 방법으로 빈 파일이나 기존 파일을 열어 시작할 수도 있고, 왼쪽의 Microsoft Office Online 아래에 있는 주요 서식 파일을 클릭한 후 링크 카탈로그에서 온라인 서식 파일 및 교육 코스를 선택하여 문서 작성을 빠르게 시작할 수도 있다.

시작하려면 창의 왼쪽 위 모서리에 있는 Microsoft Office 단추를 클릭한다. 그런 다음 새로 만들기를 클릭하여 Excel의 새 통합 문서 창을 연다.

5. 바로가기 키

마우스보다 키보드를 많이 사용하는 사용자라면 2007 Office system의 바로 가기 키에 대해 궁금할 것이다. 리본 메뉴가 도입되면서 새로운 바로 가기가 추가되었다. 새 바로 가기는 이전 버전에 비해 두 가지 큰 장점이 있다. 하나는 리본 메뉴의 각 단추 모두에 바로 가기가 있는 것이고, 다른 하나는 바로 가기에 필요한 키의 수가 적어졌다는 것이다. 새로 도입된 바로 가기에는 키 안내라는 새로운 기능도 있다. Alt 키를 누르면 키 안내가 표시된다.

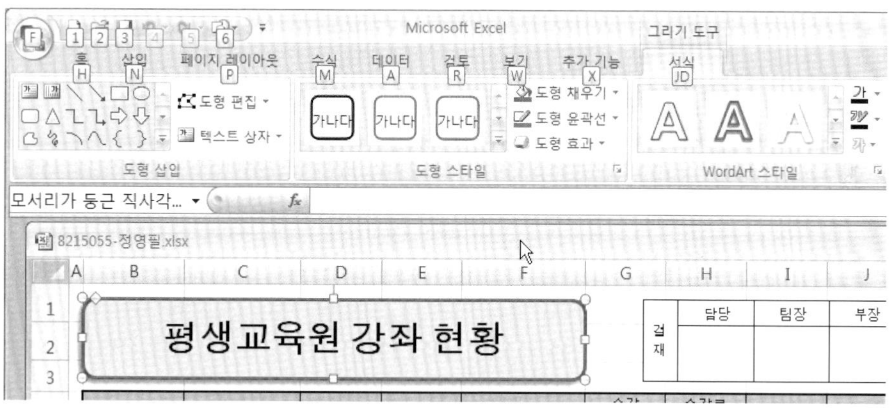

그러면 위 그림과 같이 리본 메뉴의 모든 탭과 탭의 모든 명령, 빠른 실행 도구 모음 및 Microsoft Office 단추에 키 안내가 표시되고 원하는 키를 누르면 해당 기능이 바로 실행된다. 특히 리본 탭에 대한 키를 누르면(예를 들어 'H') 해당 탭으로 전환되면서 그 탭 내의 모든 단추들에 대한 키 안내 표시가 나타난다. 그런 다음 원하는 단추에 대한 키를 누르면 해당 기능을 실행시킬 수 있다.

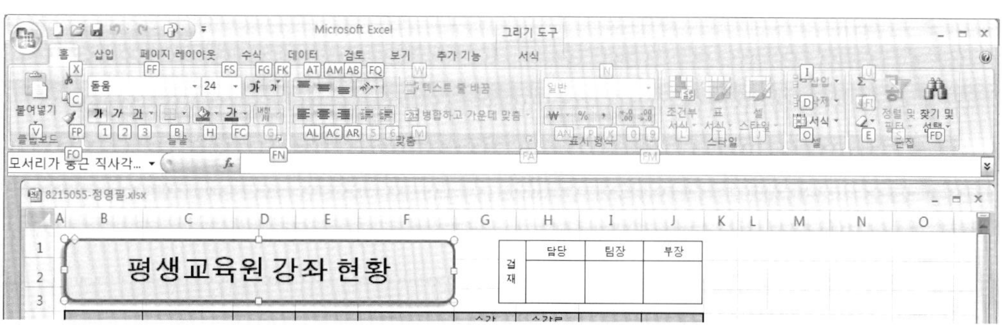

사실 일반 사용자는 바로가기 키를 그냥 덤으로 제공되는 기능으로 생각할 수도 있다. 마우스를 이용한 기능의 동작은 편리하기는 하지만 빠른 기능 실행에는 한계가 있다. 하지만 빠른 키 조작에 익숙한 사람이라면 기능을 최대한 빠르게 실행 시킬 수 있다. 같은 기능을 수행시켜도 빠르게 수행할 수 있다면 더 멋있어 보이고 심지어 문서작성의 달인으로 보일 수도 있다. 다른 예이지만 프로게이머들은 마우스 조작보다는 키 조작을 더 선호한다. 같은 이치라 할 수 있다. 진정 엑셀 문서 조작의 달인이 되고 싶다면 열정적인 노력을 통해 키조작만 연마한다면 가능하리라 본다. 달인이 된다면 문서작성 과정이 마치 동영상을 빠르게 보는 것과 같은 착각을 느끼게 할 것이다.

그리고 Ctrl 키로 시작하는 이전 버전의 바로 가기 키는 모두 그대로 유지되므로 이전과 같이 사용할 수 있다. 예를 들어 바로 가기 키 Ctrl+C를 사용하여 선택한 내용을 클립보드에 복사하고 Ctrl+V를 사용하여 클립보드의 내용을 붙여 넣을 수 있다.

6. 파일 형식과 문서간 공유

Excel 2007의 파일 형식이 새롭게 바뀌었다. 파일의 보안 기능을 강화하고, 파일이 손상될 위험과 파일 크기를 줄이고, 새로운 기능을 추가하기 위한 이유 등으로 파일 형식을 바꾸게 되었다. 기술적인 면에서 새 파일 형식은 XML(Extensible Markup Language)을 기반으로 하며 Office Open XML 형식을 포함한다. 기본 파일 형식인 문서, 통합 문서 및 프레젠테이션은 XML 형식임을 나타내기 위해 확장명 뒤에 "x"가 추가되었다. 예를 들어 Excel의 문서는 이제 기본적으로 .xls가 아니라 .xlsx라는 확장명으로 저장된다.

작업 그룹의 다른 동료들이 2007 Office system을 아직 사용하고 있지 않은 경우나 이전 형식으로 저장된 Office 문서를 사용하는 부서와 함께 작업해야 하는 경우가 있다. 이런 경우에도 동료와 문서를 공유할 수 있는 방법이 있다. 95부터 2003까지의 이전 버전 Office에서 만든 파일을 2007 버전에서 열 수 있다. 또한 2007 버전에서 작업을 마친 후 파일을 저장할 수 있다. 기본적으로 다른 이름으로 저장 대화 상자에서는 이전 버전에서 만든 파일이 동일한 버전으로 저장된다.

저장할 때는 호환성 검사가 실행되어 파일에 추가된 호환되지 않는 새로운 기능이 있는지 또는 유사한 새로운 기능이 있는지 알려 준다.

제4장 엑셀 2010의 특징

엑셀 2010 특징 및 소개 자료는 마이크로소프트 고객지원 오피스 공식 홈페이지 http://office.microsoft.com/ko-kr/에서 발췌하여 편집한 것이며 보다 상세한 내용은 홈페이지를 참조하기 바란다.

1. Excel 2010에서 새로 추가되거나 향상된 기능

이 장에서는 다음과 같이 Microsoft Excel 2010의 새로 추가되거나 향상된 기능을 설명한다.

- 올바른 도구에 신속하게 액세스
  - 향상된 리본 메뉴
  - Microsoft Office Backstage 보기
  - 통합 문서 관리 도구
- 빠르고 효과적인 데이터 목록 비교
  - 스파크라인
  - 향상된 피벗 테이블
  - 슬라이서
  - 향상된 조건부 서식
- 데스크톱에서 지원되는 강력한 분석
  - PowerPivot for Excel 추가 기능
  - 향상된 해 찾기 추가 기능
  - 보다 정확한 함수
  - 향상된 필터 기능
  - 64비트 Excel
  - 성능 투자
- 시각적 효과가 뛰어난 통합 문서 만들기
  - 향상된 차트
  - 텍스트 상자의 수식
  - 다양한 테마
  - 실시간 미리 보기를 사용하여 붙여넣기
  - 향상된 그림 편집 도구
- 새로운 방식으로 통합 문서 공동 작업
  - 통합 문서 공동 작성
  - 향상된 Excel Services
  - 접근성 검사
  - 향상된 언어 도구
- 새로운 방법으로 통합 문서 액세스
  - Microsoft Excel Web App

- Microsoft Excel Mobile 2010

• 새로운 방법으로 통합 문서 확장
  - 향상된 프로그래밍 기능
  - 고성능 컴퓨팅 지원

(1) 올바른 도구에 신속하게 액세스

새로 추가되거나 향상된 기능을 사용하면 생산성을 높일 수 있지만 그러려면 원하는 기능을 필요할 때 찾을 수 있어야 한다. 다른 Microsoft Office 2010 프로그램과 마찬가지로 Excel 2010에는 사용자 지정 가능한 시각적 도구 및 명령 체계로 구성된 Microsoft Office Fluent 인터페이스가 포함되어 있다.

① 향상된 리본 메뉴

Excel 2007에서 처음 도입된 리본 메뉴는 이전에 복잡한 메뉴와 도구 모음 속에 있어 찾기 힘들었던 명령 및 기능을 쉽게 찾을 수 있도록 해준다. Excel 2007에서는 빠른 실행 도구 모음에 명령을 추가할 수는 있지만 사용자 고유의 탭이나 그룹을 리본 메뉴에 추가할 수는 없었다. 그러나 Excel 2010에서는 사용자 고유의 탭과 그룹을 만들 수 있으며, 기본 제공되는 탭과 그룹의 이름을 바꾸거나 순서를 변경할 수 있다.

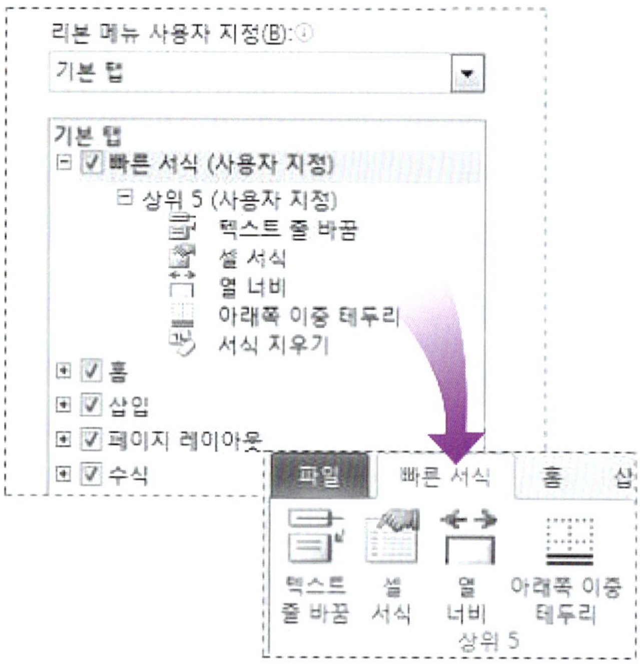

작업 영역을 개인 설정하고 즐겨찾는 명령에 보다 빠르게 액세스하는 방법에 대한 자세한 내용은 리본 메뉴 사용자 지정을 참고한다.

② Microsoft Office Backstage 보기

Microsoft Office 2010 프로그램에 새로 추가된 기능인 Backstage 보기는 리본 메뉴와 함께 제공되는 기능으로서 Microsoft Office Fluent 사용자 인터페이스의 혁신적인 최신 기능이다. 파일 메뉴를 클릭하여 액세스할 수 있는 Backstage 보기에서는 파일 열기, 저장, 인쇄, 공유 및 관리 작업을 수행하고 프로그램 옵션을 설정할 수 있다.

Backstage 보기에 대한 자세한 내용은 Microsoft Backstage 보기의 정의 및 위치를 참고한다.

③ 통합문서 관리도구

Excel 2010에서는 콘텐츠를 관리, 보호 및 공유하는 데 유용한 도구를 제공한다.

- **이전 버전 복구** : 이전 버전의 Microsoft Office에서 제공하는 자동 복구 기능을 기반으로 하는 Excel 2010에서는 이제 저장하지 않고 닫은 파일의 버전을 복구할 수 있다. 이는 수동으로 저장하는 것을 잊은 경우, 저장하지 않으려는 변경 내용을 실수로 저장한 경우, 이전 버전의 통합 문서로 되돌리려는 경우 등에 유용하다.
- **제한된 보기** : Excel 2010에는 제한된 보기가 포함되어 있어 컴퓨터가 가능한 취약점에 노출되기 전에 보다 많은 정보를 바탕으로 의사를 결정할 수 있다. 기본적으로 인터넷 원본에서 가져온 문서는 제한된 보기에서 열린다. 이 경우 메시지 표시줄에 편집을 설정할 수 있는 옵션과 함께 경고가 표시된다. 제한된 보기를 트리거하는 원본을 제어할 수 있으며, 원본의 위치에 관계없이 제한된 보기에서 열리도록 특정 파일 형식을 설정할 수도 있다.
- **신뢰할 수 있는 문서** : Office 2010에는 매크로와 같은 활성 콘텐츠가 포함된 문서에 사용되는 신뢰할 수 있는 문서 기능이 새로 추가되었다. 이제 문서에 포함된 활성 콘텐츠가 사용하기에 안전한지 확인하여 같은 작업을 되풀이하지 않을 수 있다. Excel 2010에서는 사용자가 신뢰한 통합 문서를 기억하므로 통합 문서를 열 때마다 메시지가 나타나는 것을 방지할 수 있다.

이러한 기능에 대한 자세한 내용은 Office 2010에서 저장되지 않은 버전 복구, 제한된 보기의 정의 및 신뢰할 수 있는 문서를 참고한다.

(2) 빠르고 효과적인 데이터 목록 비교

Excel 2010에서는 스파크라인 및 슬라이서와 같은 새로운 기능과 피벗 테이블 및 기타 기존 기능에 대한 향상된 기능을 통해 데이터의 패턴이나 추세를 검색하여 더욱 다양한 정보를 바탕으로 의사를 결정할 수 있다.

① 스파크라인

스파크라인(한 셀의 크기에 맞는 작은 차트)을 사용하면 데이터의 추세를 시각적으로 요약할 수 있다. 스파크라인은 작은 공간에 추세를 표시하기 때문에 대시보드를 비롯하여 비즈니스 스냅숏을 이해하기 쉬운 시각적 형태로 표시해야 하는 영역에 특히 유용하다. 예를 들어 다음 그림은 선 스파크라인을 사용하여 각 부서의 5월 한 달간의 실적을 한눈에 볼 수 있도록 표시하는 방법을 보여 준다.

스파크라인에 대한 자세한 내용은 스파크라인을 사용하여 데이터 추세 표시를 참고한다.

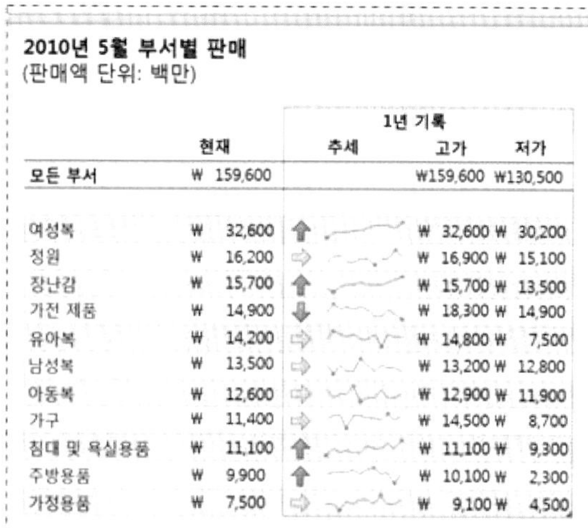

2010년 5월 부서별 판매
(판매액 단위: 백만)

	현재	1년 기록 추세	고가	저가
모든 부서	₩ 159,600		₩159,600	₩130,500
여성복	₩ 32,600		₩ 32,600	₩ 30,200
정원	₩ 16,200		₩ 16,900	₩ 15,100
장난감	₩ 15,700		₩ 15,700	₩ 13,500
가전 제품	₩ 14,900		₩ 18,300	₩ 14,900
유아복	₩ 14,200		₩ 14,800	₩ 7,500
남성복	₩ 13,500		₩ 13,200	₩ 12,800
아동복	₩ 12,600		₩ 12,900	₩ 11,900
가구	₩ 11,400		₩ 14,500	₩ 8,700
침대 및 욕실용품	₩ 11,100		₩ 11,100	₩ 9,300
주방용품	₩ 9,900		₩ 10,100	₩ 2,300
가정용품	₩ 7,500		₩ 9,100	₩ 4,500

② 향상된 피벗 테이블

피벗 테이블이 더욱 빠르고 간편해졌습니다. 주요 향상 내용은 다음과 같다.

- **향상된 성능** : Excel 2010에서는 다중 스레드를 통한 피벗 테이블의 데이터 검색, 정렬 및 필터링 속도가 빨라졌다.
- **피벗 테이블 레이블** : 이제 피벗 테이블의 레이블을 아래로 채울 수 있어 피벗 테이블을 사용하기가 훨씬 간편해졌다. 또한 피벗 테이블에서 레이블을 반복하여 모든 행과 열에 중첩된 필드의 항목 캡션을 표시할 수 있다.
- **향상된 필터링** : 슬라이서를 사용하여 피벗 테이블의 데이터를 단추 클릭만으로 필터링하고 추가 메뉴를 열지 않고도 적용된 필터를 신속하게 확인할 수 있다. 또한 필터 인터페이스의 새로운 검색 상자를 사용하여 피벗 테이블에 있는 수천 또는 수백만 개 항목 중에서 원하는 내용을 즉시 찾을 수 있다.
- **쓰기 저장 (write-back) 지원** : Excel 2010에서는 OLAP 피벗 테이블 값 영역에서 값을 변경하고 OLAP 서버의 Analysis Services 큐브에 이 값을 다시 쓸 수 있다. 가상 모드에서 쓰기 저장(write-back) 기능을 사용한 다음 더 이상 필요하지 않은 변경 내

용을 롤백하거나 저장할 수 있다. UPDATE CUBE 문을 지원하는 모든 OLAP 공급자에서 쓰기 저장(write-back) 기능을 사용할 수 있다.

- **값 표시 형식 기능** : 값 표시 형식 기능에는 상위 행 합계 비율, 상위 열 합계 비율, 상위 합계 비율, 누계 비율, 오름차순 순위, 내림차순 순위 등의 여러 가지 새로운 자동 계산 기능이 포함되어 있다.
- **향상된 피벗 차트** : 이제 피벗 차트 보고서에서 직접 데이터를 필터링하고 필드를 추가하거나 제거하여 차트 레이아웃을 다시 구성하는 등의 작업이 더욱 간편해졌다. 마찬가지로 한 번의 클릭으로 피벗 차트 보고서에서 필드 단추를 모두 숨길 수 있다.

새로운 기능의 전체 목록은 **새로운 기능 : 피벗 테이블의 변경 내용**을 참고한다.

③ 슬라이서

Excel 2010의 새로운 기능인 슬라이서는 피벗 테이블의 데이터를 필터링하기 위한 높은 수준의 시각적 방법을 제공한다. 슬라이서를 삽입하면 단추를 사용하여 데이터를 신속하게 세분하고 필터링하여 필요한 내용만 표시할 수 있다.

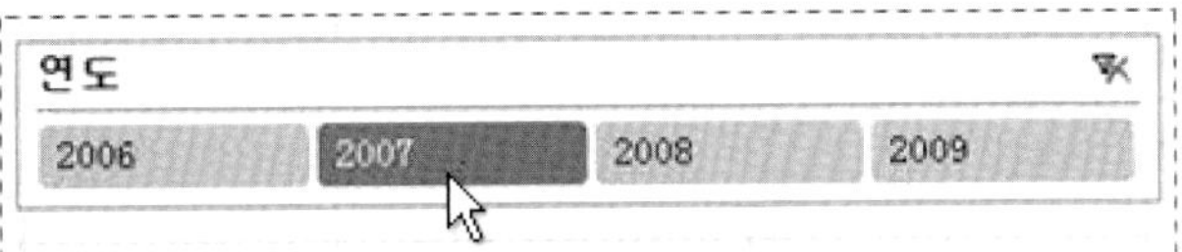

행 레이블	연간 합계	판매액 합계
⊟산악용 자전거	**₩ 1,340,676,000.00**	**₩ 1,741,956,230.00**
오스트레일리아	₩ 495,729,000.00	₩ 651,979,820.00
캐나다	₩ 62,217,000.00	₩ 79,711,320.00
중국	₩ 42,147,000.00	₩ 71,149,790.00
프랑스	₩ 92,322,000.00	₩ 109,230,830.00
독일	₩ 88,308,000.00	₩ 113,262,980.00
이탈리아	₩ 4,014,000.00	₩ 6,774,980.00
일본	₩ 34,119,000.00	₩ 57,524,830.00
노르웨이	₩ 8,028,000.00	₩ 13,549,960.00
영국	₩ 148,518,000.00	₩ 189,601,990.00
미국	₩ 365,274,000.00	₩ 449,169,740.00
⊟도로용 자전거	**₩ 4,748,562,000.00**	**₩ 5,928,997,290.00**
오스트레일리아	₩ 1,228,284,000.00	₩ 1,502,305,070.00
캐나다	₩ 391,365,000.00	₩ 541,891,070.00

또한 피벗 테이블에 필터를 둘 이상 적용한 경우 데이터에 적용된 필터를 확인하기 위해 목록을 열 필요가 없다. 대신 이 내용이 화면의 슬라이서에 표시된다. 통합 문서 서식에 맞게 슬라이서를 지정하고 다른 피벗 테이블, 피벗 차트 및 큐브 함수에서 슬라이서를 쉽게 다시 사용할 수 있다. 슬라이서에 대한 자세한 내용은 슬라이서를 사용하여 피벗 테이블 데이터 필터링을 참고한다.

④ 향상된 조건부 서식

조건부 서식을 사용하면 데이터 막대, 색조 및 아이콘 집합으로 데이터를 시각화하고, 원하는 셀 또는 셀 범위를 강조 표시하고, 특수한 값을 강조하는 등의 작업을 쉽게 수행할 수 있다. Excel 2010에서는 서식 기능의 유연성이 크게 향상되었다.

- 새로운 아이콘 집합 : Office Excel 2007에 처음 도입된 아이콘 집합은 지정한 임계값에 상관없이 서로 다른 데이터 범주에 대한 아이콘을 표시하는 데 사용된다. 예를 들어 녹색 위쪽 화살표를 사용하여 높은 값을 표시하고, 노란색 왼쪽 또는 오른쪽 화살표를 사용하여 중간 값을 표시하고, 빨간색 아래쪽 화살표를 사용하여 낮은 값을 표시할 수 있다. Excel 2010에서는 삼각형, 별, 상자 등과 같은 더 많은 아이콘 집합을 사용할 수 있다. 또한 아이콘을 다른 집합과 혼합 및 비교하고 아이콘을 쉽게 숨길 수 있다. 예를 들어 높은 수익 값에 대해서만 아이콘을 표시하고 중간 및 낮은 값에 대해서는 생략할 수 있다.

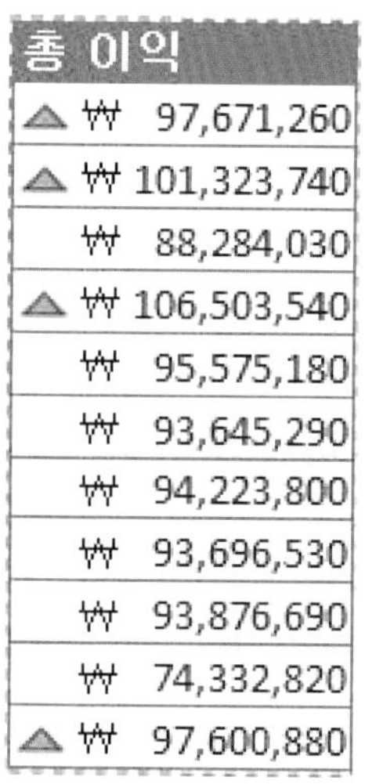

- 다양한 데이터 막대 옵션 : Excel 2010에서는 데이터 막대에 대한 새로운 서식 옵션을 제공한다. 데이터 막대에 단색 채우기 또는 테두리를 적용하거나 왼쪽에서 오른쪽 대신 오른쪽에서 왼쪽으로 막대 방향을 설정할 수 있다. 또한 그림과 같이 데이터 막대 표시와 실제 값이 더 정확히 비례하고 음수 값의 데이터 막대가 양수 값 축의 반대쪽에 표시된다.

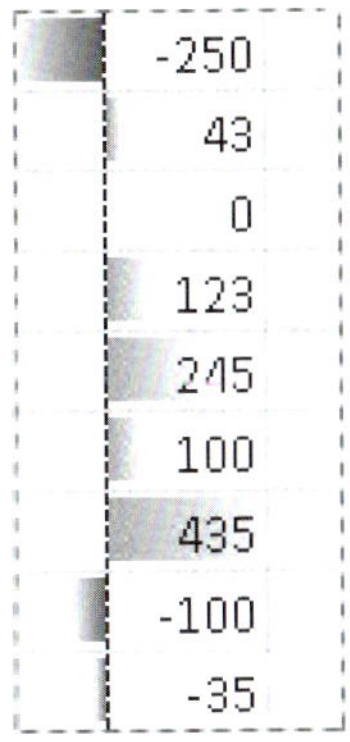

- **기타 향상 내용** : 조건부 규칙 또는 데이터 유효성 검사 규칙의 조건을 지정할 때 이제 통합 문서의 다른 워크시트에 있는 값을 참조할 수 있다.

조건부 서식에 대한 자세한 내용은 **빠른 시작 : 조건부 서식 적용** 또는 **조건부 서식 추가, 변경, 찾기** 또는 **지우기**를 참고한다.

(3) 데스크톱에서 지원되는 강력한 분석

회사에서든 가정에서든 새로운 통찰력을 얻거나 더 나은 의사 결정을 할 수 있도록 데이터를 조작하고 분석할 수 있기를 원할 것이다. 작업을 빨리 완료할수록 더 나은 결과를 얻을 수 있다. Excel 2010에서는 이러한 요구에 적합한 새롭고 향상된 분석 도구를 제공한다.

① PowerPivot for Excel 추가기능

많은 양의 데이터를 분석해야 하는 경우 Microsoft SQL Server PowerPivot for Excel 추가 기능을 다운로드하여 Excel 통합 문서 내에서 데이터를 탐색하고 계산을 수행할 수 있다. 또한 데이터 작업을 수행할 때 행 수가 아무리 많더라도 놀라운 응답 속도를 얻을 수 있다.

PowerPivot for Excel을 사용하면 회사 데이터베이스, 워크시트, 보고서, 데이터 피드 등의 다양한 원본에서 데이터를 신속하게 수집하고 조합할 수 있다. 데이터를 Excel로 가져온 다음에는 피벗 테이블, 슬라이서 및 그 밖에 친숙한 Excel 기능을 사용하여 대화형 방식으로 데이터를 탐색하고 계산하고 요약할 수 있다.

PowerPivot for Excel에 대한 자세한 내용은 Microsoft SQL Server PowerPivot for Excel 2010을 참고한다.

② 향상된 해 찾기 추가기능

Excel 2010에는 가상 분석에서 최적의 해를 찾는 데 사용할 수 있는 새로운 버전의 해 찾기 추가 기능이 들어 있다. 최신 버전의 해 찾기는 향상된 사용자 인터페이스를 일반 알고리즘을 기반으로 모든 Excel 함수가 포함된 모델을 처리하는 Evolutionary 해 찾기, 새로운 전역 최적화 옵션, 더 나은 선형 프로그래밍 및 비선형 최적화 방법, 새로운 선형 및 적합성 보고서 등을 제공한다. 또한 해 찾기 기능은 이제 64비트 버전으로 제공된다.

Frontline Systems의 해 찾기에 대한 자세한 도움말은 www.solver.com의 해 찾기 도움말을 참고한다.

③ 보다 정확한 함수

교육, 엔지니어링 및 과학 커뮤니티의 사용자 의견을 반영하여 Excel 2010에서는 보다 정확한 통계 및 기타 함수 집합을 제공한다. 또한 일부 기존 함수의 이름이 기능을 보다 잘 설명하는 이름으로 바뀌었다.

- **정확도 향상** : 많은 함수가 최적화되어 정확도가 향상되었다. 예를 들어 Excel 2010에서는 베타 및 카이 제곱 분포에 대해 보다 정확한 결과를 반환한다.
- **보다 일관된 함수** : 일부 통계 함수의 이름이 과학 커뮤니티의 함수 정의 및 Excel의 다른 함수 이름과의 일관성을 향상시키기 위해 바뀌었다. 새 함수 이름은 해당 기능을 보다 정확하게 설명한다. 이러한 이름 변경에도 불구하고 원래 함수가 호환성 범주에 계속 유지되므로 이전 버전의 Excel에서 만든 통합 문서도 계속 작동된다.

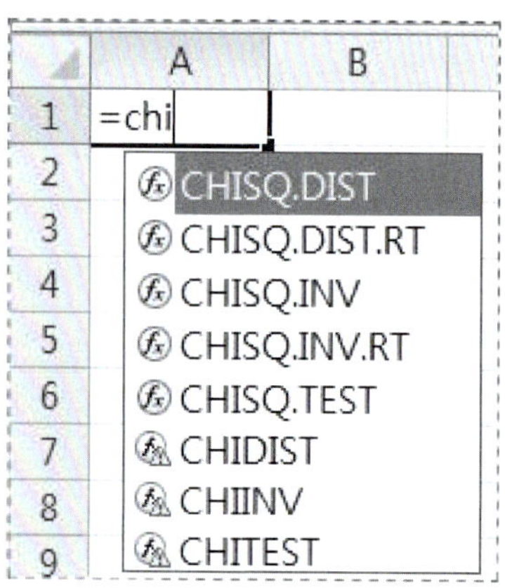

새 함수와 업데이트된 함수의 전체 목록은 은 **새로운 기능 : Exel 함수의 변경 내용**을 참고한다.

④ 향상된 필터 기능

워크시트가 큰 경우 수천 개 또는 수백만 개의 항목을 검색해야 할 수도 있기 때문에 필요한 항목을 빠르고 효율적으로 찾을 수 있는 기능이 중요하다.

- 새 김색 필터 : Excel 표, 피벗 테이블 및 피벗 차트의 데이터를 필터링할 때 새 검색 상자를 활용하여 큰 워크시트에서 원하는 항목을 신속하게 찾을 수 있다. 예를 들어 카탈로그에서 재고 수가 50,000개가 넘는 특정 제품을 찾으려면 먼저 검색 용어를 입력한다. 그러면 관련 항목이 목록에 즉시 나타난다. 필요 없는 콘텐츠의 선택을 취소하여 결과 범위를 좁힐 수 있다.

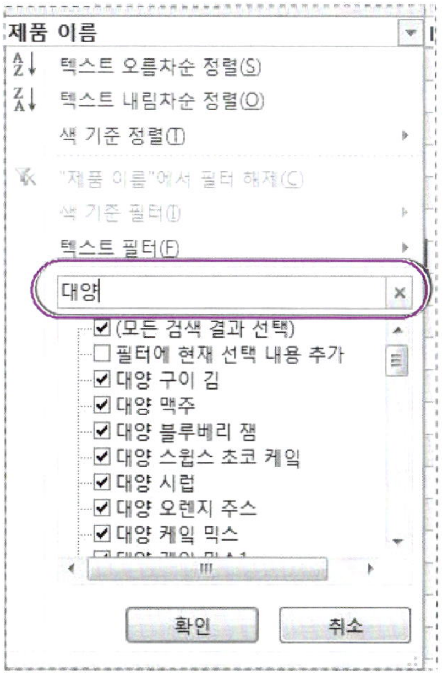

- 위치에 상관없이 필터링 및 정렬 : Excel 표에서는 긴 표를 아래로 스크롤할 때 열 맨 위에 표시되는 일반 워크시트 머리글이 표 머리글로 대체된다. Excel 2010에서는 이제 자동 필터 단추가 표 열에서 표 머리글과 함께 표시된 상태로 유지되므로 표 맨 위로 다시 스크롤하지 않고도 데이터를 신속하게 정렬 및 필터링할 수 있다.

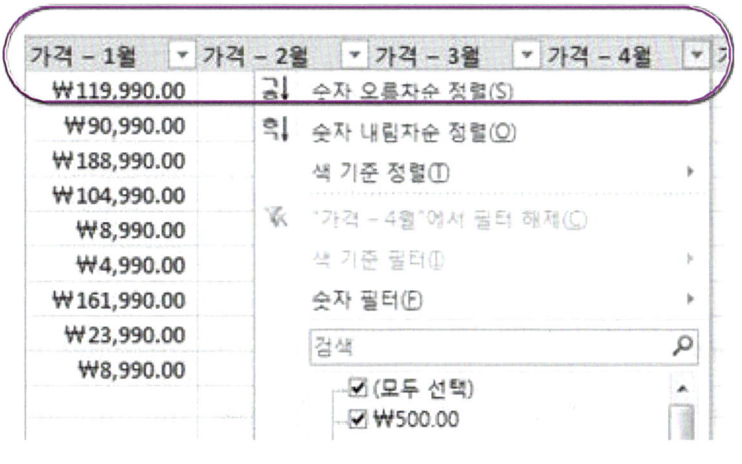

⑤ 64비트 Excel

Excel 2010은 64비트 버전으로 사용할 수 있다. 따라서 고급 사용자와 분석가가 더욱 크고 복잡한 통합 문서를 만들 수 있다. 64비트 버전을 사용하면 32비트 버전의 Excel에서 제한된 용량 (2GB)보다 훨씬 많은 용량의 RAM을 처리할 수 있다.

⑥ 성능 투자

Excel 2010의 여러 가지 향상된 성능은 보다 효율적인 데이터 상호 작용을 도와준다. 주요 향상 내용은 다음과 같다.

- **일반적인 향상된 기능** : 사용자 의견을 바탕으로 Excel 2010에서는 여러 영역의 성능이 향상되었다. 예를 들어 Excel 2010은 차트 이동 및 크기 조정, 페이지 레이아웃 보기 작업, 워크시트의 도형 작업 등에 대한 응답 속도가 빨라졌다.
- **대용량 데이터 집합 지원** : Excel 2010에서는 대용량 데이터가 포함된 통합 문서를 효율적으로 처리한다. 특히 데이터 필터링 및 정렬, 워크시트 간에 데이터 복사 및 붙여넣기, 채우기 기능을 사용하여 수식 복사 등 대용량 데이터 집합에서 자주 수행되는 작업의 처리 시간이 크게 줄어들었다.
- **다중 코어 투자** : Excel 2010의 향상된 다중 스레딩 기능은 피벗 테이블과 Excel 표에서의 데이터 검색, 정렬 및 필터링 처리 속도를 높여 준다. 또한 대용량 파일을 열고 저장하는 속도가 이전보다 훨씬 빨라졌다.
- **보다 빠른 계산** : 조직의 주요 비즈니스 프로세스에 통합 문서가 필요한 경우 계산 속도가 병목되지 않는 것이 중요하다. 계산 속도를 높이기 위해 Excel 2010에서는 여러 가지 Excel 계산 스레드를 사용하지 않고도 동시에 실행할 수 있는 비동기 사용자 정의 함수를 지원한다. 이는 사용자가 지정한 방식으로 워크시트에 데이터를 가져올 때와 HPC(고성능) 시나리오 등에서 유용한 기능이다.

(4) 시각적 효과가 뛰어난 통합 문서 만들기

작업하는 데이터의 양에 관계없이 차트, 다이어그램, 그림 또는 스크린 샷과 같은 멋진 시각적 요소로 아이디어를 탐구하고 전달할 수 있는 도구를 마음대로 사용할 수 있는 것이 중요하다.

① 향상된 차트

Excel 2010에서는 간편하게 차트 작업을 수행할 수 있다. 주요 향상 내용은 다음과 같다.

- **새로운 차트 제한** : Microsoft Office Excel 2007에서는 2차원 차트의 데이터 계열 하나에 최대 32,000개의 데이터 요소를 사용할 수 있다. Excel 2010에서 데이터 계열에 사용할 수 있는 데이터 요소 수는 사용 가능한 메모리의 영향만 받을 뿐이다. 따라서 특히 과학 분야에 종사하는 사용자는 대용량 데이터 집합을 보다 효과적으로 시각화하고 분석할 수 있다.

- **서식 옵션에 대한 빠른 액세스** : Excel 2010에서는 차트 요소를 두 번 클릭하여 서식 옵션에 즉시 액세스할 수 있다.
- **차트 요소에 대한 매크로 기록** : Office Excel 2007에서는 차트나 다른 개체의 서식을 지정하는 동안 매크로를 기록해도 매크로 코드가 만들어지지 않았다. 그러나 Excel 2010에서는 매크로 기록을 사용하여 차트 및 다른 개체의 서식 변경 내용을 기록할 수 있다.
- **차트 사용에 대한 일반적인 내용은 빠른 시작** : 데이터로 차트 작성 또는 차트 만들기 전 과정을 참고한다.

② 텍스트 상자의 수식

Excel 2010에는 기본 제공 수식 도구가 포함되어 있어 워크시트의 텍스트 상자에서 수식을 쉽게 작성하고 편집할 수 있다. 이러한 기능은 잠겨 있거나 액세스할 수 없는 워크시트 셀에 사용된 수식을 표시하려는 경우 등에 유용하다.

③ 다양한 테마

이전보다 더욱 다양한 테마 및 스타일을 사용할 수 있다. 이러한 요소를 사용하면 통합 문서 및 다른 Microsoft Office 문서 전체에서 전문가 수준의 뛰어난 디자인을 일관성 있게 적용할 수 있다. 테마를 선택하면 Excel 2010에서 디자인 작업을 실행한다. 선택한 테마에 따라 텍스트, 차트, 그래픽, 표 및 그리기 개체가 모두 변경되므로 통합 문서의 모든 요소가 시각적으로 완벽한 조화를 이룬다.

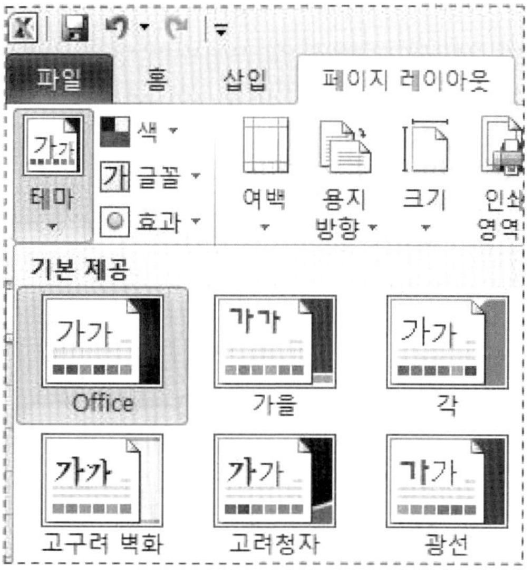

테마에 대한 자세한 내용은 Word 또는 Excel에서 문서 테마 적용, 사용자 지정 및 저장을 참고한다.

④ 실시간 미리 보기를 사용하여 붙여넣기

실시간 미리 보기를 사용하여 붙여넣기 기능은 Excel 2010 내에서 또는 다른 프로그램에서 콘텐츠를 다시 사용할 때 시간을 절약할 수 있게 해준다. 이 기능을 사용하면 원본 열 너비 유지, 테두리 없음 또는 원본 서식 유지와 같은 여러 가지 붙여넣기 옵션을 미리 볼 수 있다. 또한 실시간 미리 보기를 사용하면 워크시트에 실제로 붙여넣기 전에 붙여넣은 콘텐츠의 모양을 시각적으로 확인할 수 있다. 결과를 미리 보기 위해 붙여넣기 옵션으로 포인터를 이동하면 다시 사용 중인 콘텐츠에 가장 적합하도록 상황에 맞게 변경되는 항목이 포함된 메뉴가 표시된다. 아울러 올바른 결정을 내릴 수 있도록 추가 정보를 제공하는 화면 설명이 함께 제공된다.

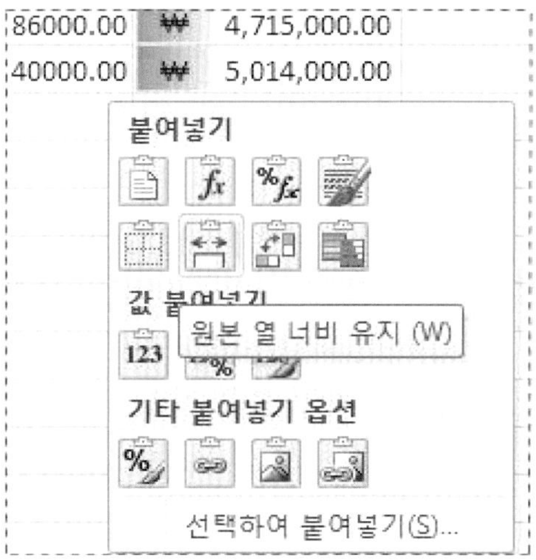

데이터를 복사하고 붙여넣는 방법에 대한 자세한 내용은 워크시트에서 특정 셀 내용 또는 특성 복사를 참고한다.

⑤ 향상된 그림 편집 도구

Excel 2010에서의 아이디어 전달은 숫자나 차트를 표시하는 것만으로 이루어지지 않는다. Excel 2010에서는 그래픽 디자이너가 아니라도 매끈하고 세련된 이미지를 만들 수 있다. 사진, 그림 또는 SmartArt를 사용하여 아이디어를 시각적으로 전달하려는 경우 다음 기능을 활용할 수 있다.

- **스크린 샷** : 신속하게 스크린 샷을 가져와 통합 문서에 추가한 다음 그림 도구 탭의 도구를 사용하여 스크린 샷을 편집하거나 개선한다.

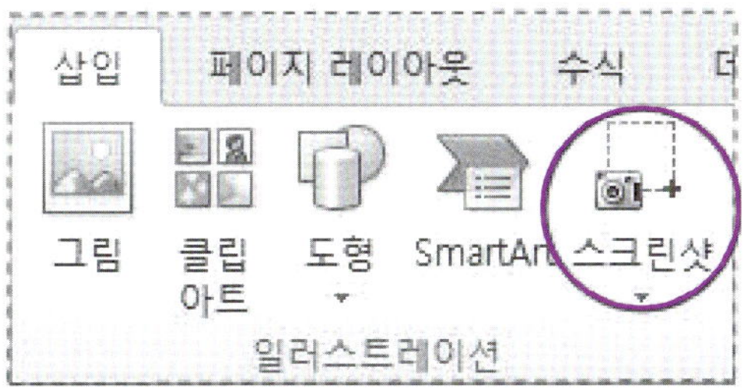

- **새로운 SmartArt 그래픽 레이아웃** : 새로운 그림 레이아웃을 사용하면 텍스트 영역과 사진을 구별할 수 있다. 예를 들어 그림 설명형 레이아웃을 사용하면 그림 밑에 멋진 캡션을 표시할 수 있다.
- **사진 수정** : 별도의 사진 편집 소프트웨어를 사용하지 않고 사진의 색을 미세 조정하거나 밝기, 대비 또는 선명도를 조정한다.
- **새로 추가되거나 향상된 꾸밈 효과** : 사진에 여러 꾸밈 효과를 적용하여 스케치나 그림처럼 보이게 만든다. 새 꾸밈 효과에는 연필 스케치, 선 그리기, 수채화 스폰지, 모자이크 거품, 투명 효과, 파스텔 부드럽게, 플라스틱 워프, 복사, 페인트 스 트로크 등이 있다.
- **향상된 압축 및 자르기** : 이제 이미지 품질과 압축 간의 관계를 보다 잘 제어할 수 있으므로 통합 문서를 사용할 매체(인쇄, 화면, 전자 메일)를 올바르게 선택할 수 있다.

이러한 기능에 대한 자세한 내용은 스크린 샷 삽입, SmartArt 그래픽 설명, 그림의 색이나 투명도 변경 또는 그림 다시 칠하기, 그림에 효과 추가 또는 변경, 그림 자르기 및 그림 압축 해제를 참고한다.

(5) 새로운 방식으로 통합 문서 공동 작업

Excel 2010에서는 통합 문서를 게시하여 조직의 다른 사용자와 함께 편집 및 공유하는 향상된 방법을 제공한다.

① 통합문서 공동작성

팀 작업은 성과를 높일 수 있지만 그러기 위해서는 해결해야 할 문제가 있을 수 있다. 같은 공간에서 작업하지 않을 경우 피드백, 버전 및 업데이트와 같은 여러 가지 유동적인 사항을 제어할 수 있는 방법을 찾아야 한다. Office Web Apps의 구성 요소인 Excel Web App를 사용하면 여러 곳에 있는 사용자가 각자의 위치에서 공유 통합 문서를 동시에 편집할 수 있으므로 이러한 문제를 간단하게 해결할 수 있다.

소규모 회사에 근무하거나 가정이나 학교에서 작업하는 경우에는 무료로 제공되는 Windows Live 계정만 있으면 다른 사람과 동시에 통합 문서를 작성할 수 있다. 또한 SharePoint 2010을 실행하는 회사에서도 자체 방화벽 내에서 기능을 사용할 수 있다.

② 향상된 Excel Services

조직에서 이전에 Excel Services를 사용하여 SharePoint Server 사이트에서 Excel 통합 문서를 공유한 경험이 있는 경우에는 다음과 같은 향상된 기능을 유용하게 활용할 수 있다.

- **향상된 사용자 인터페이스** : 변경 내용을 적용하기 위해 페이지를 새로 고칠 필요 없이 페이지 요소를 새로 고칠 수 있는 기능, 전체 워크시트를 쉽게 스크롤할 수 있는 스크롤 막대 추가 기능 등 다양한 시각적 기능이 향상되었다.
- **향상된 SharePoint 2010 기능 통합** : 이 버전의 Excel Services에서는 보안, 콘텐츠 관리, 버전 관리, 데이터 연결 관리, 서비스 관리 기능 등 중요한 SharePoint 2010 기능과의 더욱 긴밀한 통합을 지원한다. 또한 Excel Services는 SharePoint의 기본 제공 비즈니스 인텔리전스 기능과도 유연하게 통합된다.
- **통합 문서 기능에 대한 향상된 지원** : 이전에는 통합 문서에 지원되지 않는 기능이 포함된 경우 브라우저에서 통합 문서를 열 수 없었지만, 이제 지원되지 않는 Excel 기능이 포함된 통합 문서를 대부분 브라우저에서 열 수 있다. 뿐만 아니라 Excel Services에서는 스파크라인 및 슬라이서와 같은 새로운 Excel 2010 기능을 비롯하여 더욱 다양한 Excel 기능이 지원된다.
- **더욱 강력해진 응용 프로그램 개발 지원** : 개발자든 아니든 누구나 REST 응용 프로그래밍 인터페이스와 같은 새로운 도구를 활용하여 비즈니스 응용 프로그램을 만들 수 있다.

③ 접근성 검사

접근성 검사를 사용하여 장애가 있는 사용자가 통합 문서의 콘텐츠에 액세스하는 데 어려움이 있을 수 있는 문제를 확인하고 해결할 수 있다. 파일 탭을 클릭하고 문제 확인을 클릭한 다음 접근성 검사를 클릭하면 접근성 검사를 실행할 수 있다. 오류 및 경고가 작업창에 표시되므로 문제점을 검토하고 해결해야 하는 항목을 확인할 수 있다.

접근성 검사 외에도 Excel 표 및 피벗 테이블을 비롯하여 워크시트의 다양한 개체에 대체 텍스트를 추가할 수 있다. 이 기능은 개체를 보는 데 어려움이 있는 시각적 장애가 있는 사용자에게 유용하다.

장애가 있는 사용자를 포함하여 모든 사용자가 액세스할 수 있는 통합 문서를 만드는 방법에 대한 자세한 내용은 접근성 검사를 참고한다.

④ 향상된 언어 도구

다국어 사용자인 경우 Excel 옵션 대화 상자에서 편집, 표시, 화면 설명 및 도움말 언어에 대한 기본 설정을 빠르게 지정할 수 있다. 또한 Excel의 언어 설정을 변경하면 해당되는 모든 Microsoft Office 2010 응용 프로그램의 언어 설정이 자동으로 변경된다. 필요한 소프트웨어나 키보드 레이아웃이 설치되어 있지 않은 경우 문제를 보다 빠르고 쉽게 해결할 수 있도록 알림과 링크가 표시된다.

언어 기본 설정을 사용자 지정하는 방법에 대한 자세한 내용은 편집, 표시 또는 도움말 언어 기본 설정 지정을 참고한다.

(6) 새로운 방법으로 통합 문서 액세스

이제 회사에서든, 가정에서든, 이동 중이든 어디에서나 파일에 액세스하여 작업을 수행할 수 있다.

① Microsoft Excel Web App

Excel Web App는 Excel 환경을 웹 브라우저로 확장하여 통합 문서가 저장된 사이트에서 직접 통합 문서를 사용할 수 있도록 해준다. Excel Web App는 Microsoft Office Web Apps의 구성 요소로서, SharePoint 2010에서 Office Web Apps를 구성한 조직 및 Windows Live SkyDrive에서 사용할 수 있다.

Excel Web App를 사용하여 다음을 수행할 수 있다.

- 브라우저에서 통합 문서 보기 : Excel Web App에서 통합 문서를 클릭하여 열면 보기 모드로 통합 문서가 표시된다. 통합 문서의 데이터를 정렬 및 필터링하고, 피벗 테이블을 확장하여 데이터의 관계 및 추세를 표시하고, 값을 다시 계산하고, 여러 워크시트를 볼 수 있다.

- **브라우저에서 통합 문서 편집** : Excel Web App에서는 브라우저만 있으면 통합 문서에 액세스할 수 있다. 팀 동료가 사용하는 Excel 버전에 상관없이 동료와 공동 작업할 수 있다. SharePoint 사이트나 SkyDrive에 저장된 Excel 통합 문서를 클릭하면 통합 문서가 브라우저에 바로 열리며 Excel에서와 동일한 모양으로 표시된다. 브라우저에서 Excel과 유사한 디자인의 인터페이스를 통해 통합 문서를 편집할 수 있다. 브라우저에서 편집할 때 데이터를 변경하고, 수식을 입력 또는 편집하고, 스프레드시트 내에서 기본 서식을 적용할 수 있다. 또한 다른 사람과 동시에 같은 통합 문서에서 작업할 수 있다.

Excel Web App에 대한 자세한 내용은 Excel Web App 소개를 참고한다.

② Microsoft Excel Mobile 2010

외부에 있을 때에도 Microsoft Excel Mobile 2010을 사용하여 생산성을 유지할 수 있다. Microsoft Excel Mobile 2010은 Windows Mobile 기반 Smartphone 또는 기타 장치에 적합하도록 특별히 설계된 모바일 버전의 Excel이다. Excel Mobile 2010은 Excel 2010과 호환되므로 사무실에서 작업할 때와 마찬가지로 워크시트를 열고, 편집하고, 저장하고, 공유할 수 있다.

Smartphone을 사용하면 모든 종류의 데이터 기반 보고서 및 요약을 검토하고 작성할 수 있다. Excel 2010 정식 제품에서만 사용할 수 있는 고급 기능이 필요한 경우에도 휴대폰 화면에서 복잡한 워크시트에 대한 기본 작업을 쉽게 수행할 수 있다.

(7) 새로운 방법으로 통합문서 확장

사용자 지정 통합문서 솔루션을 개발하는 경우 새로운 방법을 활용하여 이러한 솔루션을 확장할 수 있다.

① 향상된 프로그래밍 기능

개발자를 위한 향상된 기능은 다음과 같다.

- **XLL SDK로 변경** : XLL SDK(Software Development Kit)에서는 이제 새로운 워크시트 함수 호출, 비동기 사용자 정의 함수 개발, 컴퓨터 클러스터로 오프로드할 수 있는 클러스터 안전 사용자 정의 함수 개발 및 64비트 XLL 추가 기능 작성을 지원한다.
- **향상된 VBA 기능** : Excel 2010에는 모든 Excel 4.0 매크로를 VBA로 마이그레이션할 수 있는 여러 가지 기능이 있다. 여기에는 이전에 VBA로 액세스할 수 없었던 인쇄 관련 메서드 및 차트 속성에 대한 향상된 성능이 포함된다.

- **향상된 사용자 인터페이스 확장성** : 사용자 지정 통합 문서 솔루션을 개발하는 경우 리본 메뉴와 새로운 Backstage 보기를 둘 다 프로그래밍 방식으로 사용자 지정할 수 있는 옵션이 있다. 예를 들어 프로그래밍 방식으로 리본 메뉴의 탭을 활성화하고, 특정 이벤트가 발생할 경우에만 나타나는 사용자 지정 탭을 기본 제공되는 상황에 맞는 탭과 유사하게 동작하도록 만들 수 있다. 또한 리본 메뉴의 크기가 조정될 때 사용자 지정 리본 메뉴 그룹이 자동으로 확대/축소되도록 하고 다양한 컨트롤을 사용하여 상황에 맞는 메뉴를 사용자 지정할 수 있다. Backstage 보기에 사용자 지정 UI와 기타 요소를 추가할 수도 있다.
- **Open XML SDK로 변경** : Open XML SDK 2.0에서는 이제 Open XML SDK 1.0의 요소 수준 지원뿐 아니라 스키마 수준 개체를 지원한다. 따라서 서버 기반 솔루션의 일부 등 Office 2010 데스크톱 응용 프로그램 외부에서도 통합 문서와 기타 문서를 프로그래밍 방식으로 쉽게 조작할 수 있다.

개발자를 위한 기능에 대한 자세한 내용은 Excel 개발자 센터를 참고한다.

② 고성능 컴퓨팅 지원

많은 조직에서 HPC(고성능 컴퓨팅) 클러스터를 기반으로 전산 규모를 확대하고 있다. 예를 들어 금융 회사에서는 컴퓨터 클러스터를 사용하여 장기 실행되는 계산 집약적 금융 모델의 속도를 높일 수 있다. Excel 2010에는 HPC 클러스터와의 통합 기능이 포함되어 있다. 지원되는 클러스터를 사용할 수 있는 경우 사용자는 Excel 옵션 대화 상자의 고급 옵션에서 커넥터를 선택하고 사용할 이름을 구성하여 Excel에서 해당 클러스터를 사용하도록 지정할 수 있다.

2. Excel 2010에서 중단된 기능과 크게 변경된 내용 요약

Excel 2010에서는 다음 기능들이 중단되었거나 크게 변경되었다.

- 조건부 합계 마법사 추가기능
- 조회 마법사 추가기능
- 스마트 태그
- SmartArt
  - 무늬 채우기
  - 컨트롤 및 개체

- 클립 아트 작업창
  - 검색 위치 상자
  - 클립 구성 링크
- Clip Organizer
  - 자동 구성
  - 전자 메일 받는 사람에게 첨부 파일로 보내기
  - 모음에서 삭제
  - 비슷한 스타일 찾기
  - 목록 보기 및 자세히 보기

(1) 조건부 합계 마법사 추가기능

이 추가기능은 Excel 2010에 더 이상 포함되지 않았다. 이전 버전 Excel에서는 조건부 합계 마법사를 사용하여 지정된 조건에 맞는 값의 합계를 계산하는 수식을 작성할 수 있었다. 이 기능은 함수 마법사와 SUMIF, SUMIFS 함수 등의 몇 가지 새로운 함수로 바뀌었다. 하지만 이 마법사에서 생성되었던 수식은 Excel 2010에서도 계속 작동하며 다른 방법으로 편집할 수 있다.

(2) 조회 마법사 추가기능

이 추가기능은 Excel 2010에 더 이상 포함되지 않는다. 이전 버전 Excel에서는 조회 마법사를 사용하여 값을 조회하는 방법으로 행과 열이 교차하는 위치의 값을 찾는 수식을 작성할 수 있었다. 이 기능은 함수 마법사와 사용 가능한 조회 및 참조 함수(참조)로 바뀌었다. 하지만 이 마법사에서 생성되었던 수식은 Excel 2010에서도 계속 작동하며 다른 방법으로 편집할 수 있다.

(3) 스마트 태그

스마트 태그는 Excel 2010에서 지원되지 않는다. 이제는 셀을 선택하거나 셀 위로 포인터를 이동해도 셀 모서리의 자주색 삼각형과 같은 스마트 태그 표시기가 워크시트에 더 이상 표시되지 않는다. 대신 셀을 마우스 오른쪽 단추로 클릭한 다음 바로 가기 메뉴에서 추가 작업을 클릭하여 해당 내용과 관련된 사용자 지정 작업을 확인할 수 있다.

추가 작업은 기본적으로 사용하지 않도록 설정되지만 파일 탭의 옵션에서 언어 교정 범주에 있는 자동 고침 옵션 단추를 클릭하면 표시되는 자동 고침 대화 상자의 작업 탭에서 이 기능을 사용하거나 사용하지 않도록 설정할 수 있다.

(4) SmartArt

• 무늬 채우기

Excel 2007에서는 새로운 SmartArt 기술과 함께 차트 요소 등의 도형 개체에 대한 무늬 채우기 인터페이스가 제공되지 않아 이전 버전 Excel에서 무늬 채우기를 사용한 경우 표시 문제가 발생했다. Excel 2010에서는 SmartArt에서 무늬 채우기 인터페이스가 제공되므로 도형 개체에 무늬 채우기를 적용할 수 있다. Excel 97-2003 통합 문서를 Excel 2010에서 여는 경우에도 이러한 통합 문서에서 무늬 채우기를 포함하는 도형 개체가 올바르게 표시된다.

(5) 컨트롤 및 개체

Excel 2010에서는 도형 개체 외에 다음의 컨트롤 및 개체가 새로운 SmartArt 기술로 변환되어 제공된다.

- 양식 컨트롤
- Microsoft ActiveX 개체
- OLE 개체
- 카메라 도구 개체

이전 버전 Excel에서 그렸으나 Excel 2010 SmartArt 형식으로 업그레이드하지 않은 도형 개체는 Excel 2010 SmartArt 형식으로 만들었거나 업그레이드한 도형 개체와 함께 그룹화할 수 없다. 이러한 도형 개체가 혼합되어 있으면 각 개체 형식이 계층별로 표시되며, 이전 버전 도형 개체가 모든 이후 버전 위에 그려진다. 또한 Excel 2010 차트는 이전 버전의 Excel에서 만든 대화 상자 시트에 표시할 수 없다.

홈 탭의 편집 그룹에 있는 찾기 및 선택 단추를 클릭하면 표시되는 개체 선택을 클릭하여 새 도형 개체에 액세스할 수는 없다. 최신 버전 Excel에서 만든 도형 개체를 선택하려면 파일 탭의 옵션에 있는 리본 사용자 지정에서 여러 개체 선택 명령을 사용해야 한다.

(6) 클립 아트 작업창

① 검색 위치 상자

검색 위치 상자를 더 이상 사용할 수 없다. 즉, 더 이상 특정 콘텐츠 모음으로 검색 범위를 제한할 수 없다. 검색 범위를 좁히려면 검색 대상 상자에 여러 검색어를 입력하면 된다.

② 클립 구성 링크

클립 구성 링크를 더 이상 사용할 수 없다. Windows 7, Windows Vista 또는 Windows XP에서 Microsoft Clip Organizer를 열려면 Windows의 시작 단추를 클릭하고 모든 프로그램, Microsoft Office, Microsoft Office 2010 도구, Microsoft Clip Organizer를 차례로 클릭한다.

(7) Clip Organizer

Clip Organizer는 하드 디스크에 저장된 클립아트 및 기타 미디어 파일을 정렬하고 카탈로그로 만드는 도구이다. 이제는 더 이상 Microsoft Office 프로그램의 클립아트 작업창에서 Clip Organizer에 직접 액세스할 수 없다. 또한 Clip Organizer가 다음과 같이 변경되었다.

① 자동 구성

컴퓨터에서 미디어 파일을 자동으로 찾아 모음으로 구성하는 명령이 더 이상 사용할 수 없다. 그러나 클립을 Clip Organizer에 수동으로 추가하거나 스캐너 또는 카메라에서 클립을 가져올 수는 있다.

② 전자 메일 받는 사람에게 첨부 파일로 보내기

클립을 전자 메일 메시지의 첨부 파일로 보내는 명령을 더 이상 사용할 수 없다.

③ 모음에서 삭제

Clip Organizer에서 클립을 삭제할 수는 있지만, 더 이상 특정 모음에서 클립을 삭제할 수는 없다.

④ 비슷한 스타일 찾기

비슷한 스타일의 클립을 찾는 데 사용할 수 있었던 명령이 더 이상 제공되지 않는다.

⑤ 목록 보기 및 자세히 보기

목록 보기 및 자세히 보기를 더 이상 사용할 수 없으며, 대신 모든 클립이 Clip Organizer 창에 축소판 그림으로 나타난다.

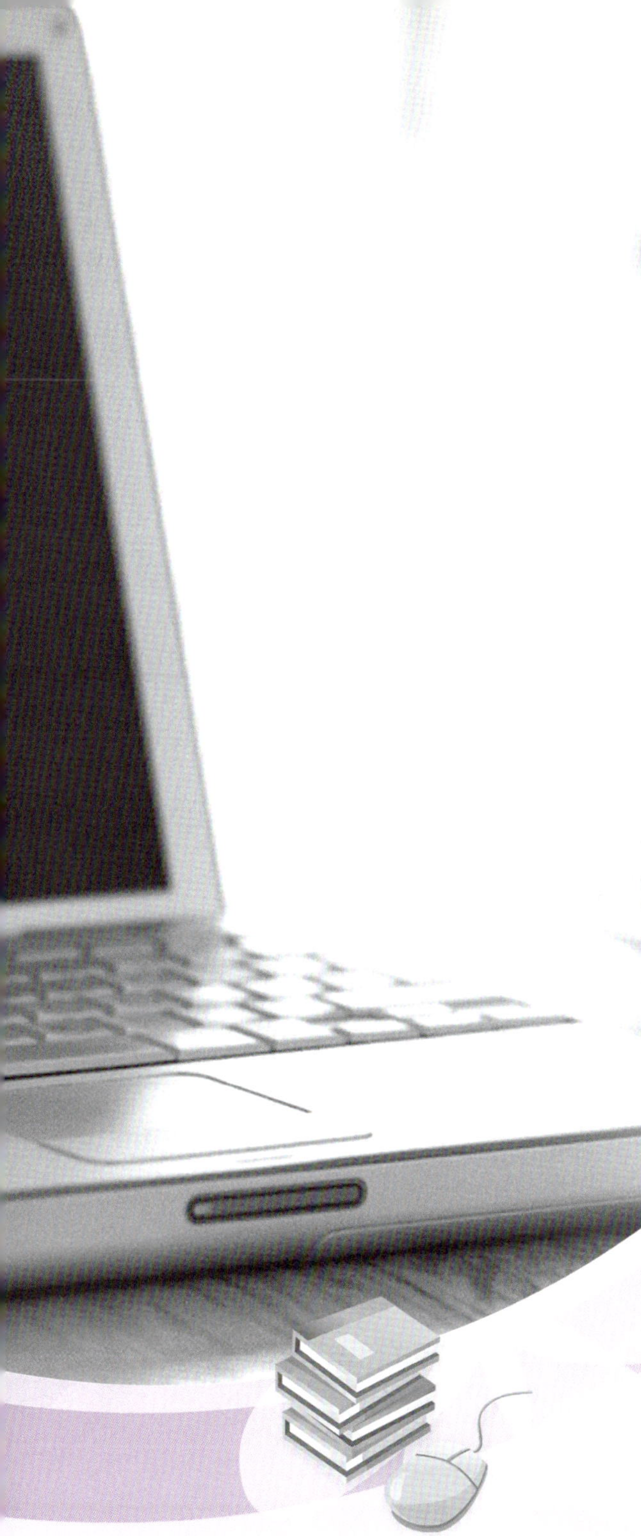

Part Ⅱ

엑셀 실행하기

Part Ⅱ

엑셀 실행하기

제 5 장 엑셀의 실행과 종료

본 교재는 엑셀의 단편적인 기능 하나하나 모두 익히기 위한 책이라기 보다는 문제를 풀이를 통한 핵심적인 기능을 자연스럽게 익힐 수 있도록 한다. 따라서 엑셀 프로그램 설치와 같은 부분에는 가급적 지면을 할애하지 않으려 한다. 다양한 엑셀의 기능을 이해하기 위해 핵심 기능의 사용을 통하여 예제를 풀어가면서 빨리 응용할 수 있도록 하는데 초점을 둔다.

(1) 엑셀의 실행

엑셀 파일을 생성/편집하기 위해 엑셀을 실행하는 방법으로는 다음 세 가지가 있다.

① [시작]➔[모든프로그램]➔[Microsoft Office]➔[Microsoft Office Excel 2007]

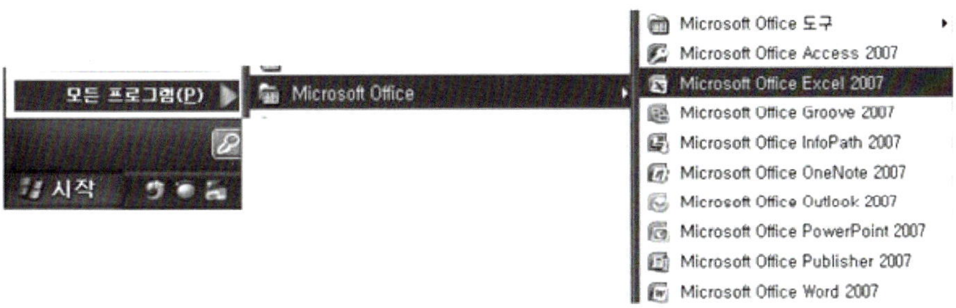

2010 버전의 경우는 목록에서 [Microsoft Office Excel 2010]을 찾으면 된다.

② 바탕화면의 바로가기 아이콘을 마우스로 더블클릭한다.

③ 파일목록 리스트에서 직접 엑셀 파일을 마우스로 더블클릭한다.

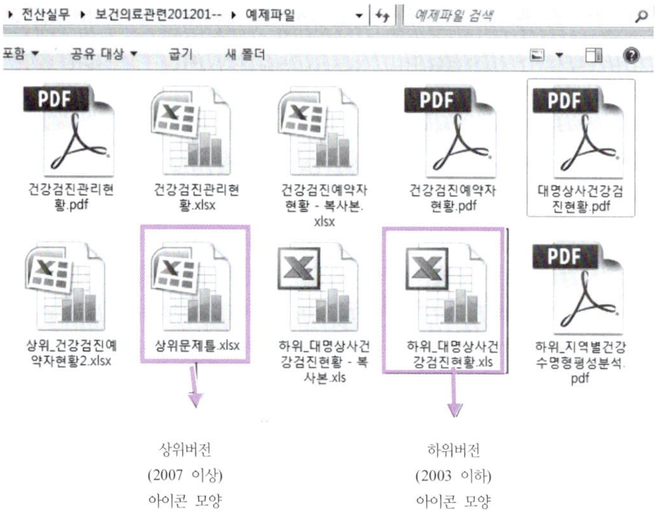

그림에서 보듯이 엑셀 파일은 생성한 버전에 따라 아이콘 모양 및 확장자가 다르다. 확장자는 2003버전은 .xls 2007버전은 .xlsx 2010버전은 .xlsx이다.

①번 실행 방법에 있어서 [Microsoft Office Excel 2007]을 매번 이러한 과정을 거쳐서 실행하는 것보다는 바탕화면에 바로가기 아이콘을 설치해 둔다면 편리할 것이다.

(2) 바탕화면에 바로가기 아이콘 만들어 두기

대개 프로그램 설치시에 바탕화면에 바로가기 아이콘을 설치할 것인지 여부를 물어온다. 하지만 체크를 하지 않았거나 여타의 이유로 지워진 상태라면 필요할 때 언제든지 바탕화면으로 꺼집어낼 수 있다. 우선 위에서 설명한 (1)번 절차에 따라 [Microsoft Office Excel 2007] 메뉴가 나타나게 한 다음, 그 항목 위에서 오른쪽 마우스버튼을 누른채로 바탕화면에 가져간 다음 버튼을 떼면 팝업메뉴가 나타나는데 거기서 [여기에 복사]를 선택하면 바탕화면에 [Microsoft Office Excel 2007] 바로가기 아이콘이 나타난다.

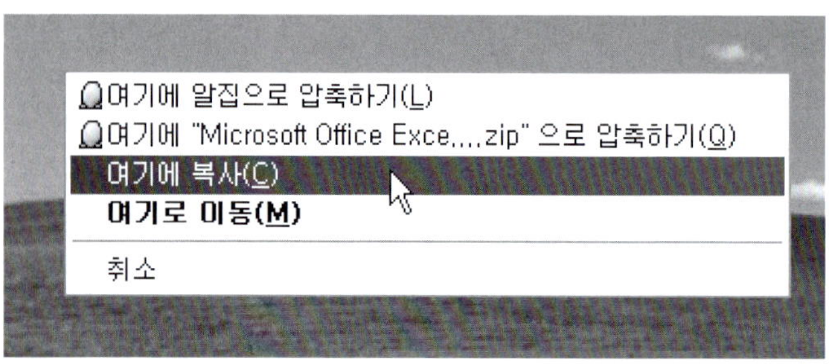

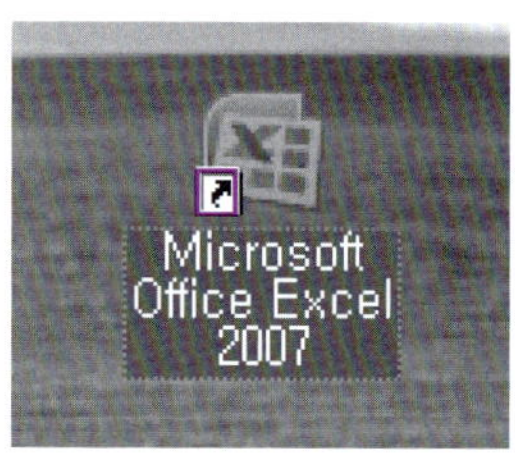

이제부터는 [Microsoft Office Excel 2007]을 실행할 때는 이 바로가기 아이콘을 더블클릭하면 된다.

(3) 엑셀 종료하기

① 엑셀 작업 창에서 [Office 단추]➔[닫기] 메뉴 선택
② 엑셀 작업 창에서 (닫기) 버튼
③ 만약 작업내용이 변경되었다면 종료시 변경된 내용을 저장할지 여부를 물어올 수 있다.

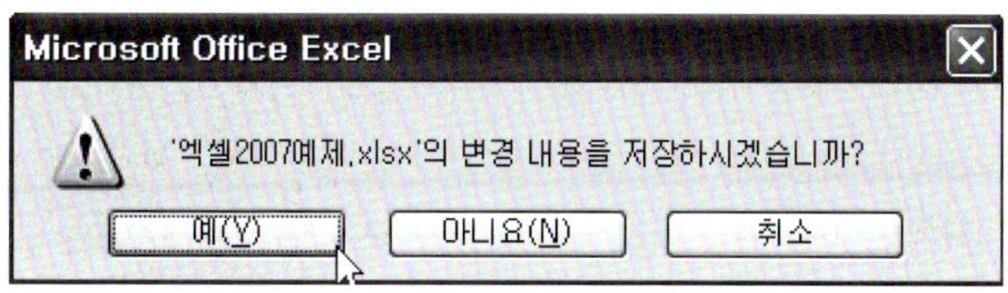
Microsoft Office Excel
'엑셀2007예제.xlsx'의 변경 내용을 저장하시겠습니까?
예(Y)
아니요(N)
취소

아직 파일 이름을 부여하지 않았다면 [예]를 눌러 확인을 하게 되면 다음과 같이 파일 이름을 주어 저장하도록 안내한다. 파일 이름이 "Book1.xlsx"로 되어 있는데 이것은 엑셀에서 자동으로 부여한 것으로 사용자가 원하는 저장 위치와 이름으로 변경하고 [저장] 버튼을 눌러 종료한다. 저장 위치의 경우도 대개 처음에는 [내문서]로 되어 있으나 자신이 원하는 위치로 변경한 다음 저장을 하면 된다.

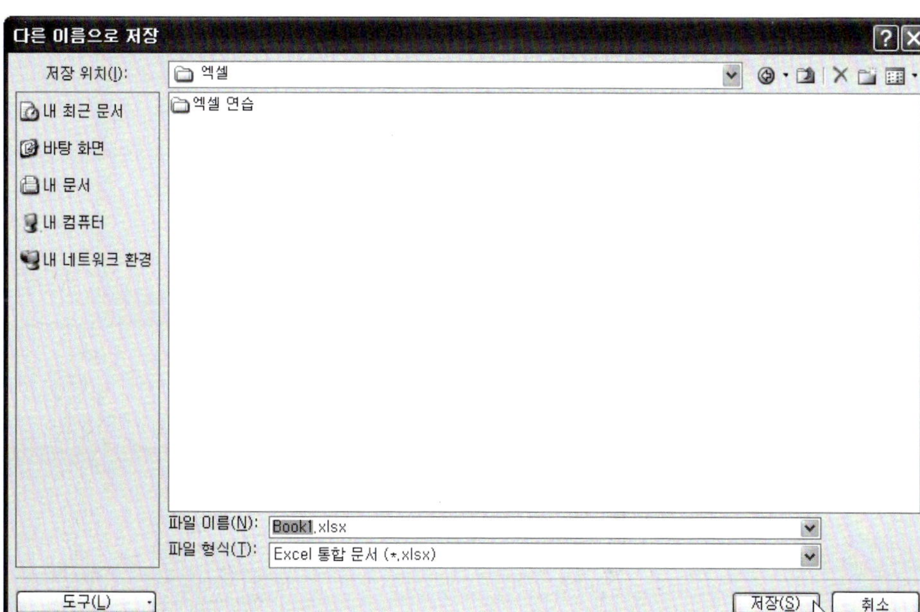

파일 형식에는 엑셀이 아닌 다른 문서의 형태로 저장할 수 있는 방법을 제공한다. 특히 일반적으로 상위 버전에서 작업한 문서는 파일 형식을 "Excel 97-2003 통합문서(*.xls)"로 저장하면 하위 버전에서 읽거나 편집할 수 있다.

제 6 장 화면구성

엑셀은 행과 열이 만나서 이루어진 수많은 셀들로 이루어진 커다란 전자종이이다. 무한의 전자종이 위에 내가 만들고 싶은 문서를 작성하는 것이다. 전문적인 문서를 만드는 워드프로세서와 다른 점은 셀들이 서로 연결되고 계산되고 동적으로 변할 수도 있다는 것이다. 셀들에는 간단하거나 아주 복잡한 수식을 넣을 수도 있고 미리 만들어진 함수라는 것을 사용할 수도 있으며 심지어 전문적인 프로그램을 만들어 넣을 수도 있다. 이제 이러한 셀들을 자유자재로 다루기 위해서 화면구성에 나타난 기본적인 용어를 살펴보자.

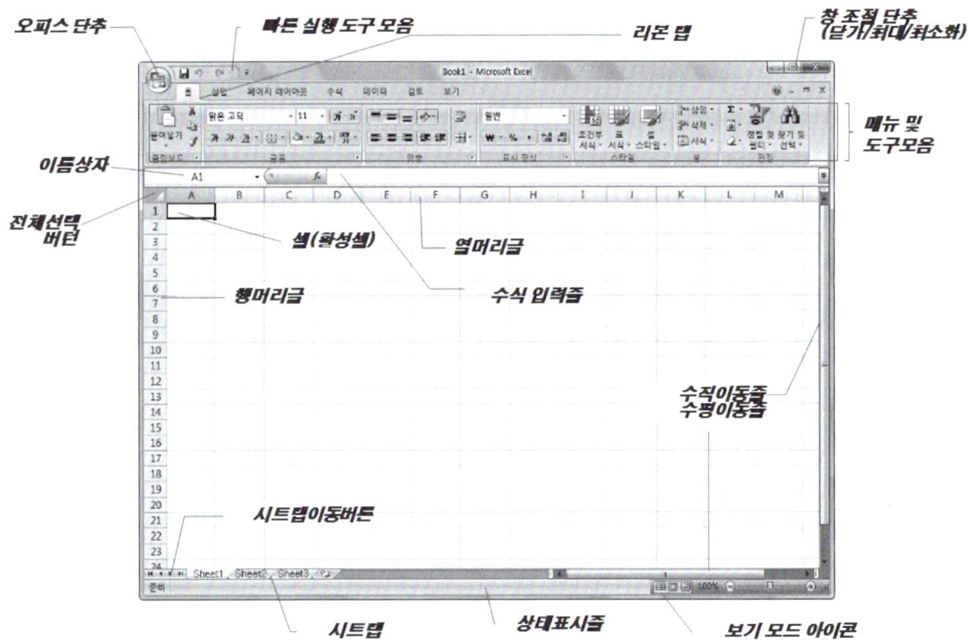

용 어	해 설
셀	엑셀의 기본단위. 하나 하나의 데이터가 입력되는 공간.
활성셀	현재 선택되어 있는 셀을 가리킨다.
워크시트	수많은 셀들이 행과 열에 맞춰 모여있는 작업공간
행머리글	워크 시트를 구성하고 있는 행 번호를 숫자로 표시한 것으로 하나의 워크 시트에 최대 1,048,576개의 행(1~1,048,576)을 포함한다.

열머리글	워크 시트를 구성하고 있는 열 번호를 영문 알파벳으로 표시한 것으로 하나의 워크 시트에 최대 16,384개의 열을 포함한다.
수식입력줄	셀에 입력된 수식이나 데이터가 표시되는 줄이다.
창 조절메뉴	창 단기/창 최대화/창 복원/창 최소화버튼 클릭하면 화면 복귀, 이동, 크기 변경 등 창 조절 메뉴가 표시되고, 마우스 더블클릭을 하게 되면 창이 종료된다.
가로 세로 스크롤막대	워크시트 내에서 화면을 상하좌우로 이동시킬 때 사용한다.
시트탭	이 탭을 클릭하면 해당 시트가 선택된다.
상태표시줄	엑셀의 현재 작업 상태, 자동 합계 등이 표시된다.
시트탭이동 버튼	시트 탭이 한 화면에 다 표시되지 않을 경우 이동하기 위한 버튼 모음
작업창	파일 열기나 도움말, 클립 아트 같이 많이 사용하는 기능들을 모아놓은 창
제목표시줄	Microsoft Excel이라는 프로그램명, 현재 작업중인 파일명이 표시된다. 장예를 들어 grade.xlsx 라고 저장하면 파일명이 grade.xlsx로 제목 표시줄이 표시된다. 저장하지 않은 기본 통합 문서의 파일명은 Book1, Book2 등의 순서로 표시된다.
리본탭	세 가지 기본 구성 요소(탭, 그룹, 명령)를 사용해서 엑셀의 메뉴와 명령을 사용하는 방식으로 홈, 삽입, 페이지레이아웃, 수식, 데이터, 검토, 보기, 추가기능 탭으로 이루어져 있으며 가장 자주 사용하는 명령은 리본 탭 메뉴에 표시되고 언제든지 바로 사용할 수 있다. 그 밖의 일부 명령은 사용자가 수행하고 있는 작업에 따라 필요할 때 탭으로 추가로 만들어져서 나타난다.
메뉴 및 도구모음	엑셀의 메뉴들을 각각의 기능별로 분류하여 모아 놓은 것으로 마우스로 해당 메뉴를 선택하면 메뉴를 실행 시킬 수 있다.
빠른실행도구모음	자주 사용하는 메뉴를 아이콘으로 만들어 놓은 것으로 윈도우의 [빠른 실행] 메뉴처럼 해당 아이콘을 클릭만하면 명령을 수행할 수 있다. 도구 모음은 필요에 따라 표시하거나 숨길 수가 있는데 우측에 있는 드롭다운 버튼을 누르면 현재 표시되어 있는 도구가 나타나는데 체크를 하면 해당 도구가 표시되고 체크 표시를 해지하면 해당 도구가 숨겨 진다.
이름상자	현재 선택된 셀의 주소나 이름이 표시된다.
전체선택버튼	전체 선택 단추를 누르거나 바로 가기 키인 Ctrl+A를 누르면 현재 사용하고 있는 워크시트의 모든 셀들이 선택된다.
수직 이동줄	작업 시트의 수직 방향으로 이동하기 위한 막대바
수평 이동줄	작업 시트의 수평 방향으로 이동하기 위한 막대바
보기모드 아이콘	화면보기를 위한 세 가지 모드로 기본(기본 작업화면), 페이지 레이아웃(출력을 위한 여백 조정 화면), 페이지 나누기 미리보기(인쇄할 페이지 수를 나누거나 조정할 때 사용)가 있다.

오피스 단추	이전에 문서 열기, 저장 및 인쇄에 사용했던 파일 메뉴의 명령과 같은 기본 명령이 표시된다. 또한 Microsoft Office 단추를 통해 맞춤법 검사 기본 설정과 같은 여러 가지 다양한 프로그램 설정도 조정할 수 있다.

제7장 메뉴

엑셀에 필요 작업은 상단의 메뉴를 통해서 이루어지며 어떤 메뉴는 또 다른 세부메뉴를 가지는 경우도 있다. 엑셀 2007 버전은 이전 버전에 비해 메뉴구조에 변화를 주었다고 언급하였다. 이전버전은 상단 메뉴에서 특정 메뉴를 선택하면 세부 메뉴가 나타나고 거기서 원하는 메뉴를 선택하면 해당 기능이 실행되거나 필요하다면 또 다른 메뉴 리스트가 나타나는 메뉴의 계층적 구조를 가졌다. 그리고 아이콘 형태의 명령 그룹이 막대창으로 배열되어 있어 아이콘이 가지는 의미를 알고 있다면 바로 선택하여 해당 메뉴의 기능을 실행할 수 있다. 이러한 기본적인 메뉴 배열이나 동작원리는 2010 버전에서도 크게 차이가 없이 직관적으로 동일하게 사용하면 된다.

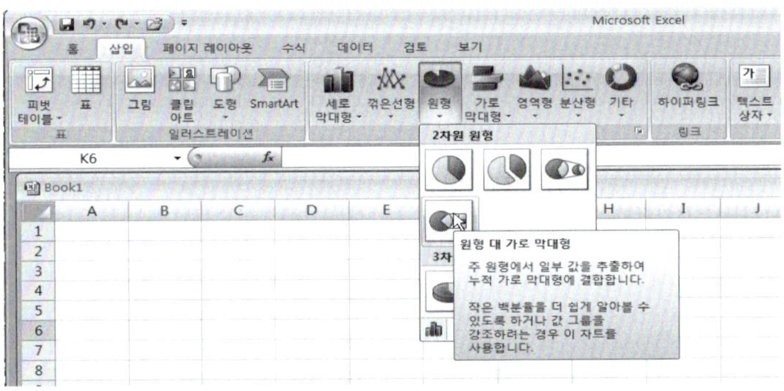

아울러 사용하지 않는 명령은 표시하지 않으며 해당 기능이 사용 되었을 때 세부 명령 메뉴가 표시되어 나타나도록 되어있다. 마우스를 해당 아이콘 위로 이동시키면 아이콘에 대한 정보가 표시된다.

(1) 단축메뉴

① 셀이나 범위, 메뉴, 차트 등 엑셀의 구성 요소를 마우스의 오른쪽 버튼으로 클릭하면 **단축메뉴**가 나타난다.

② **현재 상황에서 가장 많이 사용되는 메뉴**들이 단축메뉴에 표시된다.

③ 현재 작업 환경이나 구성 요소에 따라 표시되는 메뉴가 달라진다.

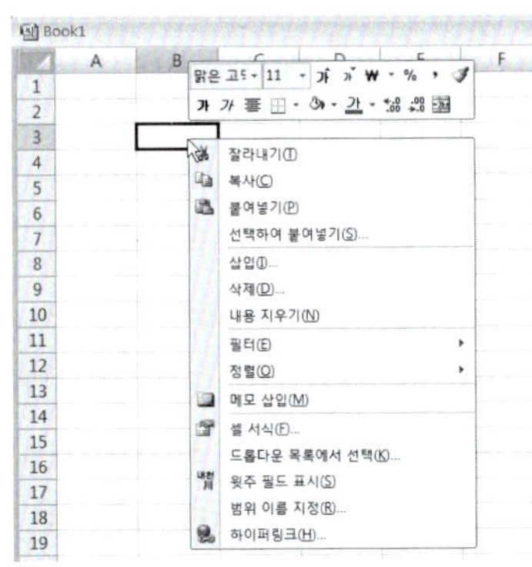

[셀에 대한 단축메뉴]

제 8 장 빠른 실행 도구 모음

① 도구 모음이란? **메뉴 명령 중에서 자주 사용하는 것들에 대한 버튼(아이콘)들을 만들어서 모아 놓은 것**

② 도구 모음에 있는 버튼을 클릭하면 해당 메뉴를 선택한 것과 마찬가지 역할을 한다.

③ 엑셀 2007은 이전 버전과는 달리 도구 모음이 상단 메뉴에 탭 형태로 그룹지어져 있다(리본메뉴라 한다).

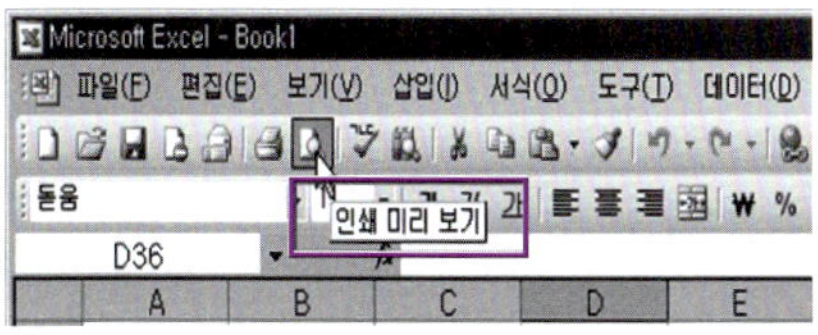

[이전 버전]

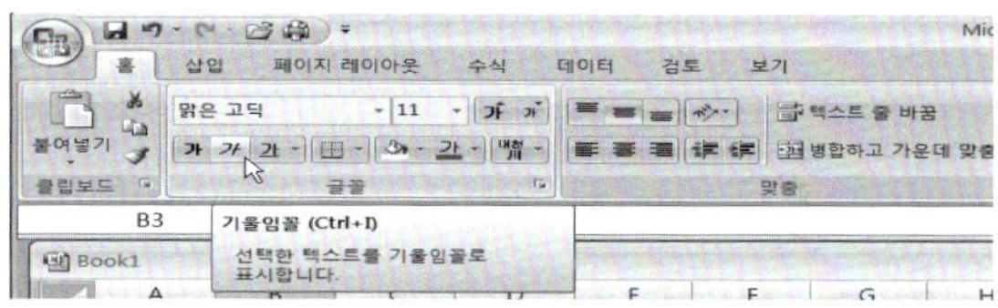

[엑셀 2007 도구 모음]

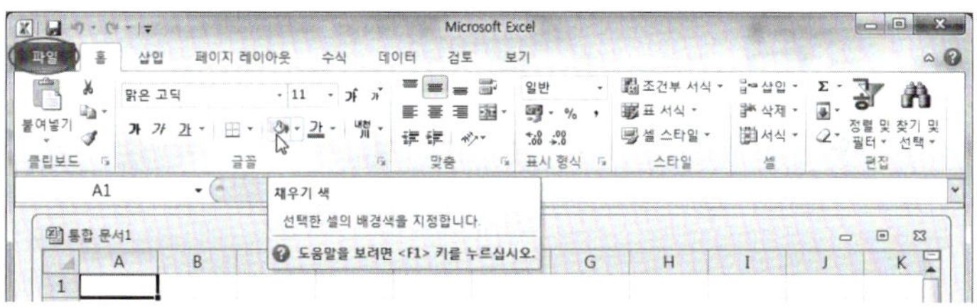

[엑셀 2010 도구 모음]

④ 엑셀 2007은 자주 사용하는 미니 도구모음을 등록하여(리본메뉴 위쪽이나 아래쪽) 사용하도록 하고 있다.

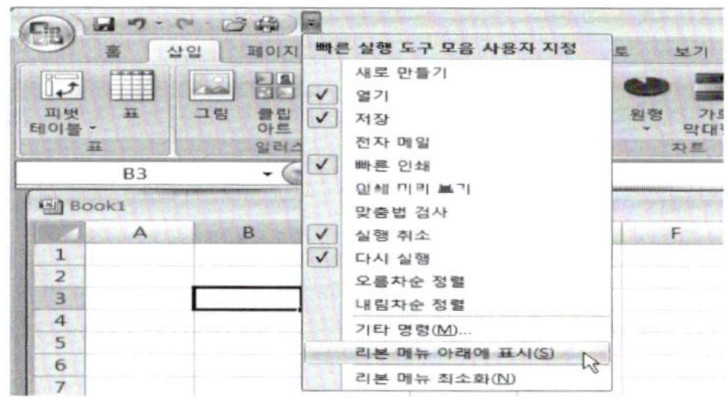

(1) 빠른 실행 도구 모음 조작하기

▶ 도구 모음, 미니 도구 모음, 메뉴에 관련된 사항은 [Office단추]→[Excel옵션] 대화상자에서 조작한다.

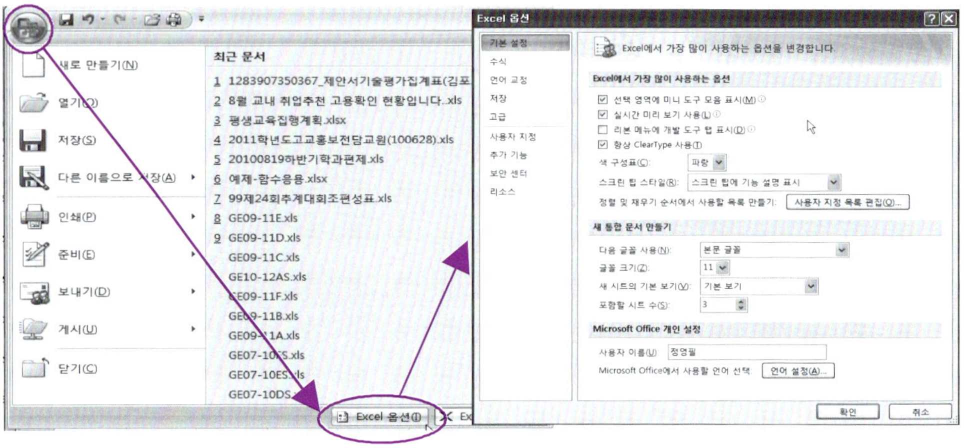

[엑셀 2007 도구 모음 불러내기]

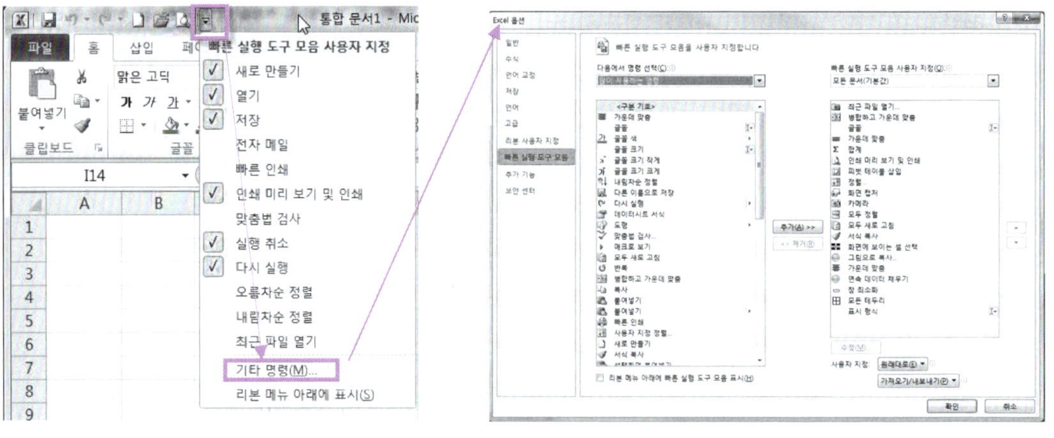

[엑셀 2010 도구 모음 불러내기]

(2) 빠른 실행 도구 모음에 새버튼 추가하기

[Office단추]➜[Excel옵션] 대화상자의 [사용자지정] 탭에서 필요한 버튼을 클릭한다. 클릭한 버튼을 도구 모음으로 드래그하면 버튼 추가 완료.

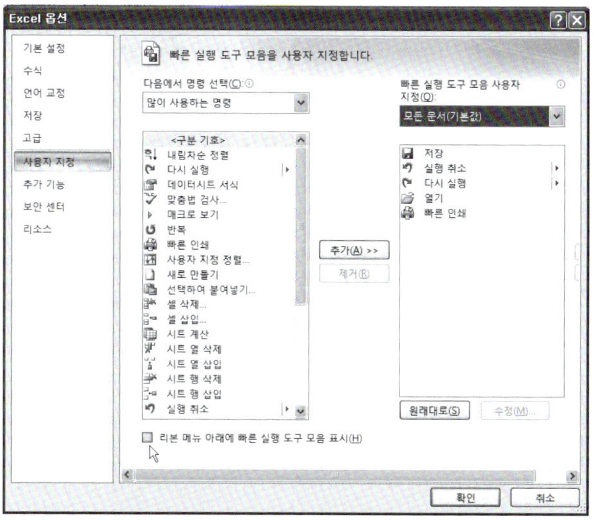

(3) 빠른 실행 도구 모음에 명령을 찾아 버튼으로 추가하기

이전 버전(예 2003버전)에 있었던 명령이 2007 버전에서는 외관상 쉽게 찾을 수 없는 경우가 있다. 예를 들어 "카메라" 기능을 찾을 수 없다면 [Office 단추]➜[엑셀옵션]➜[사용자지정]➜[모든 명령]에서 [카메라]를 찾아 [빠른 실행 도구 모음]으로 등록 후 사용한다.

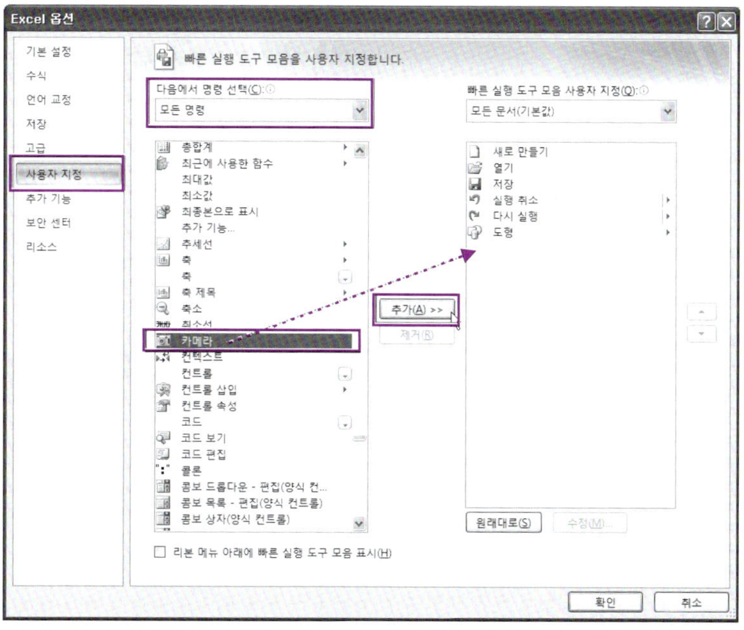

제9장 입력 대화상자의 종류

대화상자 조작이나 각종 입력 대화상자에서 필요한 정보를 입력해야 하는데 정보입력을 위한 대화상자의 구성요소는 다음과 같다.

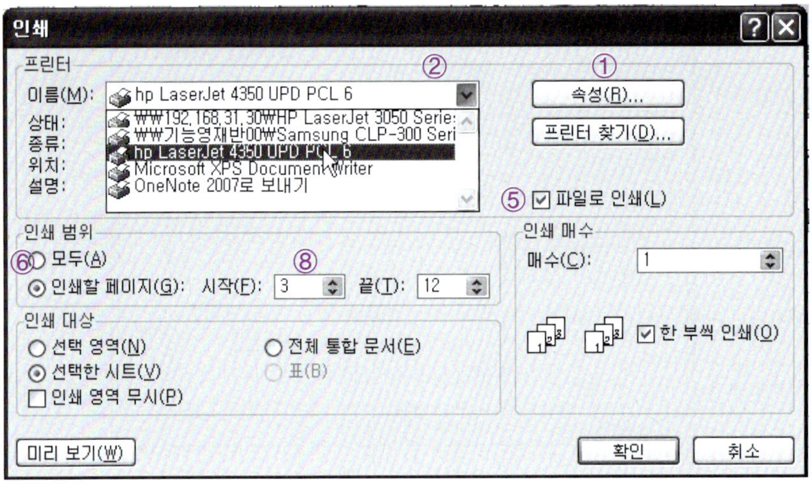

용 어	해 설
① 명령버튼	이 버튼을 클릭하면 해당 명령이 실행된다.
② 목록상자	상자 오른쪽에 있는 드롭다운 버튼을 클릭한 뒤 나타나는 목록에서 원하는 값을 선택한다.
③ 텍스트상자	원하는 값을 직접 입력한다.
④ 콤보상자	목록 상자 + 텍스트 상자가 합쳐진 형태이다.
⑤ 체크박스	어떤 옵션의 선택 여부를 지정한다.
⑥ 옵션버튼	여러 가지 옵션 중에서 하나를 선택할 때 사용한다.
⑦ 범위선택버튼	마우스로 범위를 선택할 수 있게 해준다.
⑧ 스핀버튼	숫자를 입력할 때 사용한다. 스핀 버튼을 클릭하면 텍스트 상자에 표시되어 있는 값이 증가 또는 감소한다.
⑨ 탭	선택할 사항이 많을 경우 탭을 사용하여 선택 사항들을 페이지별로 분류한다.

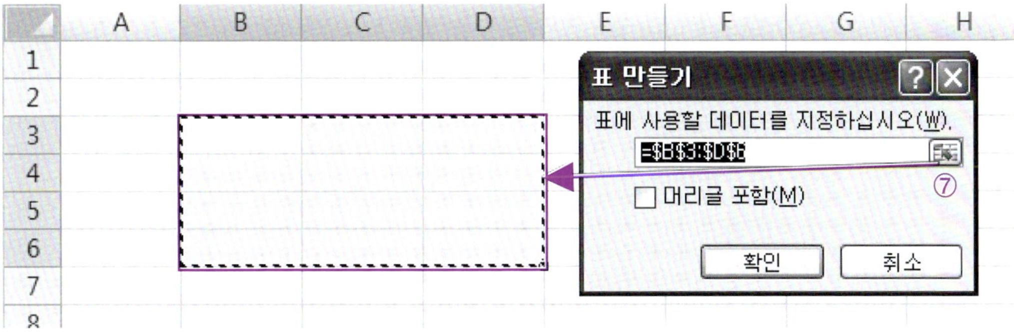
표 만들기
표에 사용할 데이터를 지정하십시오(W).
=$B$3:$D$6
머리글 포함(M)
⑦
확인
취소

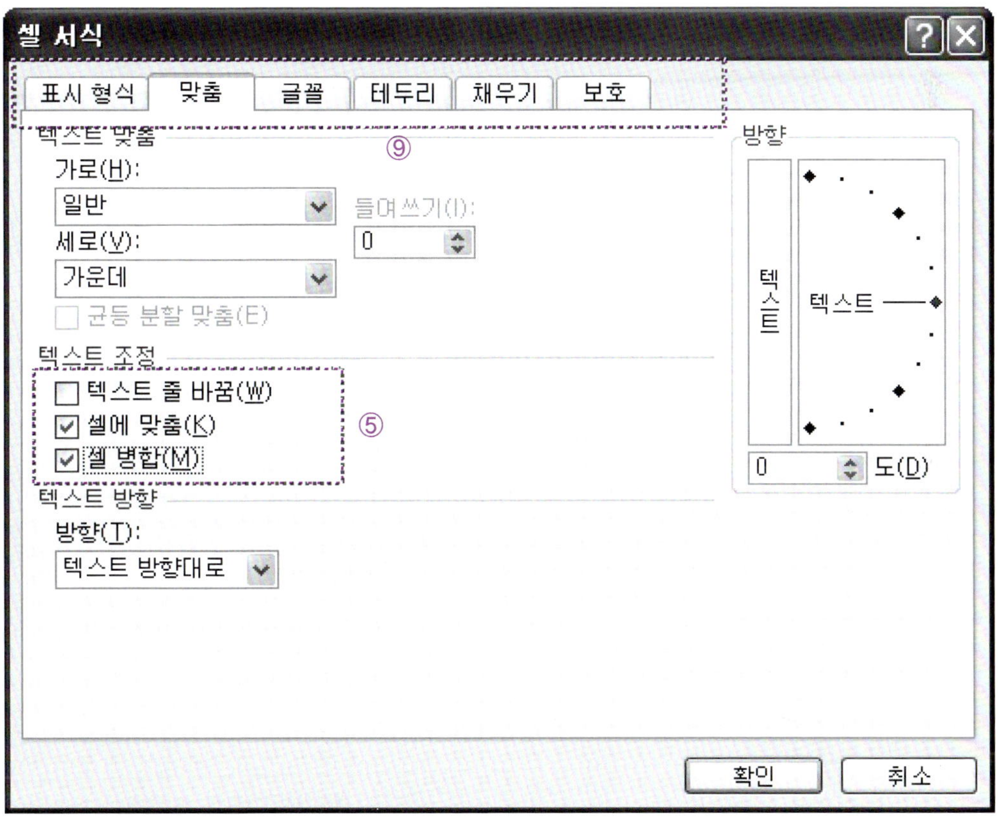
셀 서식
표시 형식
맞춤
글꼴
테두리
채우기
보호
⑨
텍스트 맞춤
가로(H):
일반
들여쓰기(I):
0
세로(V):
가운데
균등 분할 맞춤(E)
텍스트 조정
텍스트 줄 바꿈(W)
셀에 맞춤(K)
셀 병합(M)
⑤
텍스트 방향
방향(T):
텍스트 방향대로
방향
텍스트
0
도(D)
확인
취소

제10장 통합문서 새로 만들기/열기/저장

※이후의 기능 설명에서 2010 버전의 경우 [Office 단추] 대신에 [파일] 메뉴로 대체하여 기능을 선택하면 된다.

(1) 통합문서(엑셀파일) 새로 만들기

① {빠른 실행 도구 모음}의 [새로 만들기] 버튼

② [Office 단추] ➜ [새로 만들기] 버튼

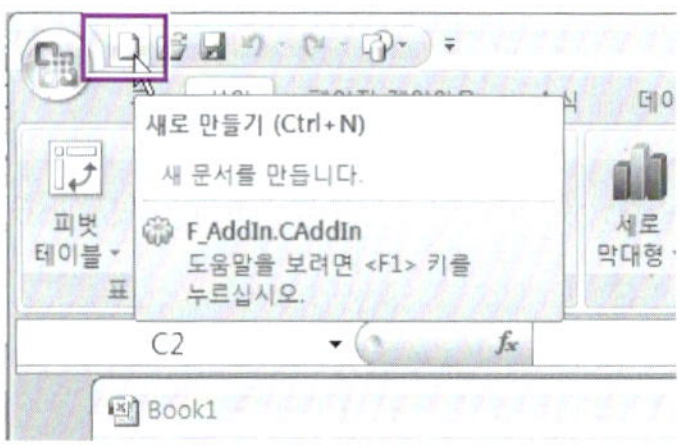

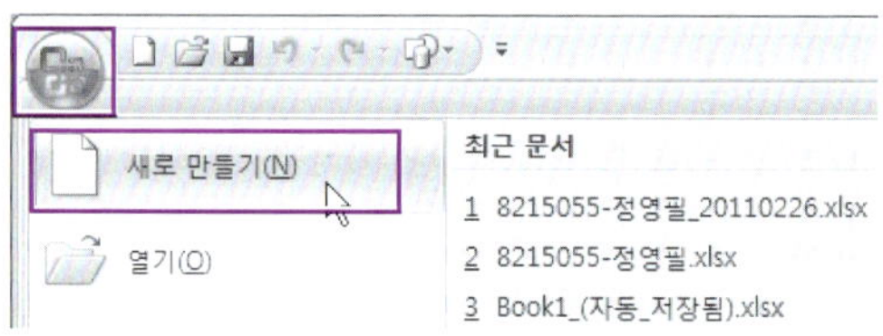

(2) 통합문서 열기

① {빠른 실행 도구 모음}의 [열기] 버튼 ➜ [열기] 대화상자에서 파일 선택

② [Office 단추] ➜ [열기] 버튼 ➜ [열기] 대화상자에서 파일 선택

③ [Office 단추] ➜ {최근 문서} 목록에서 선택

④ 윈도우의 폴더에 있는 엑셀 파일을 더블클릭

(3) 저장

① {빠른 실행 도구 모음}의 [저장] 버튼

② [Office 단추] ➜ [다른 이름으로 저장] (파일을 처음으로 저장할 때)

(4) 작업영역 저장

① [보기] ➜ {창}[작업 영역 저장]

② 파일 내용 자체가 저장되는 것이 아니라 현재 열려있는 파일들의 이름과 화면 표시 상태가 저장된다.

③ 나중에 파일을 다시 열 때 종료 시와 똑같은 모양이 화면에 다시 표시된다.

④ "작업 영역 저장" 기능을 {빠른 실행 도구 모음}에 등록해서 실행 시키려면, [Office 단추] ➜ [엑셀옵션] ➜ [사용자지정] ➜ [모든 명령]에서 [작업 영역 저장]을 찾아 [빠른 실행 도구 모음]으로 등록 후 사용한다.

⑤ 이 기능은 복잡한 작업을 매일 매일 연결해서 해야 하는 경우에 이용하면 편리하다.

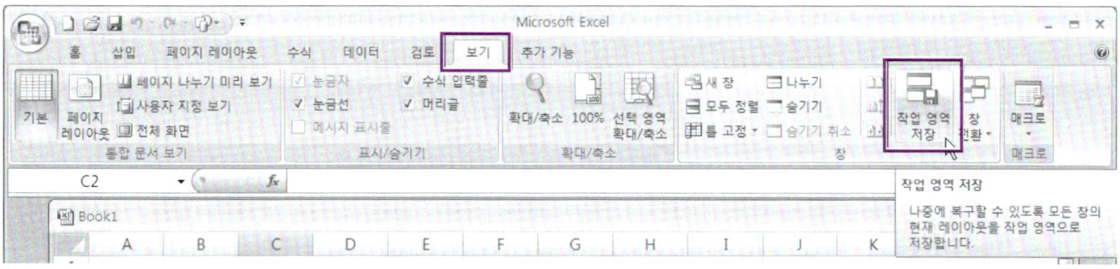

⑥ [작업 영역 저장] 창이 나타나면 적절한 이름을 주고 [저장] 버튼을 누른다.

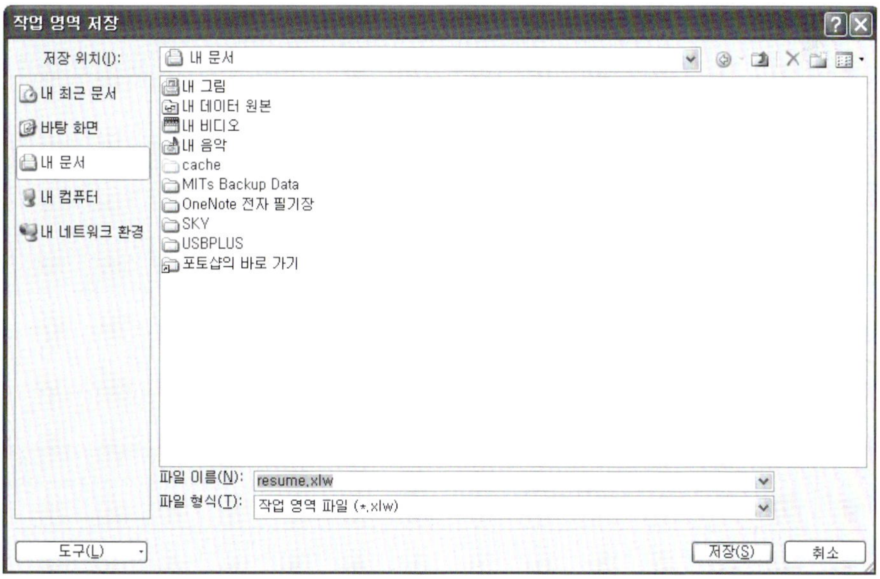

⑦ 여기서 저장된 이름을 저장된 폴더 내에서 더블클릭 하거나 [문서 열기]를 하면 이전에 작업하던 화면 그대로 복원된다.

(5) 통합문서 닫기

① [Office 단추] ➔ [닫기] 메뉴를 선택하면 현재 작업 중인 엑셀 파일만 닫힌다.

② 제5장 엑셀의 실행과 종료 참조

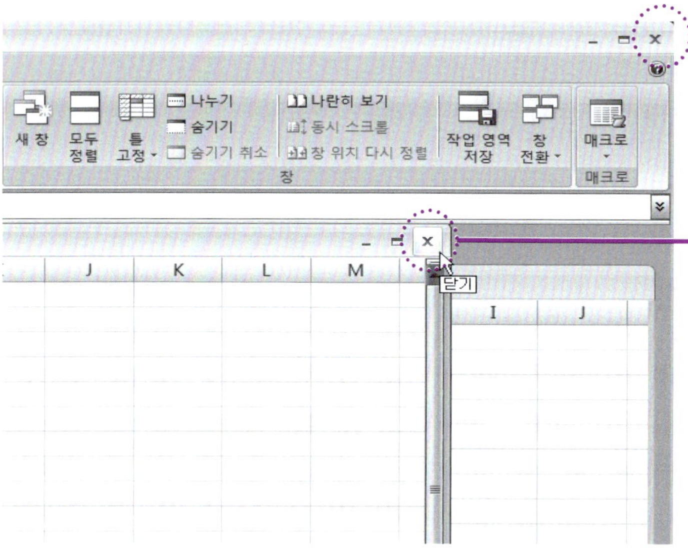

이곳의 [닫기] 단추를 클릭하면 엑셀 자체가 종료되어 모든 엑셀 파일이 닫힌다.

이곳의 [닫기] 단추를 클릭하면 현재 선택된 엑셀 문서만 닫힌다.

▶ 다음은 작업 내용을 다 저장하지 않은 상태에서 파일을 닫으려고 할 때 표시되는 경고 메시지이다.

③ 예 : 파일을 저장하고 닫는다.

④ 아니오 : 파일을 저장하지 않고 닫는다.

⑤ 취소 : 파일을 저장하지 않고 닫기 작업 자체를 취소한다. 작업 상태로 되돌아간다.

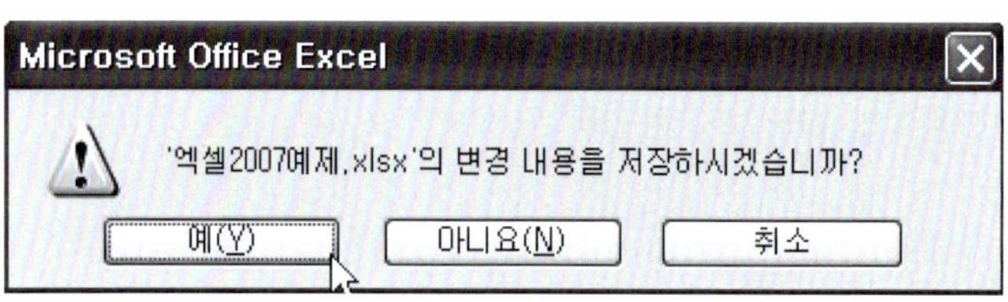

⑥ 아직 파일 이름을 주지 않았다면 다음과 같이 물어올 수 있으며 작업자의 선택에 따라 이름을 주어 저장할 수도 무시할 수도 있다.

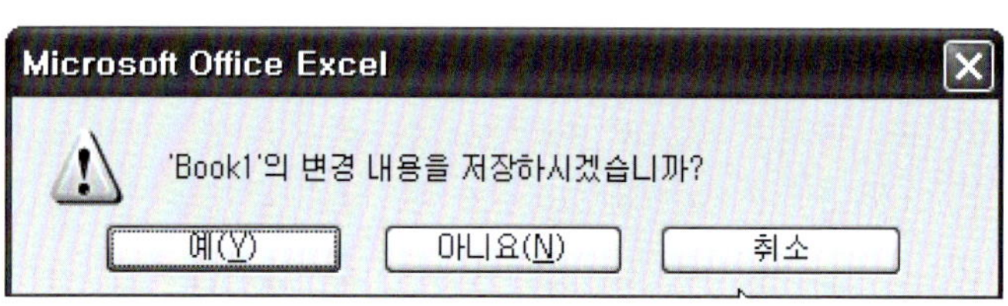

제11장 셀, 범위, 워크시트 및 통합문서

(1) 셀 관련 기본용어

1) 셀

① 엑셀의 기본단위

② 하나의 셀에 한 종류의 데이터 입력(One Cell, One Data)

③ 셀들로 이루어진 전체 영역을 '워크시트'라 함

④ 워크시트 한 장 : 1,408,576행 * 16,384열 ➜ 23,078,109,184셀로 구성

⑤ 행 머리글(숫자), 열 머리글(알파벳) : 셀의 위치(이름, 주소) 지정에 사용

⑥ 셀 주소 : "열머리글 +행머리글" ➜ A1,B12,…

⑦ 활성 셀 : 현재 선택되어 있는 셀

2) 범위

① 셀들이 여러 개 연속적으로 모여 있는 것

② 범위 주소 : "왼쪽 상단 셀 주소 : 오른쪽 하단 셀 주소"

A1:D10, B1:B10, D:D, 3:3,…

3) 워크시트

① 셀들이 모여 있는 하나의 작업 페이지

② 하나의 통합 문서에는 기본적으로 3장의 워크시트가 만들어져 있다.
(기본 이름은 Sheet1, Sheet2, Sheet3)

③ 시트의 추가/삭제 가능

④ 시트의 추가/삭제 및 이동 가능

4) 통합문서

엑셀 파일 자체를 의미한다.

(2) 셀에 데이터 입력하기

1) 셀에 입력 가능한 데이터 형식

① 문자

② 숫자 : 정수, 소수, 통화(₩, $), 날짜/시간, 백분율(%), 분수, 지수 등등

③ 수식

2) 셀 선택 및 위치이동

① 마우스로 선택할 셀을 클릭한다.

② 키보드의 화살표키, PageUp, PageDn, Alt, Tab 등을 사용하여 셀을 선택한다.

③ 이름 상자에 셀 주소를 입력하면 해당 셀이 선택된다.

④ [이동] 대화상자의 '참조' 항목에 셀 주소를 입력하면 해당 셀이 선택된다.

3) 데이터 입력하기

① 셀을 선택하고 키보드로 데이터를 타이핑한 뒤 Enter를 누르면 입력 완료

② Enter가 아니라 화살표키, PageUp, PageDn, Alt, Tab 등 셀을 이동시키는 동작을 하는 키를 눌러도 입력이 완료된다.

4) 문자 데이터

① 문자열이 셀 너비보다 넓으면 옆 셀의 영역을 침범하여 표시된다. 하지만 옆 셀에 이미 데이터가 있을 경우는 셀 너비만큼 표시되고 나머지는 잘려지고 모두 표시되지 않는다.

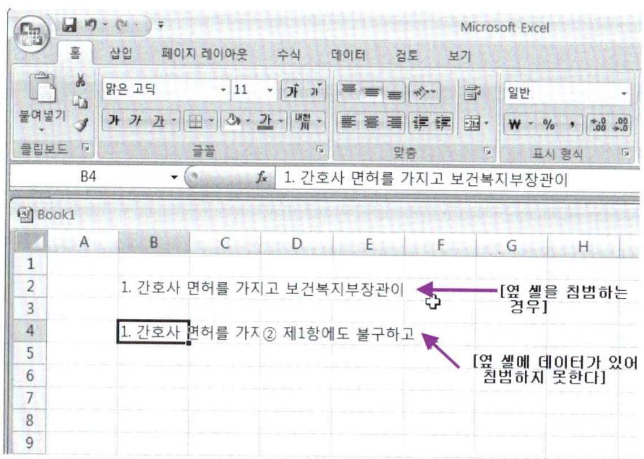

② 엑셀에서의 Enter키 입력은 다른 프로그램에서의 기능과는 달리 데이터 입력의 종료를 의미한다. 문자 데이터 입력 중에 줄 바꿈을 원하면 Alt+Enter키를 누르면 된다.

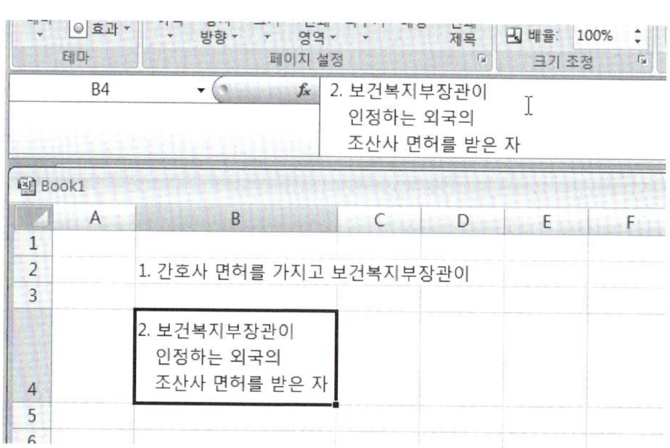

5) 숫자 입력하기

① 숫자 이외에 다음 문자가 포함되어 있더라도 숫자로 인식한다.

기호	의미
+ −	양수/음수 기호
₩	원화 기호
$	달러 기호
,	천 단위 구분 기호
()	음수를 표현하는 기호, 괄호 안에 있는 숫자를 음수로 인식한다.
/	분수 기호 혹은 년/월/일 구분 기호 이 기호를 사용하여 숫자를 입력하면 엑셀은 이 숫자를 날짜 데이터로 인식한다(1/3 혹은 1월 3일). 분수로 인식시키기 위해서는 분수의 정수 부분을 먼저 입력한 뒤 한 칸을 띄고 분수를 입력한다. ($\frac{3}{4}$ → '0 3/4')
.	소수점 기호
%	백분율 기호
E 또는 e	지수 기호. 2E3 ($=2*10^3$), 1.58E12 ($1.58*10^{12}$)

셀에 입력한 내용	셀에 표시되는 내용	수식 입력줄에 표시되는 내용	비고
300	300	300	
+300	300	300	+기호는 무시
(300)	-300	-300	괄호는 음수표현의 다른방법
₩30000	₩30,000	30000	
$29.99	$29.99	29.99	
3,000,000	3,000,000	3000000	,기호는 기번 인식
1/3	01월 03일	2011-01-03	/기호는 기본 날짜 구분표시
0 1/3	1/3	0.333333333333333	0을 선행하면 분수로 인식
3.17	3.17	3.17	
3.00	3	3	의미없는 0은 무시
35%	35%	35%	
3.58e6	3.58E+06	3580000	E기호는 지수표현양식:$3.58*10^6$

▶ 기호를 사용하여 숫자를 입력했을 때 화면에 표시되는 내용과 실제 저장되는 내용에는 차이가 있다. 특히 몇몇 부분은 입력과 완전히 다르게 나타난다. 엑셀은 입력 패턴이나 정해진 방식에 따라 데이터의 유형(숫자, 문자, 날짜, 음수 등등)을 자동으로 인식하여 표시하기 때문이다.

6) 몇 가지 Tip

① ' 기호로 시작하는 데이터는 모두 문자로 취급된다.

② #### 기호는 숫자 데이터에 비해 셀 너비가 좁을 때 표시된다. 이는 오류가 아니며 셀 너비를 조절하면 해당 내용이 정상적으로 표시된다.

③ Tab키를 누르면 셀이 한 칸씩 오른쪽으로 이동한다.

④ 입력 완료의 의미로 Enter를 눌렀을 때의 커서의 다음 이동방향은 옵션 대화상자에서 아래쪽, 오른쪽, 위쪽, 왼쪽 등으로 바꿀 수 있다.

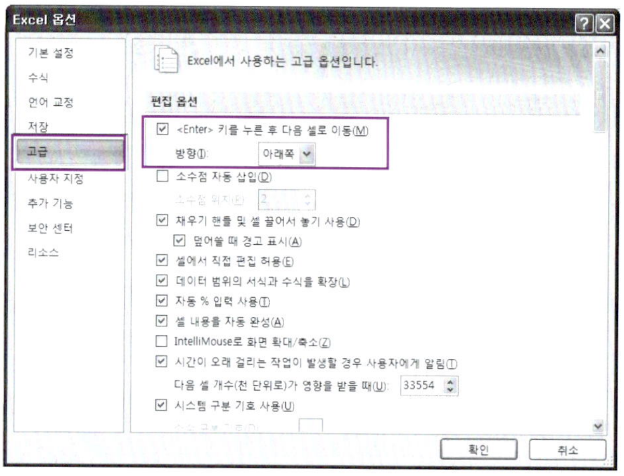

(3) 데이터 수정/삭제

1) 데이터 입력 전

① 백스페이스 키를 사용하여 입력한 내용을 지운다.

② 화살표키 등을 누르면 의도와 달리, 입력이 완료되고 화살표 방향의 셀로 이동된다.

2) 전체 데이터 새로 입력하기

① 데이터가 들어있는 셀을 선택하고 새로운 내용을 입력하면 기존 데이터가 삭제되고 새로운 내용이 대신 입력된다.

3) 데이터 입력 후 일부분 수정하기

① 셀 편집 모드로 전환한 뒤 화살표키, Del, 백스페이스키를 이용하여 내용을 수정한다.

② 셀 편집 모드 전환 방법

㉠ 셀을 더블클릭한다.

㉡ 셀을 선택하고 F2키를 누른다.

㉢ 셀을 선택하고 수식 입력 줄을 마우스로 클릭한다.

4) 전체 데이터 삭제하기

① 셀을 선택하고 Del키를 누르면 셀의 내용만 삭제된다.

② 셀을 선택하고 오른쪽 마우스버튼을 눌러 나타나는 팝업메뉴에서 → [삭제] → 옵션 중 하나를 선택하고 [확인] 버튼을 누르면 내용과 서식까지 삭제된다. 이때 옵션에 따라 없어진 셀이 움직이게 되므로 주의한다.

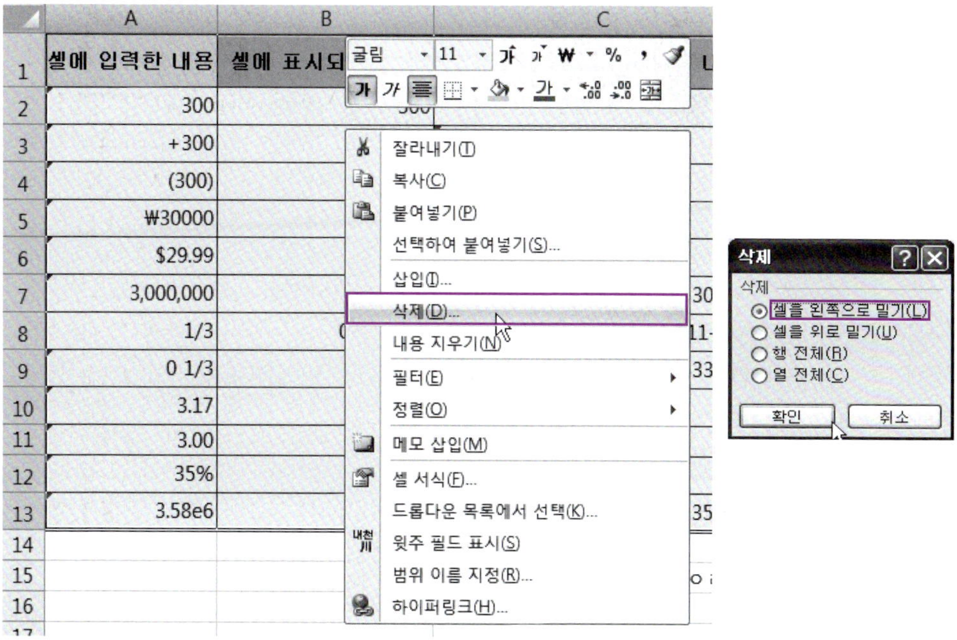

제12장 채우기 핸들

① 데이터가 들어있는 셀(범위)의 채우기 핸들을 드래그하면 데이터의 내용, Ctrl키의 눌림 여부 등에 따라 다양한 형태의 데이터가 연속적으로 입력된다.

② 다양한 핸들 모양

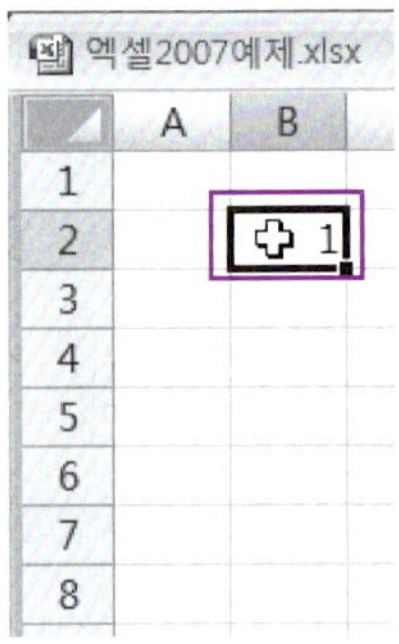

〈마우스를 셀 안쪽〉
[셀 선택 핸들]

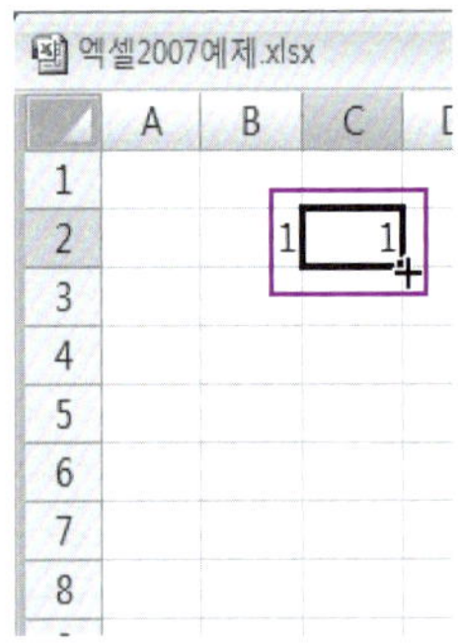

〈마우스를 셀 오른쪽 아래〉
[같은 내용 채우기 핸들]

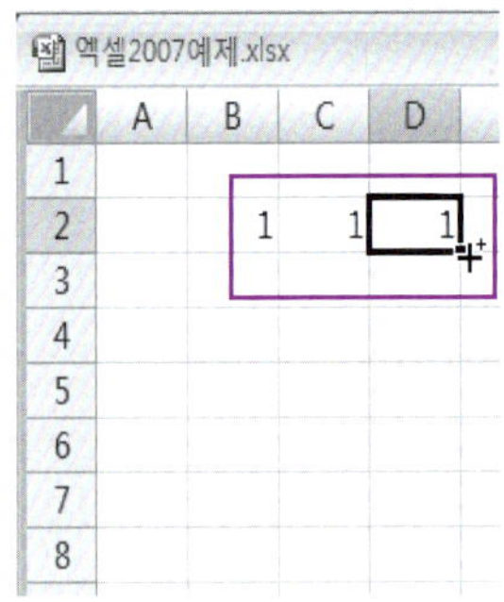

〈오른쪽 아래 + Ctrl〉
[연속 데이터 채우기 핸들]

③ 적용 결과

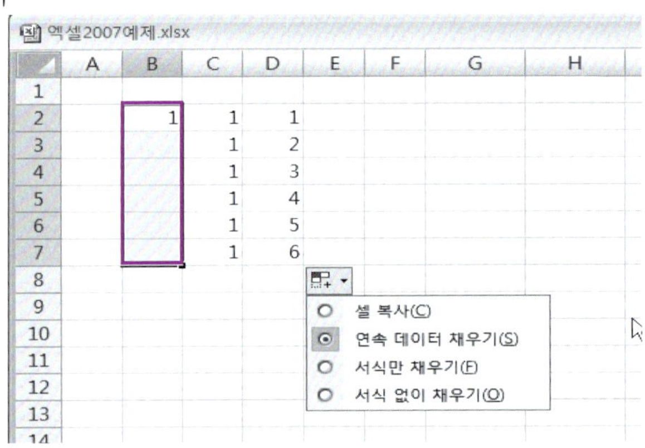

[자동 채우기 옵션]

④ 채우기 핸들 사용시 마지막 내용 아래 오른쪽에 [자동 채우기 옵션] 버튼이 생기는데 이를 이용해서 다른 채우기 내용으로 변경할 수 있다.

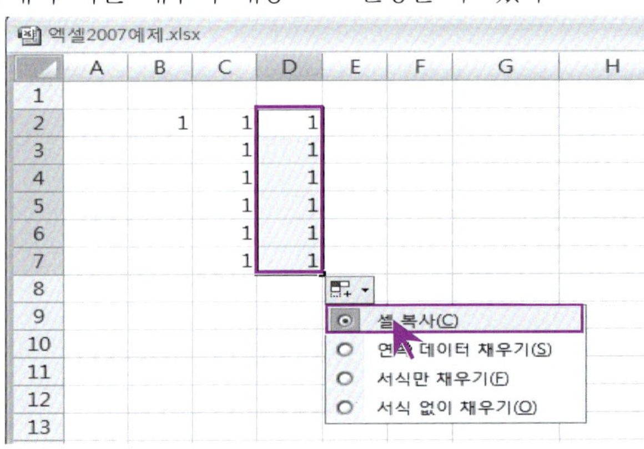

(1) 연속 데이터

채우기 핸들을 사용하여 연속 데이터를 입력할 수도 있지만 개수가 많은 경우에는 연속 데이터 메뉴를 사용하는 것이 더 편리하다.

① 입력을 시작할 셀을 선택하고 [홈] 메뉴 탭 ➜ {편집}[채우기] ➜ [계열] 메뉴를 선택하면 [연속 데이터] 대화상자가 표시된다.

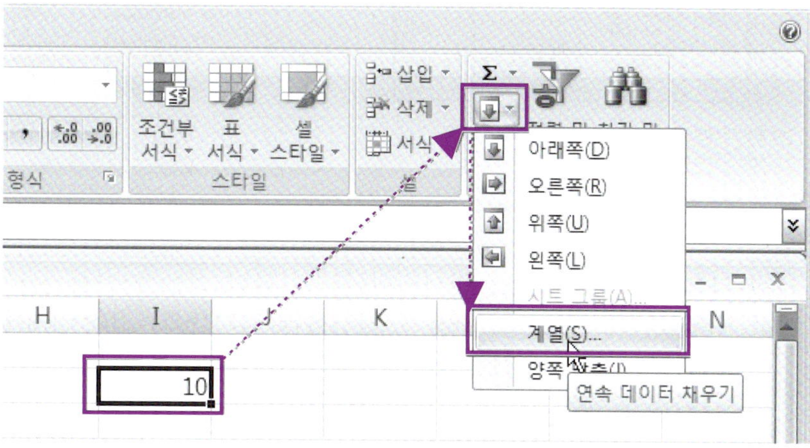

② 대화상자에서 채워 넣을 방향(행방향, 열방향), 유형(등차수열, 등비수열), 단계값 (1, 2, 3, ..., −1, −2...), 종료값(경우에 따라 생략 가능)을 선택한다.

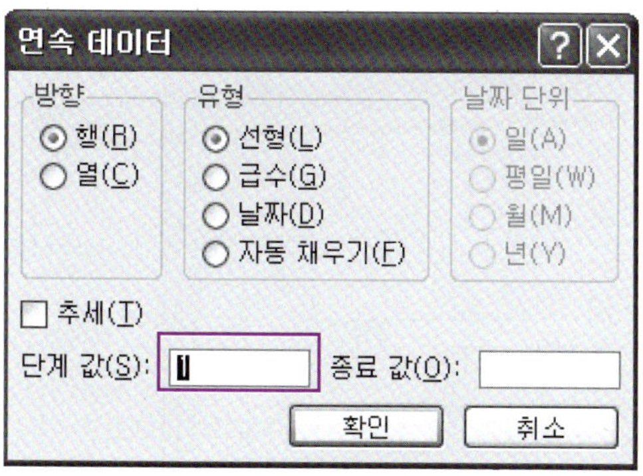

예를 들어 순차적인 부서코드를 입력하기 위하여 다음과 같이 A2 셀에 1을 입력하고 [홈]메뉴 탭 ➜ {편집}[채우기] ➜ [계열]을 클릭하여 방향(열), 유형(선형), 단계 값(1), 종료값(15)를 입력하고 [확인]을 클릭한다. 시작 전에 첫 번째 데이터는 반드시 입력해 두어야 한다.

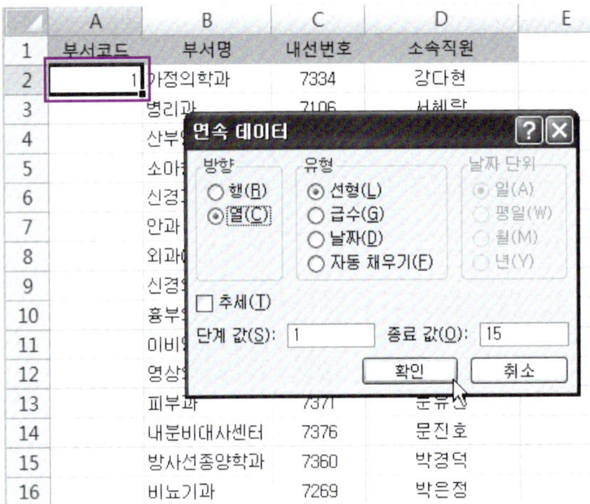

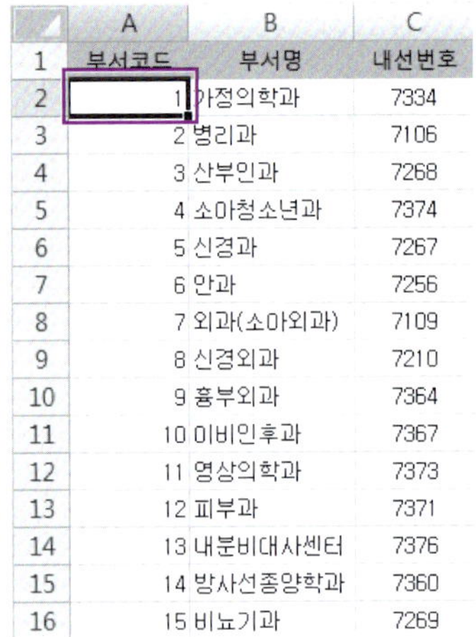
부서코드 부서명 내선번호
1 가정의학과 7334
2 병리과 7106
3 산부인과 7268
4 소아청소년과 7374
5 신경과 7267
6 안과 7256
7 외과(소아외과) 7109
8 신경외과 7210
9 흉부외과 7364
10 이비인후과 7367
11 영상의학과 7373
12 피부과 7371
13 내분비대사센터 7376
14 방사선종양학과 7360
15 비뇨기과 7269

(2) 사용자 지정 목록

[Excel옵션] 대화상자의 [기본설정] 탭의 '사용자 지정 목록 편집' 에는 여러 가지 목록들이 표시되어 있다.

채우기 핸들을 사용하여 이 목록에 나타난 내용들은 연속 숫자 입력할 때처럼 연속적으로 자동 입력할 수 있다.

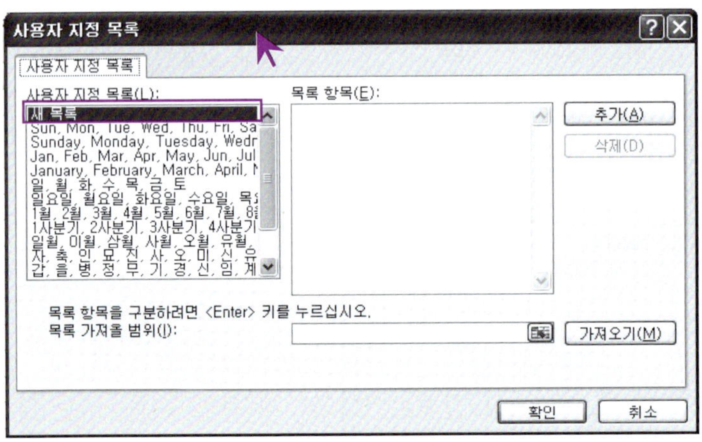

추가 사용자목록이 필요하다면 목록 항목에 데이터 리스트를 "," 구분자로 입력하고 [추가] 단추를 눌러 등록한 후 사용하면 된다.

예를 들어 수술부서에 대한 약호를 정의하기 위해 GS, OS, OG, OP, EN, UR을 사용자 지정 목록으로 정의하고자 한다면 다음과 같이 입력하고 [추가] 단추를 누른다. 이제 엑셀 문서에서 목록 중에 있는 임의의 약호 하나를 입력하고 '채우기 핸들'에서 언급한 방법을 사용하여 순서대로 자동입력할 수 있다.

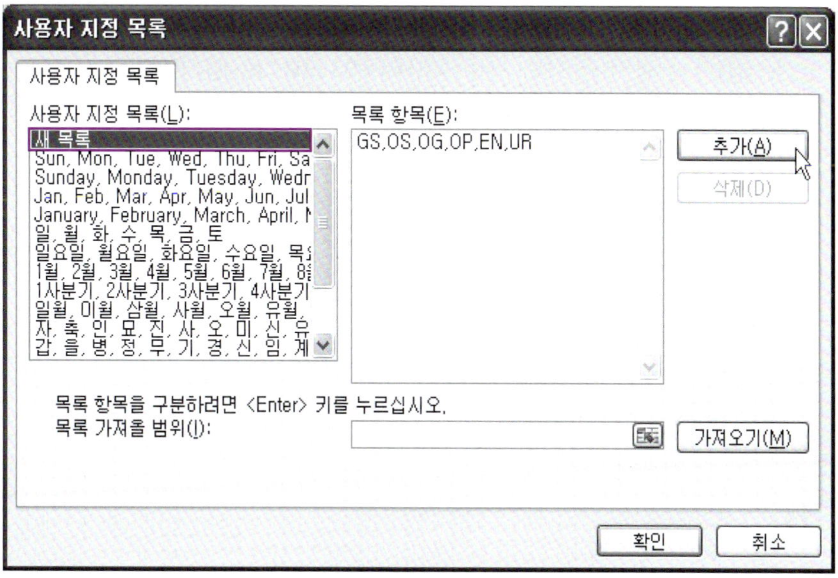

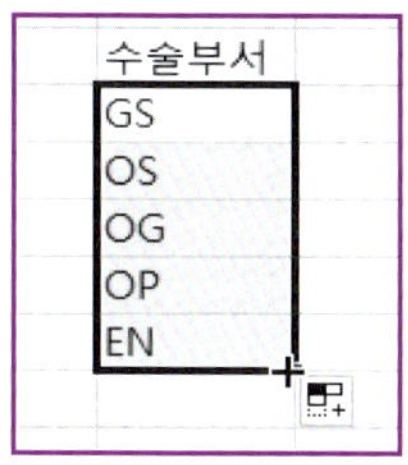

제13 장 날짜/시간 데이터

(1) 날짜 데이터

① 2013-3-15 또는 2013/03/15처럼 년, 월, 일을 - 또는 /로 구분하여 입력한다.

② 다음 데이터들은 모두 2013년 3월 15일로 인식된다.

2013-3 15	2013/3/15	2013-03-15	2013/03/15
2013년 3월 15일	13년 3월 15일	13-3-15	13/3/15
13-03-15	13/03/15	15-Mar-13	15/Mar/13
15 Mar 13	13年 3月 15日		

③ 3-15, 3/15처럼 숫자를 두 개만 입력한 경우에도 년도가 생략된 것으로 간주하고 날짜 데이터로 자동 인식된다.

④ 2013-3과 같이 숫자를 두 개만 입력하더라도 한 숫자가 년도라는 것이 확실하면 날짜(1일)가 생략된 것으로 간주 “2013-03-01”로 인식된다.

(2) 시간 데이터

① 13:20:50처럼 시, 분, 초를 : 로 구분하여 입력

② PM/AM, pm/am기호

→ 시간 뒤에 입력한다(생략 시 오전으로 간주).

③ 19:25처럼 24시간 단위 시간도 입력 가능

④ 2:30 pm은 오후 2:30:00으로 인식

⑤ 2:30은 오전 2:30:00으로 인식

(3) 날짜/시간 데이터

① 날짜와 시간을 한 셀에 같이 입력하면 날짜와 시간을 동시에 알려주는 데이터이다.

② 2013-3-15 2:30:45 pm, 2:30 am 13-03-15

제14장 특수문자 입력하기

(1) 漢字 입력하기

① 입력할 한자의 음을 한글로 입력한 뒤 〈한자〉키를 누른다.

② 상황에 따라 두 가지 한자 입력창이 표시된다. 해당 목록에서 한자를 찾아 선택하면 한자로 변환된다.

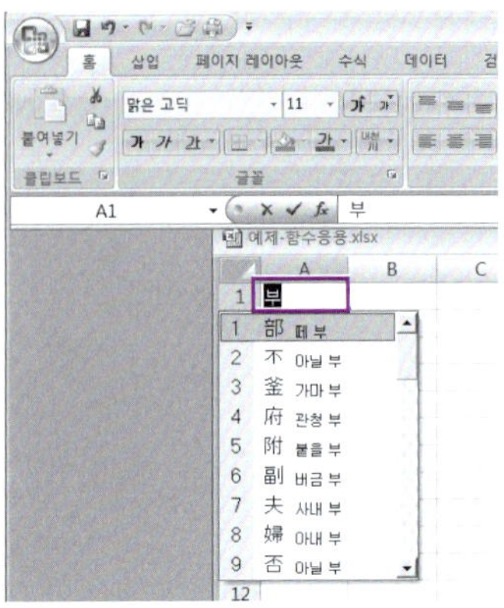

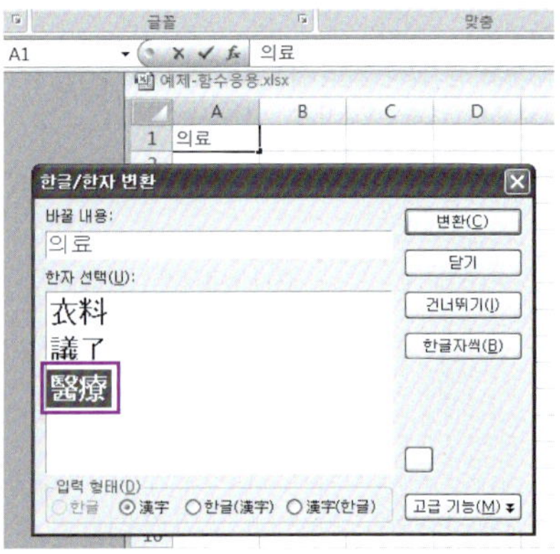

③ 한글입력 후 단일 글자에 커서가 깜빡이는 상태에서 〈한자〉키 누를 때와 이미 입력된 글자에서 커서 이동 후 〈한자〉키를 누를 때의 선택/변환 화면 예제(위)

(2) 특수문자 입력하기

① [삽입] 메뉴 ➜ [기호] 도구 아이콘 선택한 후 [기호] 대화상자에서 원하는 기호를 선택한다.

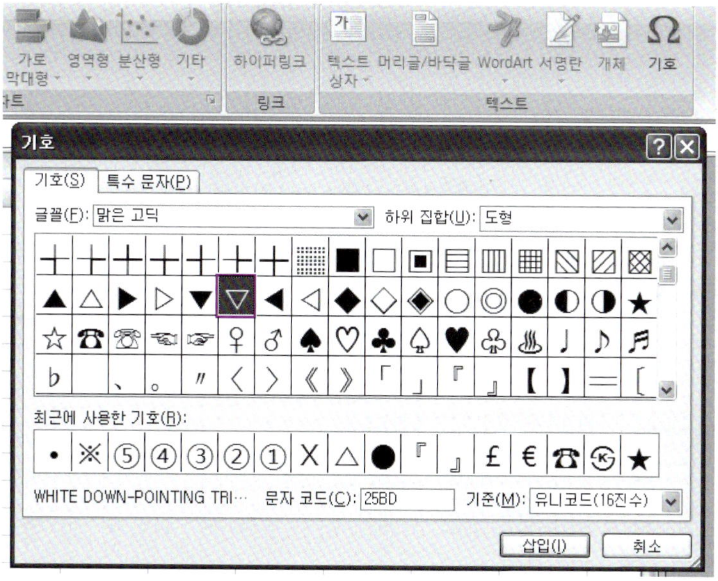

② 엑셀에서 특수문자를 입력하는 또다른 방법을 한글 [ㄹ, ㅁ, ㅂ, ㅅ, ㅇ] 중에 하나를 입력하고 [한자] 키를 누르면 특수문자 목록이 표시되는데 거기에서 해당 문자를 선택하거나 표시된 번호를 선택하면 된다. 여시서 ㄹ : 단위, ㅁ : 도형, ㅂ : 상자그리기 선 모양, ㅅ : 한글의 원문자와 괄호문자, ㅇ : 영어와 숫자의 원문자와 괄호문자가 표시된다.

제15장 범위 선택하기 및 셀조작

※ 범위 선택은 다른 명령을 수행하기 위한 선행 작업이 대부분이다.

(1) 여러 가지 종류의 범위와 표기법

용어	해설
일반적인 경우	A1:D7처럼 행과 열이 몇 개씩 모여서 만들어진 형태
단일 셀	A2, F8처럼 셀 하나를 범위라고 할 수도 있다.
열로만	A1:A10처럼 같은 열 내에 있는 셀들로만 범위를 구성한 경우

행으로만	A1:G1처럼 같은 행 내에 있는 셀들로만 범위를 구성한 경우
한 열 전체	예를 들어 B열 전체가 한 범위인 경우에는 B:B처럼 표기한다. 물론 B1:B65536으로 표기할 수도 있다.
한 행 전체	예를 들어 3행 전체가 한 범위인 경우에는 3:3처럼 표기한다. 물론 A3:IV3로 표기할 수도 있다.
둘 이상의 열 전체	예를 들어 B, C, D열 전체가 한 범위인 경우에는 B:D처럼 표기한다. 물론 B1:D65536으로 표기할 수도 있다.
둘 이상의 행 전체	예를 들어 3, 4행 전체가 한 범위인 경우에는 3:4처럼 표기한다. 물론 A3:IV4로 표기할 수도 있다.
시트 전체	워크시트 전체는 A1:IV65536으로 표기한다.

(2) 범위를 선택하는 여러 가지 방법 ➜ B20:H35 선택하기

① 마우스로 셀 B20부터 H35까지 드래그한다.

② 마우스로 셀 B20을 선택한다. Shift키를 누른 상태에서 셀 H35을 선택한다.

③ 셀 B20을 선택한다. Shift키를 누른 상태에서 → 화살표 키와 ↓ 화살표 키를 각각 7번, 15번 누르고 Shift키를 뗀다.

④ 셀 B20을 선택한다. F8키를 눌러서 범위 확장 모드로 전환한다. → 화살표 키와 ↓ 화살표 키를 각각 7번, 15번 누른다. 범위 선택이 끝났으면 F8키를 다시 눌러서 범위 확장 모드를 끝낸다.

⑤ 이름 상자에 선택할 범위의 주소 B20:H35를 입력한다.

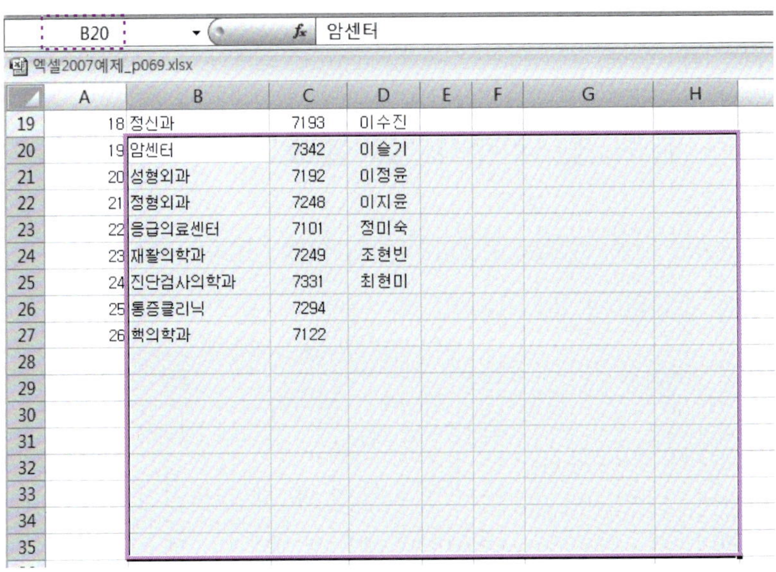

⑥ [홈] 메뉴 ➜ {편집}[찾기 및 선택] ➜ [이동]을 선택 혹은 F5키나 Ctrl+G를 눌러서 [이동] 대화상자가 나타나면 '참조' 항목에 선택할 범위의 주소 B20:H35를 입력하고 〈확인〉 버튼을 클릭한다.

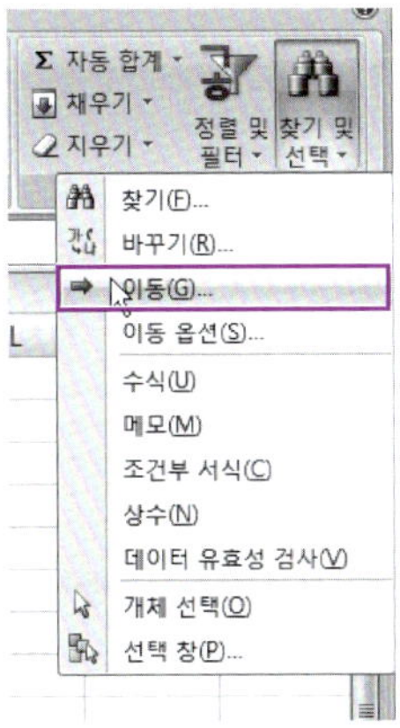

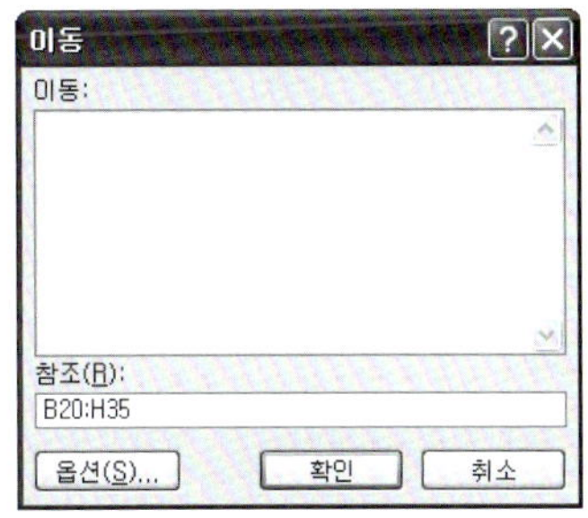

(3) 행, 열, 시트 전체 선택하기

① 행 머리글을 클릭하면 행 전체가 선택된다.

② 행 머리글을 드래그하면 여러 행을 동시에 선택할 수 있다.

③ 열 머리글을 클릭하면 열 전체가 선택된다.

④ Ctrl+SpaceBar나 Shift+SpaceBar키를 누르면 활성 셀이 위치하고 있는 행과 열이 각각 선택된다.

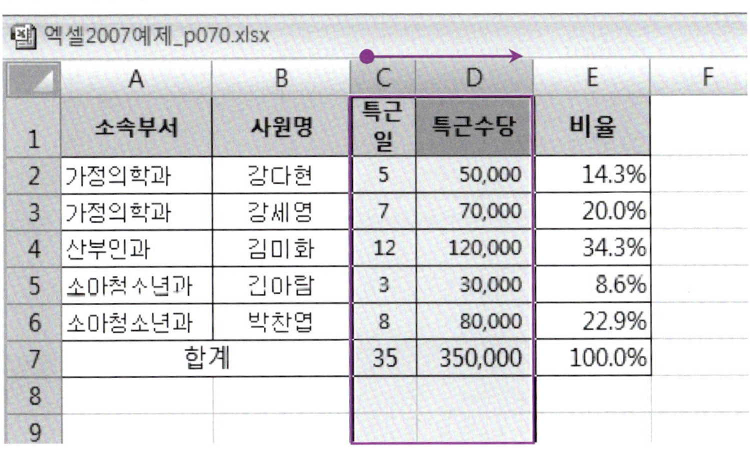

⑤ 〈전체 선택〉 단추나 Ctrl+A를 누르면 워크시트 전체가 선택된다.

(4) 연속/비연속적인 범위 선택하기

① 서로 떨어져 있는 여러 개의 범위를 동시에 선택하려면

➜ Ctrl키를 누른 상태에서 범위를 하나씩 차례대로 선택한다.

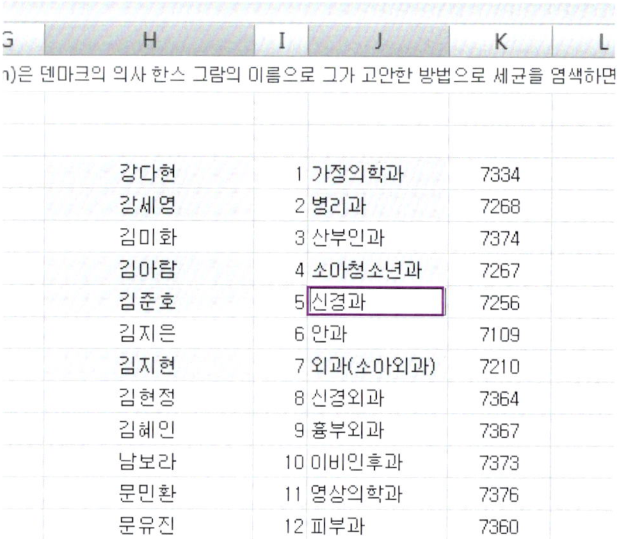

② 연속된 한 행 선택 : 연속 선택할 첫째 셀을 선택하고 Ctrl+Shift+→키를 누른다.

③ 연속된 한 열 선택 : 연속 선택할 첫째 셀을 선택하고 Ctrl+Shift+↓키를 누른다.

④ 연속된 표 선택 : 연속 선택할 표의 첫째 셀을 선택하고 Ctrl+A키를 누른다.

⑤ [홈] ➜ {편집}[찾기 및 선택] ➜ [이동 옵션] 대화상자를 사용하면 여러 가지 종류의 셀들을 대상별로 선택할 수 있다.

⑥ [홈] ➜ {편집}[찾기 및 선택] ➜ [이동] 대화상자에서 [옵션] 단추를 클릭해도 나타난다.

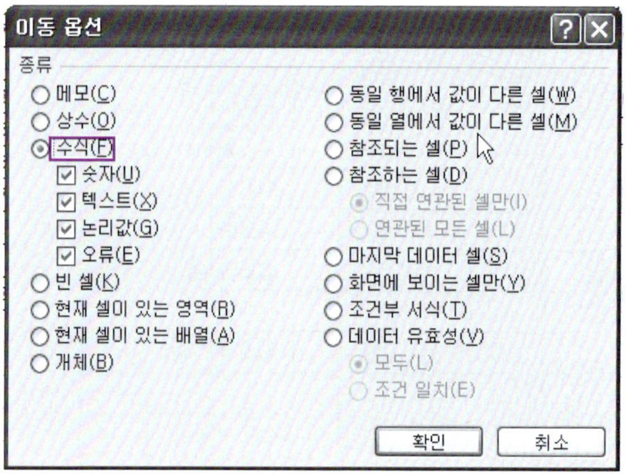

(5) 셀/범위의 복사

복사 순서

① 원본 범위를 선택한다.

② [홈] ➜ {클립보드}[복사] 단추를 클릭한다.

③ 새로 복사될 위치를 선택한다. (복사될 범위의 왼쪽 상단 모서리에 해당하는 셀 하나만 클릭하면 된다.)

④ [홈] ➜ {클립보드}[붙여넣기] 버튼을 클릭한다.

㉠ 셀의 내용뿐만 아니라 서식, 조건부 서식, 데이터 유효성 검사 설정, 메모 등이 같이 복사된다.

㉡ 수식을 복사하면 옮겨진 위치에 맞게 수식이 자동으로 수정된다(상대 참조).

㉢ 셀을 하나 복사한 뒤 여러 범위에 같은 내용을 한꺼번에 붙여넣기 할 수도 있다.

〈복사할 범위 선택〉 ➜ [홈]메뉴 ➜ {클립보드}[붙여넣기] ➜ [연결하여 붙여넣기]

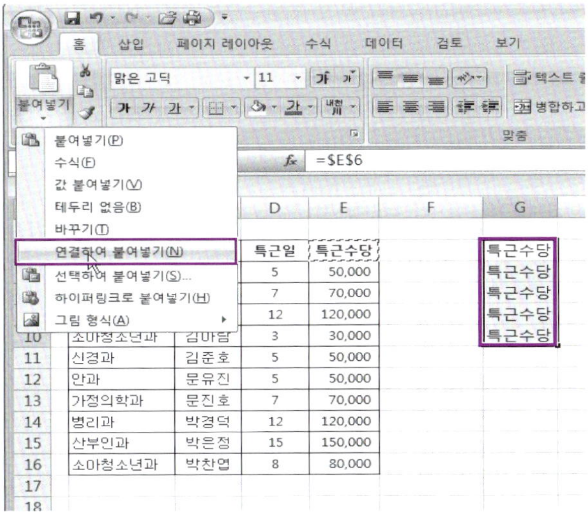

(6) 셀/범위의 이동

1) 이동 순서

① 원본 범위를 선택한다.

② [홈] ➜ {클립보드}[잘라내기] 버튼을 클릭한다.

③ 새로 이동될 위치를 선택한다. (이동될 범위의 왼쪽 상단 모서리에 해당하는 셀 하나만 클릭하면 된다.)

④ [홈] ➜ {클립보드}[붙여넣기] 버튼을 클릭한다.

2) 복사와의 차이점

① '복사' 메뉴 대신 '잘라내기' 메뉴를 사용한다.

② 복사를 하면 원본 데이터가 원래 위치에 그대로 유지되지만, 이동을 하면 원래 위치에 있던 원본 데이터가 지워진다.

메뉴 종류	복사	이동	서식복사	붙여넣기
도구 모음 [홈] ➔{클립보드}	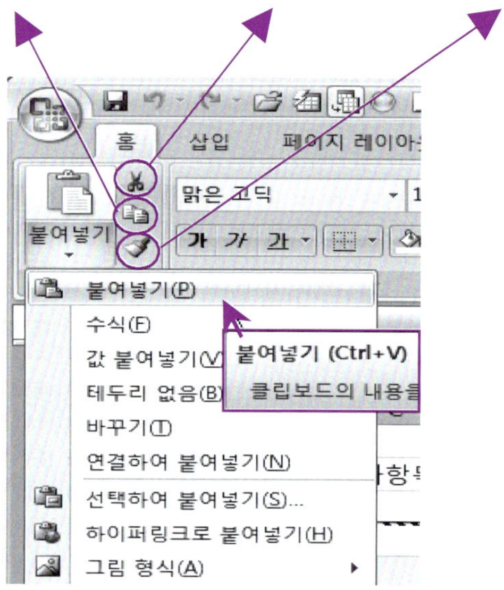			
단축 메뉴	복사	잘라내기	서식복사	붙여넣기
단축 키	Ctrl+C	Ctrl+X		Ctrl+V

〈다양한 복사/이동 관련 메뉴〉

※ 복사, 잘라내기, 붙여넣기 기능은 작업 시 가장 많이 사용하는 기능으로 메뉴방식보다는 단축키를 외워서 사용하는 것이 효율적이다. 사실 단축키가 존재하는 모든 기능은 외울 수만 있다면 아주 빠른 기능 사용이 가능하다.

(7) 셀/범위의 복사, 이동

1) 드래그 & 드롭 방식으로 이동(복사)하기

① 원본 범위를 선택한다.
② 범위의 테두리 부분을 클릭하고 드래그한다.
③ 이동될 범위 크기의 테두리가 마우스와 같이 이동한다.
④ 적당한 위치에서 마우스 버튼을 드롭한다.

2) Ctrl키를 누른 상태로 마우스를 드래그하면 이동 대신 범위가 복사된다.

① Ctrl키를 눌렀을 때는 마우스를 가장자리로 위치하게 되면 + 표시로 바뀐다.
② + 표시가 되었을 때 Ctrl키와 마우스 왼쪽 버튼을 누른 채로 마우스를 움직이면 복사된 내용의 틀이 움직임을 볼 수 있다.
③ 복사할 내용의 틀이 복사할 위치에 놓이게 되었을 때, 키와 마우스 버튼을 동시에 놓으면 그 자리에 내용이 복사된다.

(8) 셀/범위 끼워넣기

① 표에 있는 열이나 행의 위치를 통째로 바꿀 때 사용하면 편리.

② E열의 수학 성적을 영어 성적 앞으로 이동시키기

㉠ A3:A9 영역을 잘라 내기한 뒤, 끼워 넣을 위치의 왼쪽 상단 셀(C3)에서 오른쪽 마우스 버튼을 클릭한다.

㉡ 나타난 단축메뉴에서 '잘라낸 셀 삽입'을 선택한다.

㉢ '소속부서'가 '특근일' 오른쪽 위치로 이동/삽입되었다. '특근일'은 자동으로 오른쪽으로 한 열 밀려난다.

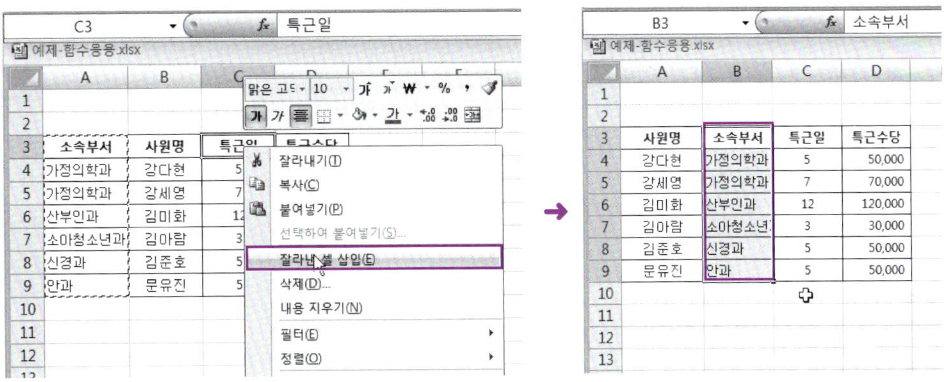

(9) 선택하여 붙여넣기

엑셀 문서는 수많은 셀들로 이루어져 있고 하나의 셀 안에는 단순한 입력칸으로 보일지 모르지만 거기에는 데이터뿐만 아니라 그 데이터를 꾸미기 위한 다양한 서식(데이터 형식, 테두리, 배경색, 글꼴 크기, 글꼴 색 등등)이 적용될 수 있으며 또한 숫자를 나타내기 위한 복잡한 수식이 입력될 수 있다. 따라서 복사 및 이동을 한다는 의미에는 데이터를 비롯 이러한 속성들도 선택적으로 작업 대상이 될 수 있다는 것이다.

① 셀/범위를 복사하면 내용뿐만 아니라 서식, 조건부 서식, 데이터 유효성 검사 설정, 메모 등이 같이 복사된다.

② 선택하여 붙여넣기 기능을 사용하면 특정 항목만 선택적으로 복사할 수 있다.

③ 붙여넣기 대신 선택하여 붙여넣기 메뉴를 선택하면 [선택하여 붙여넣기] 대화상자가 나타난다.

④ 대화상자에서 붙여넣을 항목을 선택한다.

용 어	해 설
수식	수식과 데이터만 복사된다.
값	수식이 결과값으로 환산되어 숫자로 복사된다.
서식	데이터는 제외하고 서식만 복사된다.

마우스로 복사할 영역을 지정하고 복사할 위치의 좌측 상단 셀을 선택하고 오른쪽 마우스 버튼을 누르고 나타난 메뉴에서 [선택하여 붙여넣기]를 선택하면 다음과 같은 [선택하여 붙여넣기] 선택 창이 나타난다.

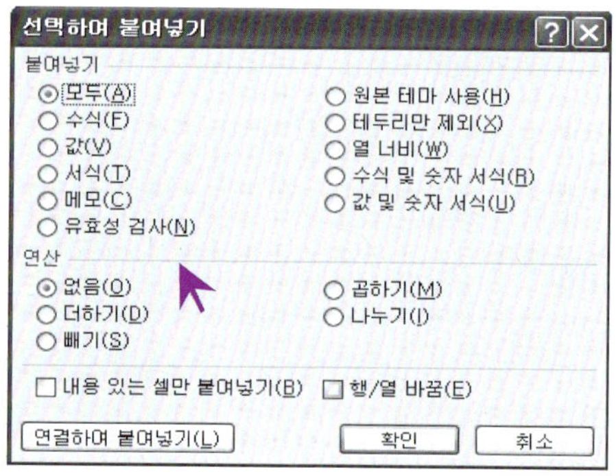

그러면 복사할 목적에 따라 값이나, 수식, 열너비 등 다양한 형태의 데이터를 선택하여 붙여넣기 할 수 있다.

(10) 선택하여 붙여넣기 : 연산

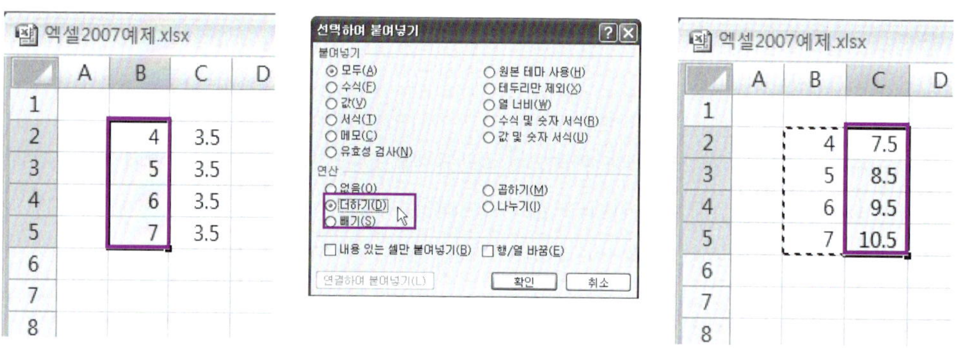

① B2:B5를 복사한 뒤 셀 B1을 선택하고 [선택하여 붙여넣기] 메뉴를 실행한다.

② [선택하여 붙여넣기] 대화상자에서 '더하기' 항목을 선택한다.

③ 위 그림처럼 B2:B5의 값이 C2:C5의 값에 차례대로 짝을 지어 더해진다.

※ 어떤 범위에 있는 값들을 일괄적으로 변화시킬 때 주로 많이 사용된다.

(11) 선택하여 붙여넣기 : 행/열 바꿈

① B2:C12를 복사한 뒤 셀 B14을 선택하고 '선택하여 붙여넣기' 메뉴를 실행한다.

② [선택하여 붙여넣기] 대화상자에서 '행/열 바꿈' 항목에 체크 표시를 한다.

③ 그림처럼 B2:C12의 값이 행/열이 바뀌어 B14:L15에 나타났다.

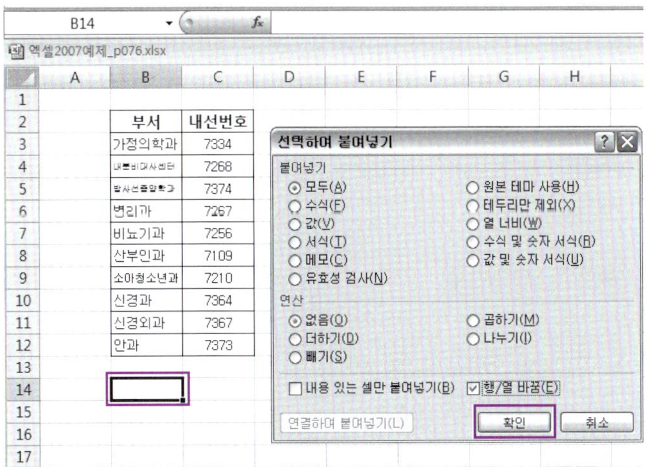

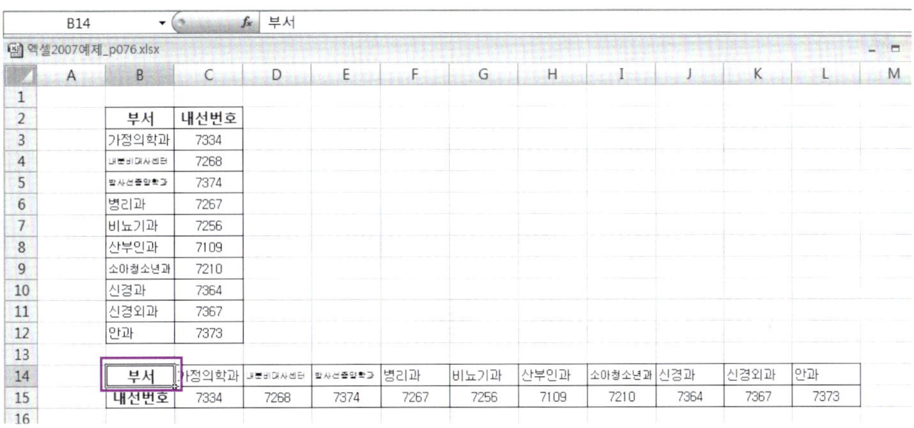

(12) 행/열 삽입하기

① 하나의 행 삽입하기 : 삽입을 원하는 행의 행주소를 클릭하고 〈오른쪽 마우스 버튼〉을 눌러 나타난 단축 메뉴에서 [삽입]을 선택한다. 그러면 선택된 행 위치에 빈 행이 하나 삽입된다. 물론 아래쪽 행들은 자동으로 아래쪽으로 밀려 표시된다.

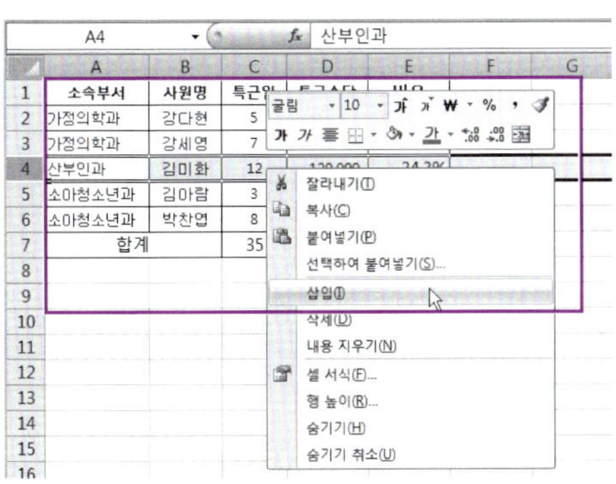

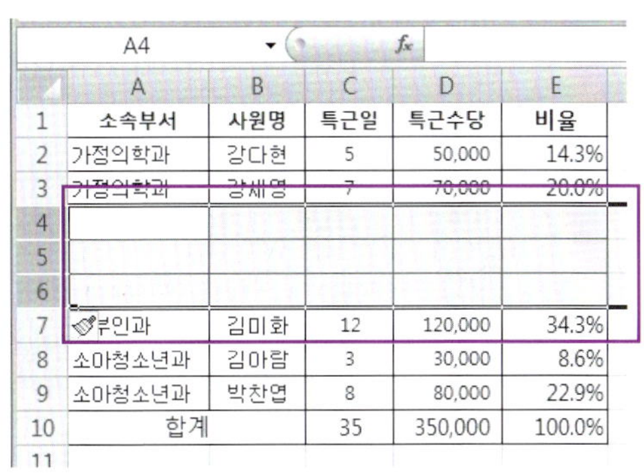

② 여러 행 삽입하기 : 삽입을 원하는 시작 위치의 행주소에서 삽입 행 개수만큼 선택하고 〈오른쪽 마우스 버튼〉을 눌러 나타난 단축 메뉴에서 [삽입]을 선택한다. 그러면 선택된 행 위치에 빈 행이 여러 개 삽입된다. 마찬가지로 아래쪽 행들은 자동으로 아래쪽으로 밀려 표시된다.

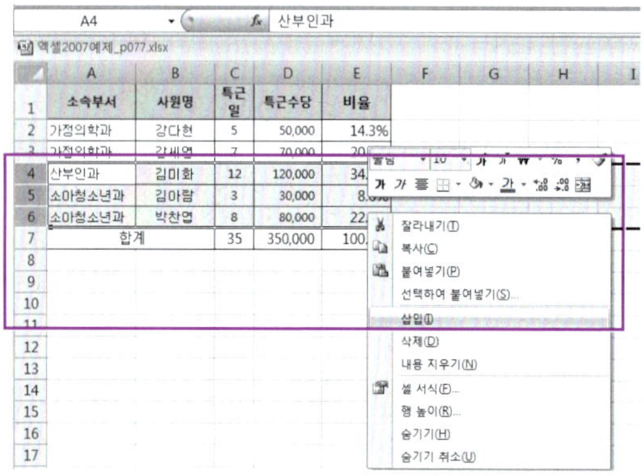

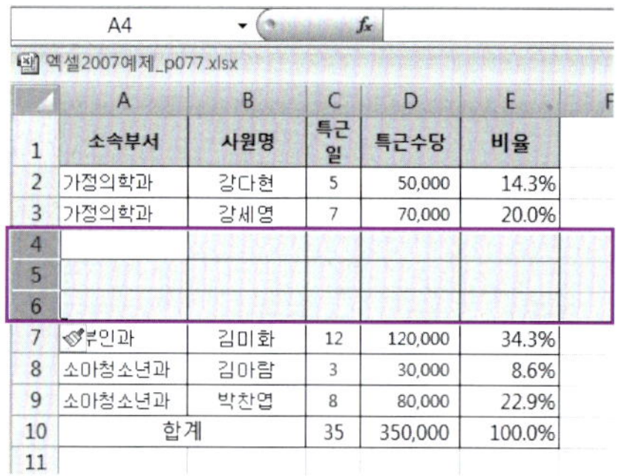

③ 같은 방법으로 서로 떨어진 행 주소를 선택(행 주소를 Ctrl키를 누른채로 선택)하면 그림과 같이 떨어진 위치의 행도 동시 삽입을 할 수 있다.

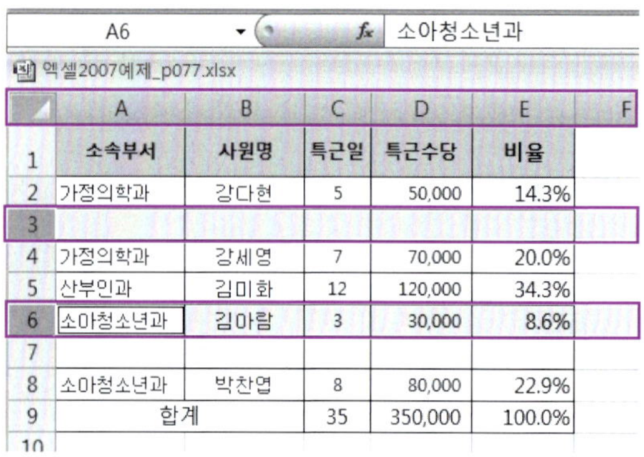

④ 같은 방법으로 열 방향 삽입에 대해서는 행 주소 대신 열주소를 선택하고 같은 방식으로 하면 된다.

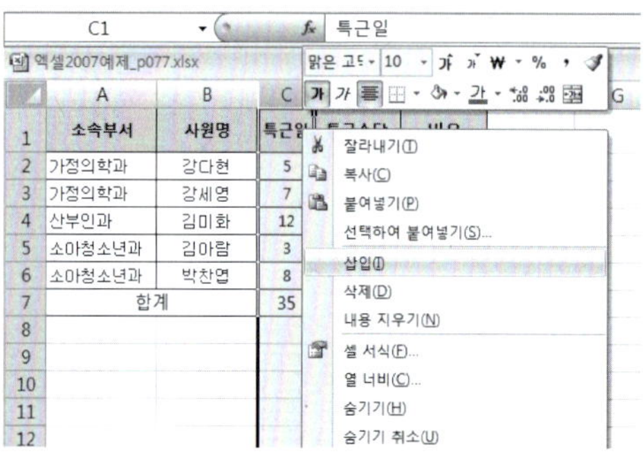

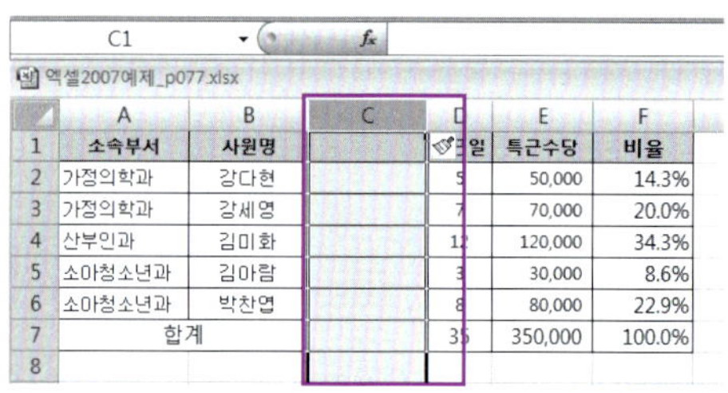

(13) 행 / 열 / 삭제하기

행/열 삭제하기

① 행/열을 삽입할 때와 마찬가지로 삭제할 행(들)이나 열(들)을 선택한 뒤 단축 메뉴에서 [삭제]를 선택한다.

② 삭제된 행만큼 밑에 있던 행들은 한 행씩 위로 자동으로 이동한다.

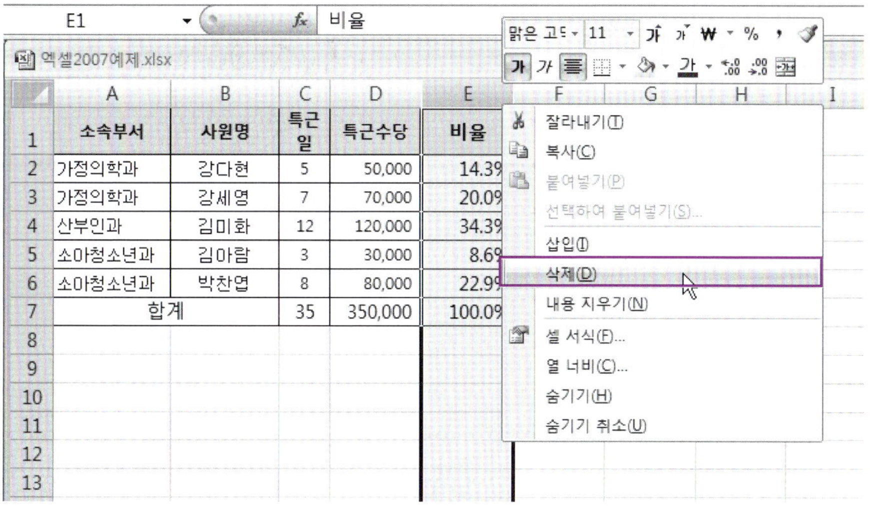

(14) 셀의 높이/폭 설정하기

1) 마우스를 이용하여 행 높이 바꾸기

① 마우스를 행 머리글과 행 머리글의 경계 부분으로 이동시킨다.

② 마우스 포인터의 모양이 바뀌면 마우스를 클릭하고 원하는 높이가 되도록 드래그한다.

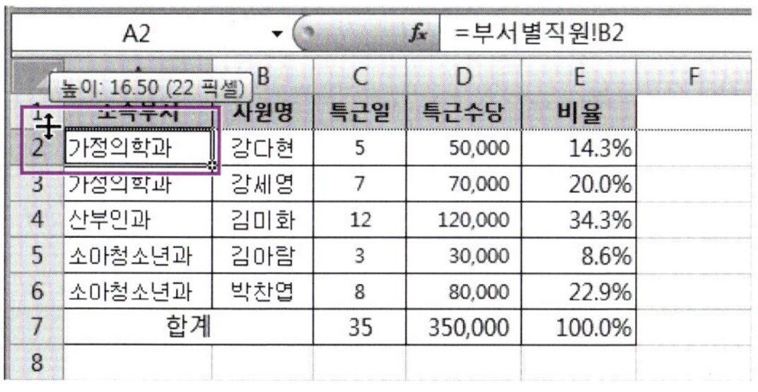

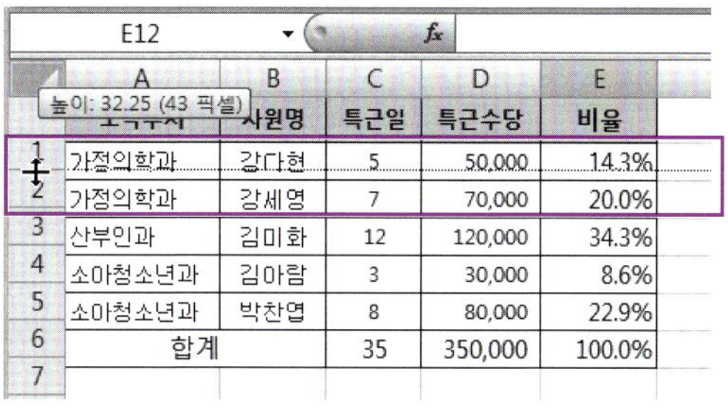

2) 행 높이/열 너비 대화상자

① 조정을 원하는 행이나 열을 선택한 후 [홈] ➜ {셀}[서식] ➜ [행 높이] 혹은 [열 너비] 메뉴를 선택한다.

② 대화상자에서 원하는 높이나 너비를 입력한다.

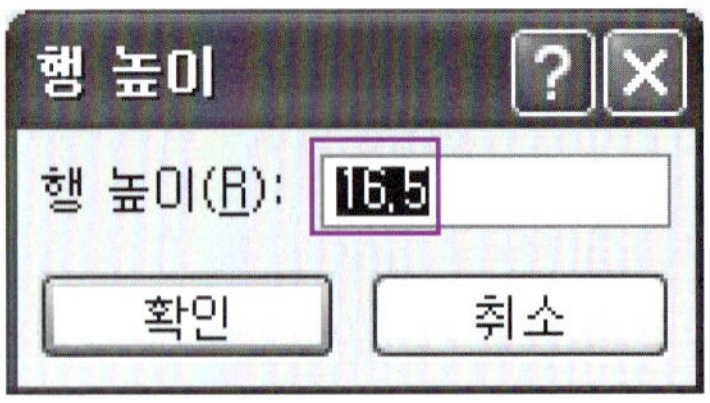

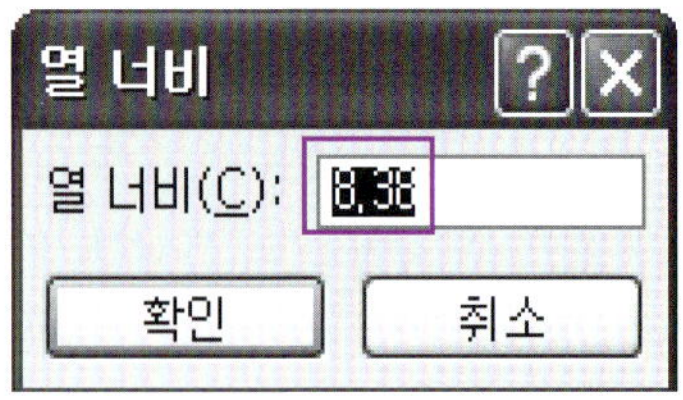

③ 조정을 원하는 여러 행이나 열을 선택한 후 [홈] ➜ {셀}[서식] ➜ [행 높이 자동맞춤] 혹은 [열 너비 자동맞춤]을 선택하면 다른 행이나 열의 높이나 너비에 맞춰 자동으로 조절된다.

(15) 그림으로 복사/붙여넣기

엑셀 2007 이상 버전에서 그림을 다루기 위한 유용한 기능이 있다. 엑셀은 문서의 특성상 행이나 열의 모든 셀의 폭이 동일하다. 서로 폭이 상이한 문서를 같은 행이나 열의 위치에 배열할 수 없다. 예를 들면 다음과 같이 결재란을 만들어야 할 경우를 고려해 보자.

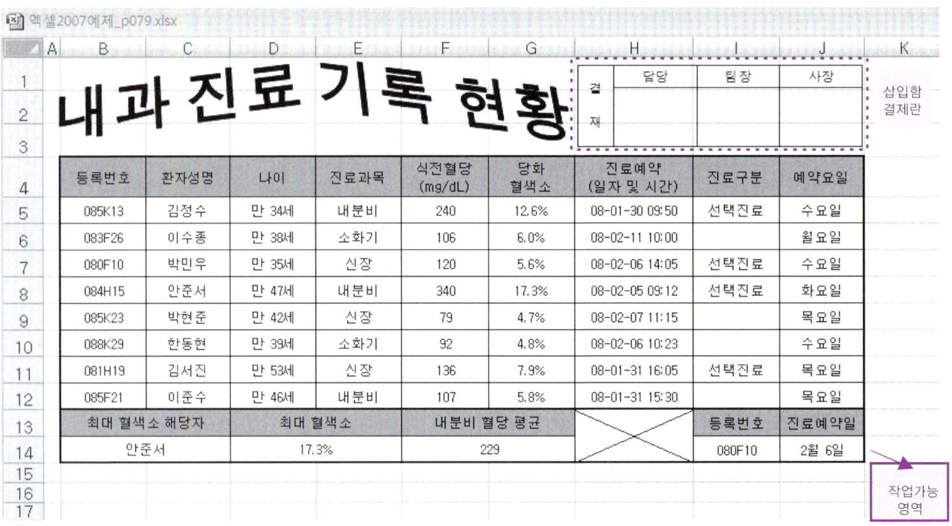

등록번호	환자성명	나이	진료과목	식전혈당 (mg/dL)	당화 혈색소	진료예약 (일자 및 시간)	진료구분	예약요일
085K13	김정수	만 34세	내분비	240	12.6%	08-01-30 09:50	선택진료	수요일
083F26	이수종	만 38세	소화기	106	6.0%	08-02-11 10:00		월요일
080F10	박민우	만 35세	신장	120	5.6%	08-02-06 14:05	선택진료	수요일
084H15	안준서	만 47세	내분비	340	17.3%	08-02-05 09:12	선택진료	화요일
085K23	박현준	만 42세	신장	79	4.7%	08-02-07 11:15		목요일
088K29	한동현	만 39세	소화기	92	4.8%	08-02-06 10:23		수요일
081H19	김서진	만 53세	신장	136	7.9%	08-01-31 16:05	선택진료	목요일
085F21	이준수	만 46세	내분비	107	5.8%	08-01-31 15:30		목요일
최대 혈색소 해당자		최대 혈색소		내분비 혈당 평균			등록번호	진료예약일
안준서		17.3%		229			080F10	2월 6일

본문 영역은 결재란과는 폭이 일치하지 않기 때문에 본문의 폭을 해치지 않고 상단의 위치에 만들 수가 없다.

이를 해결하는 방법은 본문의 문서에 영향을 주지 않는 영역인 우측 하단(작업 가능 영역)에서 결재란과 일치하는 문서를 만든 다음 [그림으로 복사] 기능을 이용하면 된다. 결재란을 만든 다음 결재란 문서 부분을 마우스로 영역지정하고 Ctrl+C를 눌러 복사한다. 그런 다음 [홈] ➜ {클립보드}[붙여넣기] ➜ [그림형식] ➜ [그림으로 붙여넣기]를 실행하여 셀의 결재란을 그림으로 만들어 낸다.

비록 문서로 만들어 졌지만 그림으로 변환한 다음에는 크기나 위치는 다른 문서의 폭에 영향을 주지 않고 자유로이 삽입할 수 있다.

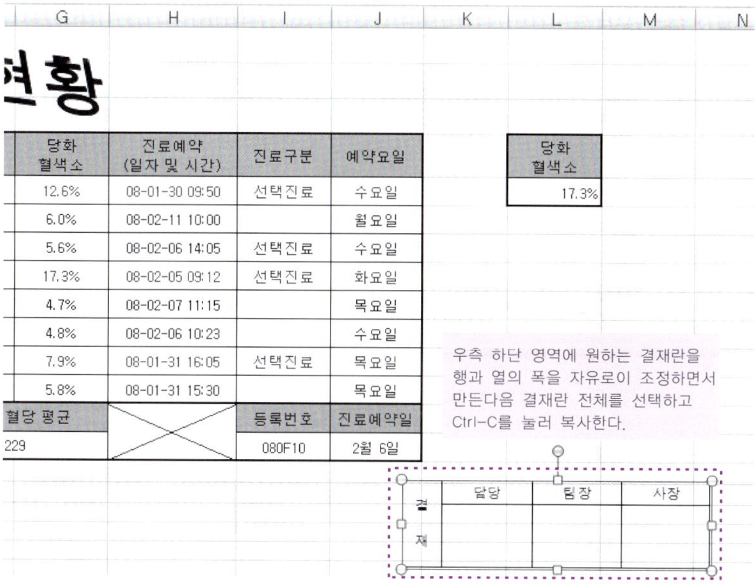

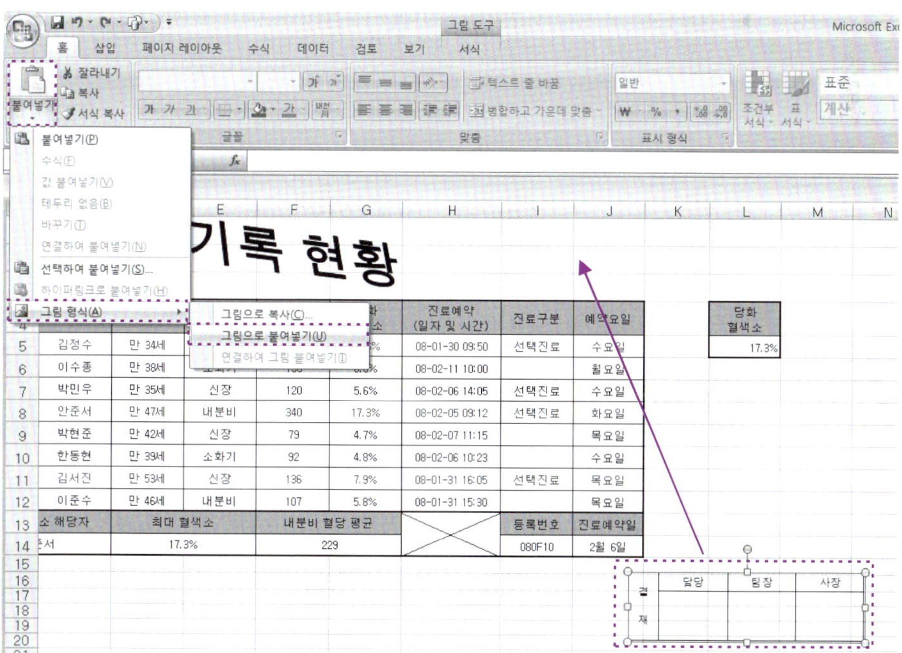

원래 이 기능은 이전 버전에서는 카메라 기능으로 작업을 해야 했는데 붙여넣기 기능으로 통합되고 좀더 간편해 졌다. 결재란은 다른 시트에서 작성해도 되며 그림으로 붙여넣기 이후에는 결재란이 있는 행이나 열을 마우스로 지정하고 지운다.

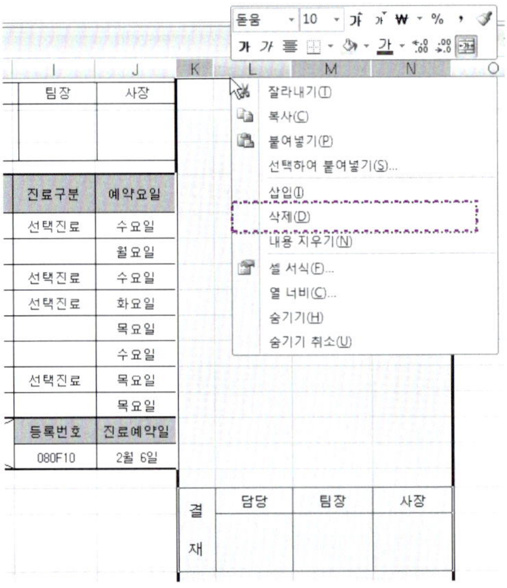

(16) 행/열 숨기기

1) 숨기기

숨기고자하는 열 또는 행을 선택하고(예 : C열)

① 오른쪽 마우스 버튼을 눌러 나타난 단축 메뉴에서 [숨기기]를 선택하거나

② [홈] ➔ {셀}[서식] ➔ [숨기기] 메뉴를 선택하면 C열이 화면상에서 숨겨진다. 이때 C열은 지워진 것이 아니고 화면상에서만 보이지 않을 뿐이다.

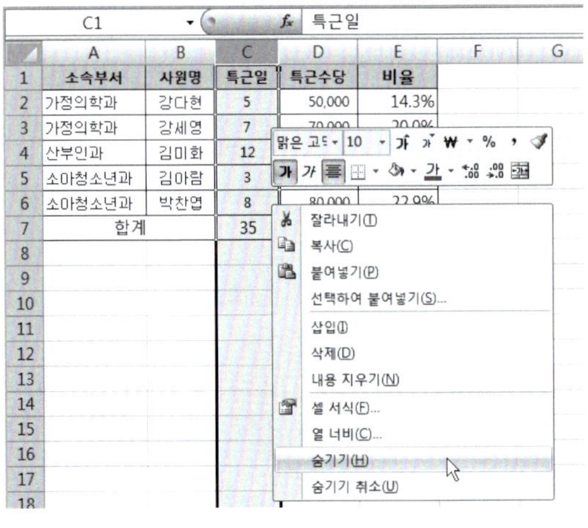

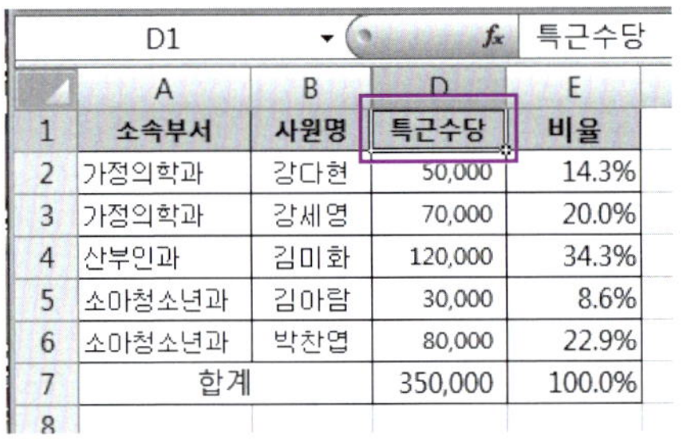

2) 숨기기 취소하기

① 없어진 C 열을 선택할 수 없으므로 B, D열을 같이 선택한 뒤 마우스 오른쪽 버튼을 눌러 나타난 단축메뉴에서 [숨기기 취소]를 실행한다.

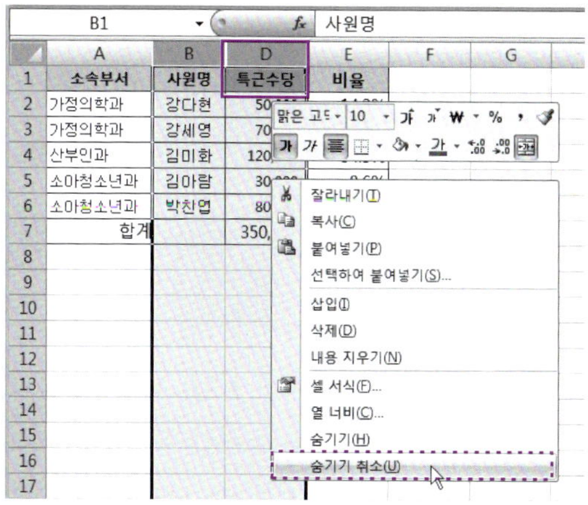

② 숨겨진 열이 위치한 열 경계선으로 마우스를 이동한다. 두 겹짜리 십자가로 포인터 모양이 바뀌면 마우스를 클릭하고 오른쪽으로 드래그한다. 숨겨졌던 열이 표시된다.

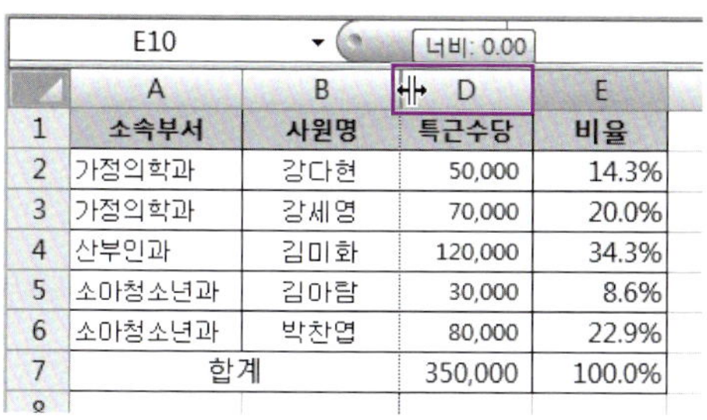

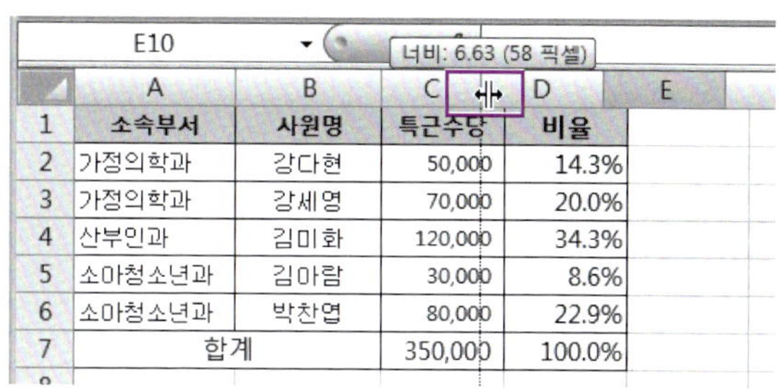

제16장 워크시트 조작하기

(1) 시트 선택하기

① 시트 탭을 클릭하면 해당 시트가 활성화된다.

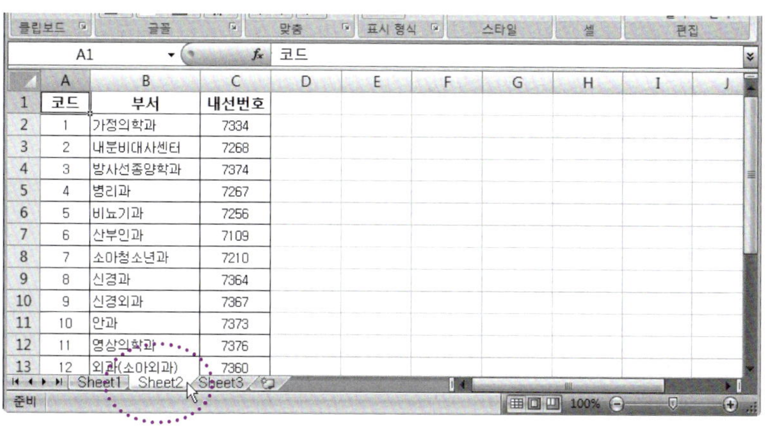

(2) 시트 삽입

① 시트 탭의 맨 오른쪽 [아이콘] 버튼을 선택한다.

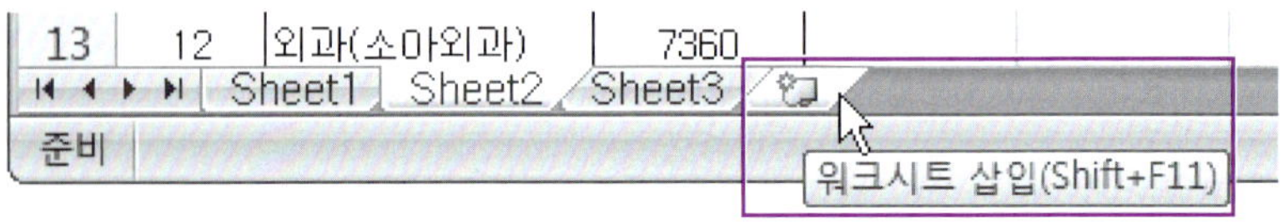

② 시트 탭 위에서 [홈] ➜ {셀}[삽입] [시트 삽입] 메뉴를 선택한다.

③ 시트 탭 위에서 오른쪽 마우스 버튼을 클릭한 뒤 단축 메뉴에서 [삽입]을 선택한다. [삽입] 대화상자에서 'Worksheet'를 선택하고 [확인] 버튼을 클릭한다.

(3) 시트 삭제

① 시트 탭 위에서 [홈] ➜ {셀}[삭제] [시트 삭제] 메뉴를 선택한다.

② 삭제할 시트의 시트 탭 위에서 오른쪽 마우스 버튼을 클릭한 뒤 단축 메뉴에서 [삭제]를 선택한다.

(4) 시트 복사하기

① [홈] ➜ {셀}[서식] ➜ [시트 이동/복사] 메뉴를 선택한다.

② [이동/복사] 대화상자의 [다음 시트의 앞에] 시트항목 리스트에서 복사할 시트를 선택하고 '복사본 만들기' 항목을 체크하고 [확인] 버튼을 클릭하면 복사본 시트가 삽입된다.

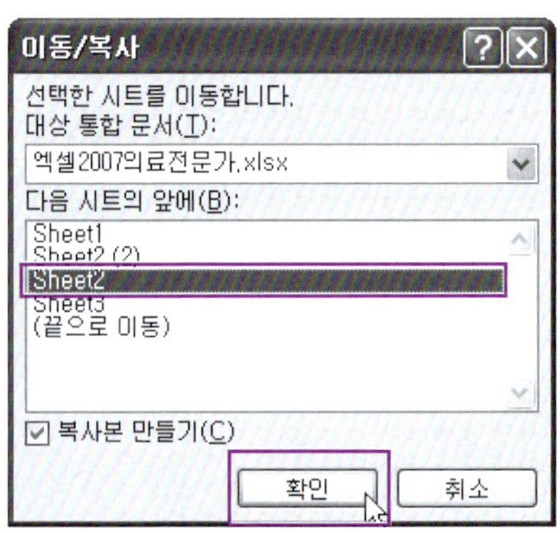

(5) 시트 이동하기

① 이동시킬 시트의 탭을 마우스로 클릭한 채로 좌우로 드래그하면 ▼ 기호가 시트 탭 사이에 표시된다.

② 클릭했던 마우스 버튼을 놓으면 ▼ 기호가 있는 위치로 시트가 이동된다.

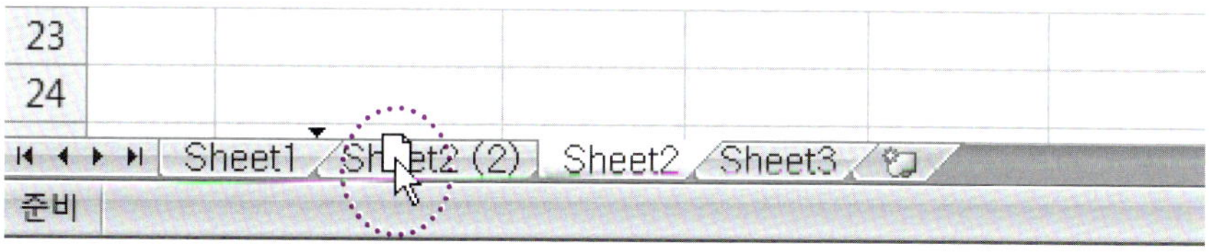

(6) 시트 탭 이름 바꾸기

① 시트 탭을 더블클릭하고 새로운 이름을 입력한다.

② [홈]➜{셀}[서식] [시트 이름 바꾸기] 메뉴를 선택한 뒤 새로운 이름을 입력한다.

(7) 시트 탭 색깔 바꾸기

① 색을 바꿀 시트를 선택하고 [홈]➜{셀}[서식] [탭 색] 메뉴를 선택한다. [시트 탭 색 서식] 대화상자에서 색을 선택한다.

(8) 시트 숨기기/표시하기

① 숨길 시트를 선택한 뒤 [홈]➜{셀}[서식] ➜ [숨기기 및 숨기기 취소][시트 숨기기] 메뉴를 선택한다.

② 숨겨진 시트를 다시 표시하려면 [홈]➜{셀}[서식] ➜ [숨기기 및 숨기기 취소][시트 숨기기 취소] 메뉴를 선택하고, [숨기기 취소] 대화상자에서 화면에 다시 표시할 시트를 선택한다.

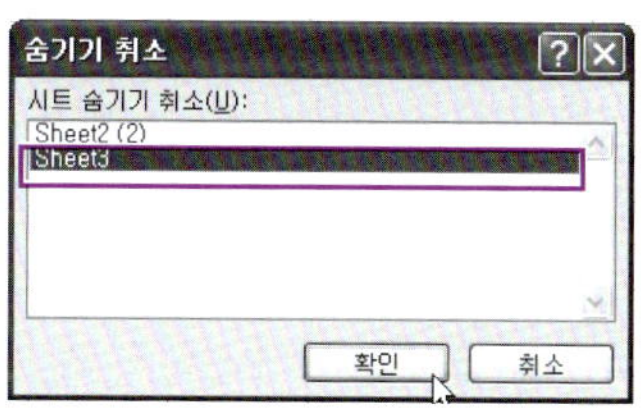

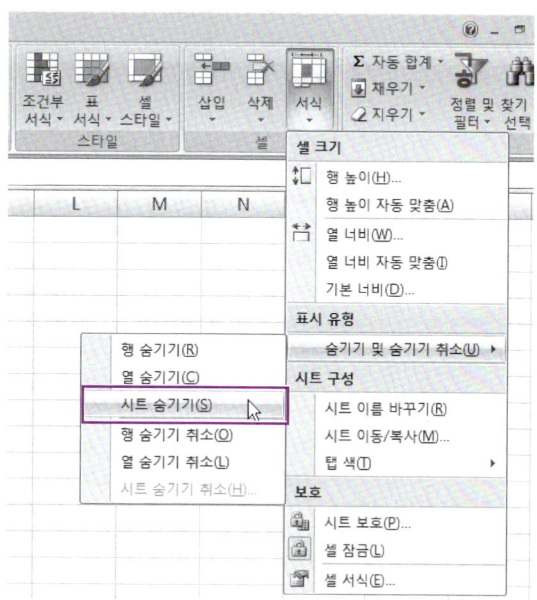

(9) 시트 보호하기

① 특정 시트에 대하여 수정할 수 없도록 보호할 필요가 있다. 예를 들어, 해당 업체에 견적서를 보낼 경우라면 수신 측에서 관련 내용의 수정을 허용해서는 안 될 것이다.

② 보호할 시트를 선택한 뒤 [홈] ➜ {셀}[서식] ➜ [시트 보호]를 선택한다.

③ [시트 보호] 창에서 '허용할 내용'을 선택하고 '시트 보호 해제 암호'를 입력하고 [확인] 단추를 누른다. 그러면 [암호 확인] 창이 나타나는데 다시 한 번 입력하고 [확인] 단추를 누른다.

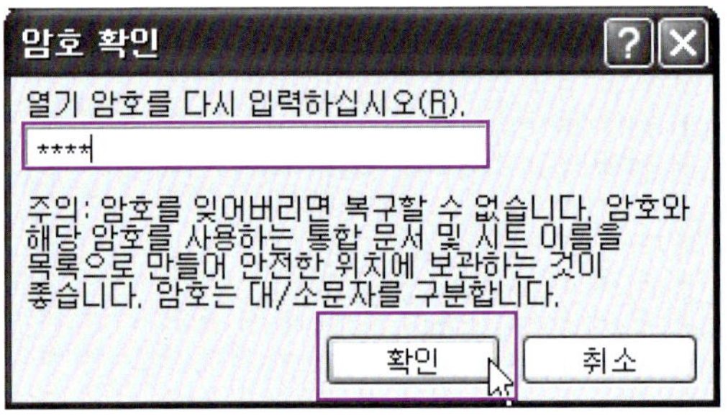

④ 해제는 [홈] ➜ {셀}[서식] ➜ [시트 보호 해제]를 선택하고 해제 암호를 입력하면 된다. '시트 보호' 할 때 암호를 잘 기억해야 할 것이다.

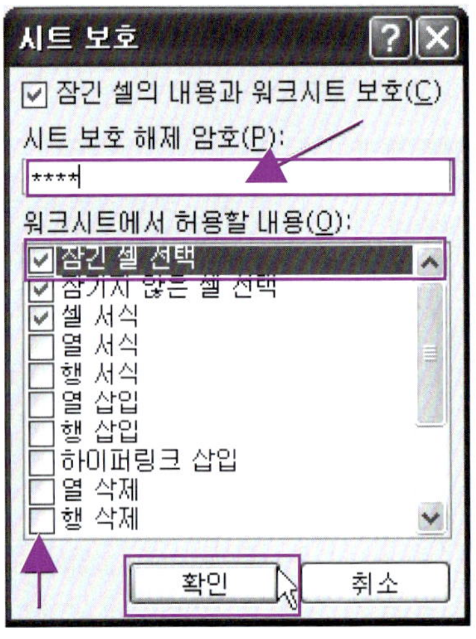

제17장 서식 조작 도구

셀/범위의 서식은 서식 도구 모음이나 [셀 서식] 대화상자에서 조작한다.

1) [셀 서식] 대화상자를 나타나게 하는 방법

서식을 지정할 셀/범위를 선택한 뒤

① [홈] → {셀}[서식] → [셀서식] 메뉴를 선택하거나,

② 셀/범위 지정 후 오른쪽 마우스로 클릭한 뒤 나타난 단축 메뉴에서 [셀 서식]을 선택

2) 서식에 필요한 여러 가지 기능이 기능별로 6개 탭에 정리되어 있다.

① 표시 형식	② 맞춤
③ 글꼴	④ 테두리
⑤ 채우기	⑥ 보호

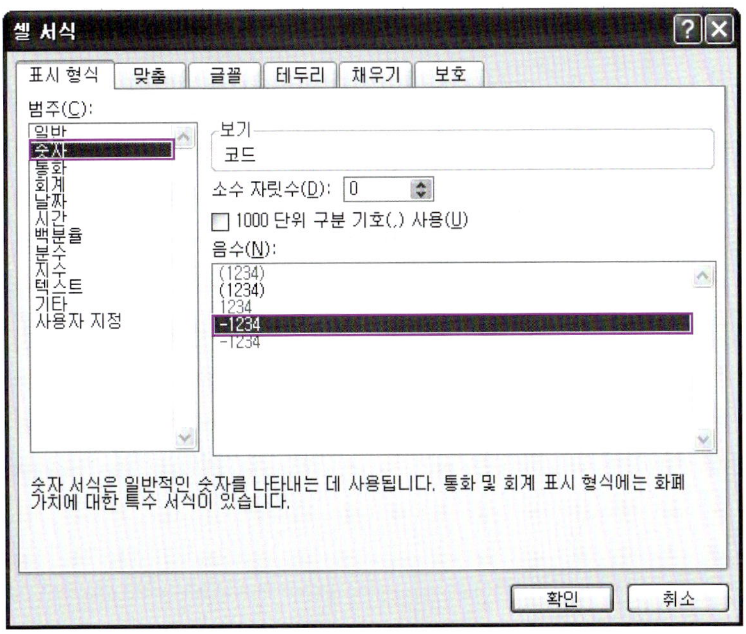

3) 대부분의 서식 기능은 바로 사용할 수 있도록 [홈]탭에 정리되어 있다.

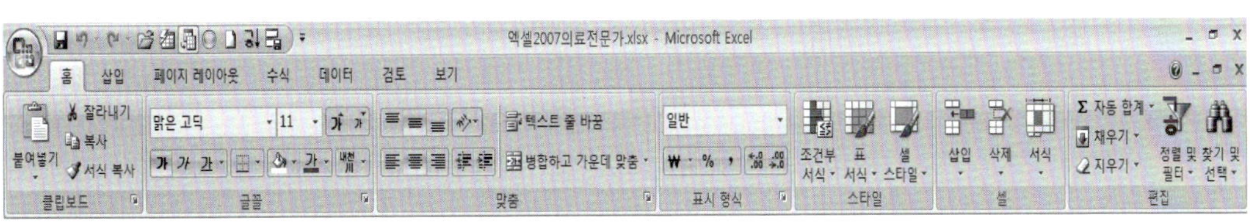

(1) [셀 서식] 대화상자의 6개 탭

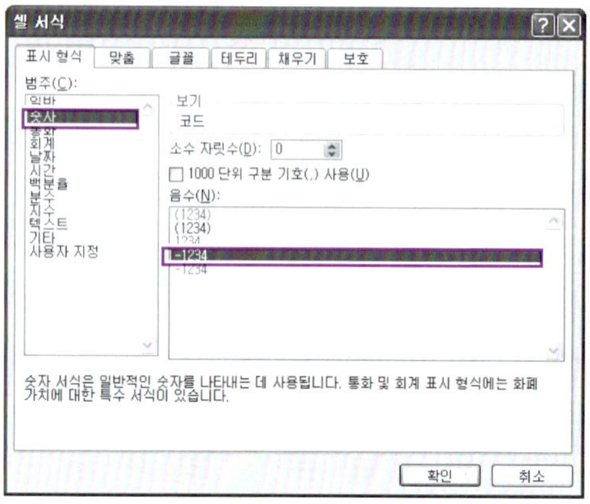

[표시 형식] 탭

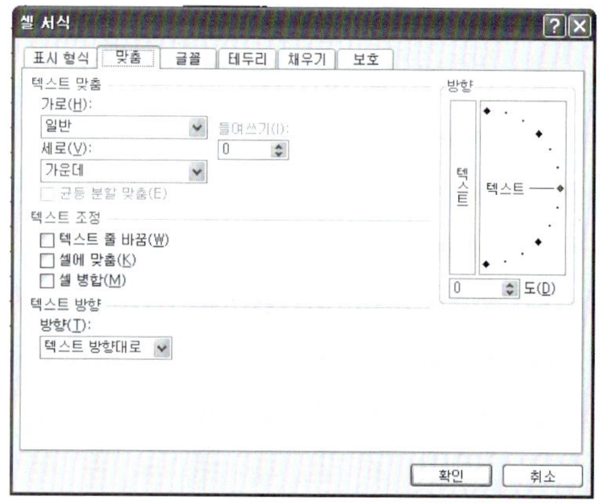

[맞춤] 탭

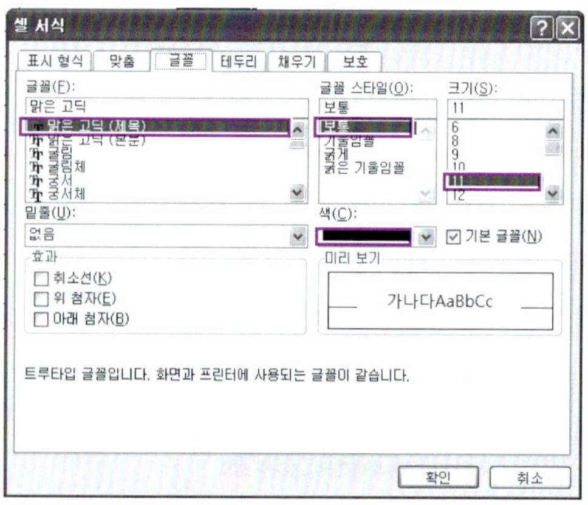

[글꼴] 탭

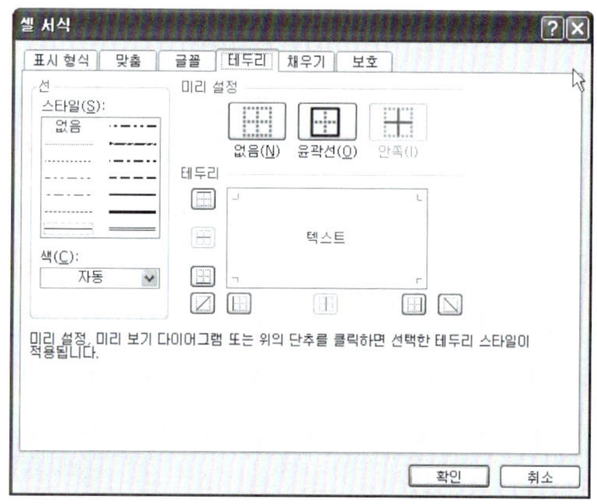

[테두리] 탭

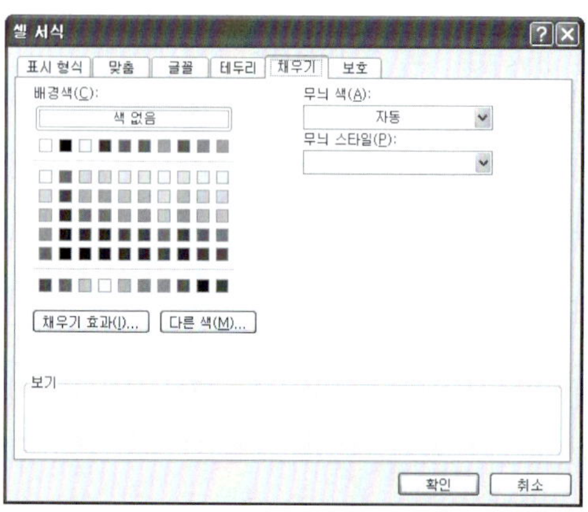

[채우기] 탭

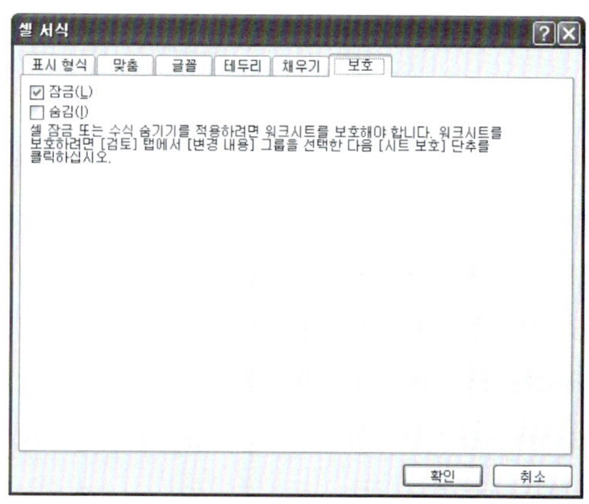

[보호] 탭

(2) [표시 형식] 탭

셀 데이터의 표현 방식을 선택한다. 각 범주별로 다양한 표현 형식을 선택할 수 있다.

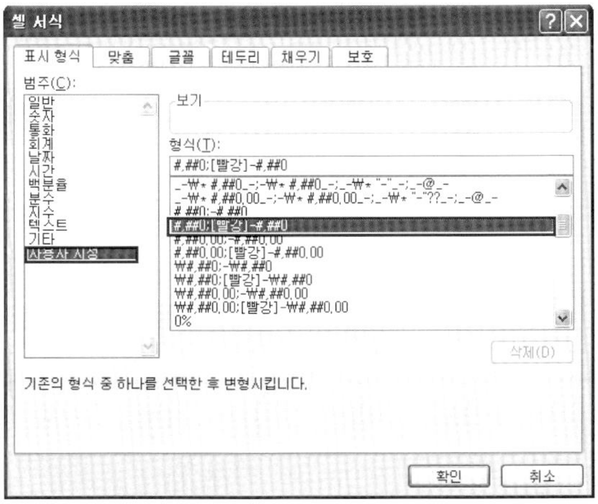

범주	표현 형식
일반	별도 서식 없음(자동서식)
숫자	일반적인 숫자
통화/회계	숫자 앞에 통화 기호(₩, $)가 표시된다.
날짜/시간	날짜와 시간에 대한 다양한 형식
백분율	숫자를 백분율로 표시
분수	22/3,1/2,···
지수	1.23E+02, 2.5E-5, ···
텍스트	숫자를 문자처럼 취급
기타	우편번호, 전화번호, 주민번호, 한자로 된 숫자, ···

① 셀 서식이 적용되면 실제 입력된 값과 표시된 값이 다르게 보인다. 하지만 원래 입력된 값은 변화가 없기 때문에 다른 서식을 적용하면 원래 값에서 다시 적용된다.

② 일반 : 모든 셀에 기본적으로 적용되는 형식으로 별도 서식이 없다기보다는 입력되는 데이터에 따라 자동으로 인식하는 형식이라 할 수 있다. 숫자만 입력된다면 숫자 형식으로(123), 문자가 입력된다면 문자 형식으로(102동709호), 날짜 형식이 입력된다면 날짜 형식으로(3/4) 자동 인식된다.

(3) 사용자 지정 숫자 서식

사용자 지정 범주에서는 엑셀에 없는 표시 형식을 직접 만들 수 있다. 특별한 형식을 지정하기 위해 하나의 셀이나 셀 영역을 지정하고 오른쪽 마우스 버튼을 눌러 [셀 서식]을 선택하면 [셀 서식] 지정 창에서 [표시 형식] 탭의 [사용자 지정]을 선택하면 다양한 사용자 지정 형식을 만들 수 있다. 형식 리스트에는 이미 만들어진 다양한 예제가 있는데 유용한 몇 가지를 살펴보자.

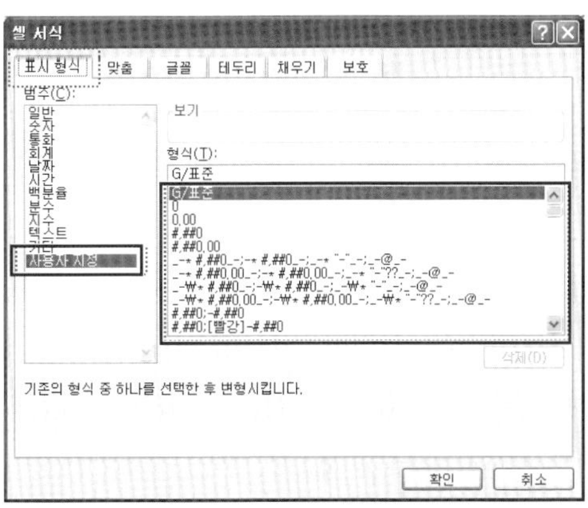

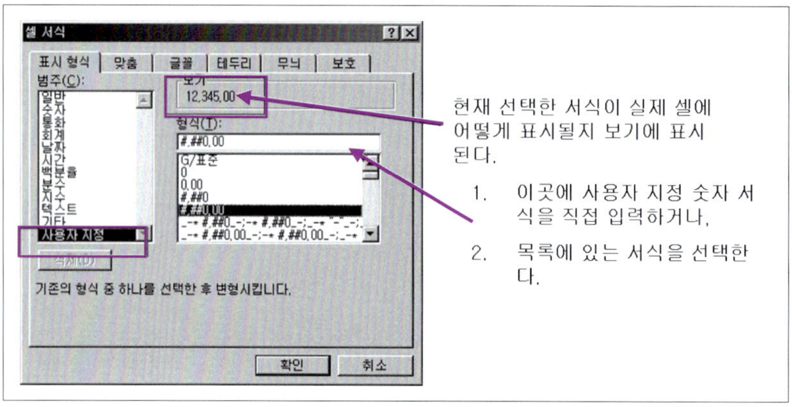

1) 표준형식

① 맨 처음 [G/표준]이라 나타난 부분으로 숫자나 문자 등 특정 형식에 관계없이 현재 지정된 셀을 지칭한다. 이 형식 문자는 단독으로 사용되기 보다는 현재 셀에 문자를 덧붙이거나 할 때 주로 사용한다.

② 예 : G/표준 “담당” G/표준 “명” → 지정된 셀 데이터에 “담당” 이나 “명”이 붙어서 나타난다.

2) 소수 자릿수 맞추기

① #과 0 : 숫자를 나타내는 서식 기호

② 마침표(.) : 소수점을 나타내는 서식 기호

③ , : 천단위 구분자를 나타내는 서식 기호

④ 다양한 숫자에 대해 서식 코드 #.##과 0.00을 각각 적용한 사례.

입력값	#.##	0.00
0.976	.98	0.98
0.9	.9	0.90
0	아무것도 표시되지 않음.	0.00
12	12	12.00

⑤ 표시된 서식 코드의 자리수가 더 적을 경우 자리수에 따른 반올림이 발생할 수도 있다.

⑥ # 기호는 의미없는 0을 화면에 표시하지 않는다(공백).

⑦ 0 기호는 001이나 7.00처럼 강제로 자릿수를 맞출 필요가 있을 때 사용한다.

3) 천 단위 구분기호 표시하기

#,##0처럼 서식 코드에 쉼표(,) 기호를 사용하면 숫자 데이터가 1,200이나 1,245,000처럼 1,000단위마다 콤마로 구분된다. ‘#’기호 맨 뒤쪽에 ‘0’을 두는 것은 값이 0일 경우에 공백으로 표시하지 않고 ‘0’으로 표시하기 위함이다. 즉 #,###일 경우 셀에 표시된 숫자값이

'0'일 경우 아무것도 표시하지 않는다.

4) 숫자에 텍스트 같이 표시하기

① 서식 코드 옆에 "문자"를 같이 입력한다.

② 영어일 경우는 반드시 겹따옴표로 둘러싸야 한다(한글은 생략가능).

서식 코드	입력값	화면에 표시되는 값
00"월"	6	06월
#,##0"Kg"	1256	1,256Kg
"USD" #,##0.00	1256.7	USD 1,256.70
총 #,##0"Kg"	1256	총 1,256Kg

5) 천 단위, 백만 단위로 숫자 표시하기

서식 코드 맨 뒤에 콤마 기호를 하나씩 붙일 때마다 각각 천 단위, 백만 단위로 숫자가 표시된다. 이런 경우에 문서 작성자는 표 상단 혹은 제목 부분에 "(단위 : 천)"이라는 표시를 해 줄 것이다.

서식 코드	입력값	화면에 표시되는 값
#,##0,	123000	123
	123700	124
#,##0,,	1230000	1
#,##0.00,,	1230000	1.23

6) 오른쪽 공백

#,##0__이나 #,##0____처럼 서식 코드 오른쪽에 아래밑줄 기호(_)를 한 쌍씩(2개씩) 입력하면 숫자 오른쪽에 문자 크기만한 공백이 하나씩 표시된다.

7) 색 지정하기

① 서식 코드 맨 앞에 대괄호와 함께 색을 지정해주면 서식의 색이 바뀐다.

[빨강]#,##0.00

② 색은 검정, 파랑, 녹청, 녹색, 자홍, 빨강, 흰색, 노랑 8가지 색만 사용 가능하다.

③ 조건에 따라 색이 다르게 적용되도록 할 수 있다.

[빨강][<=100];[파랑][>100]

➜ 100보다 크면 파랑, 아니면 빨강으로 표시(조건부 서식과 유사)

8) 날짜와 시간을 표시하는데 사용하는 서식 코드

구분	서식 코드	표시 내용
년도	yy	연도를 두 자리 숫자로 표시
	yyyy	연도를 네 자리 숫자로 표시
월	m	월을 1, 2, 3, …, 11, 12로 표시
	mm	월을 01, 02, 03, …, 11, 12로 표시
	mmm	월을 영어 약자 Jan~Dec로 표시
	mmmm	월을 January~December로 표시
	mmmmm	월을 J~D로 표시
일	d	일을 1, 2, 3, …, 30, 31로 표시
	dd	일을 01, 02, 03, …, 30, 31로 표시
요일	ddd	요일을 영어 약자 Sun~Sat로 표시
	dddd	요일을 Sunday ~ Saturday 로 표시
	aaa	요일을 일~토로 표시
	aaaa	요일을 일요일~토요일로 표시

9) 시간을 표시하는데 사용하는 서식 코드

구분	서식 코드	표시 내용
시	H	시를 오전/오후 구분 없이 0~23으로 표시
	hh	시를 오전/오후 구분 없이 00~23으로 표시
	AM/PM	시간을 12시간 단위로 표시한다. (1:30:25 AM)
	A/P	시간을 12시간 단위로 표시한다. (1:30:25 A)
분	m	분을 0~59로 표시
	mm	분을 00~59로 표시
초	s	초를 0~59로 표시
	ss	초를 00~59로 표시
경과 시간	[h]:mm	경과된 시간을 25:02처럼 시 단위로 표시
	[mm]:ss	경과된 시간을 72:13처럼 분 단위로 표시
	[ss]	경과된 시간을 372처럼 초 단위로 표시

(4) [맞춤] 탭의 기능

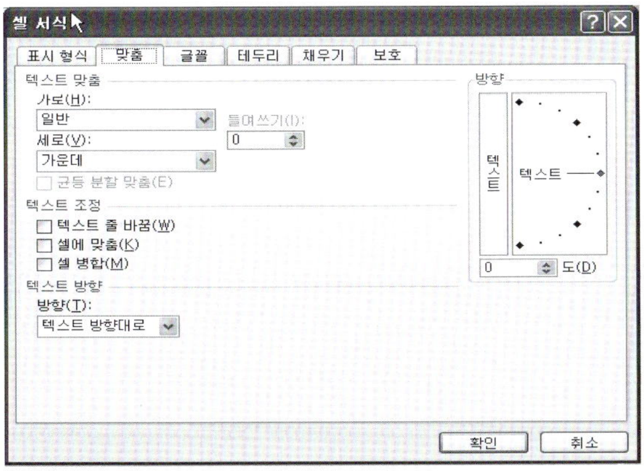

① 텍스트의 가로/세로 정렬 상태
② 텍스트 들여쓰기
③ 텍스트의 방향(각도)
④ 텍스트 줄 바꿈
⑤ 셀에 맞춤
⑥ 셀 병합

1) 텍스트 맞춤(가로)

왼쪽, 가운데, 오른쪽(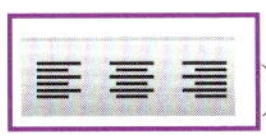) 외에 채우기, 양쪽 맞춤, 균등 분할 등의 정렬 옵션이 있다.

2) 텍스트 맞춤(세로)

① 위쪽, 가운데, 아래쪽, 양쪽 맞춤, 균등 분할 등의 옵션이 있다.

② 기본적으로 '가운데'로 설정된다.

3) 방향

① 텍스트를 다양한 각도(−90°~90°)로 회전

② 각도 조정 방법

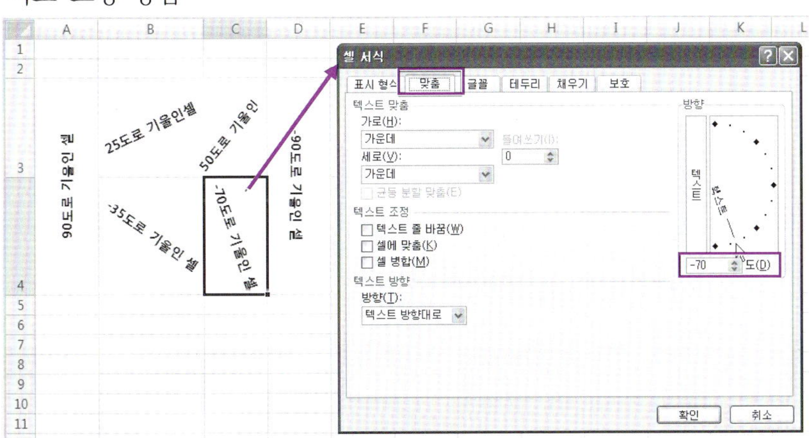

㉠ 각도를 직접 입력하거나,

㉡ 스핀 버튼을 이용하여 조절하거나,

㉢ 그림 내의 텍스트를 마우스로 직접 드래그

4) 텍스트 줄 바꿈

① 셀의 너비보다 긴 텍스트를 입력하면 셀 경계를 넘지 않고 셀 너비에 맞게 여러 줄로 표시된다.

② 물론 행 높이는 증가한다.

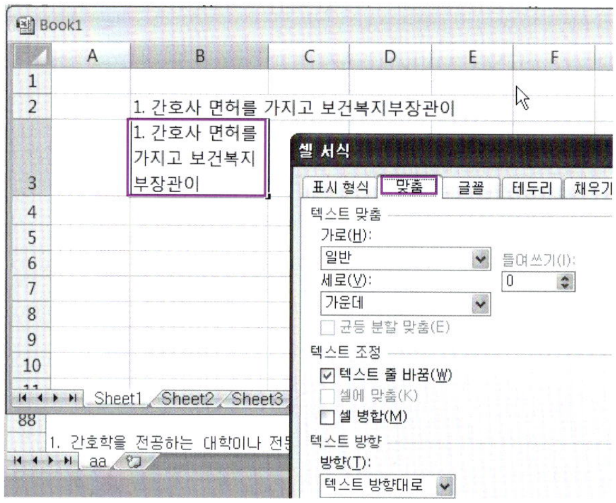

5) 셀에 맞춤

① 데이터의 크기가 커서 셀에 모두 표시되지 않을 때, 글꼴의 크기를 줄여서 데이터가 모두 표시되도록 한다.

② 셀 크기를 변경하면 문자 크기도 그에 맞게 자동으로 바뀐다.

③ 화면에 표시되는 크기만 임시로 바뀔 뿐, 셀에 적용되어 있는 글꼴 크기 속성 자체가 변경되는 것은 아니다.

6) 셀 병합

① 연속된 여러 개의 셀들을 묶어서 하나의 셀로 만든다.

② 가장 왼쪽(또는 위쪽)에 있던 셀의 데이터만 남는다.

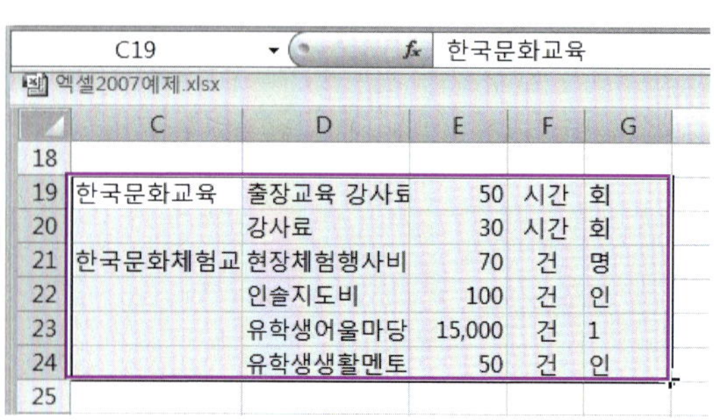

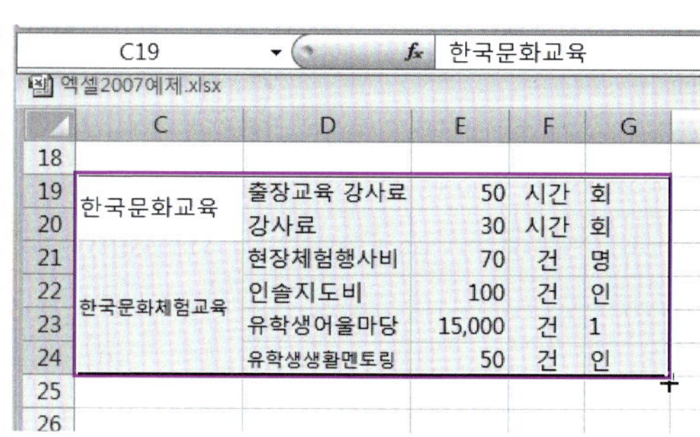

③ 셀에 맞춤 선택시 셀 내에 표시된 모든 글자가 보이도록 화면에 보이는 글자의 크기는 자동으로 작아져도 원래 글자의 크기 속성은 변함이 없다.

(5) [글꼴] 탭

[글꼴] 탭에 있는 기능은 [홈] 메뉴의 {글꼴} 도구 모음에 대부분 있다.

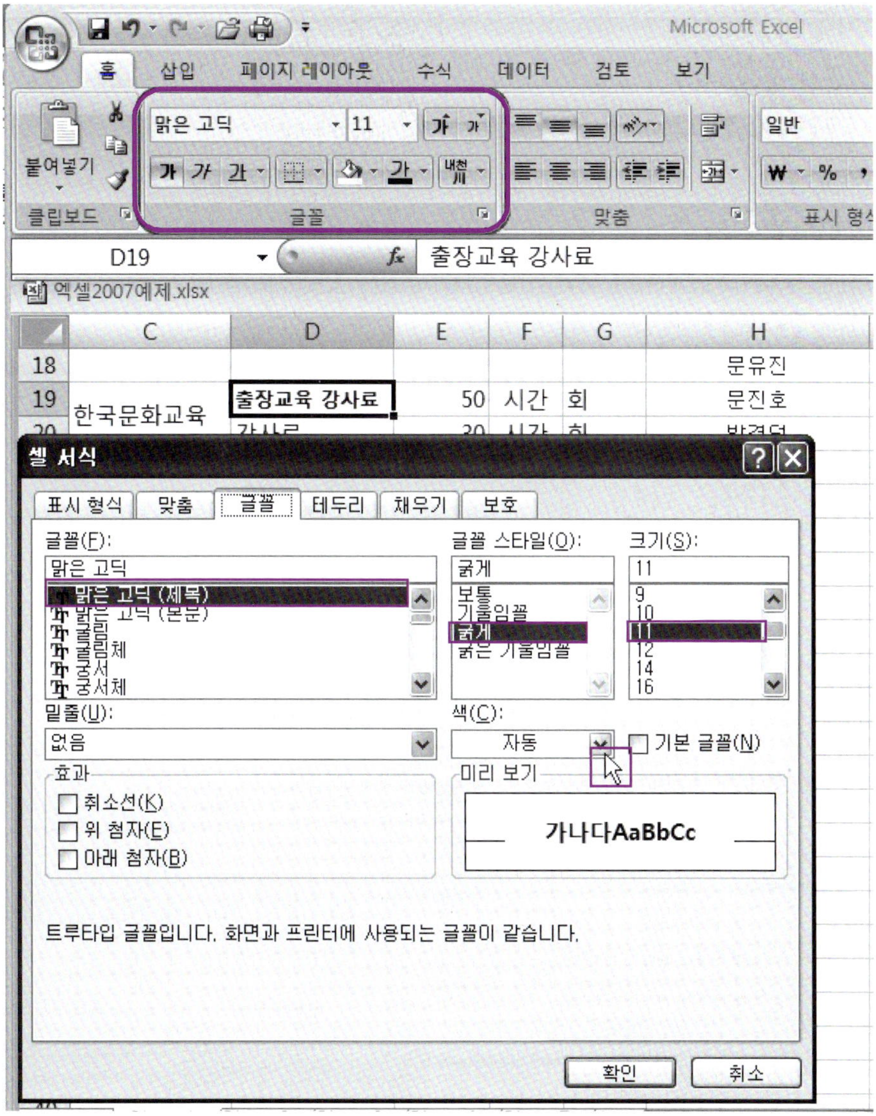

따라서 홈메뉴의 [글꼴] 도구 모음을 사용하는 것이 일반적이다.

(6) [테두리] 탭

1) 셀에 테두리를 설정하는 순서

① 테두리 선의 스타일을 선택한다.

② 선의 색을 선택한다.

③ 어떤 테두리에 ①, ②에서 선택한 선의 속성을 적용할지를 선택한다.

→ [미리 설정] 버튼이나 원하는 위치에 따른 [테두리] 버튼을 클릭한다.

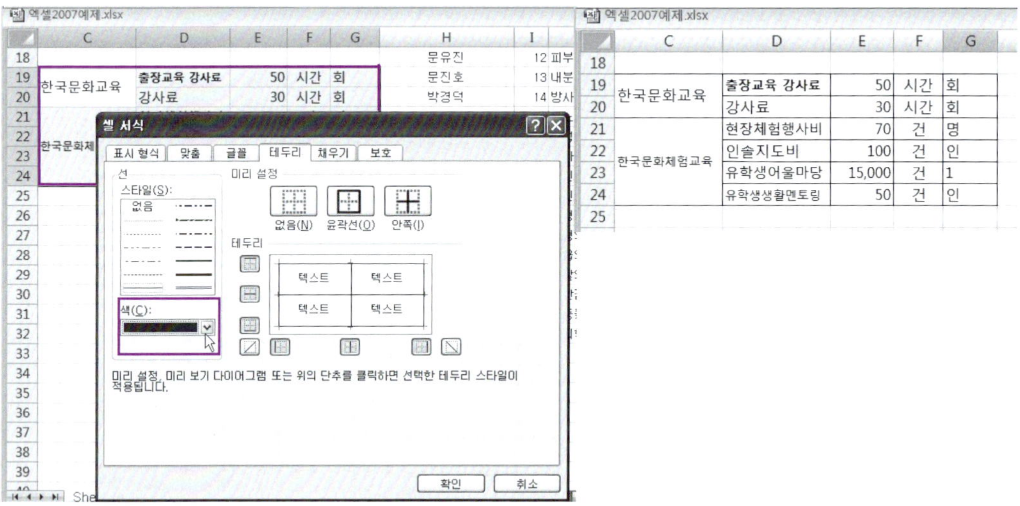

2) 스타일 도구모음

테두리와 내용을 정해진 스타일로 빨리 만들 경우에는 [홈] 메뉴의 {스타일}[셀 스타일] 도구나 [표 서식] 도구를 사용하면 쉽게 만들 수 있다.

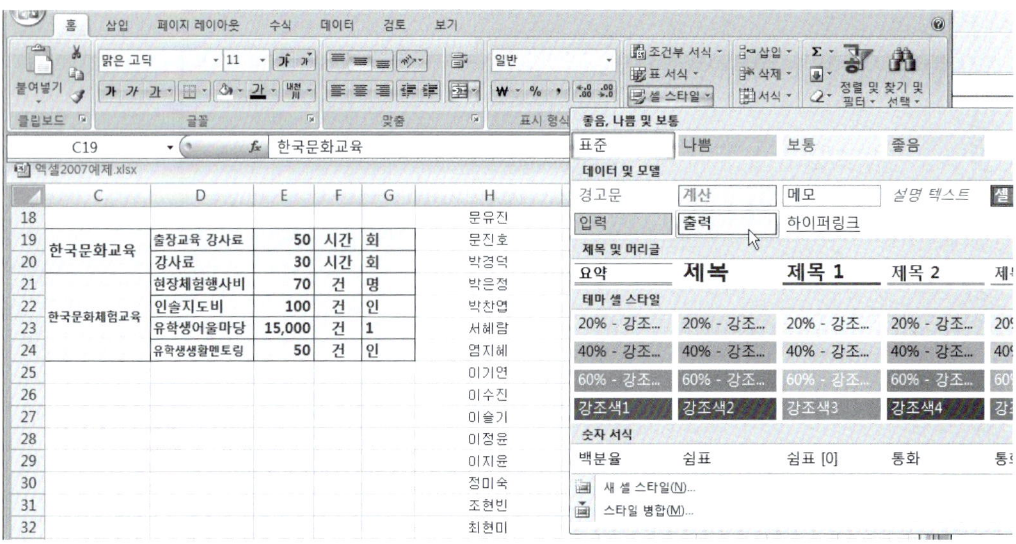

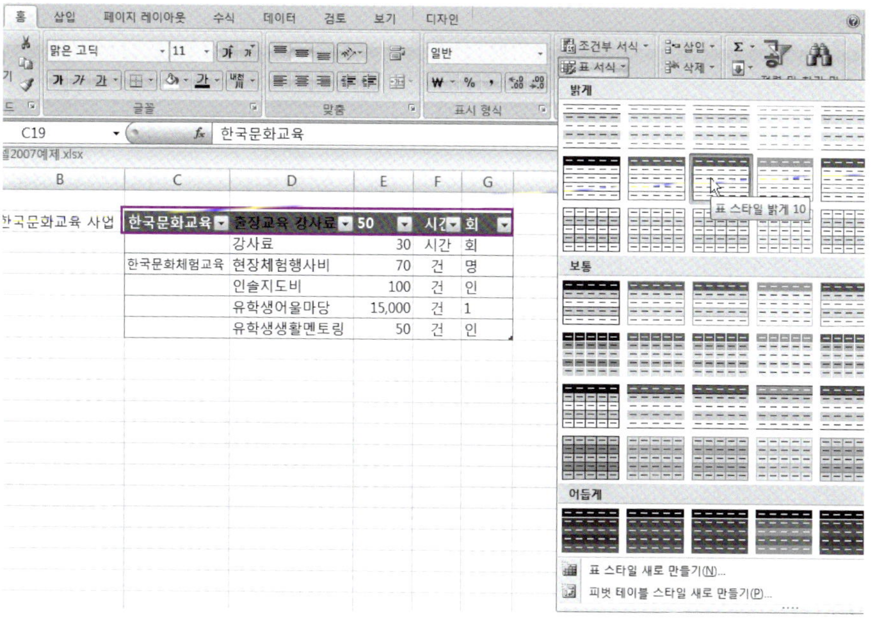

(7) [채우기] 탭

셀에 음영색 및 무늬 적용하기

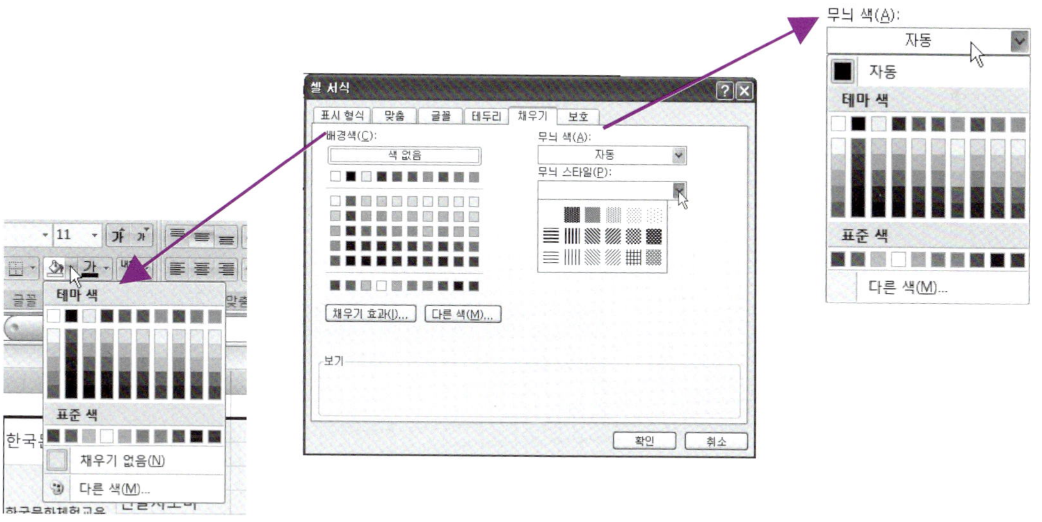

① [채우기 색] 버튼

단순히 단색으로 음영을 적용하려면 [홈] ➜ {글꼴}[채우기 색] 버튼을 사용하는 것이 더 편리하다.

② [채우기] 탭의 [무늬 색] 버튼

[무늬] 버튼을 클릭한 뒤 [무늬] 팔레트에서 색을 선택하고, [무늬의 스타일] 팔레트에서 다양한 스타일을 선택할 수 있다.

(8) [보호] 탭

① 엑셀 통합문서 내의 특정 영역(선택된 셀이나 시트)을 암호로 지정하여 보호하는 기능

② 문서 내의 특정 셀을 보호하기 위해 보호할 특정 셀을 마우스로 지정하고 오른쪽 마우스 버튼을 눌러 [셀 서식]을 선택한다. [셀 서식] 창에서 [보호] 탭을 선택한다.

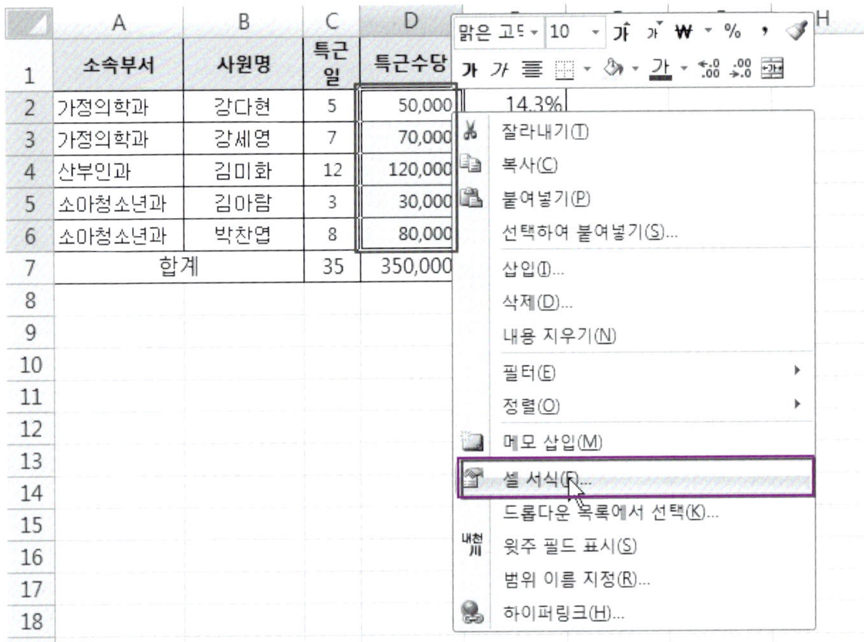

③ 선택된 셀의 변경을 막기 위해서는 [잠금] 속성을, 셀에 입력된 수식을 보이지 않게 하려면 [숨김] 속성을 선택하고 [확인] 버튼을 누른다.

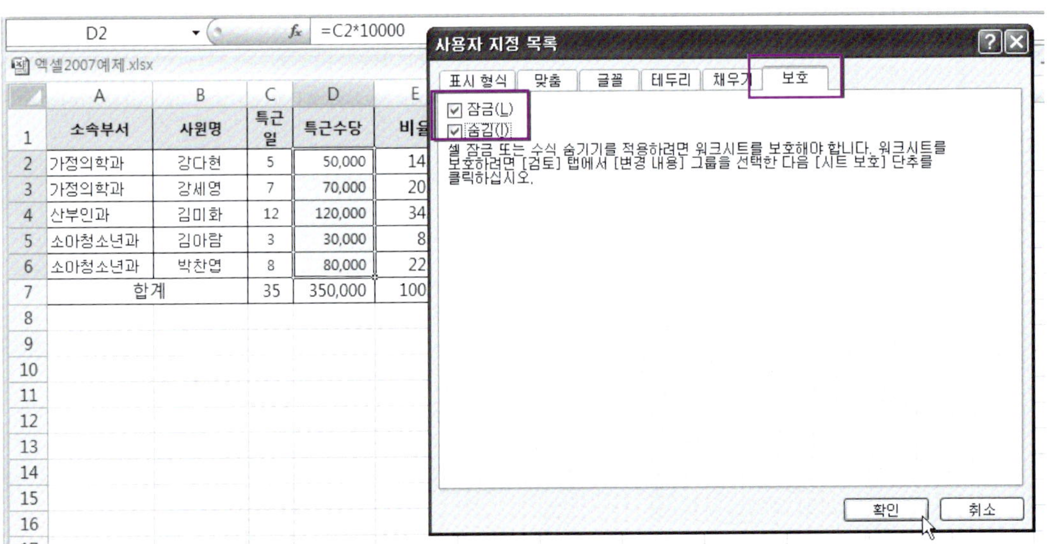

④ 셀의 보호 속성을 동작 시키려면 [셀 보호] 기능을 활성화 시켜야 한다. [검토] 메뉴의 {변경 내용}[시트 보호]를 선택한다.

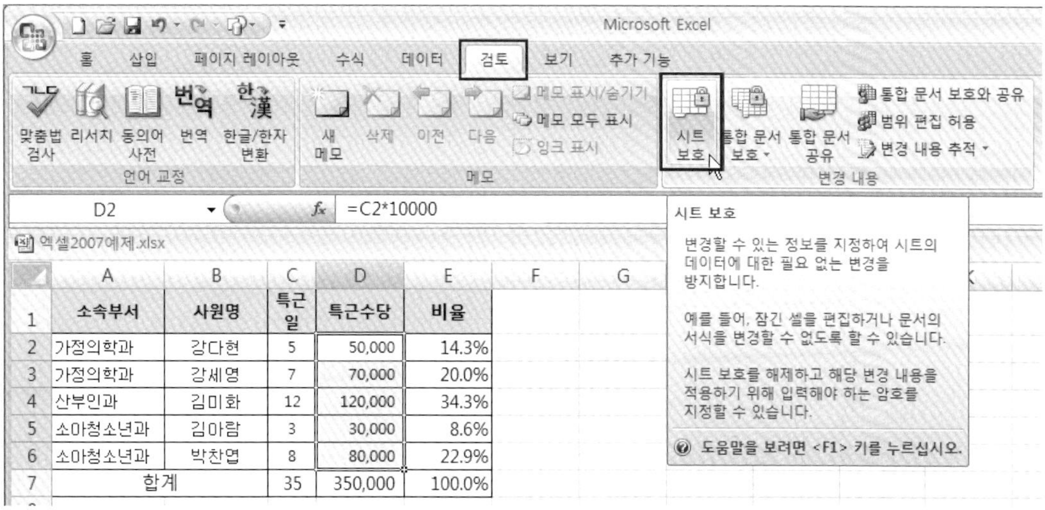

⑤ [시트 보호] 창에서 해당 시트의 허용 가능한 작업들을 선택하고 '암호'로 이를 적용한다. [암호 확인] 창이 나오면 다시 한 번 입력한다.

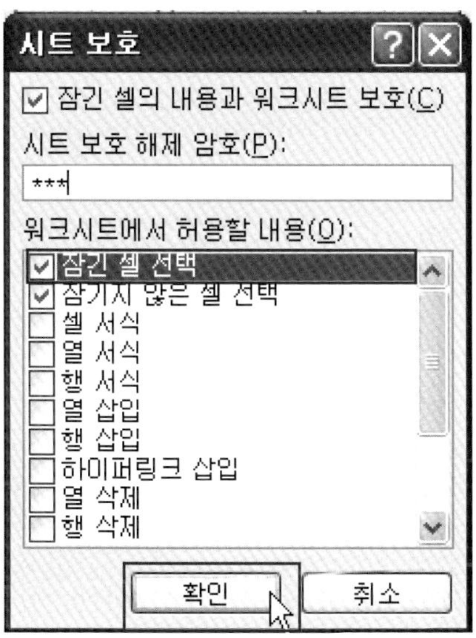

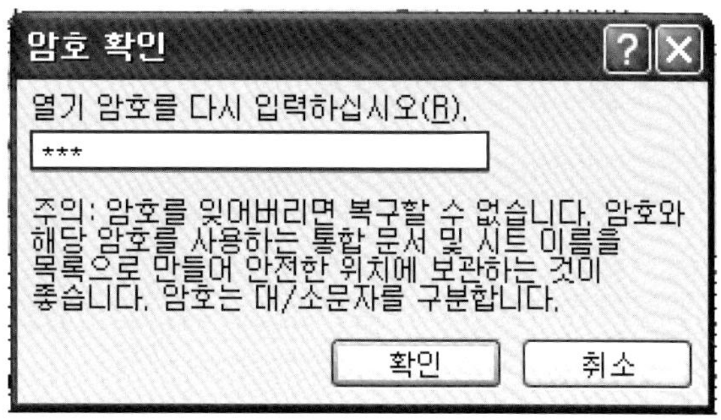

⑥ 이제 수식이 있었던 해당 셀은 수정할 수도 없으며, 심지어 해당 수식이 [수식 입력] 창에 나타나지도 않음을 알 수 있다. 이 기능은 특정 시트의 내용이나 수식을 타 부서나 수식측에서 수정하지 못하도록 원할 때 사용하면 유용하다. 외부에 보내는 견적서 같은 경우도 좋은 사용 예다.

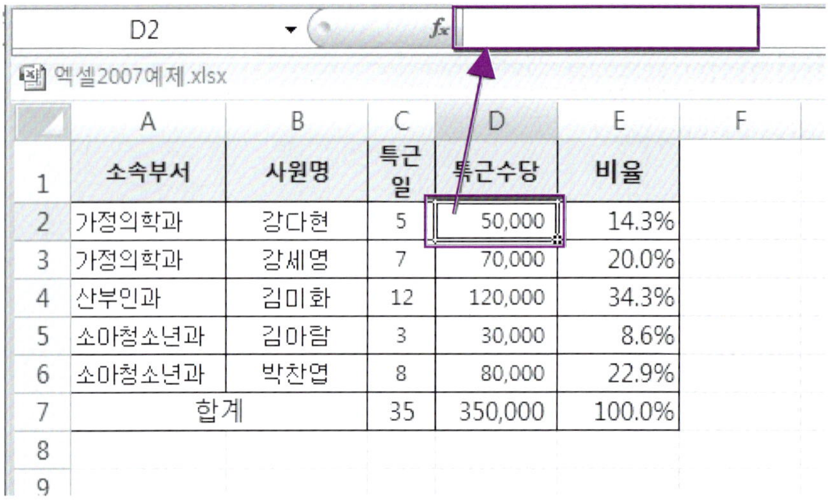

⑦ [시트 보호 해제]는 [검토] ➜ {변경 내용}[시트 보호 해제]를 클릭하고 시트 보호 시에 설정한 암호를 입력한다.

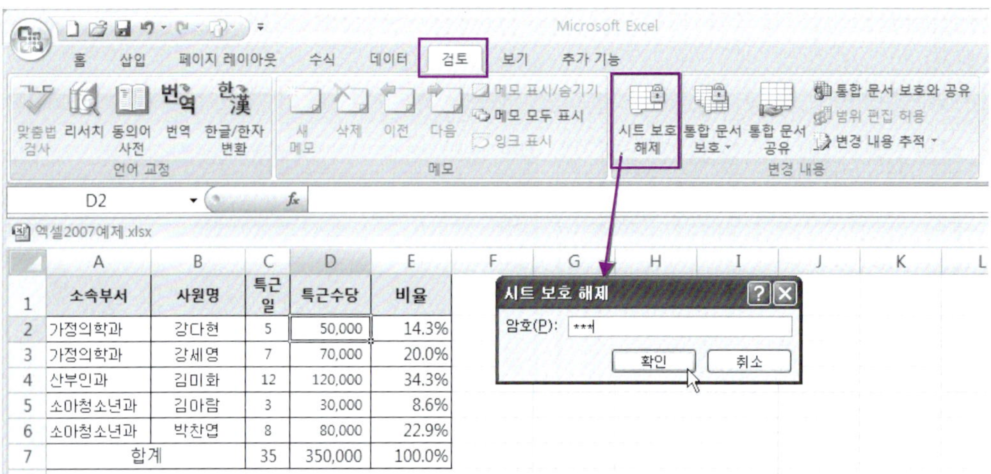

(9) 시트 배경

1) 시트에 배경 그림 넣기

① [페이지 레이아웃] 탭에서 ➜ {페이지 설정}[배경] 도구 아이콘을 선택

② [시트 배경] 대화상자에서 그림 파일 선택

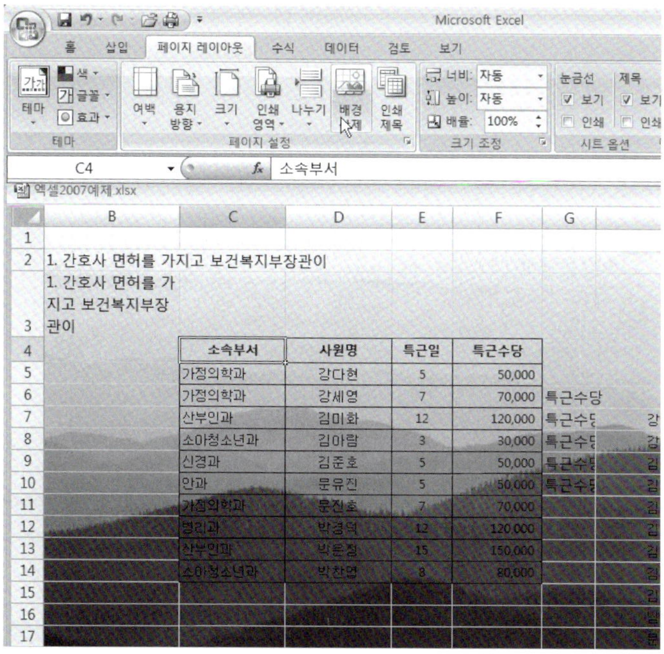

2) 배경 지우기

[페이지 레이아웃] 탭에서 ➜ [배경 삭제]를 선택한다. 도구 아이콘 배경을 넣고나면 [배경]이라는 메뉴는 [배경 삭제]로 표시된다.

※ 시트의 배경 이미지는 모니터 화면에만 표시될 뿐 인쇄되지는 않는다.

제18장 서식 및 스타일

(1) 양쪽 맞춤(채우기)

양쪽 맞춤

① 한 셀에 너무 많은 문자가 들어있을 때 적당한 너비로 여러 줄로 나눠주는 기능

② 적용 순서

㉠ 내용이 들어있는 셀을 포함해서 적당한 너비로 셀을 여러 개 선택한다.

㉡ [홈] ➜ {맞춤}[추가옵션단추 :]

㉢ [홈] ➜ {셀}[서식][셀 서식]을 클릭하고 [맞춤] 탭의 {텍스트 조정}[텍스트 줄 바꿈]을 체크설정 ☑ 하고 [확인]을 클릭한다.

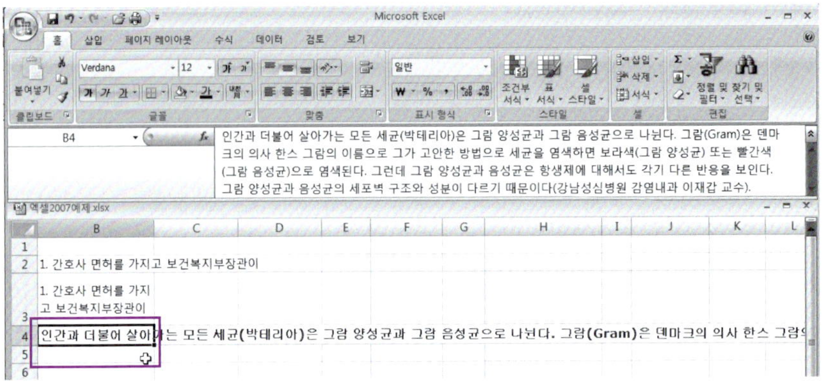

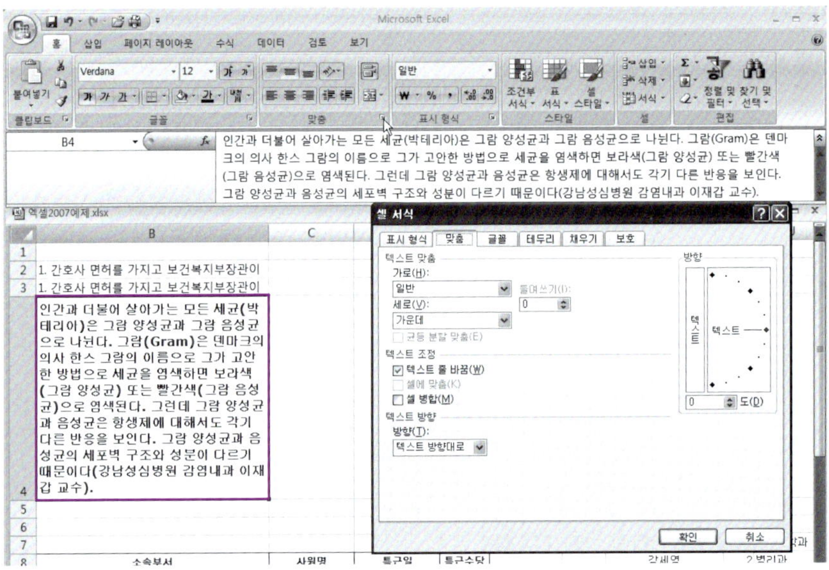

(2) 자동 서식 / 서식 복사 버튼

1) 자동 서식

① 표에 서식을 일일이 지정해주기 번거로울 때 사용한다.

② [홈] ➔ {스타일}[표 서식]

③ 엑셀 2007에 내장되어 있는 60가지 표 서식 중 하나를 표에 그대로 적용한다.

④ 옵션 기능을 사용해서 일부 서식만 선택적으로 적용할 수도 있다.

2) 서식 복사하기

① [서식복사]( ) 버튼을 사용하여 특정 셀의 서식을 다른 셀/범위에 그대로 복사한다. 이는 마치 원하는 서식을 붓을 이용해서 찍은 다음 원하는 곳에 가서 붓으로 서식을 바르는 거와 같은 작업이다.

② 한 번만 복사하기

㉠ 복사할 서식이 있는 셀을 선택하고 [서식 복사] 단추를 클릭한다.

㉡ 복사할 서식이 적용될 셀이나 범위를 선택한다.

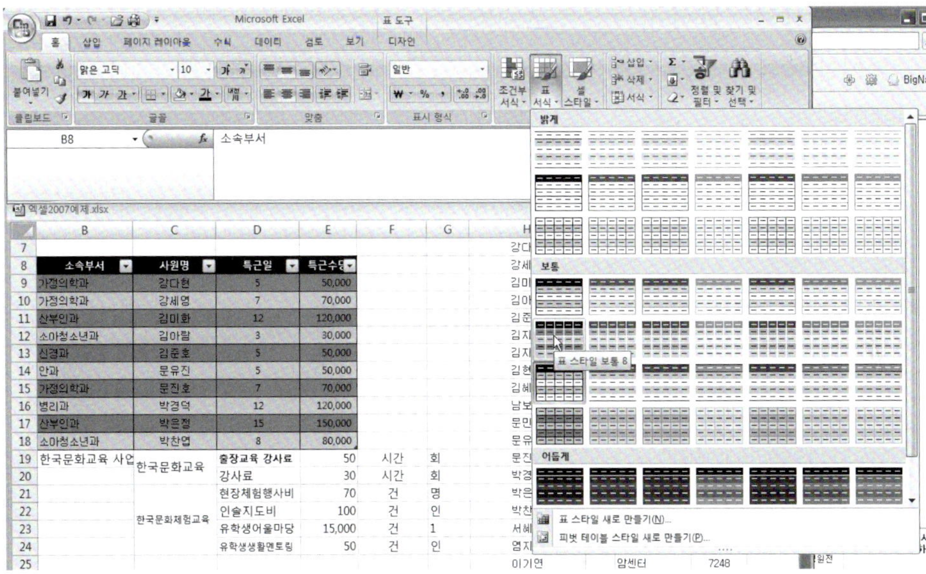

※ 서식 복사 상태일 때에는 마우스의 모양이 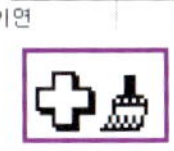 으로 바뀐다.

③ 여러 번 복사하기

• [서식 복사] 단추를 더블클릭하면 서식 복사를 한번 하더라도 서식 복사 상태가 계속 유지된다. 셀/범위를 선택할 때마다 서식이 계속 복사된다.

• 서식 복사 기능을 끝마치려면 ESC키나 [서식 복사] 단추를 클릭한다.

(3) 스타일

스타일 적용하기

스타일을 적용할 셀/범위를 선택하고 [홈] → {스타일}[셀 스타일] 메뉴 선택

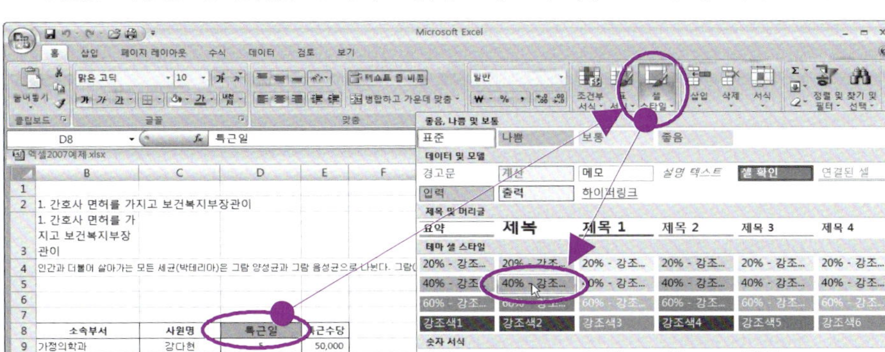

(4) 스타일 만들기

① 특정 서식을 자주 사용하는 경우 이 서식을 OOO스타일이란 이름으로 저장한 뒤 필요할 때마다 불러와서 사용하는 기능

② 서식 복사 기능과 유사

- 서식 복사 기능은 필요한 서식을 원본 셀에서 필요할 때마다 가져온다.
- 스타일은 필요한 서식을 따로 저장해 놓은 뒤 스타일 메뉴나 도구 모음을 통해서 사용한다.

③ 나중에 스타일 내용(서식)을 변경하면 그 스타일이 적용되어 있던 셀들 전체에 그 변경 내용이 자동으로 적용된다.

- 필요한 서식이 들어있는 셀을 선택하고 [홈] ➜ {스타일}[셀 스타일] ➜ [새 셀 스타일]메뉴를 선택한다.
- [스타일] 대화상자에서 스타일 이름을 입력하고 [서식] 단추를 눌러 만들고자 하는 서식들을 적용한다.

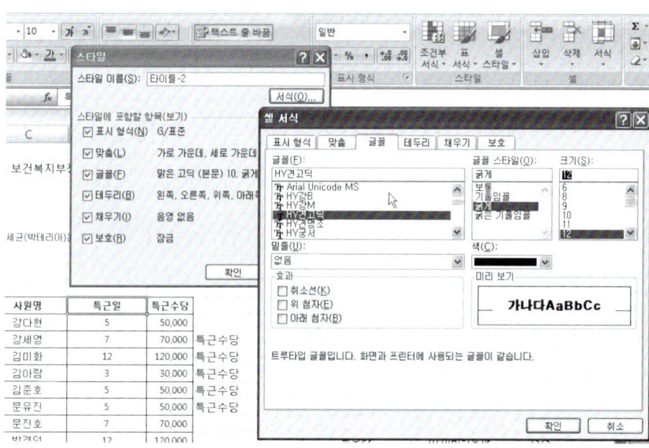

- 필요하다면 [스타일] 대화상자에서 적용할 서식만 체크 혹은 해제한 뒤 [확인] 단추를 클릭한다. 필요한 경우 서식을 수정한다.

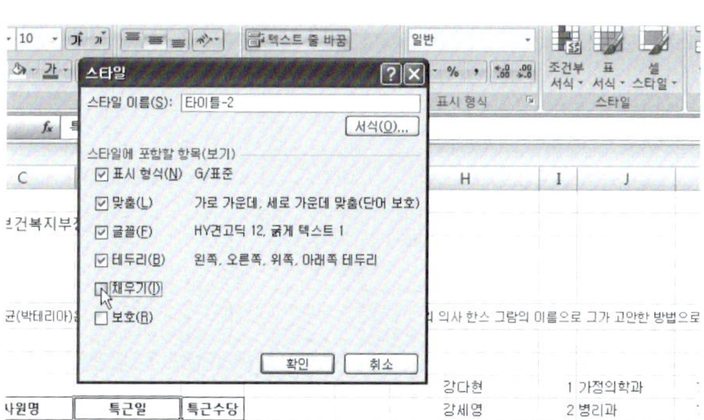

제19장 제목 만들기와 데이터 유효성 검사

(1) 제목 만들기

1) 문서를 꾸미는데 있어 다양한 종류의 도형이나 워드아트가 사용되는데 엑셀에서는 여러 종류의 도형과 워드아트 기능이 제공된다. 도형은 필요한 모양을 언제든지 불러오면 된다. 다양한 도형은 [삽입]→{일러스트레이션}[도형]에서 찾을 수 있다.

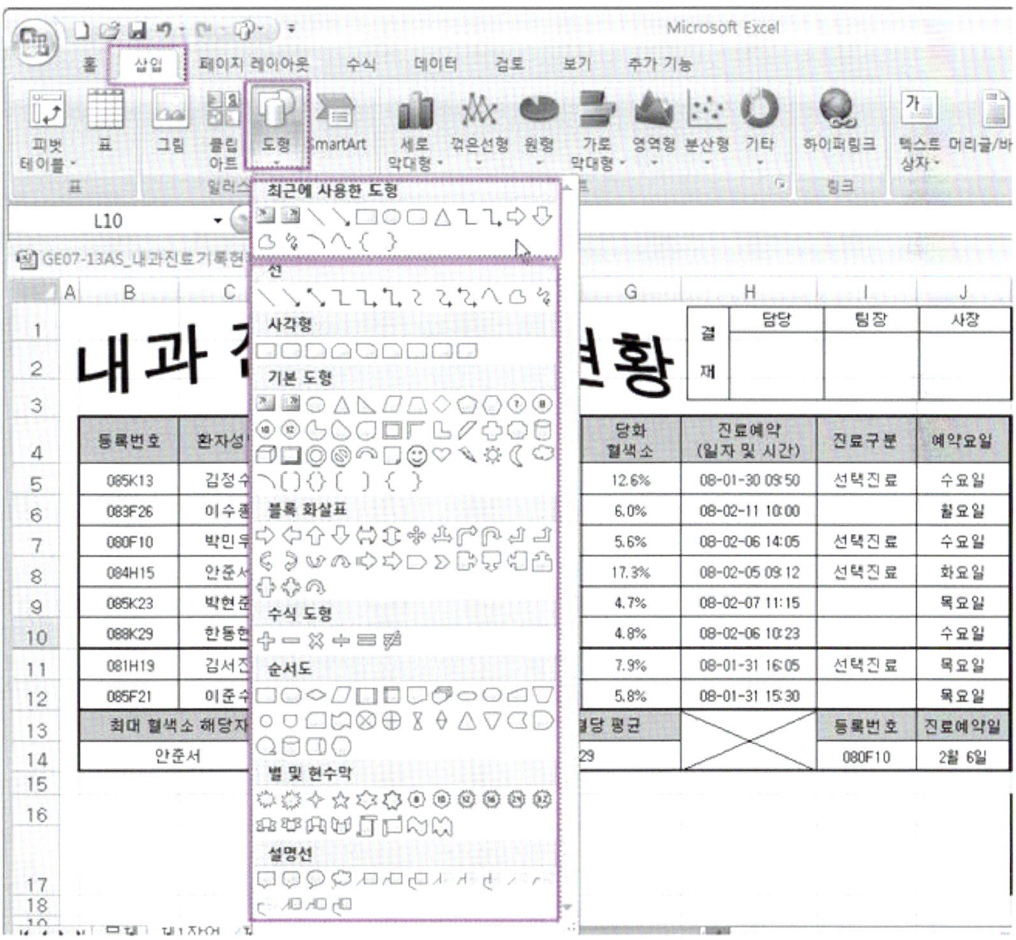

2) 문서에는 일반적으로 제목이 강조된 형태로 다양하게 표현되는데 대개의 경우 그 특성상 [도형]이나 [워드아트]로 표현된다. 제목과 아울러 도형의 스타일, 윤곽선, 그림자 등의 기능 혹은 워드아트 기능과 어울리게 할 수 있다. 다음과 같은 각각의 기능을 적용하는 예제를 통하여 특징을 살펴보자.

3) 예제 1 : 제 목 ⇒ 그리기 도구 모음의 모서리가 둥근 직사각형 도형과 바깥쪽 그림자 스타일(오프셋 대각선 왼쪽 아래)을 이용하여 작성하고 "내과 진료 기록 현황"을 입력한 후 다음 서식을 적용하라(글꼴—돋움, 24pt, 굵게, 검정 / 채우기—노랑).

〈출력 결과〉

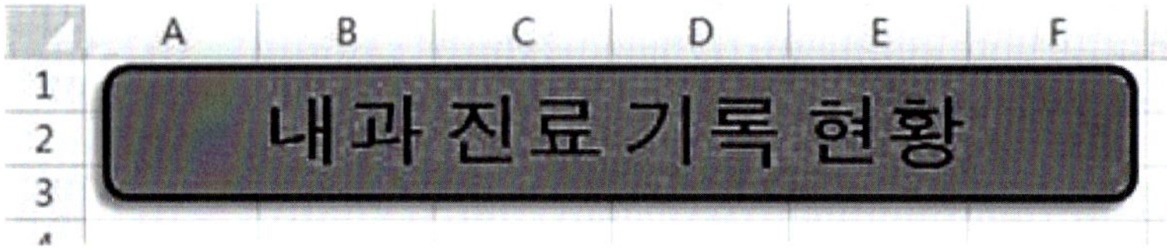

① [삽입]→{일러스트레이션}[도형]에서 '모서리가 둥근 직사각형'을 선택하고 적당한 위치에 넣는다.

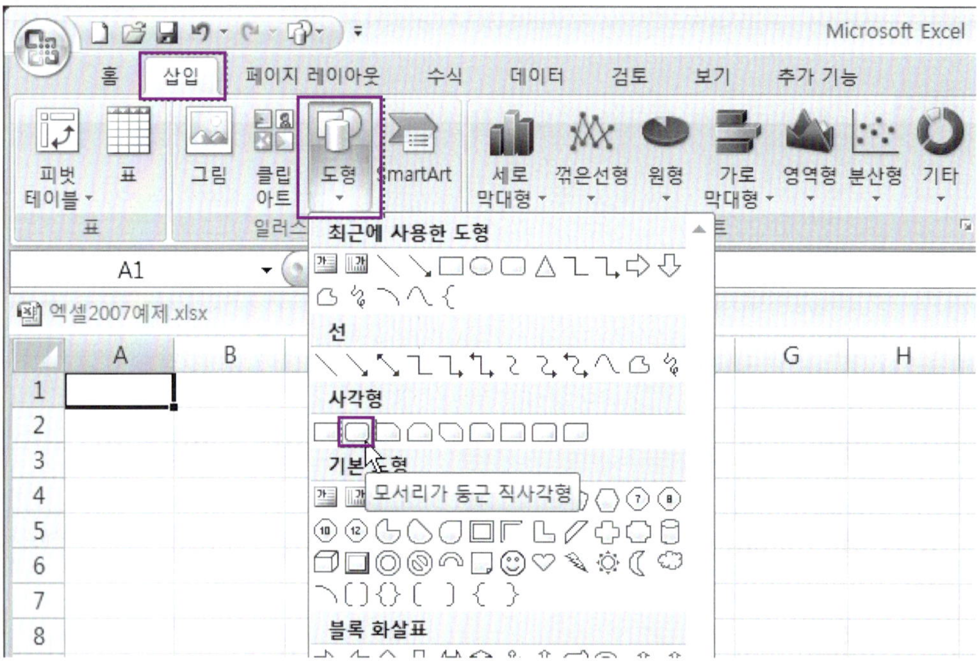

② 도형이 삽입되고 나면 [그리기도구] 메뉴가 나타나서 도형을 꾸미기 위한 여러 가지 메뉴를 사용할 수 있다. 이처럼 엑셀 2007 이상 버전은 필요 할 때 메뉴가 나타나고 평소에는 숨겨져 있다. 그림자 스타일을 적용하기 위해 [서식] ➔ {도형스타일}[도형효과] ➔ [그림자] ➔ [오프셋 대각선 왼쪽 아래]를 선택한다.

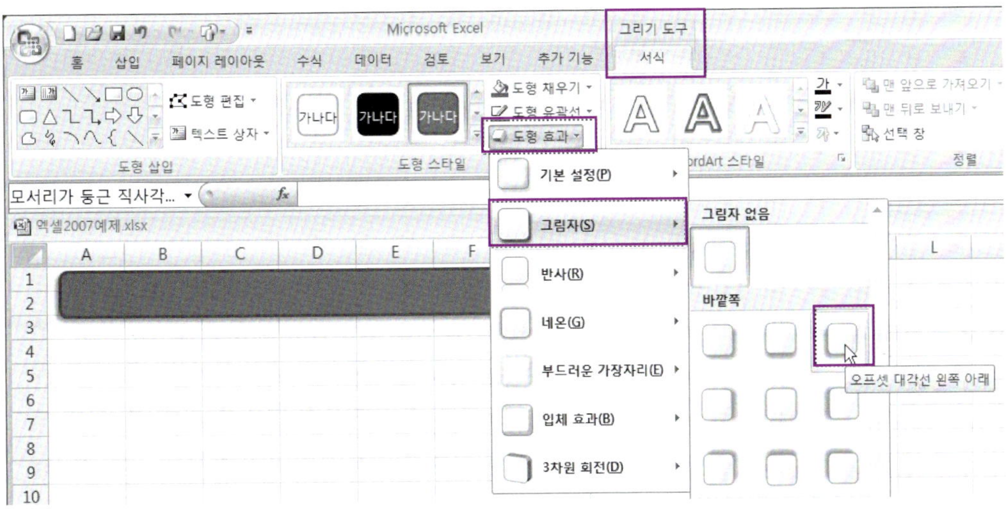

③ 도형 채우기를 적용하기 위해 [서식] ➔ {도형스타일}[도형 채우기] ➔ [노랑]을 선택한다.

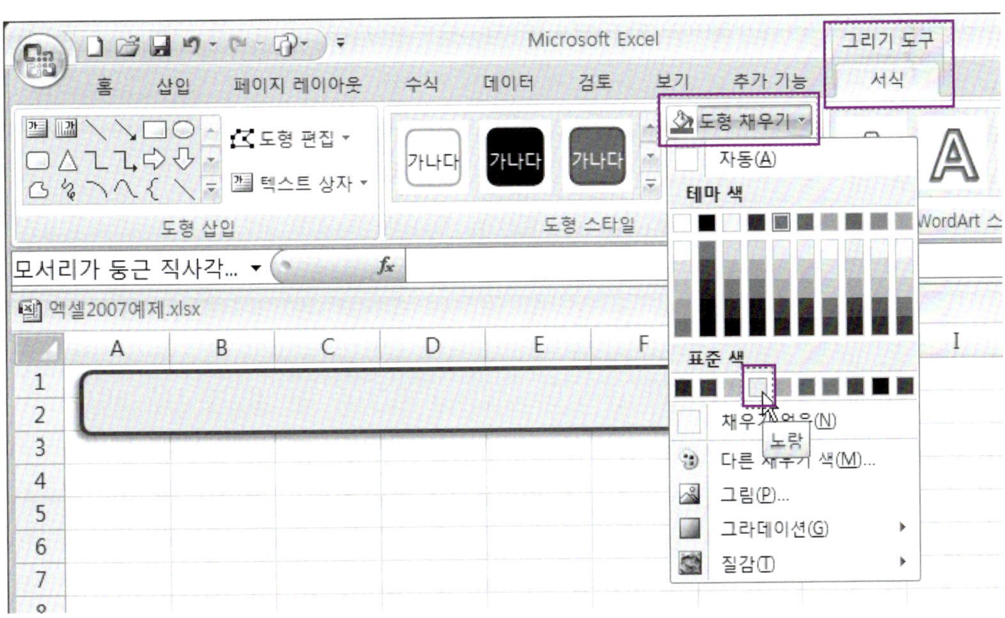

④ 도형 내부의 텍스트를 입력하기 위해 도형을 선택하고 오른쪽 마우스 버튼을 눌러 나타난 메뉴 상단 [글꼴] 모음에서 (글꼴—돋움, 24pt, 굵게, 검정)을 설정하고 '내과 진료 기록 현황'을 입력한다. [채우기 색]이나 [테두리 두께]도 원본과 비슷하게 일치되는지 확인한다.

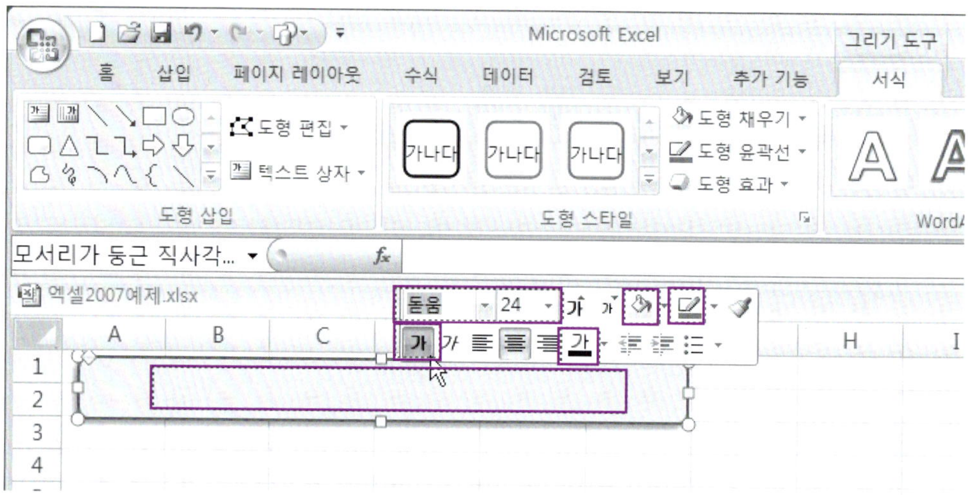

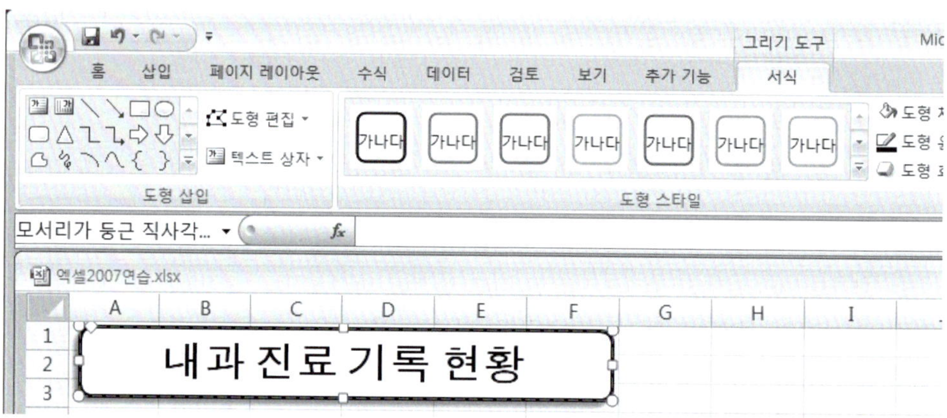

4) 예제 2 : 제 목 ⇒ WordArt를 이용하여 "♤ 건강 검진 예약자 현황"을 입력한 후 다음 서식을 적용하라(글꼴—돋움, 24pt, 굵게).

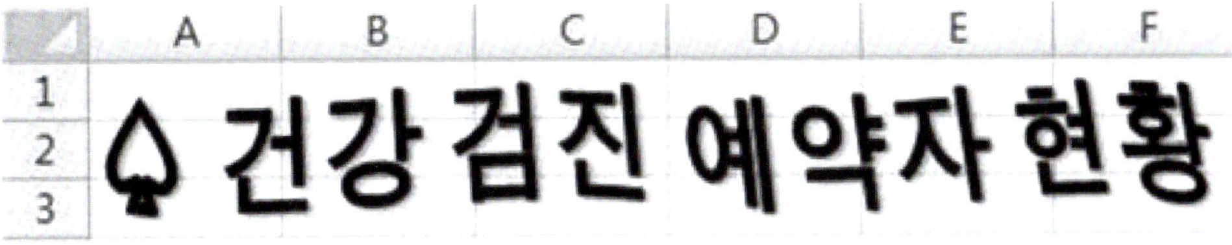

① [삽입]→{텍스트}[워드아트]에서 첫 번째 '채우기−텍스트 2, 윤곽선−배경 2'를 선택한다.

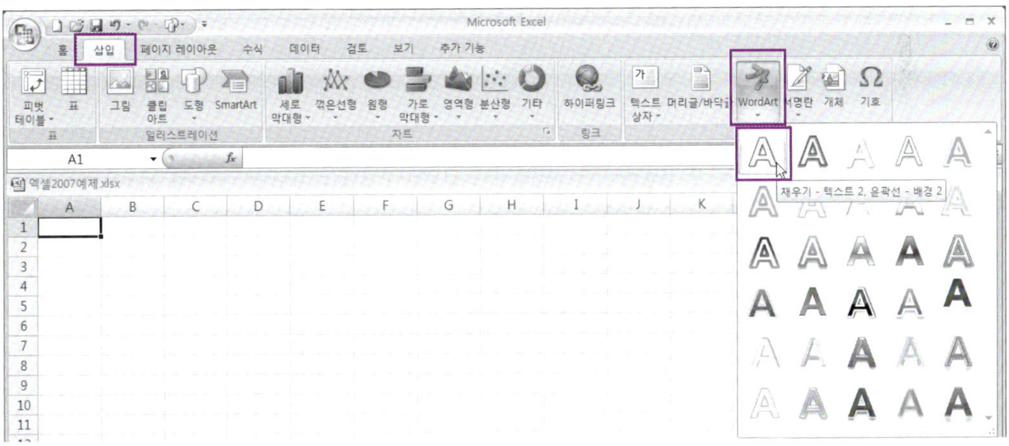

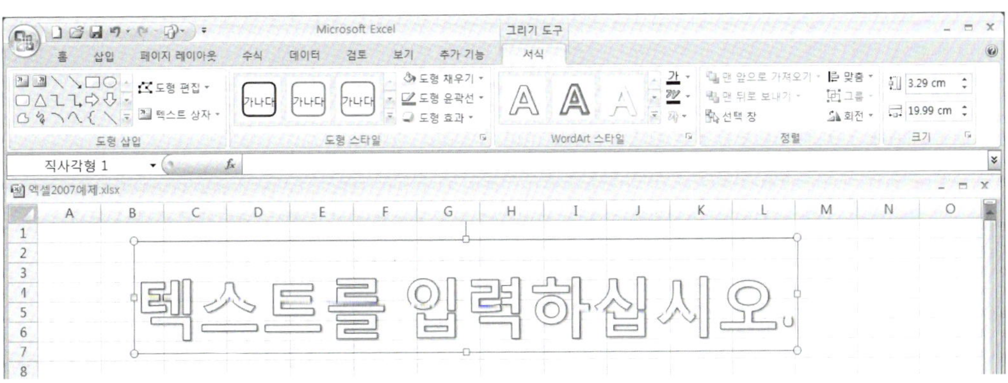

② 텍스트 박스를 선택하고 오른쪽 마우스 버튼을 눌러 상단 [글꼴] 메뉴에서 글꼴속성(글꼴－돋움, 24pt, 굵게)을 지정하고 텍스트란에 '♤ 건강 검진 예약자 현황'을 입력한다. 참고로 엑셀에서 특수문자를 입력하는 방법은 [삽입]→[기호]에서 찾거나 한글 [ㄹ, ㅁ, ㅂ, ㅅ, ㅇ] 중에 하나를 입력하고 [한자]키를 누르면 특수문자 목록이 표시되는데 거기에서 해당 문자를 선택하거나 표시된 번호를 선택하면 된다. 여기서 ㄹ:단위, ㅁ:도형, ㅂ:상자그리기 선모양, ㅅ:한글의 원문자와 괄호문자, ㅇ:영어와 숫자의 원문자와 괄호문자가 표시된다. 따라서 [♤]기호는 [ㅁ]을 누르고 [한자]키를 누르면 찾아서 입력할 수 있다.

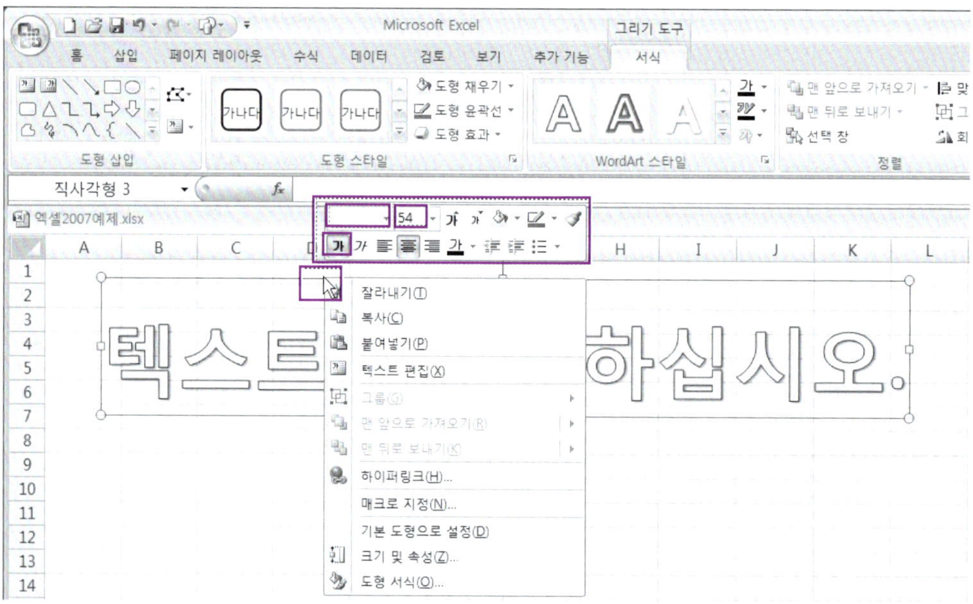

③ 텍스트 [서식]→{WordArt 스타일}에서 글꼴 색과 테두리 색을 [검정]으로 설정한다.

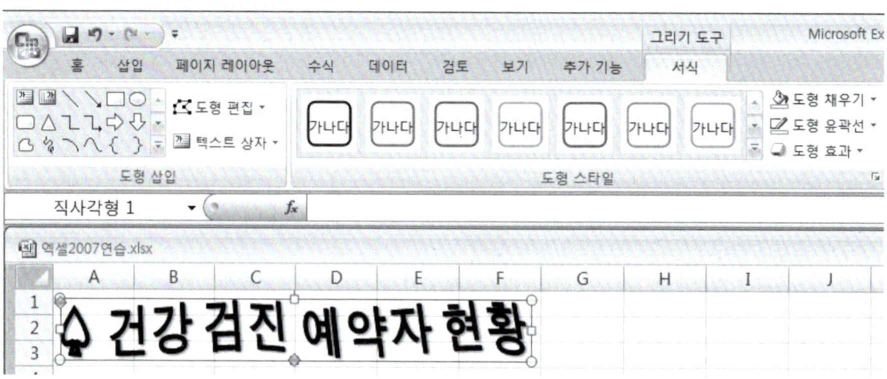

④ [서식] ➔ {WordArt 스타일}에서 [가▾] 버튼을 클릭하고 [변환] ➔ [이중 물결 2]를 선택한다.

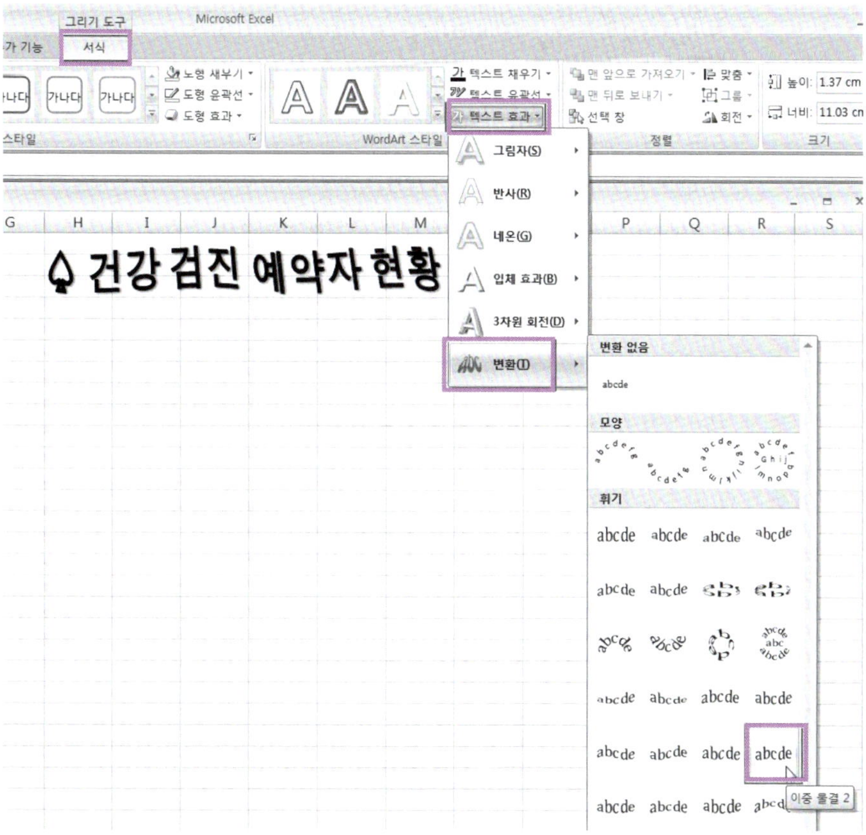

⑤ 이제 작성된 워드아트 오브젝트를 적절한 위치에 배치시키면 작업이 완료된다.

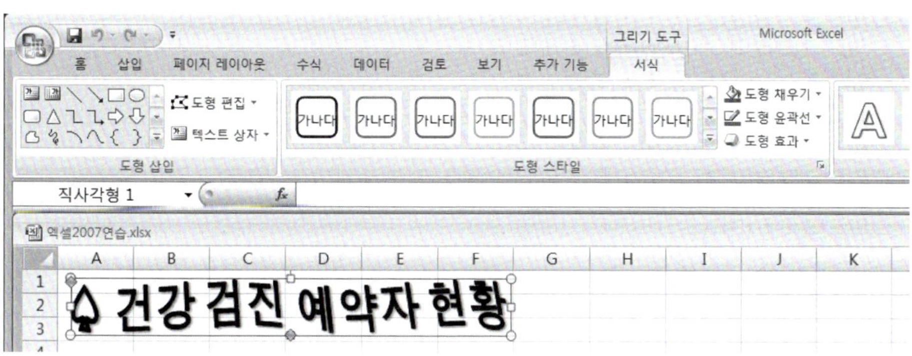

(2) 데이터 유효성 검사

1) 엑셀의 셀에는 주어진 데이터 형식에 따라 모든 범위의 값이 입력될 수 있다. 하지만 특수한 상황에서는 데이터의 신뢰성을 위해 주어진 범주를 넘어서 입력되는 것을 사전에 막을 필요가 있다. 이를 가능하게 하는 기능이 [데이터 유효성 검사] 기능이다. 예를 들면 숫자나 날짜/시간의 경우 어떤 범위의 값만으로 입력을 허용한다든가, 문자의 경우는 특정 목록의 값들로 선택해서 입력할 수 있도록 만드는 것이 그것이다. 예제를 통해 데이터 유효성 검사 기능을 살펴보자.

2) 예제 1 : B1 셀의 값으로 2015-01-01에서 2015-12-31 사이의 값만 입력되도록 제한하라.

① B1셀을 선택하고 [데이터] ➜ {데이터 도구}[데이터 유효성 검사]를 선택한다. [데이터 유효성 검사] 설정 창의 [설정] 탭에서 [제한 대상] 값으로 '모든값'에서 '날짜'를 선택한다. [제한 방법]은 '해당 범위'로 선택하고, [시작날짜]는 '2015-01-01', [끝 날짜]는 '2015-12-31'을 입력한다.

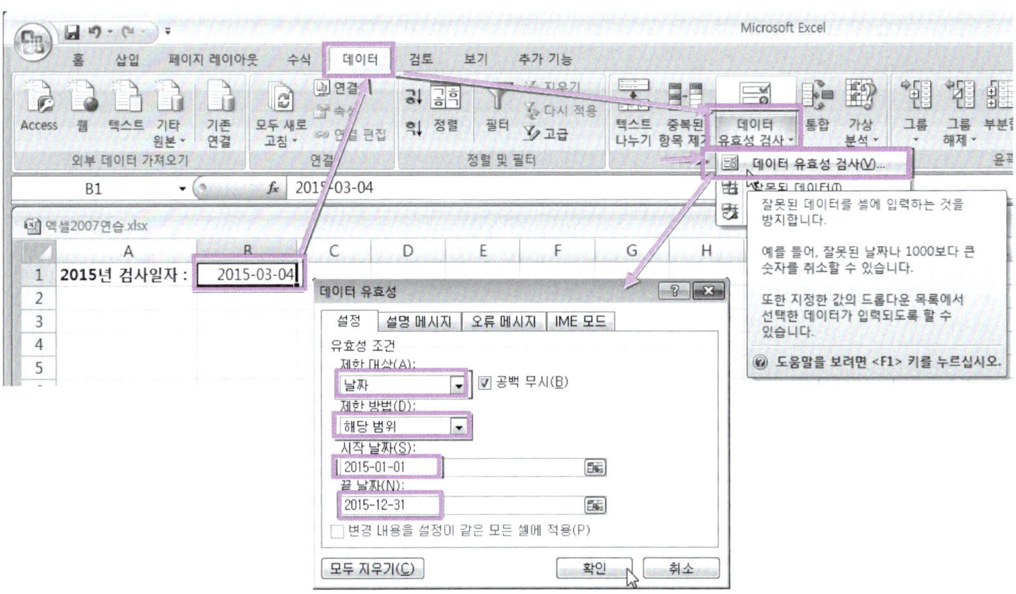

② 이제 정상 동작 여부를 검사해 보자. B1셀에 '2015-01-21'을 입력해 본다. 범위에 들어가는 날짜 데이터이므로 정상입력이 된다.

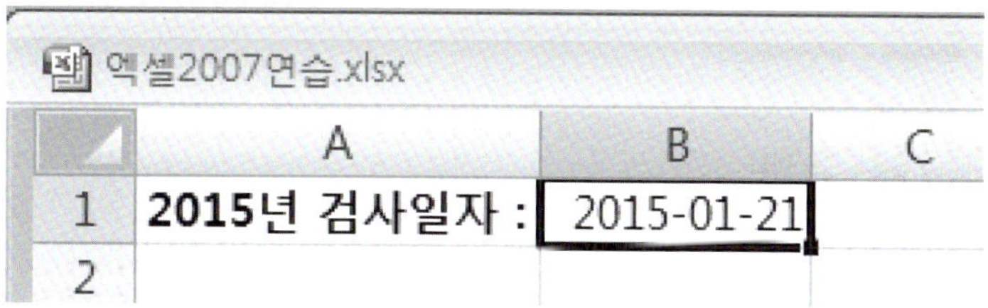

③ 이제 '2014−03−04'라는 값을 입력했을 때의 반응을 살펴보자. 입력 자체가 불가능하다는 오류 메시지가 출력된다.

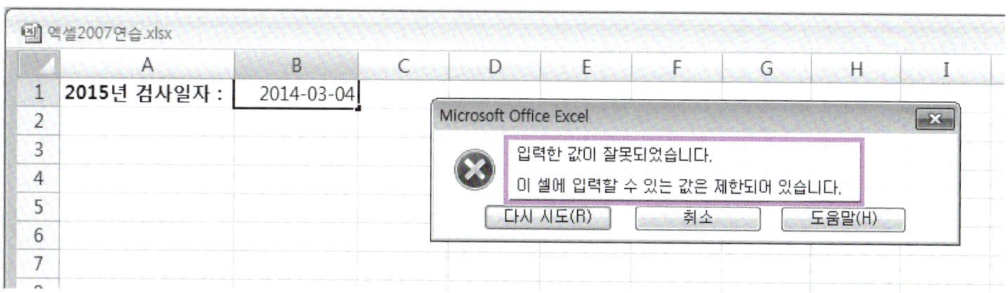

3) 예제 2 : 유효성 검사를 이용하여 <H14> 위치에 고객명(〈C5:C12〉영역)이 목록 형태로 선택 표시되도록 하라. 예제를 위해 다음의 진료예약 현황 데이터를 고려해보자. 지금은 고객명이 위치한 C열과 14행 이외의 데이터는 고려하지 않아도 된다.

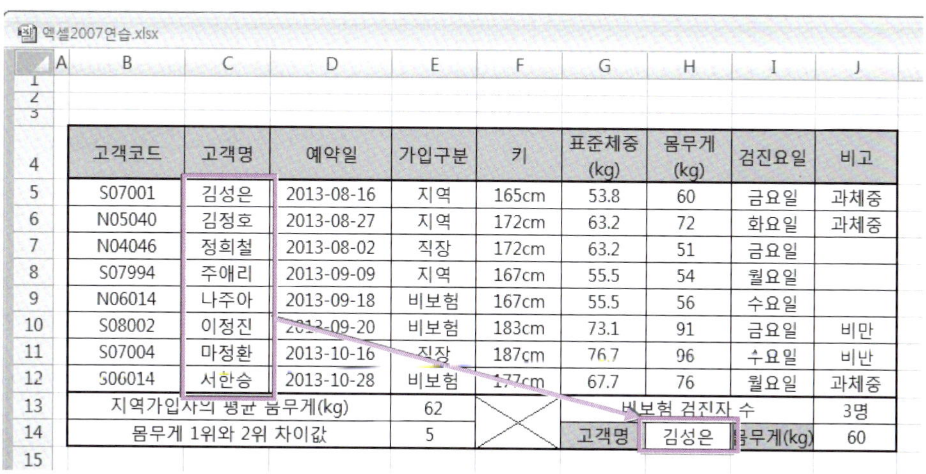

	고객코드	고객명	예약일	가입구분	키	표준체중 (kg)	몸무게 (kg)	검진요일	비고
5	S07001	김성은	2013-08-16	지역	165cm	53.8	60	금요일	과체중
6	N05040	김정호	2013-08-27	지역	172cm	63.2	72	화요일	과체중
7	N04046	정희철	2013-08-02	직장	172cm	63.2	51	금요일	
8	S07994	주애리	2013-09-09	지역	167cm	55.5	54	월요일	
9	N06014	나주아	2013-09-18	비보험	167cm	55.5	56	수요일	
10	S08002	이정진	2013-09-20	비보험	183cm	73.1	91	금요일	비만
11	S07004	마정환	2013-10-16	직장	187cm	76.7	96	수요일	비만
12	S06014	서한승	2013-10-28	비보험	177cm	67.7	76	월요일	과체중
13	지역가입자의 평균 몸무게(kg)			62		비보험 검진자 수			3명
14	몸무게 1위와 2위 차이값			5		고객명	김성은	몸무게(kg)	60

① H14 셀을 선택하고 [데이터] ➔ {데이터 도구}[데이터 유효성 검사]를 클릭한다. [데이터 유효성 검사] 설정 창에서 [설정] 탭에서 [제한 대상] 값으로 '모든값'에서 '목록'을 선택한다. [공백무시]와 [드롭다운 표시]가 체크표시 되어있음을 확인하고, [원본]은 C5:C12가 되도록 설정한다. [확인] 버튼을 클릭한다.

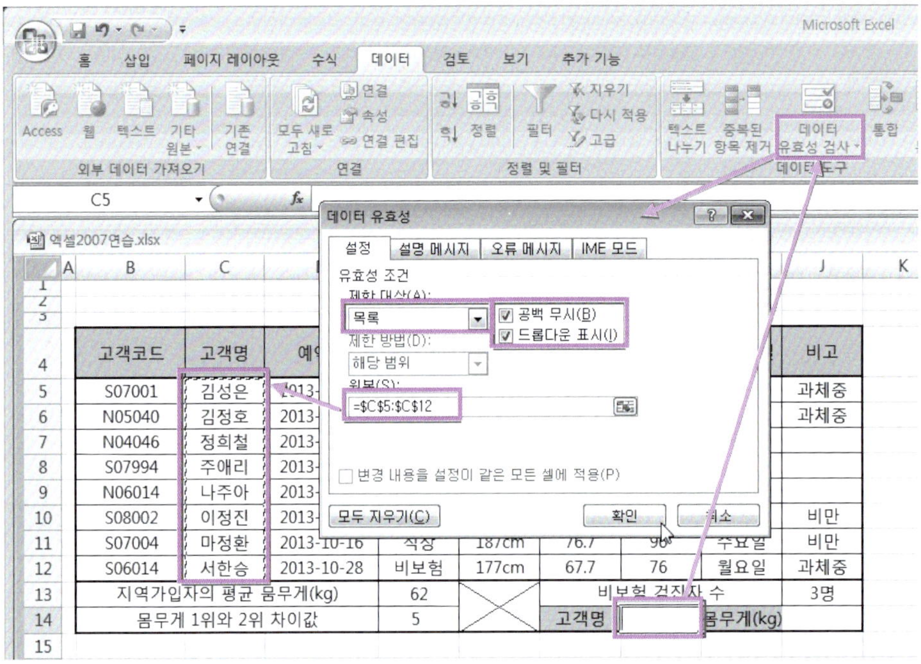

② 그러면 H15 셀은 목록형 값 입력으로 동작함을 알 수 있다. 따라서 H15셀은 목록에 나타난 값 이외에는 입력되지 않는다. 데이터 유효성 검사 기능으로 잘못 입력되는 경우를 사전에 차단할 수 있다.

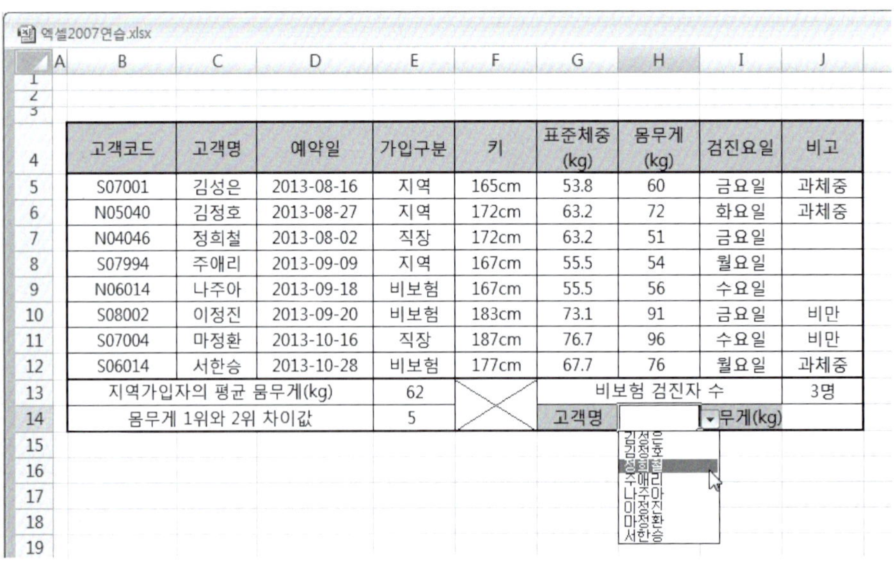

제20장 수식의 형식과 구성요소

수식 (formula)

1) 수식은 엑셀 같은 스프레트시트 프로그램의 가장 중요한 특징이다.

① 수식을 입력하려면 반드시 = 기호로 시작해야 한다.

② = 1+2 ➜ 단순히 1과 2의 합을 계산해준다.

③ = A1+B1 ➜ 셀 A1과 B1에 있는 값들을 더한 결과값을 계산한다.
셀 A1 혹은 B1의 값을 바꾸면 결과값도 자동으로 바뀐다.

④ = SUM(A1:A5) ➜ 범위 A1:A5에 들어 있는 값들의 합을 계산한다.
셀 A1~A5의 값이 바뀌면 함수의 결과값도 바뀐다.

2) 엑셀에서 사용하는 수식의 대부분은 다른 셀에 들어있는 값과 연동되도록 작성된다.

(1) 수식의 구성 요소

① = : 수식은 항상 등호(=)로 시작되어야 한다.

② 연산자: +, -, *, /, ^, >, < 등등

③ 셀 주소

④ 이름(셀이나 범위의 이름)

⑤ 숫자

⑥ 텍스트

⑦ 함수 ➜ 적절히 사용된 함수는 수식의 기능을 향상시킨다.

(2) 연산자

① 일반 수학에서 사용하는 연산자를 그대로 사용

② 연산 순서도 일반 수학에서와 같다.

③ 논리 연산자는 TRUE(참)나 FALSE(거짓)를 결과값으로 가진다.

④ 인접한 연산자의 연산 순위가 같다면 수식의 왼쪽에서부터 차례대로 계산한다.

⑤ 괄호 ( )를 사용하여 연산 순서를 바꿀 수 있다.

연산자	비고	연산 순위
+, −	덧셈, 뺄셈	3
*, /	곱하기, 나누기	2
^	자승	1
&	연결 연산자. 숫자나 텍스트를 연결시켜서 하나의 숫자나 텍스트로 만든다.	4
=	같다. (논리 연산자)	5
>	크다. (논리 연산자)	5
<	작다. (논리 연산자)	5

>=	크거나 같다. (논리 연산자)	5
<=	작거나 같다. (논리 연산자)	5
<>	같지 않다. (논리 연산자)	5

(3) 수식의 예

셀 수식	해당 셀의 결과값
=2^5	32 (2^5)를 결과값으로 가진다.
=A1>B1	셀 A1과 B1의 값을 비교하여 A1의 값이 더 크면 TRUE를, 아니면 FALSE를 표시한다.
=A1=B1	셀 A1과 B1의 값을 비교하여 두 값이 서로 같으면 TRUE를, 아니면 FALSE를 결과값으로 가진다.
=123&456	123456이라는 숫자를 결과값으로 가진다.
=”뮤직”&“비디오”	“뮤직비디오”라는 텍스트를 결과값으로 가진다.

※ 음수(−) 기호나 백분율을 나타내는 퍼센트(%) 기호는 자승 연산자인 (^) 기호보다 연산 순서가 더 빠르다.

용 어	해 설
=20%^5	$(0.2)^5 = 0.00032$
=−2^5	$(-2)^5 = -32$

(4) 수식 입력/수정

1) 셀 A1에 수식 = B1+C1 입력하여 계산하기

① 셀 A1을 선택한다.

② =를 입력한다.

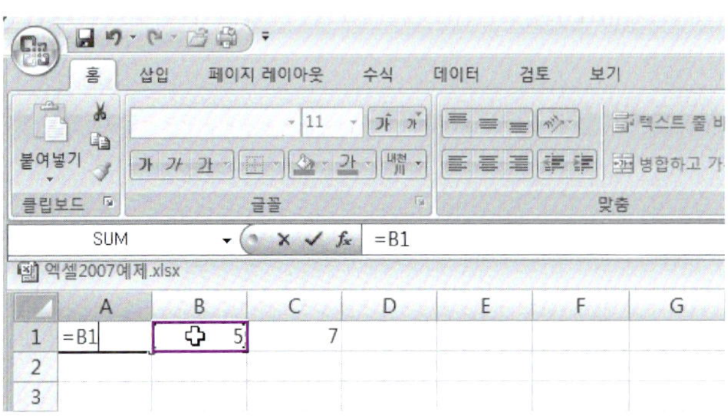

③ 마우스나 화살표 키를 이용하여 셀 B1을 선택한다. 셀에 '=B1'라고 표시될 것이다.

④ +를 입력한다.

⑤ 마우스나 화살표 키를 이용하여 셀 C1을 선택한다. 셀에 '=B1+C1'라고 표시될 것이다.

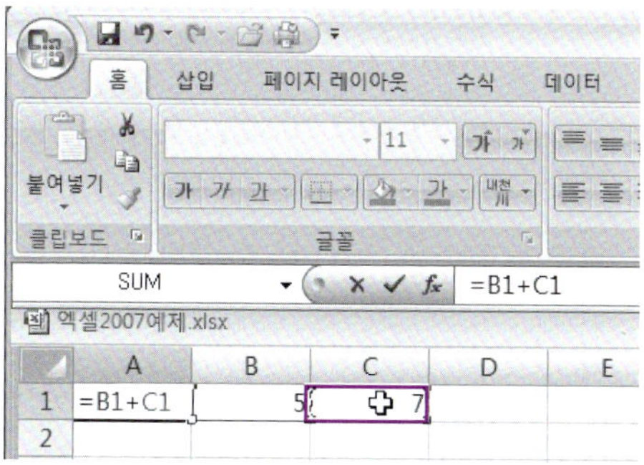

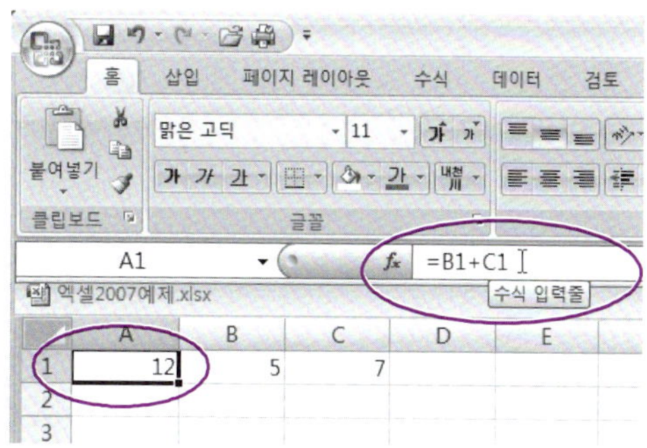

⑥ Enter키를 누른다. 그러면 셀에는 수식의 결과가 표시되고 수식입력줄에는 셀에 입력된 수식이 표시된다.

2) 수식 수정/편집하기

일반 데이터와 마찬가지로 셀을 더블클릭하거나 F2를 눌러서 셀 편집 모드로 전환한 뒤 수식을 수정한다.

(5) 상대 참조와 절대 참조

1) 참조란?

어떤 셀에 들어 있는 값을 다른 수식(또는 함수)에서 사용하는 것을 '그 셀을 참조한다'라고 표현한다.

2) 수식에서 셀을 참조하는 방식

① 상대 참조 : 수식을 다른 셀로 복사할 때 수식에 있던 셀 주소들이 옮겨지는 위치에 맞게 자동으로 변경된다. 셀 주소를 B2, A1, A1:C12와 같이 표기한다.

② 절대 참조 : 수식을 다른 셀로 복사하더라도 수식에 있던 셀 주소들이 바뀌지 않는다. 셀 주소를 $B$2, $A$1, $A$1:$C$12와 같이 문자주소나 숫자주소 앞에 $ 표기를 붙인다.

③ 혼합 참조 : $B2, A$1와 같이 행이나 열 중 한쪽에만 절대 참조 기호를 붙여서 사용한다.

3) 참조 방식이 다양한 이유

① 수식을 다른 셀로 복사할 때 편리하게 하기 위해서이다.

② 엑셀에서는 상대 참조가 일반적이며, 특수한 경우에만 절대 참조를 이용한다.

(6) 채우기 핸들로 수식 복사하기

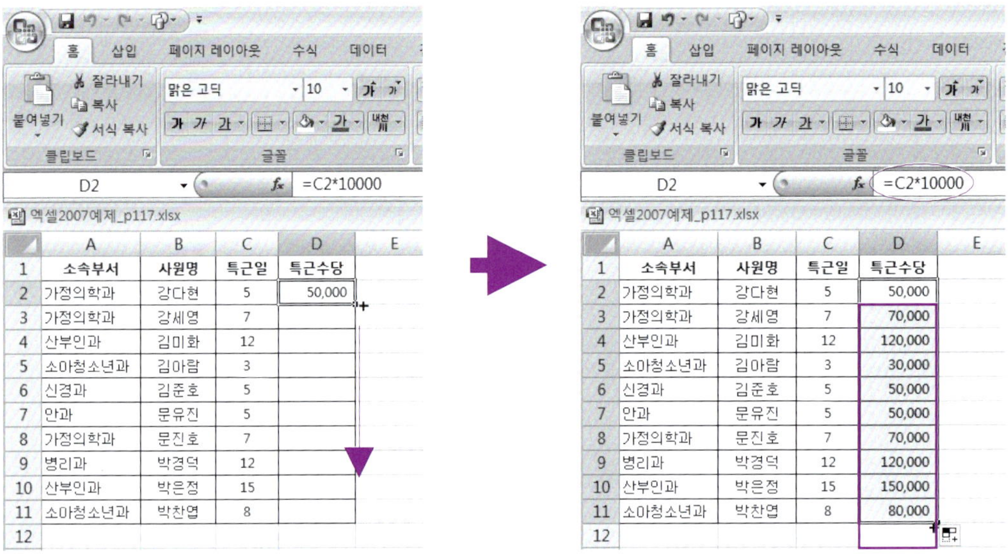

셀 D2에 수식(=C2*10000)을 입력하고 채우기 핸들(셀범위의 우측하단 모서리)을 사용하여 드래그하면 셀 주소가 차례대로 바뀌면서 =C3*10000, =C3*10000, …, =C11*10000이 자동으로 입력된다(상대 참조).

=C2*10000 ➜ 수식이 입력된 셀(D2)과 참조되는 셀(C2)과의 상대적인 위치를 고려하여 자동으로 변하면서 '수식이 입력되어 있는 셀(D2)로부터 왼쪽으로 한 칸 옆에 있는 셀(C2)의 값'에 10000을 곱한다.

(7) 절대 참조

① "비율" 같은 값을 계산할 때, 전체 합을 나타내는 나누는 수(셀 D7)는 다른 셀에서도 일정해야 하며, 복사할 때 상대적인 위치로 자동 변환되지 말아야 한다.

② **=D2/D7**처럼 상대 참조 방식으로 수식을 입력한다면 E3~E7에 오류 메시지**(#DIV/0!)**가 표시된다.

③ 따라서 E2에 수식을 =**D2/$D$7**처럼 입력하고 난 뒤 E3~E6에 복사한다.

④ %로 나타내기 위해 오른쪽 마우스 버튼을 눌러 [셀서식]의 [표시형식] 탭에서 [백분율]로 선택하고 소수 자릿수를 1로 한다. [확인] 단추를 클릭한다.

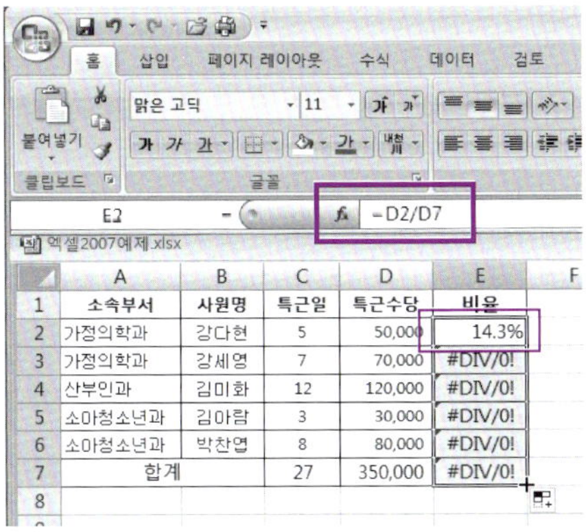

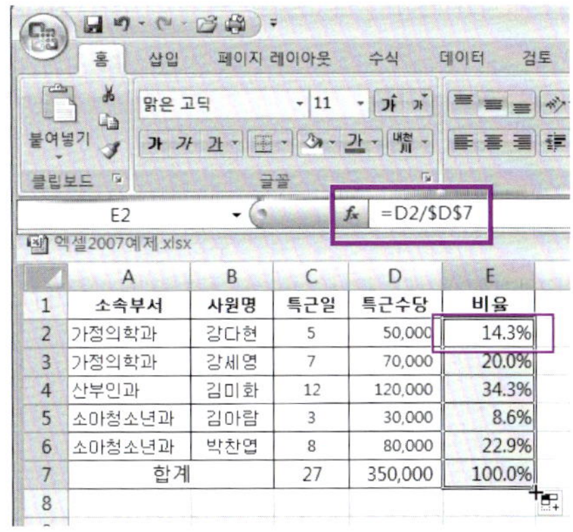

(8) 혼합 참조

① 아래와 같은 간단한 구구단표를 한 번 생각해 보자.

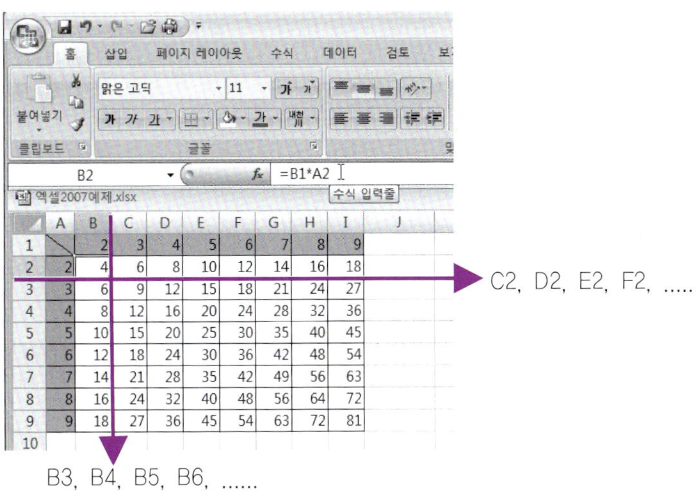

② 여기서 편의를 위해서 혼합 참조의 주소를 사용하여 B2셀에 전체 셀에 사용할 수식 하나만 입력하고 나머지는 복사해서 사용하려면 어떻게 해야 할까?

③ B2의 수식(=B1*A2)이 복사될 경우 전체 수식 구성 결과를 가지고 살펴보면, 행 방향으로는 앞 쪽 셀 주소부분의 열 부분만 변하며(C1, D1, E1, …), 열 방향으로는 뒤쪽 셀 주소부분의 행 부분만 변한다(A3, A4, A5, …).

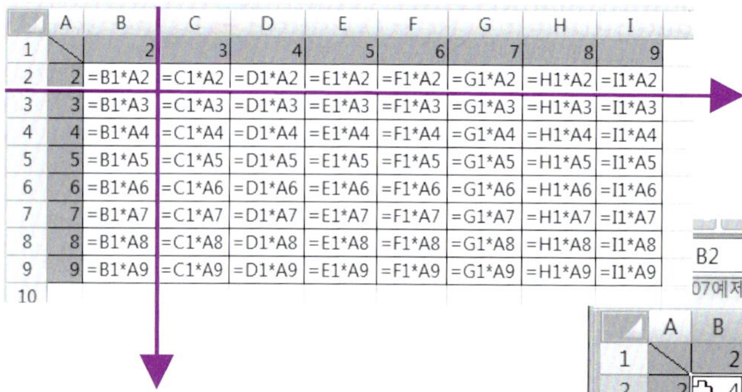

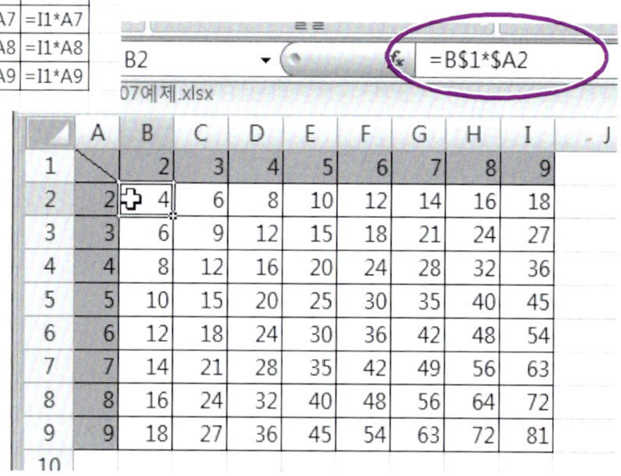

이럴 경우에는 =B$1*$A2와 같이 혼합 참조 방식을 사용해야 한다. 이제 이 주소를 행, 열 방향으로 복사를 하면 구구단표가 완성된다.

※ 셀 주소를 입력한 뒤 F4키를 누르면 다음 순서대로 참조 방식이 차례대로 변한다.
A1 → $A$1 → A$1 → $A1 → A1 → …

(9) 외부 셀 참조

1) 다른 워크시트에 있는 셀 참조하기

① ='워크시트이름'!셀주소

② [부서별직원] 시트의 셀 B2를 참조하려면 = **'부서별직원'**!B2

③ 시트 이름 중에 빈 칸이나 한글이 들어간 경우에는 홑 따옴표로 시트 이름을 묶어줘야 한다.

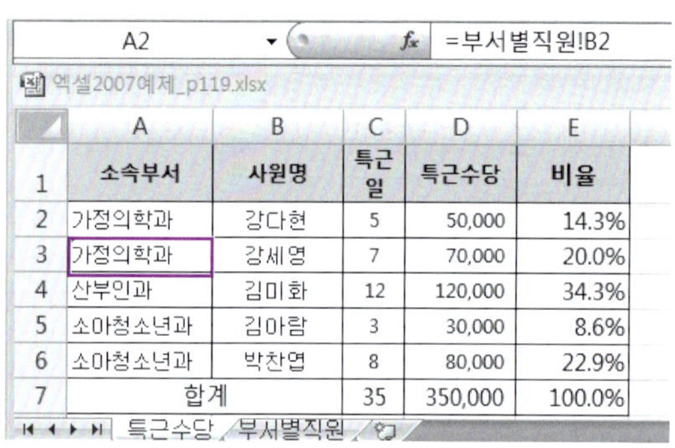

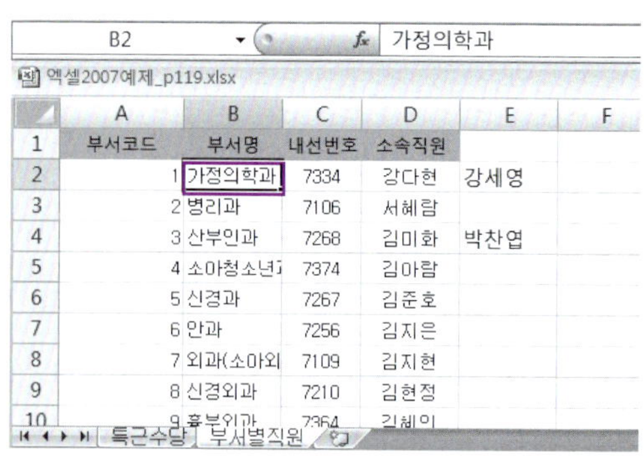

2) 다른 통합 문서에 있는 셀 참조하기

① ='[통합문서이름]워크시트이름'!셀주소

② =[엑셀2007예제02.xlsx]차트대장!A4

③ ='[example.xls]2010 병의원 현황'!A5

④ ='[지역병원.xlsx]부산'!A13

(10) 이름정의 및 사용

엑셀에서 특정 영역을 지칭하는 B3:B12(열), B3:F3(줄), B3:F12(사각영역) 등과 같은 셀 주소가 사용되는데 이러한 주소에 대하여 이름정의를 해두고 셀 주소처럼 사용할 수 있다. 이름 정의는 마우스로 정의할 영역을 지정하고 [이름상자]에 이름정의를 하면 된다. 예를들어 B5:H12 영역을 '찾기영역'으로 이름정의하려면 다음과 같이 한다.

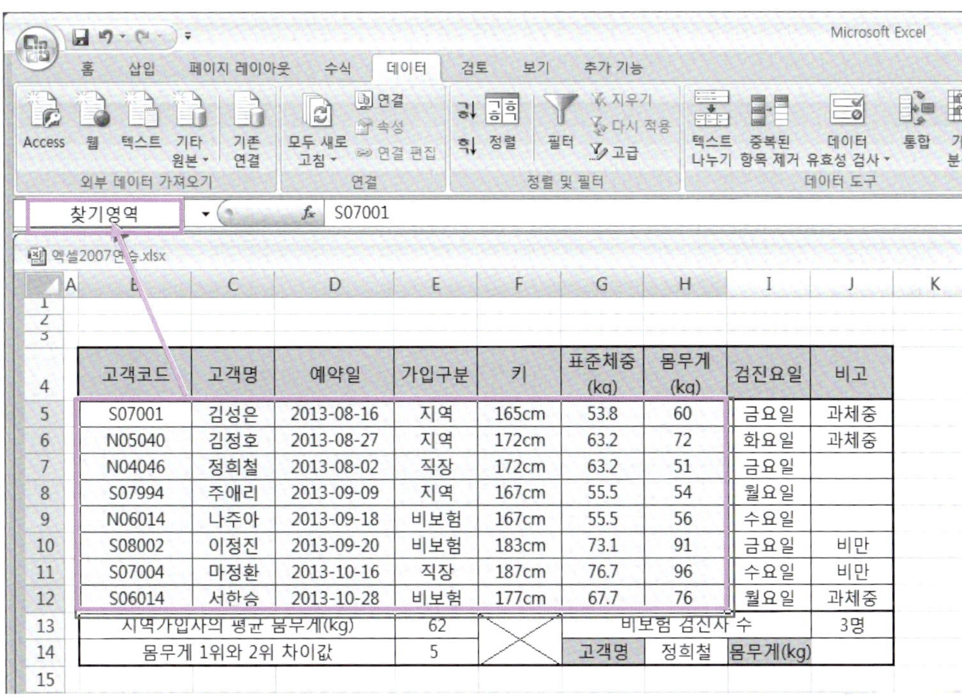

이제 'B6:H13' 이라는 셀 영역 주소 대신에 '찾기 영역'을 사용할 수 있다.

(11) 수식에서 발생하는 오류들

오류 메시지	원 인
#####	오류는 아니다. 단지 열 너비가 좁아서 숫자가 제대로 표시되지 않는 것이다. 열 너비를 넓혀주면 숫자가 제대로 표시된다.
#VALUE!	수식에서 인수나 피연산자를 잘못 사용한 경우에 발생한다.
#DIV/0!	숫자를 0이나 빈 셀로 나누는 경우에 발생한다.
#NAME?	정의되지 않은 이름을 사용하거나 텍스트에서 따옴표를 잘못 사용한 경우에 발생한다.
#N/A	잘못된 인수나 값을 사용하려고 할 때 발생한다.
#REF!	삭제되거나 이동되어 더 이상 유효하지 않은 셀 참조를 사용할 때 발생한다.
#NUM!	잘못된 숫자를 입력할 때 발생한다.
#NULL!	교차하지 않는 두 범위의 교차값을 계산할 때 발생한다.

순환 참조

① 수식에서 직접 또는 간접적으로 셀 자신을 참조하는 경우

② 원칙적으로 순환 참조는 엑셀에서 사용할 수 없다.

(12) 수식의 수동 계산

① 기본적으로 어떤 셀의 값을 변경시키면 그 셀과 연결된 수식들이 모두 자동으로 다시 계산된다.

② 부득이한 경우 계산 모드를 수동으로 전환할 수 있다.

③ 수동 계산 모드에서 셀 값을 업데이트하려면 [수식] → {계산}[지금 계산] 버튼을 누르는 것 이외에 다음과 같은 방법이 있다.

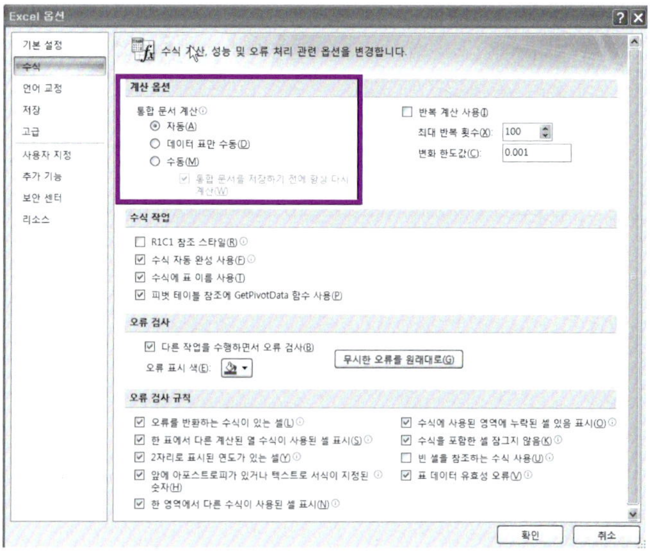

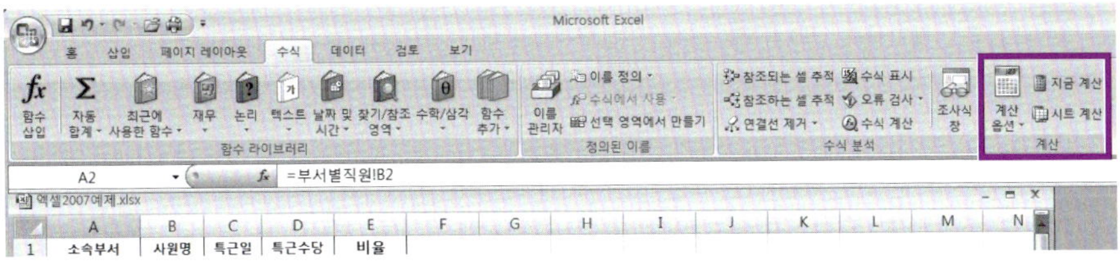

용 어	해 설
F9 [지금계산]	열려 있는 모든 통합문서에서 마지막으로 계산된 이후에 변경된 수식과 그 수식에 연결되어 있는 수식을 다시 계산한다.
Shift+F9 [시트 계산]	현재 워크시트에서 마지막으로 계산된 이후에 변경된 수식과 그 수식에 연결된 수식을 다시 계산한다.
Ctrl+Alt+F9	열려 있는 모든 통합 문서에서 마지막으로 계산된 이후에 변경되었는지 여부에 관계없이 모든 수식을 계산한다.

(13) 수식 사용을 위한 특별한 팁(Tip)

1) 수식을 그대로 복사하기

상대 참조 방식을 사용하면서도 셀 참조가 그대로 유지되도록 하려면 셀 편집 모드에서 수식 텍스트 그 자체를 복사해야 한다.

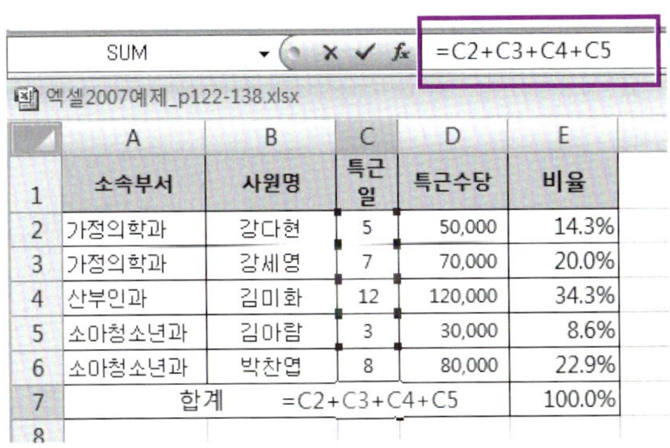

2) 수식을 숫자로 변환하기

참조되는 셀들이 변경되더라도 수식의 결과 값이 변경되지 않도록 하기 위해 수식을 '선택하여 붙여넣기'에서 (값) 방식으로 복사하거나 수식이 들어있는 셀을 선택한 뒤 F2키를 눌러서 셀 편집 모드로 전환한 뒤 F9키를 누르면 수식이 값으로 변경된다. 문자로 된 숫자 데이터를 숫자로 전활할 때는 F2키를 누르고 Enter키를 누르면 된다.

제21장 함수의 사용

엑셀은 배우는 누구나 쉽게 사용할 수 있다. 하지만 좀 더 멋있는 사용자는 바로 여기에 있는 함수를 잘 활용하는 사람이다. 엑셀을 통해 내가 만들고자하는 복잡한 문서를 가능하게 해 주는 것이 바로 함수를 통해서이다. 여러 가지 다양한 기능을 이용할 수 있다. 아마도 함수를 자유로이 활용할 수 있다면 고급 엑셀 사용자로 인정받을 수 있을 것이다.

1) 함수(Function)란?

① 엑셀에서 미리 만들어놓은 수식

② 필요한 함수를 고른 뒤 함수에서 필요로 하는 값(인수)만 입력해주면 나머지는 엑셀에서 알아서 계산을 해준다.

③ 300개 이상의 함수가 내장되어 있다.

2) 함수의 장점

① 수식을 간단하게 표현할 수 있다.

=A1+A2+A3+A4+A5+A6+A7+A8+A9+A10 ➜ 수식

=SUM(A1:A10) ➜ 함수

② 수식보다 입력/수정이 간편하다.

③ 수식으로는 불가능한 계산을 가능하게 해준다.

➜ MAX, COUNTA, IF 함수 등은 수식으로는 작성 불가능

(1) 함수의 범주

범주	내용
재무	할부금, 감가상각비, 미래 가치, 현재 가치 등 재무/회계 계산에 필요한 함수
날짜/시간	날짜, 시간, 요일 등에 관한 함수
수학/삼각	삼각함수, 로그함수, 절대값, 반올림, 나머지 등 초급~고등 수학 계산에 필요한 함수.
통계	합, 평균, 분산, 표준 편차, 최대/최소값, 개수 등 통계 처리에 필요한 함수
찾기/참조 영역	셀 주소, 행/열 번호, 데이터 검색 등에 관련된 함수
데이터베이스	데이터베이스의 분석, 통계 처리에 필요한 함수
텍스트	문자열을 분해하고, 변환시키고, 합치는 등 문자를 조작하는데 필요한 함수
논리	IF, AND, OR, NOT 등 주어진 조건에 따라 TRUE나 FALSE를 반환하는 함수
정보	셀의 현재 상태, 데이터의 유형, 컴퓨터 환경 등에 관한 정보를 제공하는 함수

(2) 함수의 구성 요소 : 인수

1) 함수의 형식

= 함수이름(인수1, 인수2, 인수3, …)

2) 인수

① 함수의 결과값을 계산하기 위해 입력해 주어야 하는 데이터

② 함수에 따라 필요로 하는 인수의 개수가 다르다.

③ 인수와 인수는 콤마로 구분한다.

④ 인수로 사용할 수 있는 데이터 형식

- 숫자
- 수식 : = SQRT(A1^2+A2^2)
- 함수 : = SQRT(SUM(A1^2, A2^2))
- 텍스트
- 셀 주소
- 행/열 전체

(3) 함수 직접 입력하기

1) 함수를 입력하는 방법

① 함수 이름과 필요 인수를 직접 타이핑한다.

② 함수 마법사를 이용해서 함수를 호출하고 마법사의 안내에 따라 함수의 인수를 지정해 준다.

2) 수동으로 직접 입력하기

① 함수 이름이나 인수를 주는 방법을 잘 알고 있는 경우 사용한다.

② 함수 이름과 여는 괄호를 입력하면 인수 사용에 대한 안내를 해 준다.

③ 함수를 어느 정도 알고 있다면 직접 함수를 입력하는 것이 편할 수 있다.

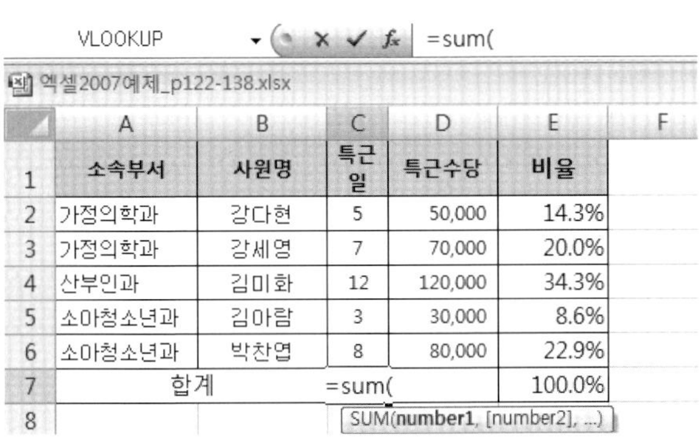

	A	B	C	D	E	F
1	소속부서	사원명	특근일	특근수당	비율	
2	가정의학과	강다현	5	50,000	14.3%	
3	가정의학과	강세영	7	70,000	20.0%	
4	산부인과	김미화	12	120,000	34.3%	
5	소아청소년과	김아람	3	30,000	8.6%	
6	소아청소년과	박찬엽	8	80,000	22.9%	
7	합계		=sum(		100.0%	
8						

(4) 함수 마법사

함수 마법사

필요한 함수를 제대로 사용할 수 있도록 하기 위해 함수 이름과 인수를 대화식으로 입력할 수 있도록 해주는 기능이다.

함수 마법사 버튼(fx)을 클릭하면 [함수 마법사]가 나타난다.

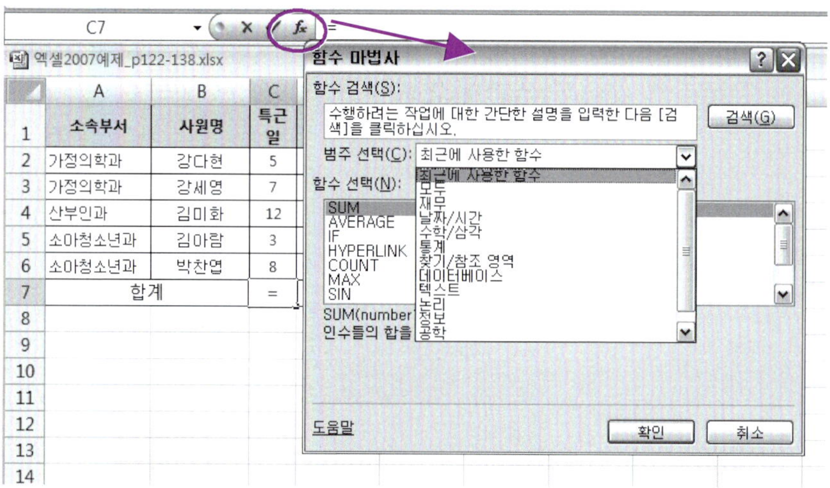

① 함수가 범주별로 정리되어 있다.

② 선택 함수에 대한 간단한 설명이 표시된다.

(5) 인수 입력하기

① 함수 마법사에서 함수를 선택하면 인수를 입력할 대화상자가 표시된다.

② [함수 인수] 대화상자에는 인수와 함수의 결과값에 대한 여러 가지 정보가 표시된다. 다음 예제는 부서테이블에서 부서명[소아청소년과]과 일치하는 내선번호를 추출하기 위해 VLOOKUP 함수를 사용하는 경우이다. 첫 번째 파라메타는 일치하는 내용을 찾기 위한 데이터의 위치 혹은 값, 두 번째는 찾을 범위, 세 번째는 일치하는 데이터가 포함된 줄을 찾았을 경우 몇 번째 열 데이터를 취할 것인가, 네 번째는 찾지 못하였을 경우 비슷한 데이터를 찾을 것인가의 여부(TRUE)를 파라메타로 주어야 한다.

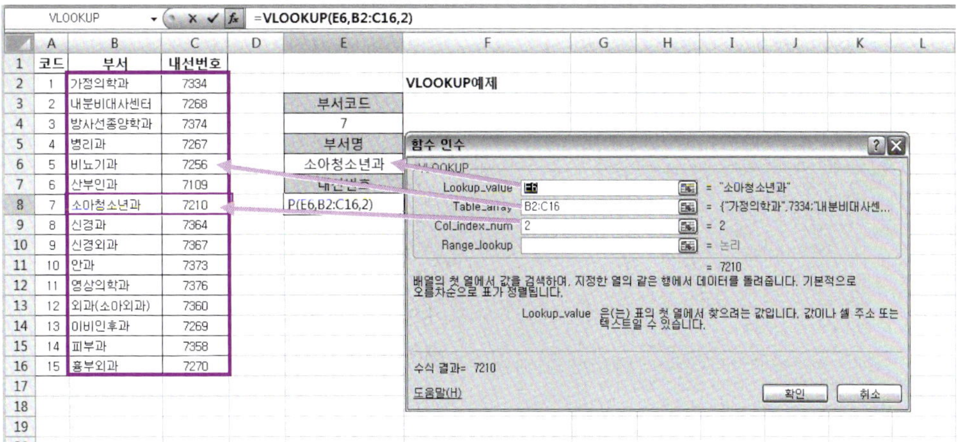

(6) 함수의 수정

1) 함수의 수정 = 인수의 수정

2) 인수 수정 방법

① 함수가 들어있는 셀을 더블클릭하면 셀 편집 모드로 바뀌면서 함수의 인수 주변에 칼라 테두리가 표시된다.

② 셀 편집 모드에서 인수를 직접 수정하거나(D1:D10 ➜ B1:D10)

③ 인수 주변의 테두리에 있는 크기 조절점을 마우스로 이동시키거나 크기를 바꾸면 함수의 인수도 같이 바뀐다.

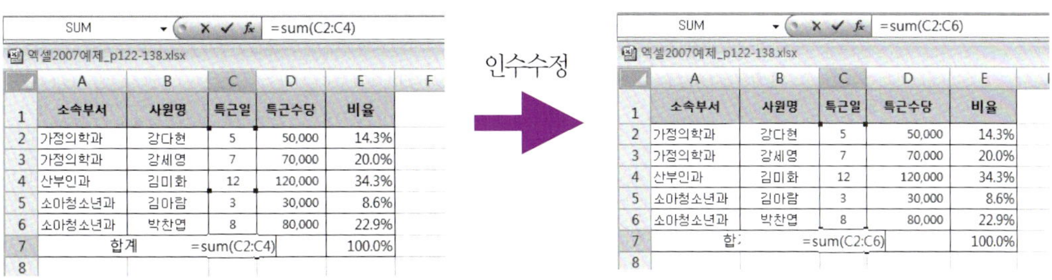

(7) 자동 합계 버튼

자동 합계 버튼

① 엑셀에서 가장 많이 사용하는 SUM 함수를 자동으로 입력하게 해주는 버튼

② 엑셀에서 자체적으로 판단하기에 가장 적절하다고 생각하는 인수(범위)를 자동으로 함수에 입력해 놓는다.

➜ 대부분의 경우 SUM 함수가 들어있는 셀 위쪽이나 왼쪽을 검색해서 숫자가 연속적으로 들어있는 범위 인수가 자동 입력된다.

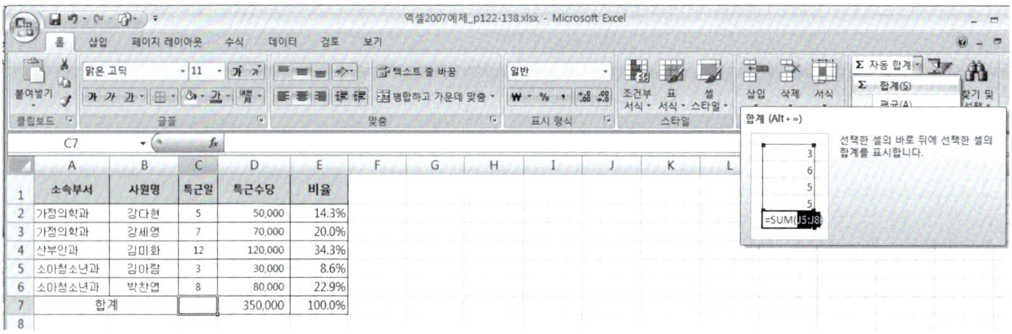

③ 자동합계 버튼의 오른쪽 화살표를 누르면 합계함수 이외에도 다른 함수도 사용가능

(8) SUM 함수

1) SUM 함수 : 인수로 주어진 숫자들의 합계를 구하는 함수

2) 형식

=SUM(인수1, 인수2, 인수3, …)

3) 인수

① 셀/범위 주소(예"A1:A20), 숫자, 수식, 논리값(True, False) 등이 올 수 있다.

② 최대 30개까지 사용 가능

③ 날짜/시간도 숫자로 환산되어 합계된다.

④ 일반 텍스트("가나다")나 숫자 형태의 텍스트("1"), 논리값은 합계에서 제외

(9) 논리 함수

1) AND 함수

① 형식 : =AND(조건1, 조건2, 조건3, …)

② 인수 : TRUE나 FALSE로 계산될 수 있는 수식

③ 결과값 :

- 인수가 모두 TRUE ➜ TRUE
- 인수 중 하나라도 FALSE ➜ FALSE

④ =AND(1+1=2, 1+2>2) ➜ 두 조건 모두 참이므로 TRUE

⑤ =AND(5−3=2, 2+2=4, 2>3) ➜ 세 번째 조건이 거짓이므로 FALSE

2) OR 함수

① 형식 : =OR(조건1, 조건2, 조건3, …)

② 인수 : TRUE나 FALSE로 계산될 수 있는 수식

③ 결과값 :

• 주어진 조건 중 한 가지라도 TRUE(참) ➜ TRUE(참)을 되돌린다.

• 모든 조건이 FALSE(거짓) ➜ FALSE(거짓)을 되돌린다.

④ =OR(1+1=2, 1+2>2) ➜ 두 조건 모두 참이므로 TRUE

⑤ =OR(5−3=1, 2+2=5, 2>3) ➜ 세 조건 모두 거짓이므로 FALSE

3) NOT 함수

① 형식 : =NOT(조건)

② 인수 : TRUE나 FALSE로 계산될 수 있는 수식

③ 결과값

• 인수가 참 ➜ FALSE

• 인수가 거짓 ➜ TRUE

④ = NOT(1+2>2) ➜ 1+2>2가 참이므로 FALSE

⑤ = NOT(OR(5−3=1, 2+2=5, 2>3)) ➜ OR 함수값이 FALSE이므로 TRUE

4) IF 함수

① 주어진 조건에 따라 두 가지 값 중 하나를 선택해야 할 경우에 사용한다.

② 형식 : =IF(조건, 선택1, 선택2)

③ 결과값 : 조건이 TRUE ➜ 선택1 / 조건이 FALSE ➜ 선택2

④ = IF(A1>0, "양수", "음수") ➜ A1의 값에 따라 '양수' 또는 '음수'를 출력

⑤ = IF(A1>0, '양수', IF(A1<0, '음수', 0)) ➜ A1 셀의 값이 0보다 크면 '양수'를 출력하고 그렇지 않는 경우 A1셀의 값이 0보다 작으면 '음수'를 출력하고 그렇지 않는 경우 0을 출력한다(IF를 중첩 사용).

⑥ = IF(A1>=30000000, A1*6%*10%, A1*6%)

➜ 매출액(A1)이 3천만 원 이상인 경우 수당(매출액의 6%)에 10% 더 지급하고 그렇지 않은 경우 수당(매출액의 6%)만 지급한다.

(10) 수학/삼각 함수

1) ABS

① 인수의 절대값을 구하는 함수

② = ABS(2.1) ➜ 2.1

③ = ABS(−2.1) ➜ 2.1

2) INT

① 인수로 주어진 실수보다 작거나 같은 정수 중에서 가장 큰 정수

② = INT(3.14) ➜ 3

③ = INT(−3.14) ➜ −4

④ = INT(−7.5) ➜ −8

3) TRUNC

① 소수 부분을 버리고 정수 부분만 취하는 함수

② = TRUNC(3.14) ➜ 3

③ = TRUNC(−3.14)➜ −3

④ = TRUNC(−7.5) ➜ −7

4) MOD

① 나눗셈의 나머지를 구하는 함수

② = MOD(4, 3) ➜ 1

③ = MOD(100, 2) ➜ 0

④ MOD(n, d) 함수는 수식(n − d*INT(n/d))과 동일한 결과를 가진다.

5) PI

① 원주율(π)값 3.14159265358979을 나타내는 함수

② 인수가 필요 없다.

③ = PI()*A1^2

6) POWER, EXP

① 지수값을 계산할 때 사용한다.

② = POWER(a, b) ➜ $=a^b$, $=a^{\wedge b}$

③ = EXP(b) ➜ $=e^b$

7) PRODUCT

① 형식 : = PRODUCT(인수1, 인수2, 인수3, …) → SUM 함수와 유사

② 결과값 : 인수들을 곱한 값

8) LN, LOG, LOG10

① LN(x) → 밑을 e로 하는 x의 자연 로그값

② LOG10(x) → 밑을 10으로 하는 x의 상용 로그값

③ LOG(x, a) → 밑을 a로 하는 x의 로그값

9) RAND

① 난수를 발생시키는 함수. (0≤난수<1)

② a ~ b 사이의 난수를 발생시키려면 → = RAND()*(b−a)+a

10) ROUND, ROUNDUP, ROUNDDOWN

① 실수의 반올림, 올림, 내림에 관한 함수이다.

② 자릿수는 소수점 이하인 경우는 양수값을 주어야 하며, 소수점 이상인 경우는 0이나 음수값을 주어야 한다.

용 어	해 설
ROUND(실수, 자릿수)	실수를 주어진 자릿수로 반올림한다. =ROUND(314.1592, 2) → 314.16 =ROUND(314.1592, 0) → 314 =ROUND(314.1592, −1) → 310
ROUNDUP(실수, 자릿수)	실수를 주어진 자릿수로 올림한다. =ROUNDUP(314.1592, 2) → 314.16 =ROUNDUP(314.1592, 0) → 315 =ROUNDUP(314.1592, −1) → 320
ROUNDDOWN(실수, 자릿수)	실수를 주어진 자릿수로 내림한다. =ROUNDDOWN(314.1592, 2) → 314.15 =ROUNDDOWN(314.1592, 0) → 314 =ROUNDDOWN(314.1592, −1) → 310

11) SIN, COS, TAN

① =SIN (각도)

② =COS (각도)

③ =TAN (각도)

12) RADIANS, DEGREES

① 엑셀의 삼각 함수에서는 도(°) 단위 각도가 아니라 라디안 값으로 된 각도를 사용한다.

② 따라서 RADIANS 함수를 사용하여 도(°) 단위 각도를 라디안 값으로 변환시켜 줘야 한다.

③ 라디안 값을 도(°) 단위 각도로 변환시킬 때에는 DEGREES 함수를 사용한다.

④ =DEGREES(PI()/2) ➜ π/2가 도(°) 단위 각도(180)로 변환된다.

13) SQRT

① 인수의 제곱근($\sqrt{\ }$)을 구하는 함수

② =SQRT(4) ➜ 2

14) SUMIF

① 인수로 주어진 셀들 중에서 주어진 조건을 만족하는 셀들만 골라서 합계를 구하는 함수

② 형식 : =SUMIF(범위1, 조건, 범위2)

- 범위1 : 조건을 적용시킬 범위
- 조건 : 찾고자 하는 조건
- 범위2 : 조건이 TRUE일 경우 합계를 구할 때 사용될 셀들이 들어있는 범위
- 범위1과 범위2가 같을 경우에는 범위2를 생략할 수 있다.

용어	해설
=SUMIF(C2:C11,">10", D2:D11)	특근일이 10일 이상인 사원들의 특근수당 합계
=SUMIF(A2:A11, "가정의학과", D2:D11)	가정의학과 사원들의 특근수당 합계

엑셀2007예제_p122-138.xlsx

	A	B	C	D	E
1	소속부서	사원명	특근일	특근수당	
2	가정의학과	강다현	5	50,000	
3	가정의학과	강세영	7	70,000	
4	산부인과	김미화	12	120,000	
5	소아청소년과	김아람	3	30,000	
6	신경과	김준호	5	50,000	
7	안과	문유진	5	50,000	
8	가정의학과	문진호	7	70,000	
9	병리과	박경덕	12	120,000	
10	산부인과	박은정	15	150,000	
11	소아청소년과	박찬엽	8	80,000	
12					

P122-127 | P131-132 | P137 | P138

(11) 통계 함수

1) AVERAGE, MEDIAN, MODE

① AVERAGE 함수 : 인수들의 평균(산술 평균)을 계산한다.
② MEDIAN 함수 : 인수들의 중앙값을 계산한다.
③ MODE 함수 : 인수들의 최빈값을 구한다.
④ 중앙값 : 숫자들을 크기별로 나열했을 때 중간에 오는 값
⑤ 최빈값 : 가장 빈번하게 나타나는 값을 의미한다.

2) COUNT, COUNTA, COUNTBLANK

① COUNT 함수 : 인수(범위) 내에서 숫자가 들어있는 셀의 개수를 계산한다. 날짜/시간, 숫자를 나타내는 텍스트도 개수 계산에 포함.
② COUNTA 함수 : 비어있지 않은 셀(데이터가 들어있는 셀)의 개수를 계산한다. 문자, 논리값, 오류값, 빈 문자열("")도 개수 계산에 포함한다.
③ COUNTBLANK 함수 : 비어있는 셀의 개수를 계산한다. 빈 문자열("")가 들어있는 셀은 개수 계산에 포함

3) COUNTIF

① 인수로 지정된 범위 내에서 조건을 만족하는 셀들의 개수를 계산하는 함수
② 형식 : =COUNTIF(범위, 조건)
※ 실행 전에 테스트를 위해 F7 셀에 7을 입력해둔다.

엑셀2007예제_p122-138.xlsx

	A	B	C	D	E
1	소속부서	사원명	특근일	특근수당	
2	가정의학과	강다현	5	50,000	
3	가정의학과	강세영	7	70,000	
4	산부인과	김미화	12	120,000	
5	소아청소년과	김아람	3	30,000	
6	신경과	김준호	5	50,000	
7	안과	문유진	5	50,000	
8	가정의학과	문진호	7	70,000	
9	병리과	박경덕	12	120,000	
10	산부인과	박은정	15	150,000	
11	소아청소년과	박찬엽	8	80,000	
12					

P122-127 / P131-132 / P137 / P138

=COUNTIF(A2:A11, "가정의학과")

→ A2:A11 중에서 “가정의학과”란 텍스트가 들어있는 셀의 개수

=COUNTIF (D2:D11, “>=100000”)

→ D2:D11 중에서 100000 이상인 수가 들어있는 셀의 개수

=COUNTIF (C2:C11, “<>0”)

→ 0이 아닌 데이터가 들어있는 셀의 개수

=COUNTIF (C2:C11, F7)

→ 셀 F7과 같은 데이터가 들어있는 셀의 개수

=COUNTIF (C2:C11, “>”&F7)

→ 셀 F7보다 큰 값이 들어있는 셀의 개수

=COUNTIF (A2:D11, “*”)

→ 텍스트가 들어있는 셀의 개수
문자열 내에서 ‘*’는 임의의 길이를 가지는 문자를 대표한다.

=COUNTIF (A2:D11, “???”)

→ 3글자로 구성된 텍스트가 들어있는 셀의 개수
문자열 내에서 ‘?’는 ?기호 1개당 임의의 한 문자를 대표한다.

4) MAX, MIN,

① 인수 중에서 최대값과 최소값을 구하는 함수 C2:C11
② =MAX(인수1, 인수2, 인수3, …)
③ =MIN(인수1, 인수2, 인수3, …)

5) LARGE (범위, k), SMALL (범위, k)

① 주어진 범위에서 k번째로 큰 값 또는 작은 값을 구한다.
② =LARGE (C2:C11, 2) → C2:C11에서 두 번째로 큰 수
③ =SMALL (C2:C11, 3) → C2:C11에서 세 번째로 작은 수
④ k를 1로 지정하면 각각 MAX, MIN 함수와 같은 의미를 가진다.

6) RANK

① 어떤 숫자가 주어진 범위 내에서 몇 번째로 큰지 또는 작은지를 계산하는 함수
② =RANK (숫자, 범위, 정렬방식)
㉠ 숫자 : 순위를 구하려는 수

ⓛ 범위 : 순위를 구하고자 하는 전체 데이터를 나타내는 범위
ⓒ 정렬방식 : 오름차순(0 이외의 수)/내림차순(0 또는 생략)
③ 범위 내에 같은 수가 여러 개 있는 경우에는 같은 RANK값을 가진다.

(12) 날짜/시간 함수

1) NOW, TODAY

① NOW 함수 : 현재 날짜 및 시간에 해당하는 일련번호를 구한다.
② TODAY 함수 : 현재 날짜에 해당하는 일련번호를 구한다.
③ 두 함수 모두 인수를 사용하지 않는다.

2) YEAR, MONTH, DAY, HOUR, MINUTE, SECOND

인수로 주어진 날짜 또는 시간 중에서 년도, 월, 일, 시, 분, 초를 각각 계산하는 함수

용 어	해 설
=YEAR("2010-08-09")	결과값 : 2010
=DAY(40399)	40399 = 2010년 8월 9일 결과값 : 9
=MONTH("2010-08-09 11:43:10")	시간을 직접 입력할 경우 따옴표로 묶어 주어야 한다. 결과값 : 8
=SECOND("11:43:50")	결과값 : 50

3) DATE, TIME

① DATE 함수 : 인수로 주어진 년, 월, 일에 해당하는 날짜 계산
② TIME 함수 : 인수로 주어진 시, 분, 초에 해당하는 시간 계산
③ YEAR, MONTH, DAY, HOUR, MINUTE, SECOND 함수의 역함수
㉠ YEAR, MONTH, DAY, HOUR, MINUTE, SECOND 함수 : 주어진 날짜 및 시간을 년, 월, 일, 시, 분, 초로 분해하는 역할
ⓛ DATE, TIME 함수 : 분해되어 있는 년, 월, 일, 시, 분, 초들을 조합하여 날짜와 시간을 만드는 역할

용 어	해 설
=DATE(2010, 08, 09)	2010-08-09
=TIME(15, 43, 27)	15:43:27 (또는 3:43:27 PM)

(13) 텍스트 함수

1) LEN

① 문자열 내의 문자 개수를 세는 함수

② 한글, 빈 칸, 숫자, 영어, 한문, 특수문자 등을 모두 한 글자로 간주

2) CONCATENATE

① 문자열들을 결합할 때 사용

② & 연산자와 동일

㉠ =CONCATENATE("ab", "cedf")

㉡ ="ab" & "cedf"

3) LEFT, RIGHT, MID

인수(문자열) 중에서 일부분만 추출해낸다.

A1셀의 데이터	2012 부산과학기술대학교	
	의미	결과
=LEFT(A1, 2)	왼쪽에서 두 글자	20
=RIGHT(A1, 3)	오른쪽에서 3글자	대학교
=MID(A1, 6, 7)	6번째 문자부터 7글자	부산과학기술대

4) TRIM

① 불필요한 공백을 없앤다.

㉠ 단어와 단어 사이에 공백이 두 개 이상인 경우 하나만 남기고 나머지 공백들은 없앤다.

㉡ 텍스트 앞뒤에 있는 공백도 없앤다.

② =TRIM(" 의무기록분야에서의 컴퓨터지식 ")

➜ "의무기록분야에서의 컴퓨터지식"

5) UPPER, LOWER, PROPER

① UPPER : 소문자 ➜ 대문자 (The ➜ THE)

② LOWER : 대문자 ➜ 소문자 (MAKE ➜ make)

③ PROPER : 영단어의 첫 번째 알파벳과 알파벳이 아닌 문자 다음에 오는 첫 번째 알파벳만 대문자로 변환

(21th international conference ➜ 21Th International Conference)

6) EXACT

① 두 개의 문자(또는 숫자)를 비교하여 같은지 여부를 판단한다.

② 두 인수가 서로 같은 경우에는 TRUE, 다른 경우에는 FALSE.

③ 대소문자 구분

=EXACT("ABC", "abc") ➜ FALSE

7) REPT

특정 문자를 지정된 횟수만큼 반복해서 출력.

함수사용	결 과
=REPT("*", 5)	*****
=REPT("행정", 3)	행정행정행정

8) CODE, CHAR

① CODE 함수 : 인수(문자)에 해당하는 ASCII 코드값을 구한다.

② CHAR 함수 : 인수(ASCII 코드값)에 해당하는 문자를 구한다.

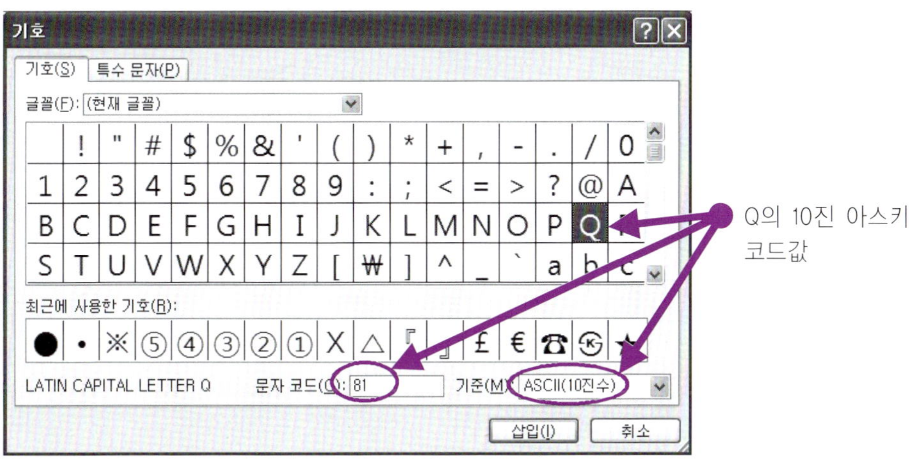

(14) 찾기/참조 영역 함수

1) CHOOSE

① 인덱스 번호를 이용하여 인수로 주어진 값들 중 하나를 선택하는 함수

② 인덱스 번호는 반드시 1,2,3,4,5 ...... 의 값으로 계산되어 나와야 한다.

③ 형식 : =CHOOSE(인덱스번호, 값1, 값2, 값3, ⋯, 값n)

④ 인덱스번호가 1이면 값1이 선택되고, 2이면 값2가 선택되고, 3이면 값3이 선택되고, ...

⑤ 셀 A1에 주어지는 값(1~7)을 요일(월~금)로 변환시키는 함수
=CHOOSE(A1, "일","월","화","수","목","금","토")

⑥ 셀 D1에 주어지는 등급(A, B, C, D)을 4, 3, 2, 1점으로 환산하는 함수
=CHOOSE(CODE(D1)-64, 4, 3, 2, 1)

⑦ 셀 E1에 주어지는 값에 따라 범위를 달리하여 합계를 구하는 함수
=SUM(CHOOSE(E1, A1:A10, B1:B10, C1:C10))

2) VLOOKUP

① 검색 범위의 가장 왼쪽 열에서 인덱스와 같은 값을 찾아 그 행에 있는 값들 중 선택 열에서 지정한 열에 있는 값을 표시한다.

② 함수의 형식 : =VLOOKUP(인덱스 값, 검색범위, 선택 열, [일치여부])

※ 일치여부 : 일치하는 값만 찾을지(FALSE), 근사 값을 찾을지(TRUE) 선택

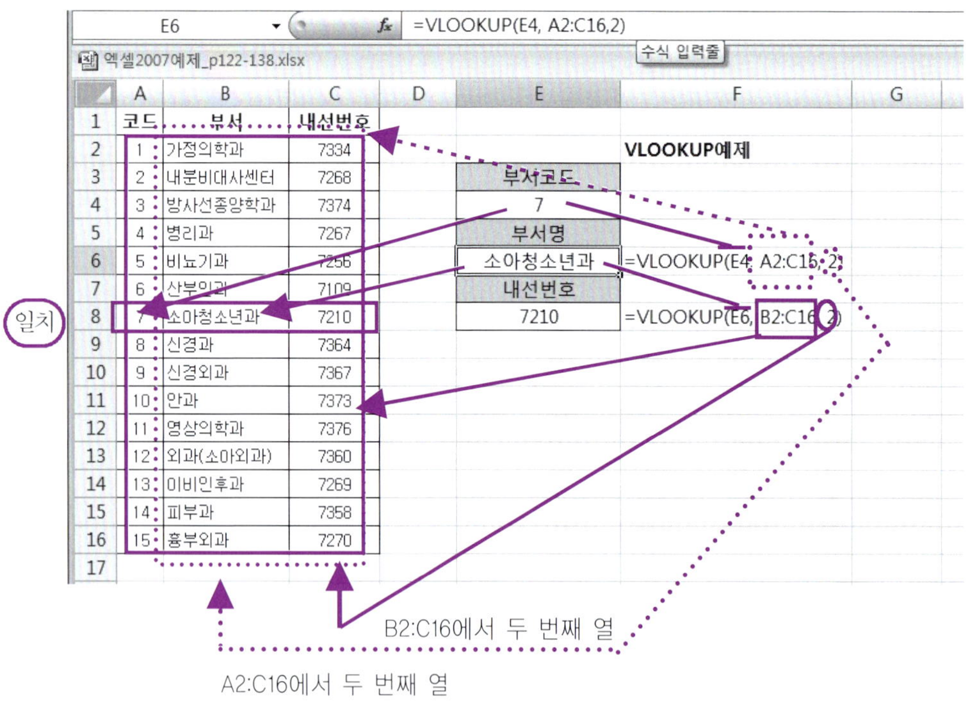

3) HLOOKUP

① 행과 열이 바뀐 것만 빼면 VLOOKUP 함수와 똑같은 형식을 가지고 있다.

② =HLOOKUP(인덱스 값, 검색 범위, 선택 행, [일치여부])

4) LOOKUP

① VLOOKUP이나 HLOOKUP 함수의 간소한 형태

② 검색 범위에서 인덱스와 같은 값을 찾은 뒤 그에 해당하는 값을 선택 범위 중에서 선택한다.

③ =LOOKUP(인덱스 값, 검색 범위, 신댁 범위)

④ 검색 범위나 선택 범위는 반드시 한 행이나 한 열로 구성되어야 한다.

⑤ 검색 범위는 반드시 오름차순으로 정렬되어 있어야 한다.

⑥ 검색 범위에서 인덱스 값과 같은 값을 찾지 못할 경우 그보다 작은 가장 가까운 값을 찾는다.

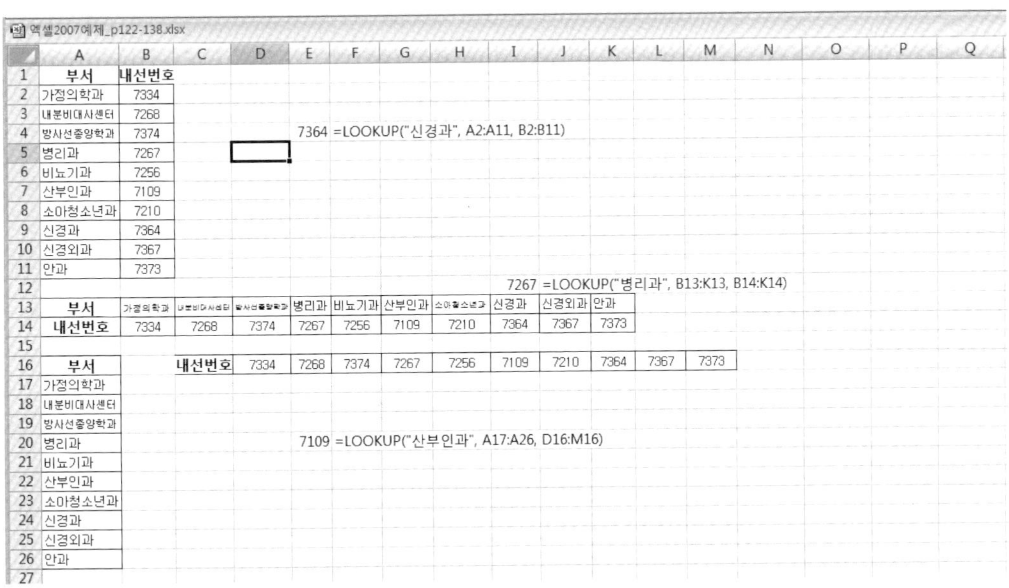

엑셀2007예제_p122-138.xlsx

	A	B	C	D	E	F	G	H	I	J	K	L	M	N	O	P	Q
1	부서	내선번호															
2	가정의학과	7334															
3	내분비대사센터	7268															
4	방사선종양학과	7374			7364 =LOOKUP("신경과", A2:A11, B2:B11)												
5	병리과	7267															
6	비뇨기과	7256															
7	산부인과	7109															
8	소아청소년과	7210															
9	신경과	7364															
10	신경외과	7367															
11	안과	7373															
12									7267 =LOOKUP("병리과", B13:K13, B14:K14)								
13	부서	가정의학과	내분비대사센터	방사선종양학과	병리과	비뇨기과	산부인과	소아청소년과	신경과	신경외과	안과						
14	내선번호	7334	7268	7374	7267	7256	7109	7210	7364	7367	7373						
15																	
16	부서		내선번호	7334	7268	7374	7267	7256	7109	7210	7364	7367	7373				
17	가정의학과																
18	내분비대사센터																
19	방사선종양학과																
20	병리과				7109 =LOOKUP("산부인과", A17:A26, D16:M16)												
21	비뇨기과																
22	산부인과																
23	소아청소년과																
24	신경과																
25	신경외과																
26	안과																
27																	

5) MATCH

① 검색범위에서 내용 검색을 통해 검색된 항목의 (행)위치를 알아내는 함수

② 형식 : =MATCH(찾으려는 값, 찾을 범위, 되돌릴 값 표시)

③ 되돌릴 값 표시는 숫자로 1 : 찾으려는 값보다 처음으로 같거나 작은 값

0 : 찾으려는 값과 정확히 일치하는 값 찾음),

−1 : 찾으려는 값보다 처음으로 같거나 큰 값

④ 예제 : 다음에 주어진 표에서 몸무게가 가장 작은 값의 위치 정보를 구하시오.

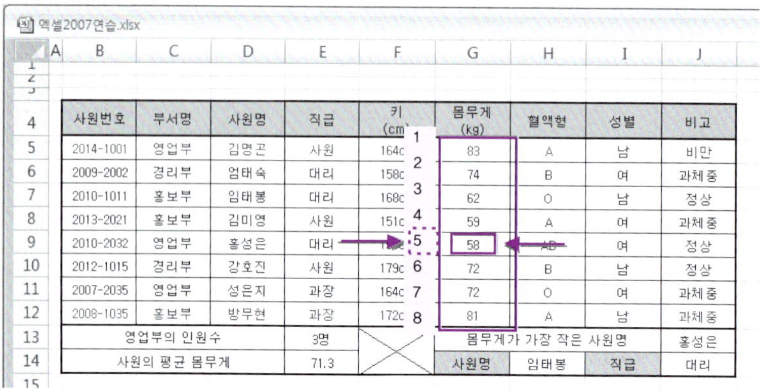

	사원번호	부서명	사원명	직급	키 (cm)	몸무게 (kg)	혈액형	성별	비고
5	2014-1001	영업부	김명곤	사원	164c	83	A	남	비만
6	2009-2002	경리부	엄태숙	대리	158c	74	B	여	과체중
7	2010-1011	홍보부	임태봉	대리	168c	62	O	남	정상
8	2013-2021	홍보부	김미영	사원	151c	59	A	여	과체중
9	2010-2032	영업부	홍성은	대리	[illegible]	58	AB	여	정상
10	2012-1015	경리부	강호진	사원	179c	72	B	남	정상
11	2007-2035	영업부	성은지	과장	164c	72	O	여	과체중
12	2008-1035	홍보부	방무현	과장	172c	81	A	남	과체중
13	영업부의 인원수			3명		몸무게가 가장 작은 사원명			홍성은
14	사원의 평균 몸무게			71.3		사원명	임태봉	직급	대리

6) INDEX

① 표나 범위 내에서 값을 구한다. 즉 표나 범위 내의 행과 열의 위치 정보를 가지고 값을 구한다.

② 형식 : =INDEX(찾을 범위, 행 위치, 열 위치)

③ 예제 : 앞의 예제 테이블에서 5번째 행의 위치에 해당하는 사원명을 구하시오

INDEX(B5:D12, 5, 3) ➜ 결과 : 홍성은

INDEX(D5:D12, 5, 1) ➜ 결과 : 홍성은

INDEX(D5:D12, **<u>MATCH(MIN(G5:G12) G5:G12, 0)</u>** , 1)

➜ 결과 : 홍성은

④ 같은 값을 구하더라도 찾을 범위를 어떻게 지정하는가에 따라 열 위치는 달라진다.

7) 복합 응용 (INDEX, MATCH, MAX)

① 앞의 예제 테이블에서 J15 위치에 '키가 가장 큰 사원명'을 구하시오.

② 우선 MAX 함수를 이용해 수강 인원이 최고인 값을 구한다.

: MAX(F5:F12) ➜ 179

③ MATCH 함수를 이용 구한 값에 대한 (행)위치 정보를 얻는다.

: MATCH(MAX(F5:F12), F5:F12, 0) ➜ 결과 : 6

④ 이제 이렇게 구한 행 위치를 가지고 강좌명을 구한다.

: INDEX(C5:C12, MATCH(MAX (F5:F12), F5:F12, 0), 1)

➜ 결과 : 강호진

(15) 데이터베이스 관련 함수

비 IT전공자들에겐 데이터베이스라고 하면 우선 엑셀에서 '이건 또 뭐야?'라고 의아해 할 수도 있다. 데이터베이스라는 것은 전산학에서 별도의 분야나 과목으로 다룰 정도로 독립적이면서도 큰 개념의 것이나. 하지민 엑셀에서 그렇게까지 자세하게 다룰 이유는 없는 것 같다. 단지 엑셀의 관점에서 그 의미만 파악하고 이용하는 방법만 이해하면 될 것으로 본다. 그리고 저자 역시도 굳이 왜 엑셀에서 데이터베이스라는 용어를 사용하는지도 약간은 의문이다. 물론 관점의 차이인 것 같다. 사실은 데이터베이스라는 용어의 도입 없이도 설명이 가능하기 때문이다. 데이터베이스는 데이터를 테이블 형태로 저장하는 것으로 여기게 한다. 이것은 엑셀에서 만들어진 표와 유사하게 보일 수 있다. 엑셀에서 열은 필드에 해당되며 행은 레코드에 해당된다. 시트 내부에 만들어진 테이블 형태의 자료만 본다면 표 머리글은 필드 이름에 해당된다. 이는 같은 열에 위치한 동일 유형의 데이터를 대표하는 이름이다. 엑셀 함수의 대부분은 작업 대상에 있어서 순수한 데이터 부분만을 지정한다. 하지만 데이터베이스 함수들은 작업 대상 영역 지정에 있어서 표 머리글도 대상에 포함되고 머리글은 비교의 대상이나 처리의 대상에 있어 필드 이름처럼 사용된다.

엑셀에서는 데이터베이스 관련 함수를 제공하는데 엄밀히 이야기하면 셀 내의 데이터를 데이터베이스의 개념으로 다룰 수 있게 하는 것이다. 표 머리글을 포함한 데이터 부분을 데이터베이스로 보고 이를 다룰 수 있는 함수를 제공한다. 이 함수들은 새로운 함수라기보다는 기존의 함수(SUM, COUNT, AVERAGE, MAX, MIN 등등)에 데이터베이스 기능을 덧붙인 것이다. 사실 함수이름도 기존 함수 이름에 'D'라는 접두어를 붙인 것이다(DSUM, DCOUNT, DAVERAGE, DMAX, DMIN 등등). 따라서 이러한 데이터베이스 관련 함수의 기능을 한마디로 설명하면 특정 필드(열)를 대상으로 조건을 만족하는 기존 함수의 동작으로 설명할 수 있다. 예를 들면 "SUM"이라는 함수와 "DSUM"이라는 함수의 차이는 "SUM"은 대상이 되는 열의 모든 값이 더해야 할 대상이라면 "DSUM"은 대상이 되는 열에서 조건을 만족하는 값만을 더해야 한다. 따라서 데이터베이스 관련 함수에는 "조건"이 명시되어야 한다. 재미있는 사실은 기존 함수들은 각 함수마다 필요 매개변수 갯수가 제각각인데 비해 데이터베이스 관련 함수는 모두 동일하게 3개의 매개변수만 필요로 한다. 즉 모든 데이터베이스 함수 형식은 다음과 같이

<u>D기존함수명</u> (<u>데이터베이스영역</u>, <u>작업대상열번호</u>, <u>조건</u>)

으로 동일하다. 다음과 같은 예를 통하여 실제적인 동작 의미를 알아보자.

1) 예제 : “부서가 영업부인 수”를 구해보자.

- 주어진 영역의 자료 개수를 구하는 함수는 “COUNTA”이다.
- 조건(부서가 영업부)을 만족하는 개수를 구하는 데이터베이스 관련 함수는 “DCOUNTA”이다. 따라서 DCOUNTA(데이터베이스영역, 작업대상열번호, 조건)으로 기술되어야 한다. 여기서
- 데이터베이스영역 : 표 머리글까지 포함해서 ➜ B4:H12,
- 작업대상열번호 : 작업 대상인 분류 필드가 3번째 열이므로 ➜ 3 혹은 C4
- 조건 : 조건을 명시한 영역, 조건 기술 영역을 <B16>에서부터 하기로 결정했다면 ➜ B16:B17

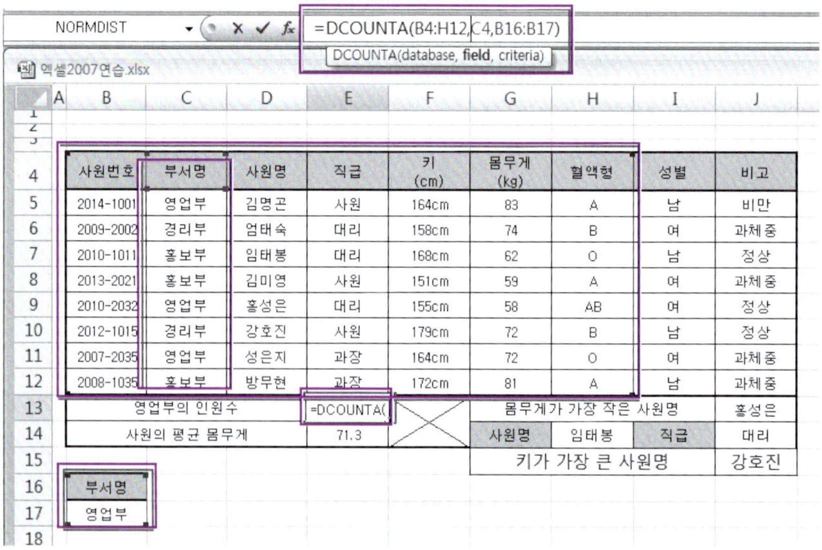

	A	B	C	D	E	F	G	H	I	J
4		사원번호	부서명	사원명	직급	키 (cm)	몸무게 (kg)	혈액형	성별	비고
5		2014-1001	영업부	김명곤	사원	164cm	83	A	남	비만
6		2009-2002	경리부	엄태숙	대리	158cm	74	B	여	과체중
7		2010-1011	홍보부	임태봉	대리	168cm	62	O	남	정상
8		2013-2021	홍보부	김미영	사원	151cm	59	A	여	과체중
9		2010-2032	영업부	홍성은	대리	155cm	58	AB	여	정상
10		2012-1015	경리부	강호진	사원	179cm	72	B	남	정상
11		2007-2035	영업부	성은지	과장	164cm	72	O	여	과체중
12		2008-1035	홍보부	방무현	과장	172cm	81	A	남	과체중
13		영업부의 인원수			=DCOUNTA(		몸무게가 가장 작은 사원명			홍성은
14		사원의 평균 몸무게			71.3		사원명	임태봉	직급	대리
15							키가 가장 큰 사원명			강호진
16		부서명								
17		영업부								

- <E13>에 표현될 최종 함수식은 DCOUNTA(B4:H12, C4, B16:B17)이다.
- 여기서 조건 영역값과 동일한 부분이 <C4:C5>에 존재하므로 COUNTA(B4:H12, C4, C4:C5)로 하여도 동일한 결과를 얻을 수 있다.
- 결과값은 3이 된다.
- 다른 함수의 경우도 그 기능만 다를 뿐 함수 사용 방법은 동일하다. 위의 함수식을

DAVERAGE(B4:H12, G4, C4:C5)

로 바꾼다면 조건(부서가 영업부인)을 만족하는 몸무게(G4)의 평균을 구하게 된다.

(15) IS 함수

인수로 주어진 셀에 들어있는 데이터 형식을 검사하여 찾는 형식과 일치하면 TRUE를 반환한다. 이러한 함수는 논리값을 되돌리므로 각종 함수의 조건식 부분에 주로 사용된다.

함수	TRUE가 반환되는 경우
ISBLANK	데이터가 없는 빈 셀을 참조하는 경우
ISERR	오류값(#N/A 제외)을 참조하는 경우
ISERROR	오류값(#N/A, #VALUE!, #REF!, #DIV/0!, #NUM!, #NAME?, #NULL!)을 참조하는 경우
ISLOGICAL	논리값(TRUE, FALSE)을 참조하는 경우
ISNA	#N/A(사용할 수 없는 값) 오류값을 참조하는 경우
ISNONTEXT	텍스트가 아닌 데이터를 참조하는 경우 빈 셀을 참조하는 경우
ISNUMBER	숫자를 참조하는 경우
ISREF	셀 참조를 참조하는 경우
ISTEXT	텍스트를 참조하는 경우

문제풀이1 표 작성 및 함수 활용

지금까지 익힌 엑셀 기본지식을 활용하여 ITQ엑셀 문제 제1작업(240점) 표 작성 및 활용을 위한 종합 예제를 하나 풀어보자.

≪답안작성요령≫

① 파일명은 본인의 "학번—성명"으로 입력하여 답안폴더(내문서₩ITQ₩)에 하나의 파일로 저장해야 한다(예 : 내문서₩ITQ₩12345678－홍길동.xlsx).

② 작업시트의 A열은 열 너비 '1'로, 나머지 열은 적당하게 조절한다.

③ 시트 이름은 "제1작업"이어야 한다.

④ 작업시트의 테두리는 ≪출력형태≫와 같이 작업한다.

⑤ 해당 작업란에서는 각각 제시된 ≪조건≫에 따라 ≪출력형태≫와 같이 작업한다.

1. 다음은 '건강검진 관리 현황'에 대한 자료이다. 자료를 입력하고 조건에 맞도록 작업하시오.

≪출력형태≫

한국기업 사원 건강검진 현황

결재	담당	팀장	부장

사원번호	부서명	사원명	직급	키 (cm)	몸무게 (kg)	혈액형	성별	비고
2014-1001	영업부	이명곤	사원	164	83	A	(1)	(2)
2009-2002	경리부	임미숙	대리	158	58	B	(1)	(2)
2010-1011	홍보부	엄대웅	대리	168	62	O	(1)	(2)
2013-2021	홍보부	김영미	사원	151	59	A	(1)	(2)
2010-2032	영업부	홍미순	대리	155	74	AB	(1)	(2)
2012-1015	경리부	강경수	사원	179	72	B	(1)	(2)
2007-2035	영업부	정은지	과장	164	72	O	(1)	(2)
2008-1035	홍보부	박무영	과장	172	81	A	(1)	(2)
영업부의 인원수			(3)		몸무게가 가장 많은 사원명			(5)
사원의 평균 몸무게			(4)		사원명	이명곤	직급	(6)

≪조건≫

- 모든 데이터의 서식에는 글꼴(돋움, 10pt)을 적용하고, 맞춤은 ≪출력형태≫를 참조하시오.
- 제 목 ⇒ 모서리가 둥근 직사각형과 바깥쪽 그림자 스타일(오프셋 대각선 오른쪽)을 이용하여 작성하고 "한국기업 사원 건강검진 현황"을 입력한 후 다음 서식을 적용하시오.(글꼴

-맑은 고딕, 24pt, 검정, 굵게, 채우기-노랑)

- 임의의 셀에 결재란을 작성하여 카메라 또는 그림복사 기능을 이용하여 붙이기 하시오(단, 원본삭제).
- 「B4:J4, G14, I14」 영역을 '주황'으로 채우기한다.
- 유효성 검사를 이용하여 「H14」 셀에 사원명(「D5:D12」 영역)이 선택 표시되도록 하시오.
- 셀 서식 ⇒ 「F5:F12」 영역에 셀 서식을 이용하여 데이터 뒤에 'cm'을 표시하시오(예 : 160 → 160cm).
- 「G5:G12」 영역에 대해 '몸무게'로 이름정의를 하시오.

문제 (1)~(7) 셀은 반드시 주어진 함수를 이용하여 값을 구하시오. (결과값을 직접 입력하면 해당 셀은 0점 처리됨).

(1) 성별 ⇒ 사원번호의 여섯 번째 문자가 1이면 '남'으로 표시하고 2이면 '여'로 표시하시오. (CHOOSE, MID 함수)

(2) 비고 ⇒ 비만도를 구하는 공식은 「몸무게(kg)÷(키(cm)÷100)^2」 이다. 이 공식을 이용하여 비만도를 구한 값이 30 이상이면 '비만', 25 이상이면 '과체중', 그 외에는 '정상'으로 표시하시오(IF 함수).

(3) 영업부의 인원수 ⇒ 부서명이 '영업부'인 인원수를 구하고 그 결과값에 '명'을 붙이시오(COUNTIF 함수&연산자)(예 : 1 → 1명).

(4) 사원의 평균 몸무게 ⇒ 직급이 '사원'인 몸무게(kg)의 평균을 반올림하여 소수 첫째 자리까지 구하시오(ROUND,ROUND DAVERAGE 함수)(예 : 67.89 → 67.9).

(5) 몸무게가 가장 많은 사원명 ⇒ 정의된 이름(몸무게)을 사용하시오(INDEX, MATCH, MAX 함수).

(6) 직급 ⇒ 「H14」 셀에서 선택한 사원명에 대한 직급을 표시하시오(VLOOKUP 함수).

(7) 조건부 서식을 이용하여 몸무게(kg)셀에 '80' 이상인 행 전체에 다음 서식을 적용하시오 (글꼴 : 파랑).

문제풀이 과정

[시작]→[모든 프로그램]→[Microsoft Office]→[Microsoft Office Excel 2007]을 실행시킨다. 물론 바탕화면에 바로가기 아이콘을 만들어 두었다면 [Microsoft Office Excel 2007] 버튼을 더블클릭한다.

우선 [저장] 버튼을 눌러 [저장 위치]를 '내문서₩ITQ'로 하고, [파일 이름]을 '***학번-이름.xlsx***'(예 : 12345678-홍길동.xlsx)로 하고 [저장] 버튼을 클릭한다.

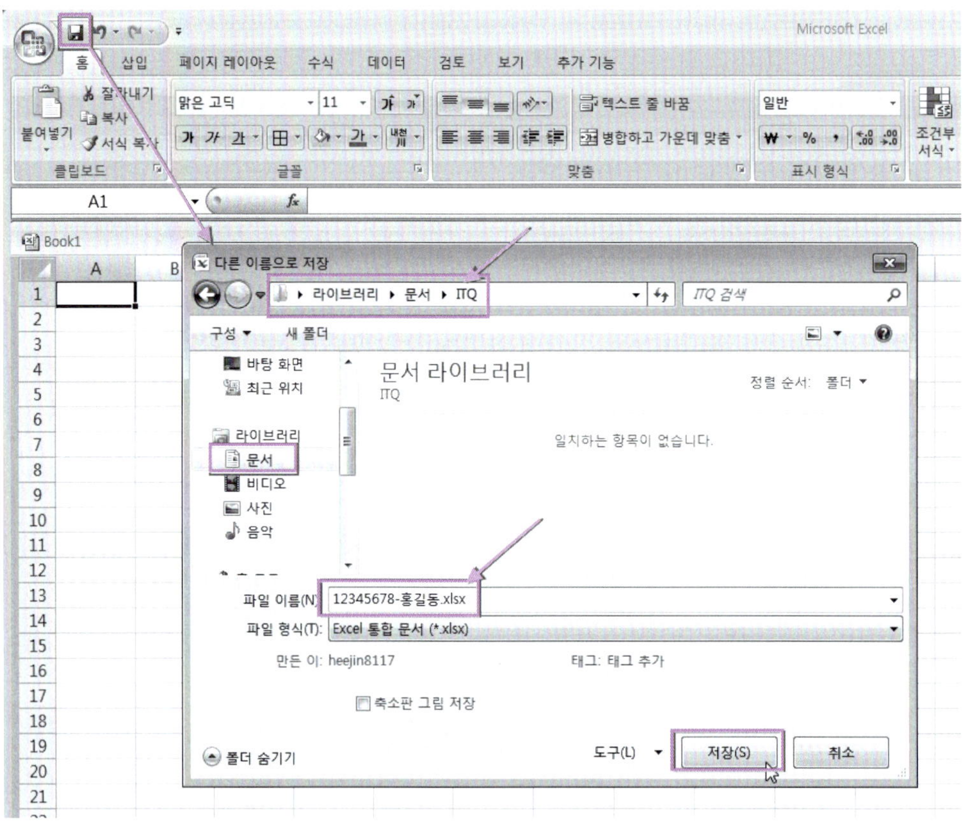

그런 다음 Sheet1에서 오른쪽 마우스 버튼을 누른 다음 [이름 바꾸기]를 선택하고 Sheet1의 이름을 '제1작업', Sheet2의 이름을 '제2작업', Sheet3의 이름을 '제3작업'으로 변경한다.

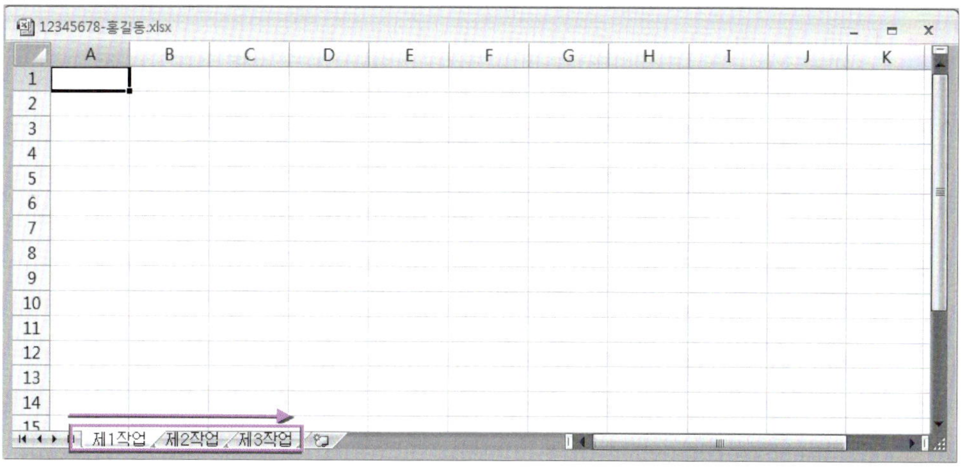

그런 다음 각 시트(제1작업~제3작업)의 [A열 머리글]을 마우스로 클릭하고 오른쪽 버튼을 눌러[열 너비]를 선택하고 나타난 열 너비 창에서 [열 너비] 값을 '1'로 입력하고 [확인]을 클릭한다.

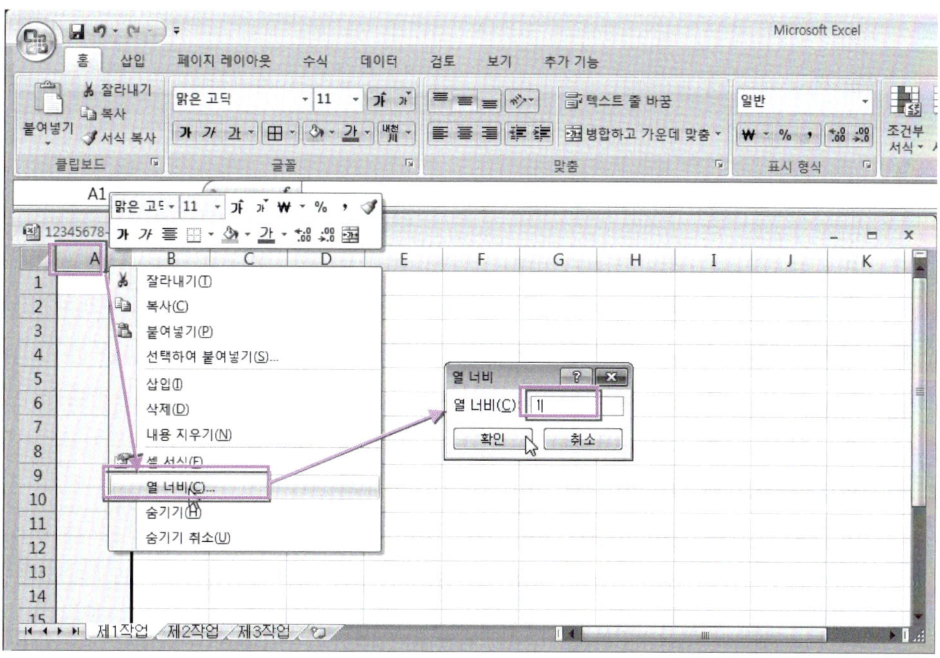

제3작업까지 시트 이름 주기 작업의 완성된 결과는 다음과 같다. 이제 제1작업 시트를 선택하고 1작업에 대한 입력을 시작한다.

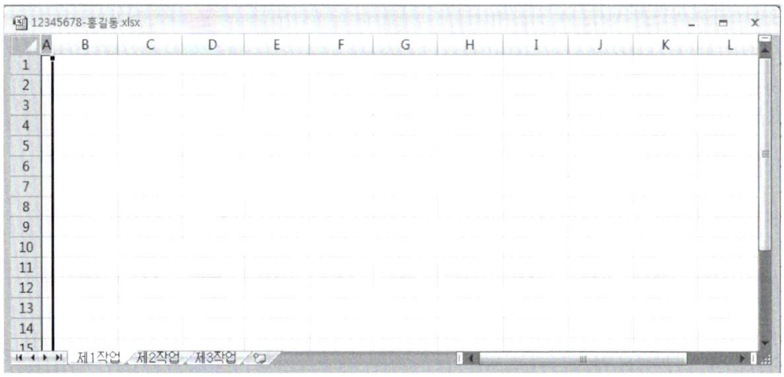

제1작업

표 서식 작성 및 값 계산 (240점)

제1작업은 《출력형태》와 주어진 《조건》을 고려하여 자료를 입력하고 번호 (1)~(6)의 공란에 조건에서 지시한 내용을 주어진 함수를 이용하여 채우는 것이다. 그리고 조건부 서식을 적용하면 끝이 난다. 입력 작업은 출력형태와 조건을 하나씩 하나씩 검사하면서 진행한다.

우선 데이터를 해당 위치에 맞춰 입력 완료하고 그 다음 전체적인 윤곽선을 긋는다. 윤곽선에서 굵은 실선으로 그려야 할 부분을 잘 살핀다. 그리고 데이터 영역 전체를 지정하고 데이터에 대한 폰트와 크기(돋움, 10pt)를 한번에 지정한다. 그다음 제목과 필요한 주변 서식을 그려 넣는다. 그다음 함수를 적용한 공란을 채우고 최종 조건부 서식을 적용시킨다.

개인마다 작업 순서에 대한 취향이 있겠지만 이와 같은 방법으로 연습 숙달을 한다면 많은 작업 시간을 아낄 수 있을 것이다. 전체 작업시간이 60분이므로 입력을 완료하는데(함수식 작성 문제 풀기 직전까지) 10분, 늦어도 15분 안에 완료한다는 생각으로 연습을 해야 할 것이다.

우선 다음과 같이 데이터를 입력한다. 여기서 "키(cm)", "몸무게(kg)"처럼 두 줄을 입력할 경우에는 첫 줄을 입력하고 Alt+Enter키를 치면 줄바꿈이 일어난다. 그때 다음 줄을 입력한다. <B13:D13>, <B14:D14>, <G13:I13>, <F13:F14> 영역의 셀 병합은 각 범위를 지정한 상태에서 [홈]→{맞춤}[병합하고 가운데 맞춤]을 선택한다(비 연속적인 셀을 동시 선택할 경우 Ctrl키를 누르고 셀들을 하나씩 마우스로 클릭하면 된다). 근본적으로 셀에 데이터를 입력하면 문자는 좌측 정렬, 숫자는 우측 정렬이 자동으로 일어난다. 여기서 숫자(1)~(6)은 편의상 입력하지 않는다.

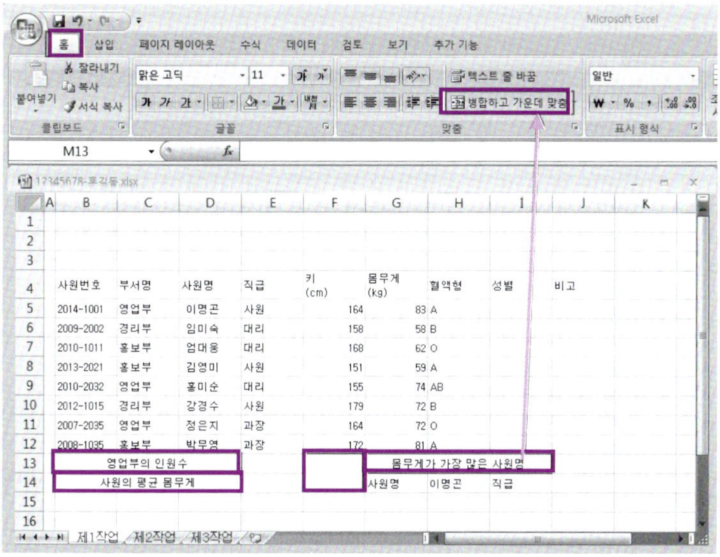

이제 모든 테두리를 긋고 ≪출력형태≫를 보면 작성된 표 내부의 모든 글자는 중앙 정렬이 되어 있으므로 전체 영역을 지정하고 중앙 정렬을 지정한다. 그리고 모든 데이터의 서식에는 글꼴(돋움, 10pt)을 적용시킨다.

<B4:J14 전체선택>→[홈]→{글꼴}[글꼴 :'돋움'], [글꼴크기 :'10']으로 선택하고 {맞춤}→'가운데 맞춤', '가운데 맞춤'으로 선택한다.

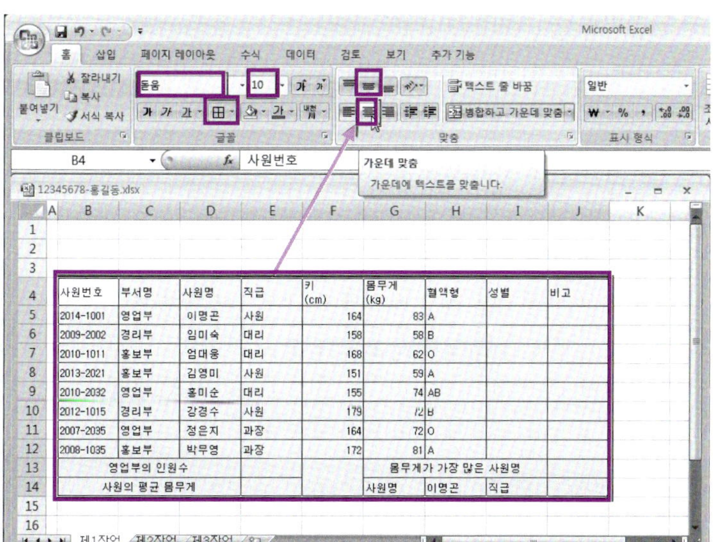

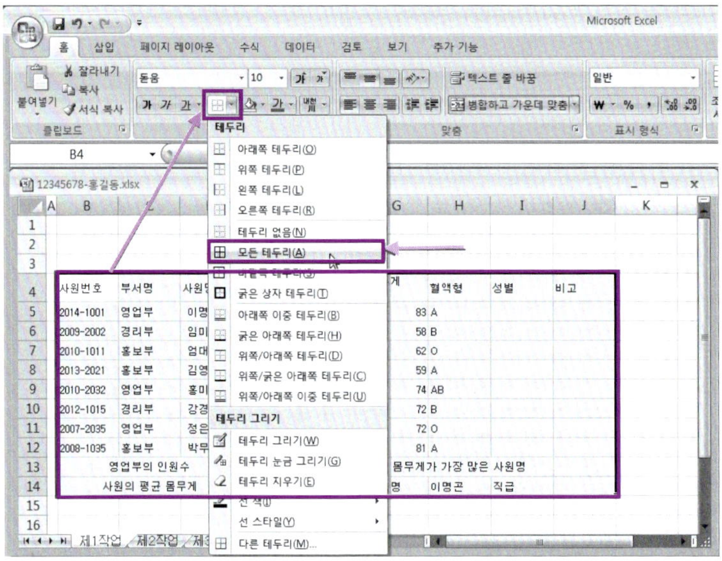

이제 ≪출력형태≫에 따라 <B4:J14>를 지정하고 [홈] ➔ {글꼴}[테두리] ➔ [모든테두리]를 선택하고, <B4:J14>, <B4:J4>, <B13:J14>를 각각 지정하고 [홈] ➔ {글꼴}[테두리] ➔ [굵은 상자 테두리]를 선택한다.

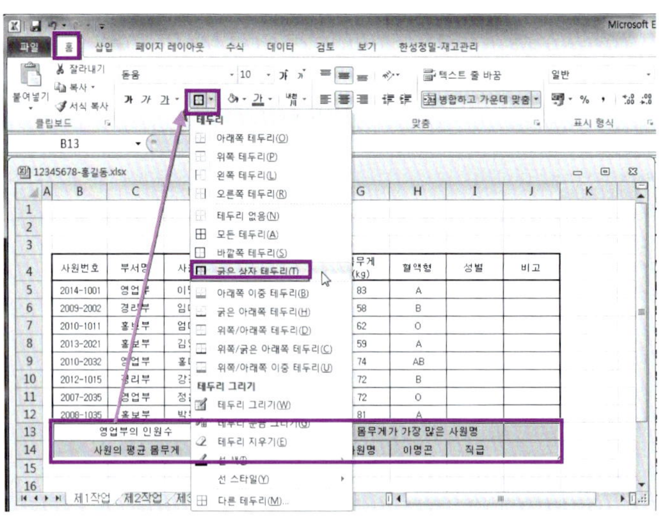

다음은 순서를 조금 바꾸어 조건에 따라 「B4:J4, G14, I14」 영역은 '주황'으로 채우기 한다. 우선 <B4:J4>를 한 번에 영역지정하고 Ctrl키를 누른 상태에서 G14셀, I14셀을 선택한 다음 [홈]➔{글꼴}[채우기색]➔{표준색}[주황]을 선택한다.

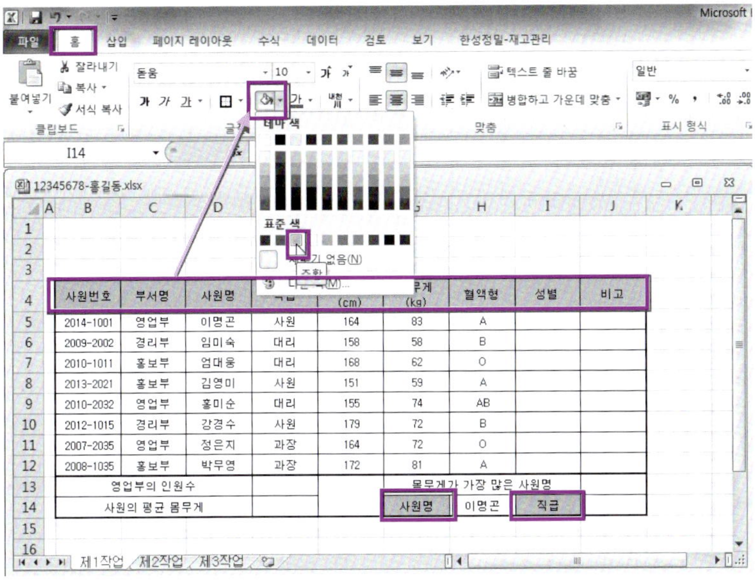

참고로 <F13:F14>의 병합된 셀에 대한 양쪽 대각선 즉 X 표를 만들어 보자. 우선 <F13:F14> 셀을 마우스로 선택하고 [홈]→{글꼴}[테두리]→[다른 테두리]를 선택한다.

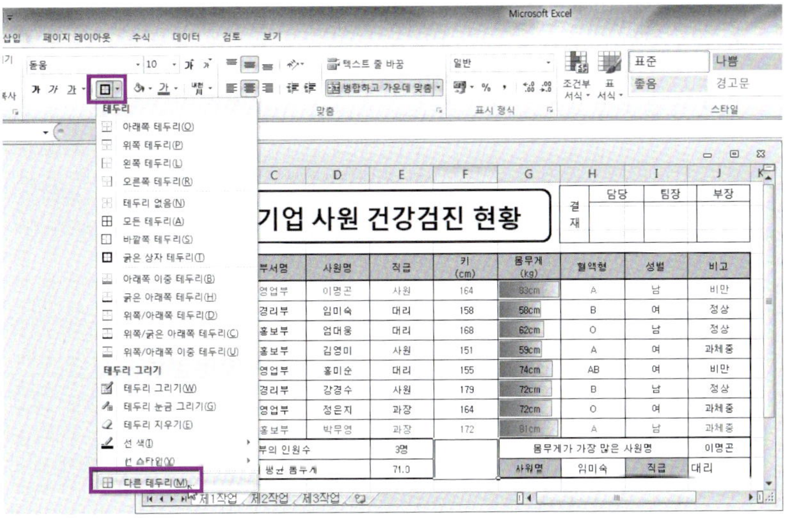

[셀 서식] 창의 테두리 탭에서 양쪽 대각선 버튼을 각각 클릭하고 [확인] 버튼을 누른다.

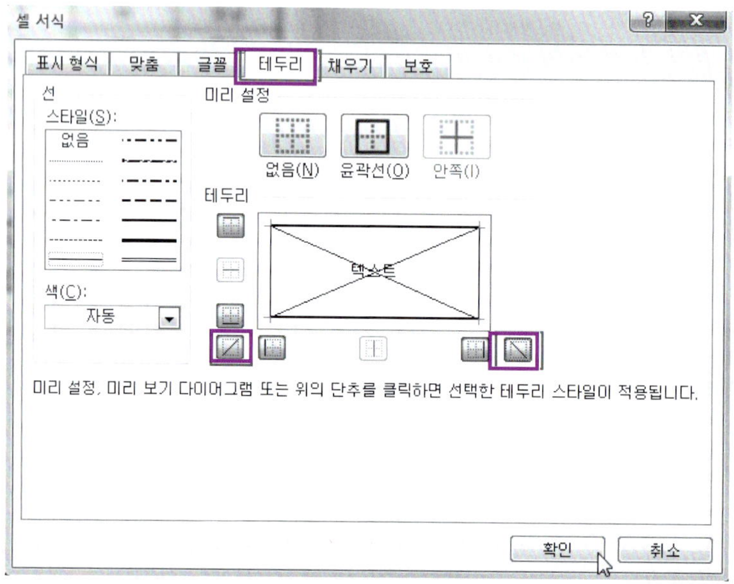

다음 조건을 실행한다.

≪조건≫

- 제 목 ⇒ 모서리가 둥근 직사각형과 바깥쪽 그림자 스타일(오프셋 대각선 오른쪽)을 이용하여 작성하고 "한국기업 사원 건강검진 현황"을 입력한 후 다음 서식을 적용하시오(글꼴—맑은 고딕, 24pt, 검정, 굵게, 채우기—노랑).

우선 1~3행의 간격을 출력형태를 참고하여 조금 넓힌다. 방법은 마우스를 누른 채로 행머리글에서 1~3행을 동시 지정하고 행과 행사이 경계선에서 마우스를 누른 채로 움직이면 1~3행간 간격을 동시에 조절할 수 있다. 제목이 들어갈 공간을 적당히 확보한 다음 [삽입]→{일러스트레이션}[도형]→{사각형}[모서리가 둥근 직사각형]을 선택하고 제목 영역에 적당한 크기로 만든다. 모양 선택 시에 해당 모양 위에 마우스를 가져가면 이름이 표시되는데 반드시 지문에 나타난 이름과 일치하는 모양을 선택해야 한다. 대략 눈대중으로 다른 모양을 선택하게 되면 감점 혹은 0점 처리될 수 있다.

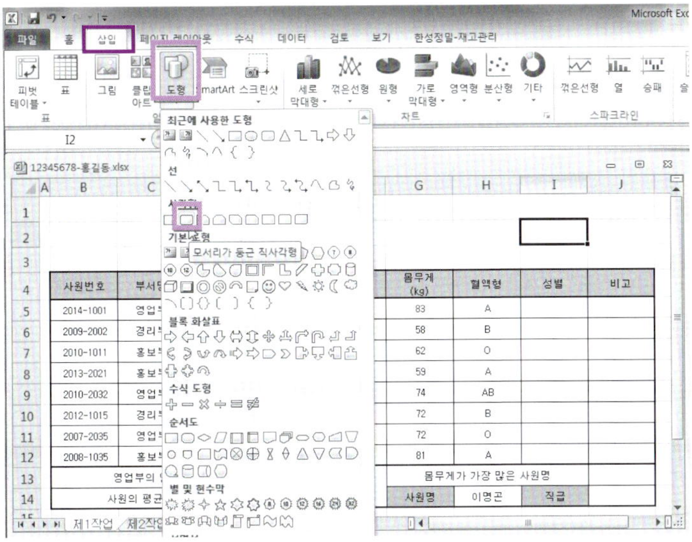

본문의 도형을 더블클릭하면 [그리기 도구]에 대한 [서식] 메뉴가 나타나 필요한 서식을 적용시킬 수 있다. 우선 선택한 도형에서 오른쪽 마우스 버튼을 눌러 나타난 메뉴의 상단 부분에 제목을 위한 글꼴 서식을 (글꼴-맑은 고딕, 24pt, 굵게, 검정 / 채우기-노랑)으로 적용하고 "한국기업 사원 건강검진 현황을 입력한다. 글자입력이 되지 않은 상태일 경우에는 도형을 선택하고 오른쪽 마우스 버튼을 누른 상태에서 메뉴가 나타나면 [텍스트 편집]을 선택하면 입력할 수 있다.

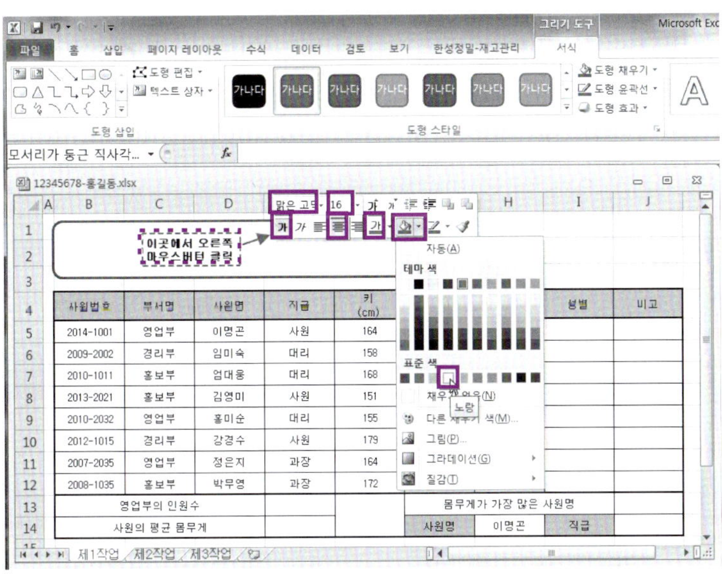

이제 바깥쪽 그림자 스타일(오프셋 대각선 왼쪽 아래)은 도형을 선택하고 [그리기도구][서식]→{도형 스타일}[도형 효과]→[그림자]{바깥쪽}[오프셋 대각선 왼쪽 아래]를 선택한다.

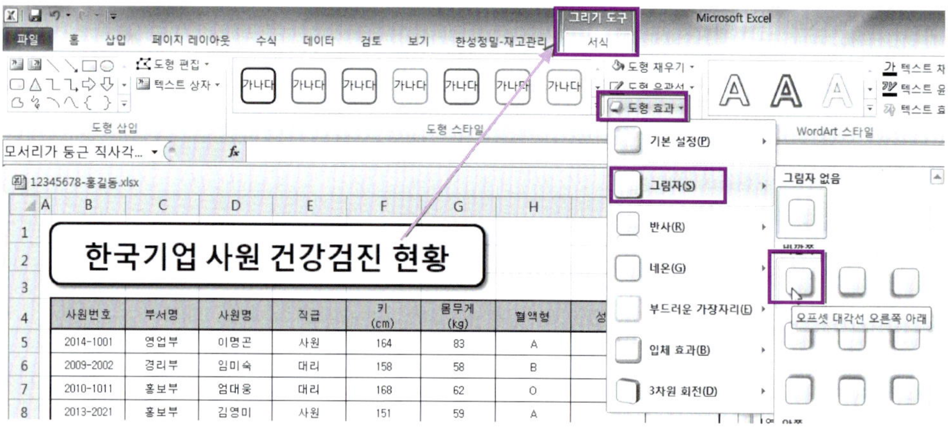

다음 조건을 실행한다.

≪조건≫

- 임의의 셀에 결재란을 작성하여 카메라 또는 그림복사 기능을 이용하여 붙이기 하시오 (단, 원본 삭제).

결재란은 보기에 셀로 이루어진 표 모양으로 보이나 엑셀 문서의 특성상 상이한 열과 행의 크기를 가진 문서를 같은 열이나 행의 위치에 만들 수는 없다. 결재 모양의 문서 폭을 맞추다 보면 원 문서의 폭에 영향을 주기 때문이다. 이 경우 원 문서의 폭에 영향을 받지 않는 공간(오른쪽 아래 대각선 방향)에서 결재 모양의 문서를 만든 다음 카메라 기능으로 찍어 그림으로 만든 다음 상단의 위치에 넣으면 된다.

우선 우측 하단부 빈 공간에 폭을 잘 조정하여 테두리를 긋고 결재자를 입력한 결재 문서를 만든다. 그런 다음 결재문서 영역<L15:O16>을 지정하고 Ctrl+C를 눌러 복사한 다음 [홈]→{클립보드}[붙여넣기]→{기타 붙여넣기}[그림]을 선택하면 결재문서가 그림으로 만들어 복사된다. 복사된 결제판 그림을 문서 상단에 옮겨주면 완료된다. 그리고 조건에 따라 작업한 결제문서가 포함된 열 머리글(L~O)을 동시선택하고 오른쪽 마우스 버튼을 눌러 나타난 메뉴에서 [삭제]를 선택한다.

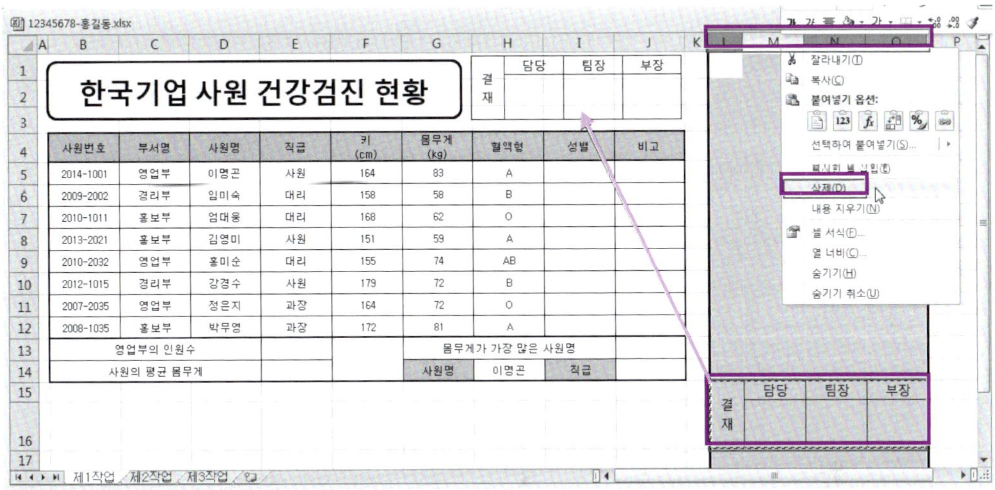

다음 조건을 실행한다.

≪조건≫

- 유효성 검사를 이용하여 「H14」 셀에 사원명(「G5:G12」 영역)이 선택 표시되도록 하시오.

유효성 검사 기능은 해당 셀에 대하여 입력할 수 있는 경우를 '모든 값'에서 특정 값의 형식만 가능하도록 제한하기 위한 기능으로 입력하는 값에 대한 오류 가능성을 사전에 차단하기 위한 기능이다. 이 문제는 대개 빠짐없이 등장한다. 값의 형식을 표에 있는 특정 컬럼의 값들로 목록화하여 팝업리스트로 선택하여 입력하도록 만드는 것이다. 즉 리스트에 나타난 값 이외에는 입력하지 못하도록 하여 원천적으로 잘못 입력되는 경우를 차단하는 기능이다.

우선 <H14>셀을 선택하고 [데이터]➔{데이터도구}[데이터 유효성 검사]➔[데이터 유효성 검사]를 선택하고 다음과 같이 설정한다. [원본] 선택은 직접 입력해도 되지만 [원본선택란]에 마우스를 클릭하여 위치시키고 <C5:C12> 영역을 마우스로 드래그하면 자동 입력된다.

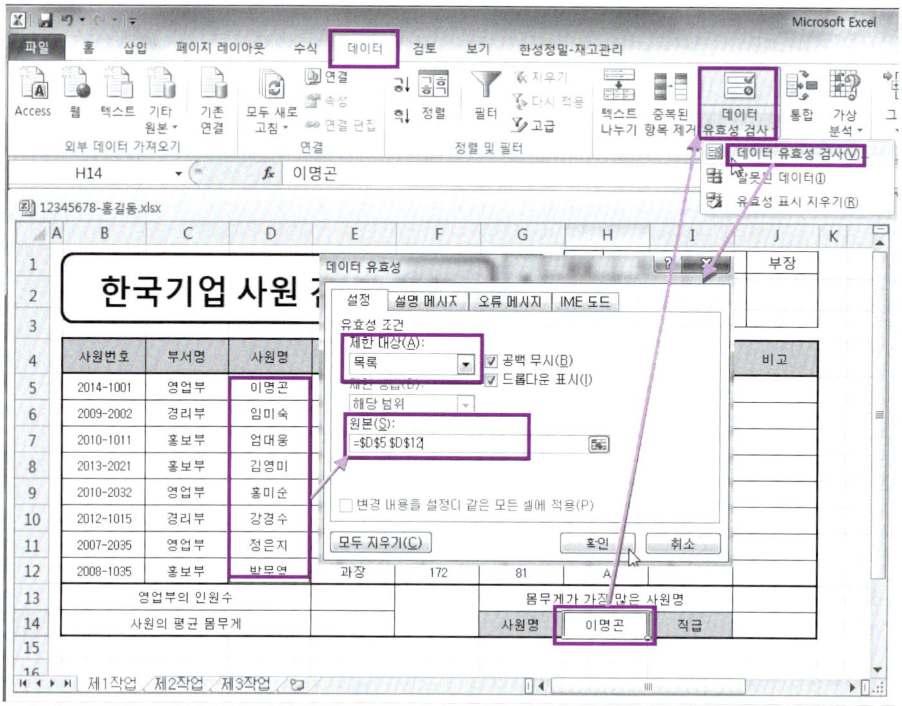

참고로 여기서 만들어진 목록형 값은 다른 문제에 활용됨을 명심한다. 이 값이 바뀔 때 마다 테이블의 해당 특정 값을 가져오는 VLOOKUP함수의 파라메타 입력 값으로 사용된다. 완성된 결과는 다음과 같다.

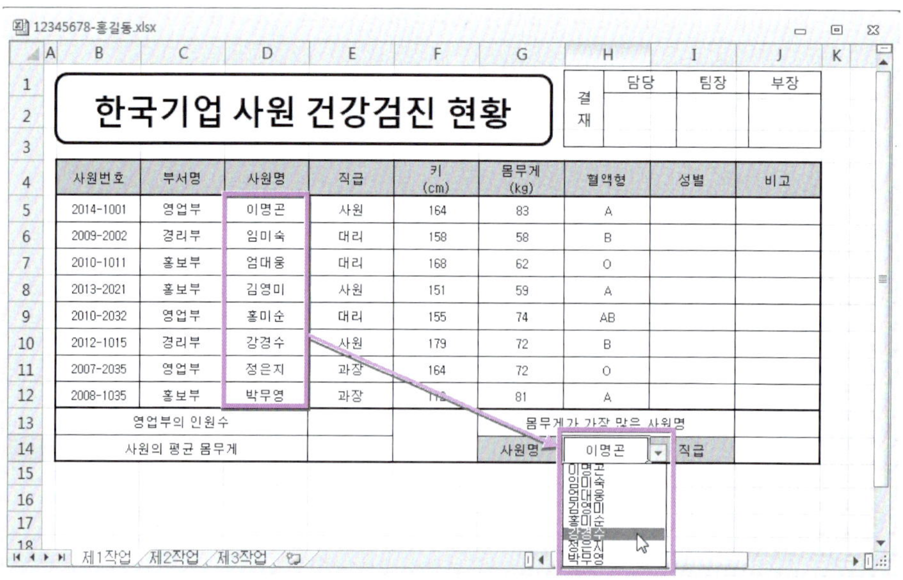

다음 조건을 실행한다.

≪조건≫
- 셀 서식 ⇒ 「F5:F12」 영역에 셀 서식을 이용하여 데이터 뒤에 'cm'를 표시하시오(예 : 160 → 160cm).

셀 서식, 특히 사용자 지정 표시 형식을 지정하는 것으로 항상 등장하는 패턴이다. 원본값의 변형 없이 셀에 표시되는 값들을 특정 형식으로 보이게 하는 문제이다. 값의 종류에 따라(숫자, 문자, 날짜, 시간 등) 다양한 형식 지정이 가능하나 대개 셀에 저장된 값의 앞 혹은 뒤에 특정 문자가 나타나도록 하는 경우가 대부분이다(예 : 7➔7개, 7➔총 7명, 부산➔부산지역 등). 여기서는 숫자 뒤에 'cm'라는 글자가 붙어서 표시되도록 하는 경우이다.

우선 <F5:F12> 영역을 마우스로 지정하고 그 위에서 오른쪽 마우스 버튼을 눌러 나타난 메뉴의 [셀 서식]을 선택한다. 혹은 [홈]➔{표시형식}[셀 서식]을 선택해도 된다. [셀 서식] 창에서 [표시 형식] 탭의 {범주}➔[사용자 지정]을 선택한다. [형식] 설정 칸에 'G/표준'이 나타나 있는데 이 형식문자는 지금 선택한 셀의 값을 의미한다. 따라서 그 뒤에 'cm'라는 글자만 붙이면 된다. 즉 [G/표준"cm"]이라 입력하고 [확인] 버튼을 누르면 된다. 이때 정상적으로 적용이 되고 있다면 보기 칸에 적용된 형식이 표시되니 참고하면 된다.

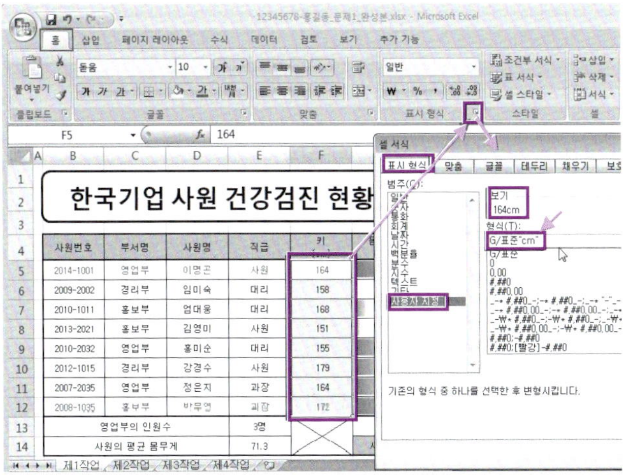

셀의 값이 숫자이므로, 숫자 한자리 값을 나타내는 형식문자인 '#'을 사용해서 [##"cm"]이라 해도 결과는 동일하다. 참고로 '#'은 오른쪽부터 값이 '0'인 경우 공백으로 표시한다. 그래서 값이 '0'인 경우에 공백이 아닌 '0'으로 표시되게 하려면 형식문자 지정을 '##' 대신에 '#0'으로 해야 한다. 만약 천자리 구분자인 쉼표가 표시되게 하려면 '#,##0'으로 지정해야 한다. 또 소수점 이하 두 자리를 표시하려면 '#,##0.00'으로 표시하면 된다. 셀의 값이 문자인 경우라면 "G/표준" 대신에 "@"를 사용하면 된다. 이제 사용자 지정에 미리 나타나 있는 몇 개의 암호와 같은 형식 문자열이 어떠한 뜻인지 조금은 이해했으리라 본다. 다양한 표현 기법에 대해서는 본문을 참고하기 바란다.

여기서 한 가지 생각해 볼 내용은 사용자 형식 지정으로 <F5>셀의 값들이 비록 164cm로 표시되어 있지만 내부 표현값은 여전히 숫자 164임을 알 수 있다. <F5>셀을 선택했을 때 수식입력줄을 보면 알 수 있다. 즉 내부표현은 숫자로 되어있으나 셀의 표현이 형식지정에 의하여 다르게 보이는 것이다. 이것이 문자로 "164cm"라고 입력했을 때와 근본적인 차이인 것이다. 당연한 이야기이지만 문자로 입력된 "164cm"는 다른 셀에서 참조를 통한 계산수식에는 사용하지 못한다.

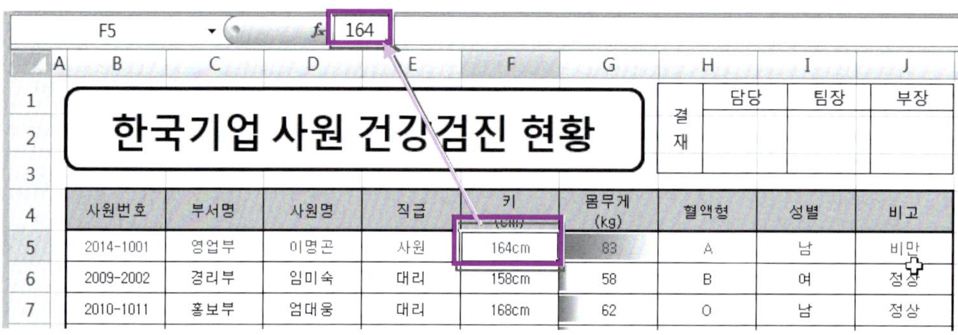

다음 조건을 실행한다.

≪조건≫

- 「G5:G12」 영역에 대해 '몸무게'로 이름정의를 하시오.

상위버전 문제에 새로 추가된 기능 중에 셀 영역<G5:G12>을 이름으로 정의(몸무게)하는 문제가 추가되었다. 물론 단순히 이름만 주고 끝나는 것은 아니며 <G5:G12>라는 셀 영역의 주소가 필요한 곳에 주소 대신 이름(몸무게)을 사용할 수 있기 때문에 관련 문제가 이후에 나타난다(아래 함수문제 5번). 이름 정의는 간단하다. 우선 <G5:G12> 영역을 마우스로 드래그하고 셀 좌측 상단의 [이름 상자]에 '몸무게'라고 입력하면 된다. 이제 이후부터는 셀주소 <G5:G12>가 필요한 곳이면 셀 주소 대신에 '몸무게'라는 이름을 사용해도 동일한 의미를 가진다. 사실 오피스 2007 이상 버전에서는 마우스로 이름 정의된 영역을 지정하면 자동으로 셀주소 대신에 정의된 이름이 표시되므로 이름정의 사용에 대해서는 신경쓰지 않아도 된다.

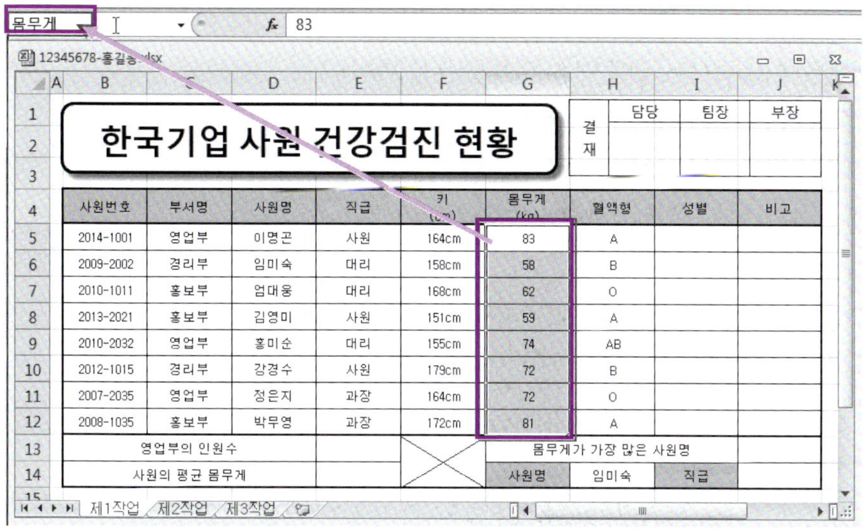

이제 함수를 이용한 수식작성 문제를 풀이할 차례이다. 문제에 표시된 (1)~(6)번 셀을 수식으로 채워 넣는 것으로 전체 문제에서 난이도가 제일 높은 부분이다. 문제에서 (1)~(6) 셀은 반드시 주어진 함수를 이용하여 값을 구하도록 되어 있다. 결과값을 직접 입력하면 해당 셀은 0점 처리된다.

문제는 다음과 같다. 총 6개의 수식구성과 유효성검사 1문제로 구성되어 있다.

(1) 성별 ⇒ 사원번호의 여섯 번째 글자가 1이면 '남'을 표시하고, 2이면 '여'를 표시하시오(CHOOSE, MID 함수).

(2) 비고 ⇒ 비만도를 구하는 공식은 「몸무게(kg)÷(키(cm)÷100)^2」 이다. 이 공식을 이용하여 비만도를 구한 값이 30 이상이면 '비만', 25 이상이면 '과체중', 그 외에는 '정상'으로 표시하시오(IF 함수).

(3) 영업부의 인원수 ⇒ 부서명이 '영업부'인 인원수를 구하고 그 결과값에 '명'을 붙이시오(COUNTIF 함수, & 연산자)(예 : 1 → 1명).

(4) 사원의 평균 몸무게 ⇒ 직급이 '사원'인 몸무게(kg)의 평균을 반올림하여 소수 첫째 자리까지 구하시오(ROUND, DAVERAGE 함수)(예 : 67.89 → 67.9).

(5) 몸무게가 가장 많은 사원명 ⇒ 정의된 이름(몸무게)를 사용하시오(INDEX, MATCH, MAX 함수).

(6) 직급 ⇒ 「H14」 셀에서 선택한 사원명에 대한 직급을 표시하시오(VLOOKUP 함수).

(7) 조건부 서식을 이용하여 몸무게(kg) 셀에 데이터 막대 스타일(빨강)을 최소값 및 최대값으로 적용하고, 수식을 이용하여 몸무게(kg)가 '80' 이상인 행 전체에 다음 서식을 적용하시오(글꼴 : 파랑).

이제 문제의 (1)~(6)번에 해당하는 공란을 지시에 따라 제시된 함수를 사용해서 채우는 부분이다(실제 번호의 위치는 앞에 있는 문제 원본을 확인한다). 앞에서도 언급했듯이 문제에서는 (1)~(6)번의 번호가 명시되어 있지만 이는 문제 설명을 위한 수단이므로 문제를 푸는 사람은 굳이 입력할 필요가 없다. 아마도 번호를 입력하려고 시도를 하면 약간은 혼돈에 빠질 것이다. 실제 해당 위치의 셀에 (1)을 입력하면 얼토당토않게 -1이 표시될 것이다. 이는 엑셀은 나름 지능을 가지고 있어서 들어오는 데이터의 형태를 보고 "이것은 [정123] 문자값이고, 이것은 [123] 숫자로만 구성되었으니 숫자 값이고, 이것은 [8/16] 날짜값이다"라고 자동으로 해석 해버린다. 따라서 (1)과 같은 괄호 표기는 음수에 대한 또 다른 표현으로 약속이 되어 있으므로 -1로 표현을 바꿔 버리는 것이다. 그래서 굳이 (1)을 그대로 입력 하려면 해당되는 각 셀마다 '(1)'과 같이 입력 하던지 아니면 해당 셀을 모두 '텍스트' 형식으로 바꾸고 (1)을 입력하면 해결된다. 그리고 나중에 함수식을 정의할 때는 다시 '일반' 형식으로 바꿔 주어야 한다. 너무나 성가시고 문제를 푸는 시간을 잡아먹는 작업이므로 문제를 풀 때에는 그냥 처음부터 입력하지 않고 셀의 위치정보로 이해만 한다.

다음 조건을 실행한다.

≪조건≫

(1) 성별 ⇒ 사원번호의 여섯 번째 글자가 1이면'남'을 표시하고, 2이면 '여'를 표시하시오(CHOOSE, MID 함수).

(1)번 함수식은 등급 혹은 분류를 나누는 식으로 이 경우 IF, CHOOSE, SWITCH 함수를 사용하면 해결할 수 있으나 여기서는 CHOOSE 함수를 사용하여 해결하도록 요구하고 있다. 우선 CHOOSE함수의 사용법은 다음과 같다.

CHOOSE(_선택자_, _값1_ , _값2_ , _값3_ , ...)

CHOOSE 함수의 인수로 나열된 값 _값1_ , _값2_ , _값3_ , ... 은 _선택자_로 주어진 수식의 값에 의해 선택이 되는데 _선택자_의 값이 "1"이면 "_값1_"이 선택되고, "2"이면 "_값2_"가, "3"이면 "_값3_"이 선택된다. 따라서 이 함수가 동작하려면 _선택자_의 값은 반드시 숫자 1,2,3,.... 으로 되어야 한다. 이 문제의 경우 [사원번호]의 여섯 번째 글자가 1,2이므로 그 값으로 사용하면 되고 선택되는 값은 1일 때 "남", 2일 때 "여"가 선택되도록 나열한다. 셀<I5>에 작성될 [사원번호]의 여섯 번째 글자는 MID함수를 사용하여 MID(B5, 6, 1)로 해결하면 된다. 따라서 셀<I5>에 작성될 해당 식은

=CHOOSE(MID(B5, 6, 1), "남", "여")

이다. 나머지 셀들의 값은 셀 복사하기로 해결하면 된다. 복사는 첫 번째 셀의 오른쪽 모서리에 마우스를 가져가면 얇은 십자가 모양으로 마우스 포인터 모양이 변했을 때 드래그하면 된다.

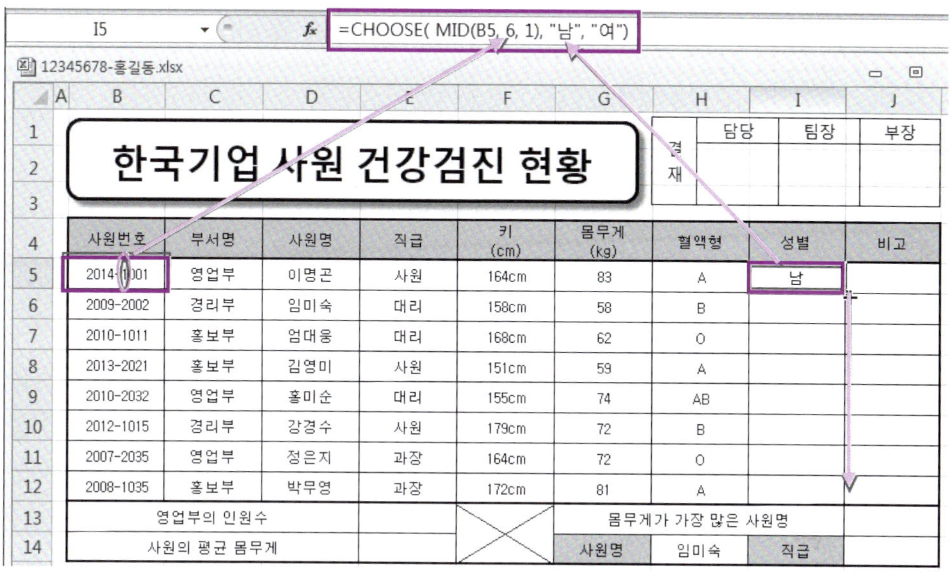

I5 =CHOOSE(MID(B5, 6, 1), "남", "여")

12345678-홍길동.xlsx

한국기업 사원 건강검진 현황

결재	담당	팀장	부장

사원번호	부서명	사원명	직급	키 (cm)	몸무게 (kg)	혈액형	성별	비고
2014-1001	영업부	이명곤	사원	164cm	83	A	남	
2009-2002	경리부	임미숙	대리	158cm	58	B		
2010-1011	홍보부	엄대웅	대리	168cm	62	O		
2013-2021	홍보부	김영미	사원	151cm	59	A		
2010-2032	영업부	홍미순	대리	155cm	74	AB		
2012-1015	경리부	강경수	사원	179cm	72	B		
2007-2035	영업부	정은지	과장	164cm	72	O		
2008-1035	홍보부	박무영	과장	172cm	81	A		
영업부의 인원수					몸무게가 가장 많은 사원명			
사원의 평균 몸무게					사원명	임미숙	직급	

완성된 식의 결과는 다음과 같다.

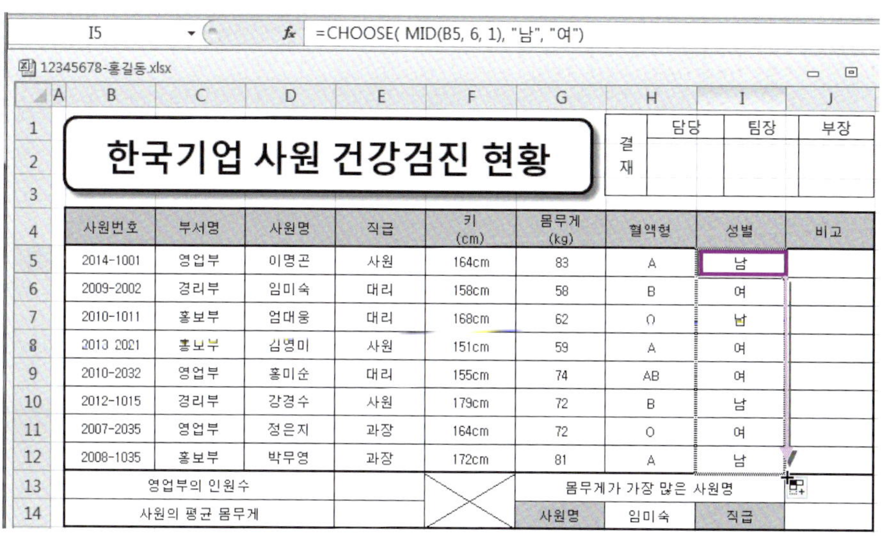

I5 =CHOOSE(MID(B5, 6, 1), "남", "여")

12345678-홍길동.xlsx

한국기업 사원 건강검진 현황

결재	담당	팀장	부장

사원번호	부서명	사원명	직급	키 (cm)	몸무게 (kg)	혈액형	성별	비고
2014-1001	영업부	이명곤	사원	164cm	83	A	남	
2009-2002	경리부	임미숙	대리	158cm	58	B	여	
2010-1011	홍보부	엄대웅	대리	168cm	62	O	남	
2013-2021	홍보부	김영미	사원	151cm	59	A	여	
2010-2032	영업부	홍미순	대리	155cm	74	AB	여	
2012-1015	경리부	강경수	사원	179cm	72	B	남	
2007-2035	영업부	정은지	과장	164cm	72	O	여	
2008-1035	홍보부	박무영	과장	172cm	81	A	남	
영업부의 인원수					몸무게가 가장 많은 사원명			
사원의 평균 몸무게					사원명	임미숙	직급	

다음 조건을 실행한다.

≪조건≫
(2) 비고 ⇒ 비만도를 구하는 공식은 「몸무게(kg)÷(키(cm)÷100)^2」 이다. 이 공식을 이용하여 비만도를 구한 값이 30 이상이면 '비만', 25 이상이면 '과체중', 그 외에는 '정상'으로 표시하시오(IF 함수).

(2)번 함수식 역시 등급 혹은 분류를 나누는 식으로 여기서는 IF 함수를 사용하여 해결하도록 요구하고 있다. 우선 IF함수의 사용법은 다음과 같다.

IF(_조건식_, _조건식이 참일 경우 선택 값1_ , _조건식이 거짓일 경우 선택 값1_)

IF 함수는 조건식에 따라 둘 중에 하나를 선택하기 위한 함수로 3개의 파라메타가 필요하다. _조건식_은 참, 거짓을 판별하는 논리식이다. 논리식은 쉽게 이야기하면 비교 값을 물어보는 것이다. 어떤 수식의 값이 비교하는 값과 같은지(=), 다른지(<>), 큰지(>), 작은지(<), 이상인지(>=), 이하인지(<=) 등등으로 물어보는 것이다. 이 물음에 대한 결과는 참 아니면 거짓이다. 이런 식을 논리식이라 하며 _조건식_에 사용된다. 따라서 IF 함수는 _조건식_이 참일 때 와 거짓일 때 둘 중에 하나를 선택하게 할 수 있다.

참일 때 선택되는 값은 IF 함수의 두 번째 파라메타 자리에, 거짓일 때 선택되는 값은 세 번째 파라메타 자리에 두면 된다. 따라서 이 문제의 경우 비만도값 공식 「몸무게(kg)÷(키(cm)÷100)^2_ 이 30 이상인지 물어보는 것이 논리식이 된다. 그런데 이 문제에서는 둘중에 하나를 고르는 것이 아니고 셋 중에 하나를 고르는 경우이다. 다소 복잡해진다. 어떻게 둘 중에 하나를 고르는 IF 함수로 셋 중에 하나를 고르는 수식을 만들 수 있을까? 원리는 간단하다. 우선 셋 중에서 하나를 골라내고 나머지 두 개에서 각각을 골라내면 된다. 실제적으로 IF 함수 2개를 중첩해서 사용하면 된다. 우선 문제를 간단히 하고 중간과정의 계산을 확인할 수 있도록 비만도 값을 먼저 구해보자. 셀<J5>에 서술될 비만도식은 다음과 같다.

=G5/(F5/100)^2

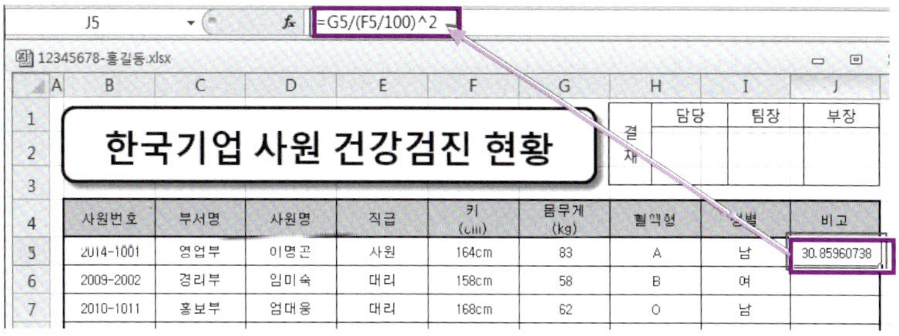

이제 이 수식의 결과를 가지고 IF 함수를 사용하여 3가지 내용으로 분류해야 한다. 중간 수식을 X로 본다면 우선 X값이 30 이상인 경우와 그렇지 않은 경우로 분류한다.

=IF(X >= 30, "비만" ,_____)

일단 "비만"인 경우와 나머지 두 가지 경우로 분류된다. X 즉 비만도가 30 이상이면 "비만"이 선택되고 그렇지 않은 경우에 IF함수를 한 번 더 사용하여 비만도 값이 25 이상인지 아닌지에 따라 나머지 두 경우에 대한 선택을 한다. 즉

=IF(X >= 30, "비만" , IF(X >=25 , "과체중", "정상"))

가 된다. 이처럼 두 가지만을 분류할 수 있는 IF 함수를 가지고 세 가지를 분류할 경우에 대한 함수식이 완성된다. 이러한 경우에 유용하게 사용할 수 있는 패턴식이다. 이제 위에 함수식의 X 자리에 중간 결과 수식을 그대로 복사해 넣으면 문제의 수식이 완료된다.

=IF(G5/(F5/100)^2 >= 30, "비만" , IF(G5/(F5/100)^2 >=25 , "과체중", "정상"))

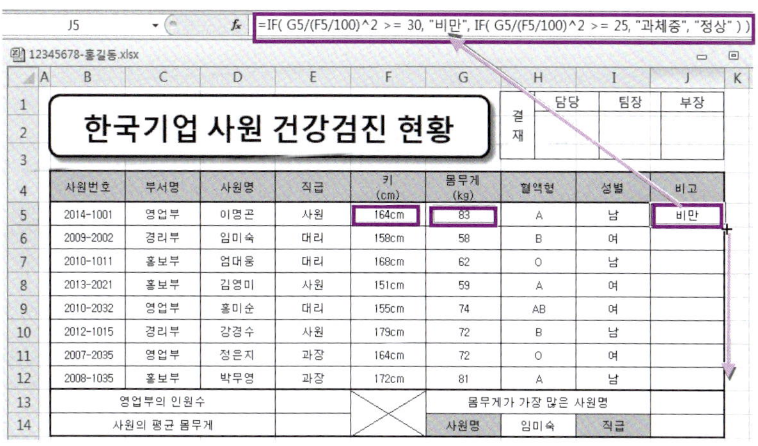

나머지 셀들의 값은 셀 복사하기로 해결하면 된다. 복사는 첫 번째 셀의 오른쪽 모서리에 마우스를 가져가면 얇은 십자가 모양으로 마우스 포인터 모양이 변했을 때 드래그 하면 된다. 이 문제의 경우 등급 혹은 분류가 3개로 되어야 하므로 IF 함수를 2개 중첩하여 사용했다. 등급이 더 나누어져야 한다면 조건이 거짓일 때의 값 혹은 식 부분에 IF 함수를 계속 넣어주면 된다. 등급이 n개이면 IF문은 n-1개 중첩해서 사용하면 될 것이다.

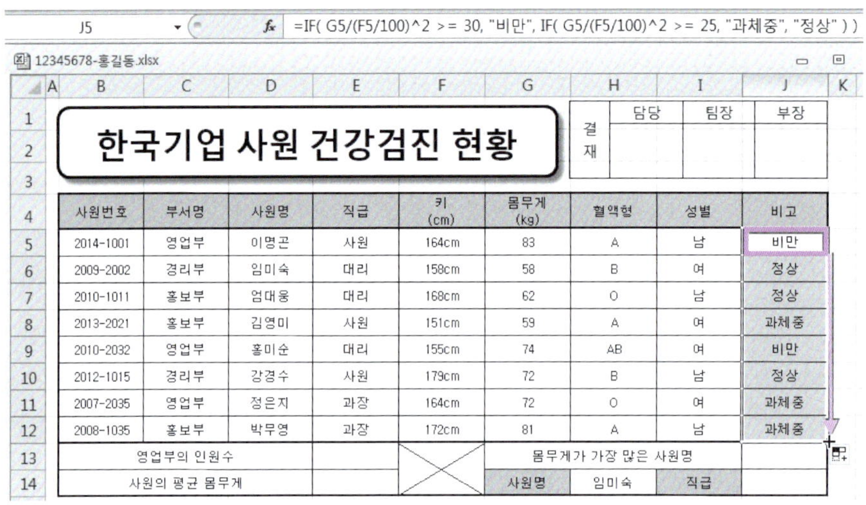

J5 =IF(G5/(F5/100)^2 >= 30, "비만", IF(G5/(F5/100)^2 >= 25, "과체중", "정상"))

12345678-홍길동.xlsx

한국기업 사원 건강검진 현황

결재	담당	팀장	부장

사원번호	부서명	사원명	직급	키 (cm)	몸무게 (kg)	혈액형	성별	비고
2014-1001	영업부	이명곤	사원	164cm	83	A	남	비만
2009-2002	경리부	임미숙	대리	158cm	58	B	여	정상
2010-1011	홍보부	엄대웅	대리	168cm	62	O	남	정상
2013-2021	홍보부	김영미	사원	151cm	59	A	여	과체중
2010-2032	영업부	홍미순	대리	155cm	74	AB	여	비만
2012-1015	경리부	강경수	사원	179cm	72	B	남	정상
2007-2035	영업부	정은지	과장	164cm	72	O	여	과체중
2008-1035	홍보부	박무영	과장	172cm	81	A	남	과체중
영업부의 인원수					몸무게가 가장 많은 사원명			
사원의 평균 몸무게					사원명	임미숙	직급	

ITQ-엑셀 문제에서는 분류형 문제에 있어서 2개 혹은 3개로 분류하는 문제가 대부분을 차지하므로 3개로 분류하는 문제의 풀이 유형을 잘 기억하기 바란다. 3개로 분류하는 유형의 문제에서 IF 함수를 사용하여 두 가지 조건에 따라 해결하는 패턴 식은 다음과 같다.

=IF(_조건식1_, _분류1_ , IF(_조건식2_ , _분류2_, _분류3_))

다음 조건 함수식을 해결한다.

≪조건≫

(3) 영업부의 인원수 ⇒ 부서명이 '영업부'인 인원수를 구하고 그 결과 값에 '명'을 붙이시오(COUNTIF 함수, & 연산자)(예 : 1 → 1명).

(3) 번 수식은 조건 함수 사용방법을 이해한다면 쉽게 해결할 수 있다. 기존함수(예 : SUM, COUNT, AVERAGE 등) 기능에 조건을 추가할 수 있는 SUMIF, COUNTIF, AVERAGEIF 등의 함수들이 존재한다. 여기에서는 COUNTIF 함수이다. 사용법은 다음과 같다.

COUNTIF(_범위_ , "_조건 값_")

여기서 _범위_는 _조건 값_을 물어 볼 값에 대한 범위이다. 따라서 셀 <E13>에 서술할 수식은 다음과 같다.

=COUNTIF(C5:C12 , "영업부")

그리고 결과 값 뒤에 "명"을 붙이려면 다음과 같다.

=COUNTIF(C5:C12 , "영업부") & "명"

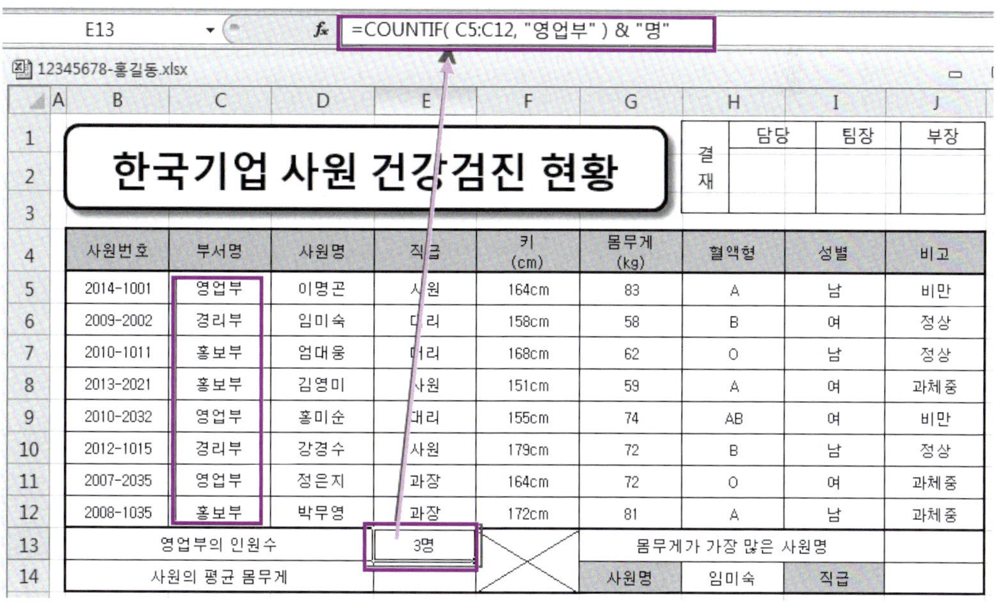

E13 =COUNTIF(C5:C12, "영업부") & "명"

12345678-홍길동.xlsx

한국기업 사원 건강검진 현황

결재	담당	팀장	부장

사원번호	부서명	사원명	직급	키 (cm)	몸무게 (kg)	혈액형	성별	비고
2014-1001	영업부	이명곤	사원	164cm	83	A	남	비만
2009-2002	경리부	임미숙	대리	158cm	58	B	여	정상
2010-1011	홍보부	엄대웅	대리	168cm	62	O	남	정상
2013-2021	홍보부	김영미	사원	151cm	59	A	여	과체중
2010-2032	영업부	홍미순	대리	155cm	74	AB	여	비만
2012-1015	경리부	강경수	사원	179cm	72	B	남	정상
2007-2035	영업부	정은지	과장	164cm	72	O	여	과체중
2008-1035	홍보부	박무영	과장	172cm	81	A	남	과체중
영업부의 인원수			3명		몸무게가 가장 많은 사원명			
사원의 평균 몸무게					사원명	임미숙	직급	

다음 조건 함수식을 해결한다.

≪조건≫

(4) 사원의 평균 몸무게 ⇒ 직급이 '사원'인 몸부게(kg)의 평균을 반올림하여 소수 첫째 자리까지 구하시오 (ROUND, DAVERAGE 함수)(예 : 67.89 → 67.9).

이 문제는 데이터베이스 관련 함수를 사용하고 그 결과값을 반올림하는 문제이다. 데이터베이스 관련 함수들은 몇 가지 특징이 있다. 첫째, 함수 앞에 'D'라는 접두어가 붙어 있다는 것과 접두어 'D'를 빼고 나면 기존에 각자의 기능을 하는 함수들(AVERAGE, SUM, COUNT 등)이다. 둘째, 기능적으로 조건을 만족하는 기존 함수들의 기능을 동작시킨다는 것이다. 따라서 데이터베이스 관련 함수들은 조건을 어딘가에 주어야 하고 그 조건 위치를 파라메타에 명시해 주어야 한다는 것이다. 어떤 경우는 그 조건이 데이터 내부에 있을 수도 있고 별도의 영역에 만들어야 하는 경우도 있다. 만약 별도의 영역에 만들어야 한다면 채점의 용이함을 위해 작성해야 할 조건의 위치를 지정하는 것이 일반적이다. 아니면 요행히 그 조건이 데이터테이블 내에 있다면 별도의 언급을 하지 않거나 '조건은 입력 데이터를 사용하시오'라는 문구가 나온다. 조건 위치에 대한 별도 지시사항이 없다면 입력 데이터를 이용해서 조건을 명시해야 할 것이다. 셋째, 다른 함수와 달리 대상 범위에 대한 영역 지정에 데이터 머리글을 포함시켜야 한다. 즉 데이터베이스 원리에 따라 데이터를 테이블로 보고 그 테이블의 첫 줄인 머리글을 각 필드이름으로 보는 것이다. 마지막으로 모든 데이터베이스 관련 함수들의 파라메타 작성 규칙(3개의 파라메타)이 동일하다는 것이다. 즉

D기존 함수명 (_데이터베이스_ , _필드_ , _조건 위치_)이다.

_데이터베이스_는 작업 대상 영역으로 반드시 데이터 머리글을 포함해서 작업대상 영역을 지정해 주면 된다. _필드_는 기존함수를 계산하기 위해 대상이 되는 필드를 지정하는 것으로 데이터 머리글 중에 대상이 되는 위치를 지정하면 된다. _조건위치_는 조건이 명시된 위치를 지정해 주면 된다. [함수 마법사]의 [범주 선택]에서 데이터베이스를 선택해 보면 이 같은 사실을 확인할 수 있다. 따라서 이 문제의 경우 조건은 [직급이 '사원']이고, 이 조건을 만족하는 평균을 구하는 것이다. 조건은 데이터의 E4:E5에 그대로 기술되어 있다. 이 조건에 부합하는 평균을 구할 열은 G4이므로 함수 적용은 다음과 같다.

=DAVERAGE(B4:H12 , G4 , E4:E5)

여기서 <G4>대신에 해당 범위의 6번째라는 의미로 6을 적어주어도 된다. 최종적으로 계산된 결과 값에 대하여 소수 첫째 자리에서 반올림해야 하므로 ROUND함수를 씌우면 된다.

=ROUND(DAVERAGE(B4:H12,G4,E4:E5) , 1)

ROUND 함수의 두 번째 파라메타는 소숫점 이하 몇째 자리에서 반올림 할 것인가를 지정하는 것인데 일단위(-1), 십단위(-2), 백단위(-3) 등은 표시된 것과 같이 명시하면 된다.

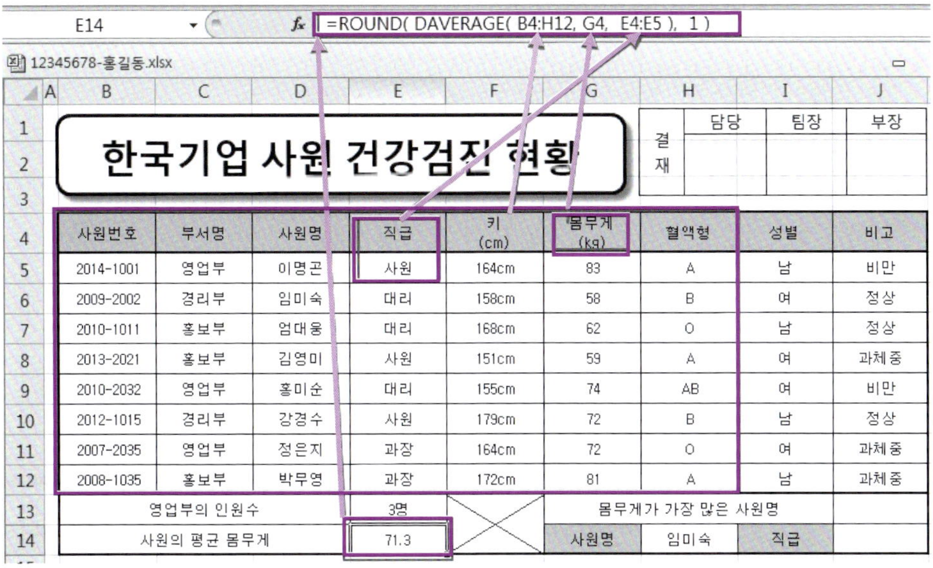
E14 =ROUND(DAVERAGE(B4:H12, G4, E4:E5), 1)

12345678-홍길동.xlsx

한국기업 사원 건강검진 현황

결재	담당	팀장	부장

사원번호	부서명	사원명	직급	키(cm)	몸무게(kg)	혈액형	성별	비고
2014-1001	영업부	이명곤	사원	164cm	83	A	남	비만
2009-2002	경리부	임미숙	대리	158cm	58	B	여	정상
2010-1011	홍보부	엄대웅	대리	168cm	62	O	남	정상
2013-2021	홍보부	김영미	사원	151cm	59	A	여	과체중
2010-2032	영업부	홍미순	대리	155cm	74	AB	여	비만
2012-1015	경리부	강경수	사원	179cm	72	B	남	정상
2007-2035	영업부	정은지	과장	164cm	72	O	여	과체중
2008-1035	홍보부	박무영	과장	172cm	81	A	남	과체중
영업부의 인원수			3명		몸무게가 가장 많은 사원명			
사원의 평균 몸무게			71.3		사원명	임미숙	직급	

다음 조건 함수식을 해결한다.

> 《조건》
> (5) 몸무게가 가장 많은 사원명 ⇒ 정의된 이름(몸무게)을 사용하시오(INDEX, MATCH, MAX 함수).

이 문제는 3개의 함수를 중첩해서 사용해야 하는 다소 복잡한 문제로 보이나 항상 등장하는 패턴형의 문제로 잘 이해하면 그리 어려운 문제는 아니다. 이 문제의 문구를 분석하면 세 부분으로 나눌 수 있는데, AA가 가장 큰(적은) BB를 구하는 형태의 문제이다. 여기서 AA와 BB는 주어진 데이터 범위에 대하여 다양한 형태의 문구가 나올 수 있다. 즉

[AA] 이(가) 가장 [큰(적은)] [BB]을(를) 구하시오.

등이다. 다양한 형태의 문제 출제가 가능하나 문제 풀이 과정은 동일하다는 것이다. 즉 패턴형 문제인 것이다. 여기서 '큰'이라는 문구에 대해서는 MAX라는 함수를, '작은'이라는 문구에 대해서는 MIN이라는 함수를 적용한다. 고민할 필요없이 지문에서 어느 함수를 사용하는지 지정해주고 있다. 간혹 지정을 하지 않는 경우도 있으나 문맥상에서 파악할 수 있다.

예를 들어 '종합기록이 가장 좋은'이라는 문구가 나왔다면 종합기록에 대한 MIN 함수를 적용해야 할 것이다. 왜냐하면 기록경기는 가장 적은 기록이 가장 좋은 기록이기 때문이다. 함수를 명시하지 않았을 경우에는 함정이 있을 수 있으니 문맥을 잘 살펴 보아야 할 것이다. 이 문제의

아이디어는 우선 MAX 함수를 이용해서 몸무게가 가장 큰 값을 구한다.

=MAX(G5:G12)

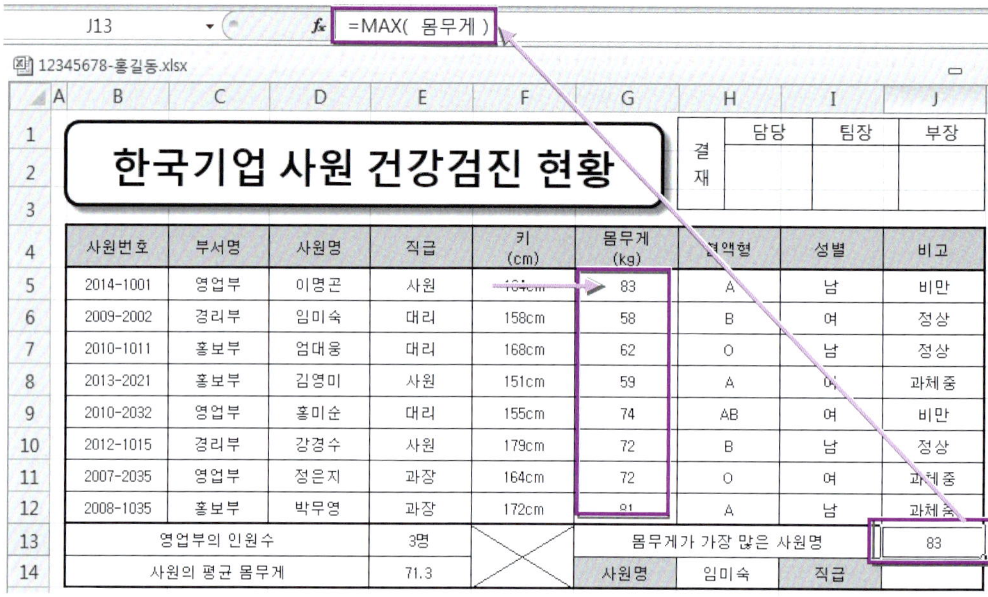

사원번호	부서명	사원명	직급	키(cm)	몸무게(kg)	혈액형	성별	비고
2014-1001	영업부	이명곤	사원	164cm	83	A	남	비만
2009-2002	경리부	임미숙	대리	158cm	58	B	여	정상
2010-1011	홍보부	엄대웅	대리	168cm	62	O	남	정상
2013-2021	홍보부	김영미	사원	151cm	59	A	여	과체중
2010-2032	영업부	홍미순	대리	155cm	74	AB	여	비만
2012-1015	경리부	강경수	사원	179cm	72	B	남	정상
2007-2035	영업부	정은지	과장	164cm	72	O	여	과체중
2008-1035	홍보부	박무영	과장	172cm	81	A	남	과체중
영업부의 인원수			3명		몸무게가 가장 많은 사원명			83
사원의 평균 몸무게			71.3		사원명	임미숙	직급	

그러면 결과값으로 '83'이 나오면 맞는 경우이다. 한 번에 모든 문장을 구성하는 것보다 하나씩 적용해 가면서 중간 결과를 보는 것도 문제 푸는 요령일 것이다. 여기서 셀주소<G5:G12>를 마우스로 지정하면 주소 대신 <몸무게>로 이름 정의가 자동으로 표시될 수 있다. 앞에서 <G5:G12>에 대하여 <몸무게>로 이름 정의 해 두었기 때문에 그러하다. 그다음 이 '83'이라는 값이 지금 찾은 영역에서 몇 번째 위치해 있는가 하는 위치정보를 알아내고 그 위치에 해당하는 동일 행의 사원명을 가져오면 될 것이다. 주어진 값으로 위치정보를 알아내는 함수가 MATCH 함수이다.

MATCH(_찾을 값_ , _찾을 범위_ , _정확한 일치성 여부_)

_찾을 값_은 이미 MAX 함수를 사용해서 구해 두었으므로 위의 MAX 함수식을 그대로 사용하면 된다. _찾을 범위_는 같은 범위인 <G5:G12>이다. _정확한 일치성 여부_는 정확한 일치로 찾을 것인지, 유사한 경우도 찾을 것인지를 명시하는 것으로 정확한 일치를 원할 때는 0을, 보다 작음은 1, 보다 큰은 -1로 한다. 따라서 중간 함수식은 다음과 같다. 여기에서는 0으로 해야 한다. 따라서 최종 완료된 함수식은

= MATCH (MAX(몸무게) , 몸무게, 0) 이다.

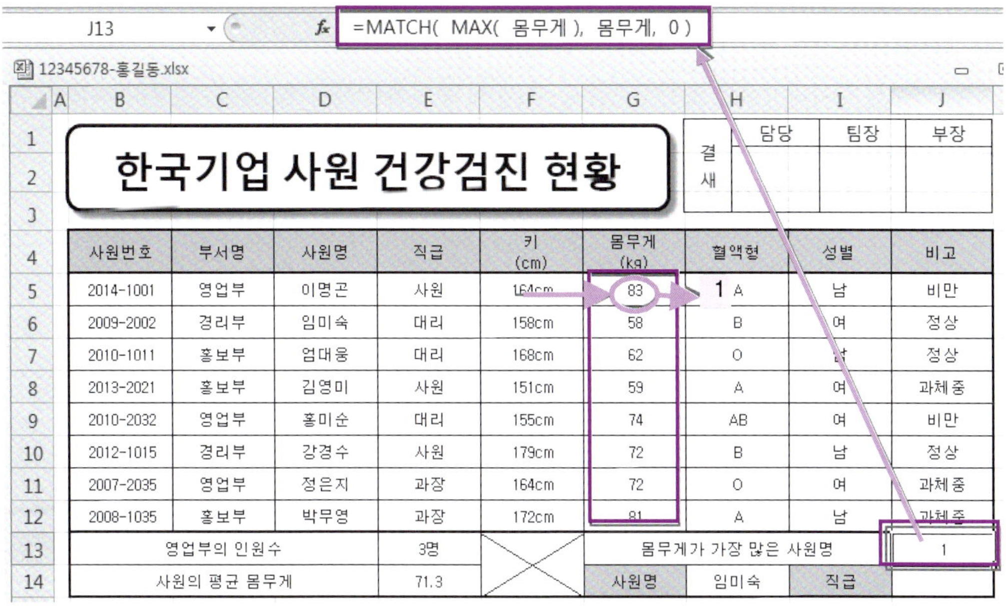

J13 =MATCH(MAX(몸무게), 몸무게, 0)

12345678-홍길동.xlsx

한국기업 사원 건강검진 현황								
사원번호	부서명	사원명	직급	키 (cm)	몸무게 (kg)	혈액형	성별	비고
2014-1001	영업부	이명곤	사원	164cm	83	A	남	비만
2009-2002	경리부	임미숙	대리	158cm	58	B	여	정상
2010-1011	홍보부	엄대웅	대리	168cm	62	O	남	정상
2013-2021	홍보부	김영미	사원	151cm	59	A	여	과체중
2010-2032	영업부	홍미순	대리	155cm	74	AB	여	비만
2012-1015	경리부	강경수	사원	179cm	72	B	남	정상
2007-2035	영업부	정은지	과장	164cm	72	O	여	과체중
2008-1035	홍보부	박무영	과장	172cm	81	A	남	과체중
영업부의 인원수			3명		몸무게가 가장 많은 사원명			1
사원의 평균 몸무게			71.3		사원명	임미숙	직급	

중간 결과로 ‘1’이 나오면 맞다. 결과가 ‘1cm’로 표시되는 것은 앞에서 결과를 가져왔던 곳의 셀 서식이 적용되었기 때문으로 신경쓰지 않아도 된다. 이제 이 위치정보(1)를 가지고 같은 행의 그 위치에 있는 사원명을 찾아오면 된다. 즉 행과 열에 대한 위치정보를 가지고 내용을 가져오는 함수가 INDEX이다.

INDEX(_찾을 영역_ , _행 위치 값_ , [_열 위치 값_])이다.

_찾을 영역_은 가져올 데이터 부분이 최소한 들어가도록 한 박스영역이다. _행 위치값_은 그 박스 영역에서 행의 위치 값이며 앞의 과정에서 MATCH 함수로 구해진 값이다. _열 위치값_은 찾을 영역에서 열의 위치값으로 찾을 영역지정을 한 열만 명시했다면 무조건 ‘1’이므로 생략할 수도 있다. 즉 _찾을 영역_이 어떻게 주어지는가에 따라, _열 위치 값_은 다양한 값을 가질 수 있다. 만약_찾을 영역_이 <D5:D12>로 주어진다면 ‘1’이거나 생략할 수 있다. 혹은 <B5:H12>로 전체 범위를 준다면 가져올 데이터(사원명)가 세 번째 열에 위치하므로 ‘3’이 된다. 이제 INDEX함수를 적용시킨 최종 함수식은 다음과 같다.

=INDEX(B5:H12, MATCH (MAX (몸무게), 몸무게, 0), 3)

지금까지의 풀이과정에서 보듯이 함수를 여러 개 중첩해서 사용해야 하는 아무리 복잡한 수식이라 할지라도 중간과정을 확인해 가면서 하나씩 풀이하고 그 중간 결과를 통채로 그 다음 함수의 어느 파라메타 위치에 넣을 것인가만 생각하면 그리 어렵지 않게 풀 수 있다. 결과 자체는 복잡한 수식으로 구성되지만 그 풀이과정을 잘 가져간다면 아무리 어려운 함수식이라 할지라도 잘 풀 수가 있을 것이라 생각한다.

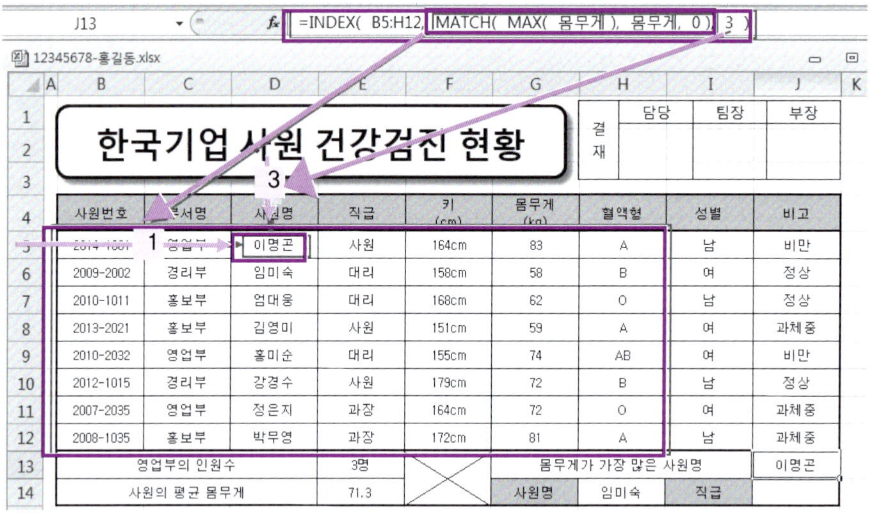

다음 조건 함수식을 해결한다.

≪조건≫

(6) 직급 ⇒ 「H14」 셀에서 선택한 사원명에 대한 직급을 표시하시오(VLOOKUP 함수).

이 문제는 조건 부분의 유효성 검사와 연결되는 것으로 <H14>는 유효성 검사로 만들어진 셀이다. 이 값이 변할 때마다. 해당 값(직급)을 가져오는 경우이다. 이 경우 역시 다양한 문제가 가능하다. 즉 가져오는 값을 다양하게 지정할 수 있는 패턴형 문제이다. 하지만 풀이 방법은 동일하다. VLOOKUP 함수를 사용하여 해결할 수 있는데, 주어진 값과 일치하는 값을 찾고 그 위치에 해당하는 다른 열의 값을 가져오는 함수가 VLOOKUP 함수이다.

VLOOKUP(_찾을 값_ , _찾을 영역_ , _가져올 데이터의 열 번호_, _일치성_)

_찾을 값_은 <H14>셀에 있다. _찾을 영역_은 찾을 데이터가 반드시 첫 번째 열에 위치하고, 가져올 데이터의 열이 최소한 포함이 되도록 영역을 지정하면 된다. 따라서 <D4:H12>도 가능하며 최소한 <D4:E12>는 지정이 되어야 한다. _가져올 데이터의 열 번호_는 가져올 데이터(직급)가 찾을 영역 범위에서 2번째 열에 있으므로 '2'가 된다. _일치성_은 정확히 일치(0), 유사하게 일치(1)를 명시하는 것으로 '0'을 적어준다. 완성된 함수식은 다음과 같다.

=VLOOKUP(H14 , D4:H12 , 2 , 0)

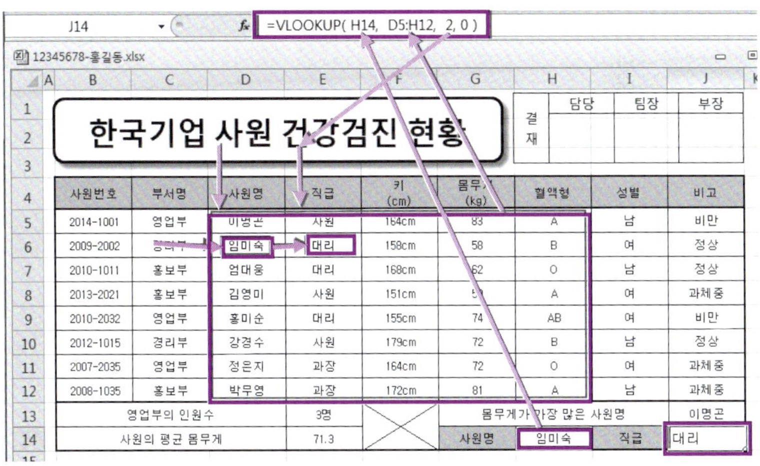

<H14>의 값을 바꾸어보면 <J14>에 표시되는 값이 해당 사원의 직급으로 표시됨을 확인할 수 있다.

마지막으로 다음 조건부 서식을 해결한다.

≪조건≫

(7) 조건부 서식을 이용하여 몸무게(kg) 셀에 데이터 막대 스타일(빨강)을 최소값 및 최대값으로 적용하고, 수식을 이용하여 몸무게(kg)가 '80' 이상인 행 전체에 다음 서식을 적용하시오(글꼴 : 파랑).

제1작업 마지막 문제는 조건부 서식을 지정하는 것으로 이전 버전에 비해 조금 바뀌었는데 채우기 문제가 추가 되었다. 채우기 문제는 셀값에 따라 단색 채우기를 하거나('셀 강조 규칙') 셀값의 최대 최소값을 이용한 '데이터 막대' 설정이 자주 나온다. 우선 '몸무게' 열에 데이터 막대 스타일을 채우기 위해, <G5:G12> 영역을 마우스로 드래그하여 영역 지정하고, [홈]→{스타일}[조건부 서식]→[데이터 막대]→{그라데이션 채우기}[빨강 데이터 막대]를 클릭한다.

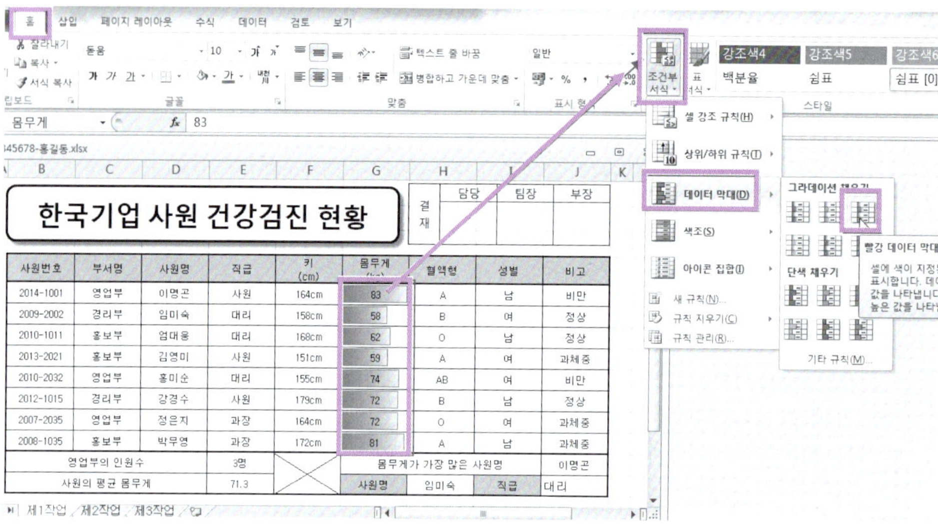

그 다음 몸무게가 80 이상인 행 전체에 글꼴 파랑 서식을 적용하기 위해, <B5:J12> 영역을 마우스로 드래그하여 영역 지정하고, [홈]→{스타일}[조건부 서식]→[규칙 관리]를 선택한다. [조건부 서식 규칙 관리자] 창에 앞서 적용된 규칙(데이터 막대) 항목이 나타나 있다. [새규칙]을 클릭한다. [새 서식 규칙] 창에서 [수식을 사용하여 서식을 지정할 셀 결정]을 선택하고 [다음 수식이 참인 값의 서식 지정] 칸에 '=$G5 >= 80'을 입력하고 [서식] 버튼을 눌러 글꼴색을 '파랑'으로 설정한다.

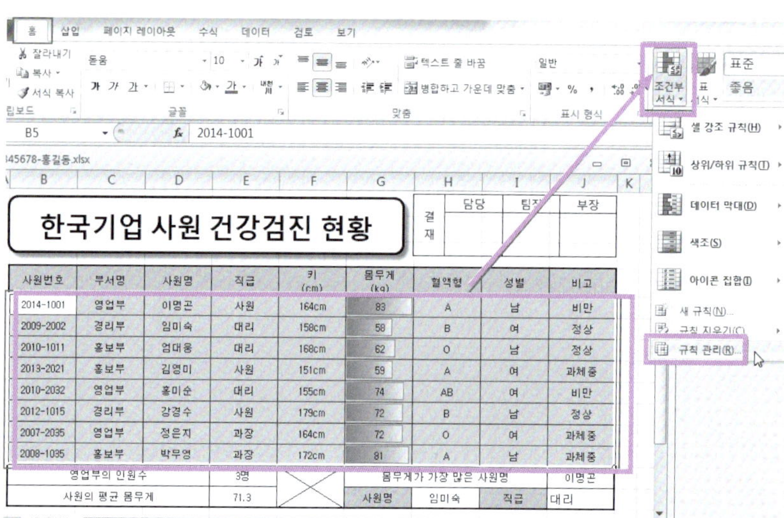

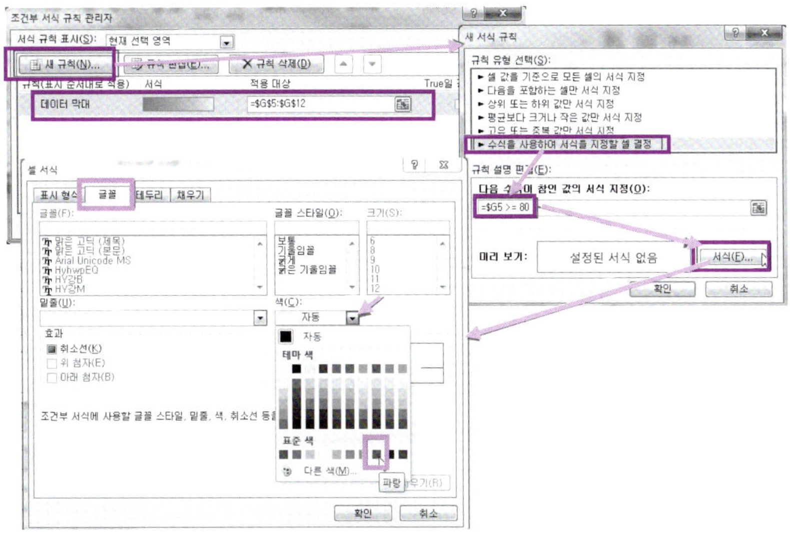

수식을 입력하는 규칙은 다음과 같은 원리로 만들어 진다. [몸무게] 각 셀값이 '80' 이상인지 물어보는데 각 셀을 지칭하는 셀주소는 G5, G6, ~ G12이다. 이미 규칙을 적용하기 위해 <B5:J12> 범위를 지정하고 진행하는 상태이므로 첫 번째 셀인 G5에 대해서만 물어 보아도 엑셀은 복사할 때처럼 자동으로 셀 주소를 변경 시켜가며 값을 비교한다. 그러나 'G' 열주소는 자동으로 변하지 말아야 한다. 즉 절대 주소로 만들어 주어야 한다. 행에 대한 위치만 자동으로 변해야(5~12) 하므로 비교하는 셀 주소의 형태는 '$G5'와 같이 혼합주소 형태가 되는 것이다. [확인] 버튼을 누르면 다음과 같은 규칙 목록이 나타난다.

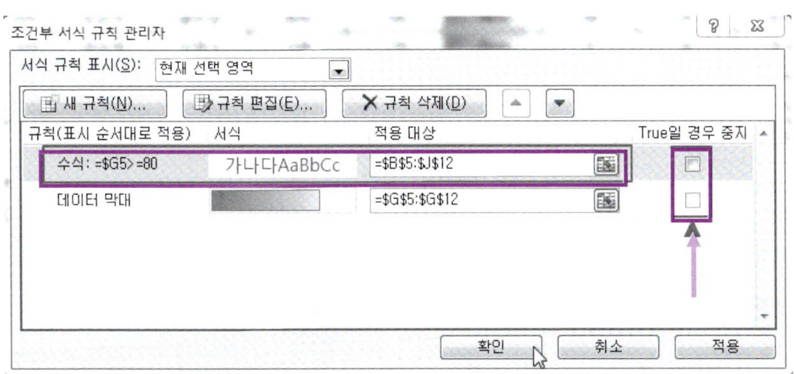

여기서 한 가지 생각해 볼 문제는 이 두 가지 규칙이 동시 적용되어야 하는가 이다. 두 가지 규칙에 대한 적용 범위 자체가 <G5:G12> 영역은 중복이 되어 있다. 지문 자체는 다소 애매한 점이 있지만 <G5:G12> 영역은 데이터 막대(빨강)이 적용되고 나서 두 번째 [서식 적용](글꼴 파랑)을 하지 않도록 하려면 몇 가지 조작이 필요하다. 즉 범위가 작은 채우기 적용을 먼저 하고 해당된다면(True일 경우) 이후 규칙 적용은 중지해야 할 것이다. 우선 [서식 적용] 항목을 선택하고 (▼) 버튼을 눌러 아래/위 위치를 바꾸고 [영역 채우기] 항목의 [True일 경우 중지] 부분을 체크한다. 여기서는 이 부분은 고려하지 않아도 된다. [확인] 버튼을 누르면 중복이 배제된 형태로 서식이 적용된 결과가 나타난다.

이제 [1작업]이 완료되었다. 최종 결과는 다음과 같다.

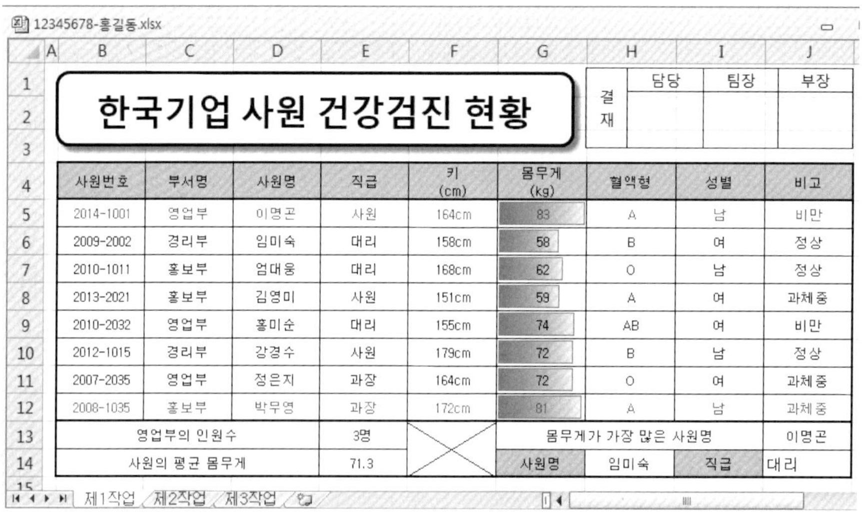

12345678-홍길동.xlsx

한국기업 사원 건강검진 현황

결재	담당	팀장	부장

사원번호	부서명	사원명	직급	키 (cm)	몸무게 (kg)	혈액형	성별	비고
2014-1001	영업부	이명곤	사원	164cm	83	A	남	비만
2009-2002	경리부	임미숙	대리	158cm	58	B	여	정상
2010-1011	홍보부	엄대웅	대리	168cm	62	O	남	정상
2013-2021	홍보부	김영미	사원	151cm	59	A	여	과체중
2010-2032	영업부	홍미순	대리	155cm	74	AB	여	비만
2012-1015	경리부	강경수	사원	179cm	72	B	남	정상
2007-2035	영업부	정은지	과장	164cm	72	O	여	과체중
2008-1035	홍보부	박무영	과장	172cm	81	A	남	과체중
영업부의 인원수			3명		몸무게가 가장 많은 사원명			이명곤
사원의 평균 몸무게			71.3		사원명	임미숙	직급	대리

제1작업 / 제2작업 / 제3작업

문제풀이2 표 작성 및 함수 활용

엑셀 문서 기본 활용과 함수 활용을 위한 예제는 ITQ–엑셀 상위버전 (Office 2007, 2010) 문제이다. 원본은 홈페이지 www.itq.or.kr에서 얻을 수 있다.

공통사항

① 파일명은 본인의 "학번–성명"으로 입력하여 답안폴더(내문서₩ITQ₩)에 하나의 파일로 저장해야 한다(예 : 내문서₩ITQ₩12345678–홍길동.xlsx).
② 작업시트의 A열은 열 너비 '1'로, 나머지 열은 적당하게 조절한다.
③ 시트 이름은 "제1작업"이어야 한다.
④ 작업시트의 테두리는 ≪출력형태≫와 같이 작업한다.
⑤ 해당 작업란에서는 각각 제시된 조건에 따라 ≪출력형태≫와 같이 작업한다.
⑥ 그림 삽입 문제의 경우 반드시 내문서₩ITQ₩Picwlture 폴더에서 정확한 파일을 선택하여 삽입한다.

1. 다음은 '권내과 환자 현황'에 대한 자료이다. 자료를 입력하고 조건에 맞도록 작업하시오.

≪출력형태≫

권내과 환자 현황

결재	담당	팀장	부장

환자번호	환자명	생년월일	성별	진료과목	식전혈당 (mg/dL)	당화 혈색소	나이	구분
GS5-073	이정우	1944-02-23	남	신장	126	6.0%	(1)	(2)
GK3-025	김경미	1944-10-23	여	신장	86	5.1%	(1)	(2)
GS3-034	박동일	1973-11-23	남	내분비	247	13.0%	(1)	(2)
GD2-242	배문희	1967-10-10	여	소화기	113	6.4%	(1)	(2)
GE3-125	기석훈	1985-11-09	남	내분비	115	6.2%	(1)	(2)
GS1-173	안지영	1987-12-27	여	신장	143	8.3%	(1)	(2)
GS4-102	정수향	1975-06-21	여	내분비	347	17.7%	(1)	(2)
GD3-028	고수로	1937-03-15	남	소화기	99	5.2%	(1)	(2)
최대 당화혈색소		여성 환자 수		남성의 식전혈당 평균			환자명	당화혈색소
(3)		(4)		(5)			이정우	(6)

≪조건≫

- 모든 데이터의 서식에는 글꼴(맑은 고딕, 11pt), 맞춤은 ≪출력형태≫를 참조하시오.
- 제 목 ⇒ 모서리가 둥근 직사각형과 바깥쪽 그림자 스타일(오프셋 오른쪽)을 이용하여 작성하고 "권내과 환자 현황"을 입력한 후 다음 서식을 적용하시오 (글꼴-맑은 고딕, 24pt, 검정, 굵게, 채우기-노랑).
- 임의의 셀에 결재란을 작성하여 카메라 또는 그림복사 기능을 이용하여 붙이기 하시오(단, 원본 삭제).
- 「B4:J4, B13:G13, I13:J13」 영역은 '주황'으로 채우기 하시오.
- 유효성 검사를 이용하여 「I14」 셀에 환자명(「C5:C12」 영역)이 선택 표시되도록 하시오.
- 셀 서식 ⇒ 「E5:E12」 영역에 셀 서식을 이용하여 예와 같이 표시하시오(예 : 남 → 남성).
- 「E5:E12」 영역에 대해 '성별'로 이름정의를 하시오.

문제 (1)~(7) 셀은 반드시 주어진 함수를 이용하여 값을 구하시오 (결과 값을 직접 입력하면 해당 셀은 0점 처리됨).

(1) 나이 ⇒ 「2013-생년월일의 연도」로 구한 결과 값에 '세'를 붙이시오 (YEAR 함수, & 연산자)(예 : 32세).

(2) 구분 ⇒ 환자번호의 두 번째 문자가 S이면 '선택 진료', 그 외에는 '기본진료'로 구하시오(IF, MID 함수).

(3) 최대 당화혈색소 ⇒ (MAX 함수)

(4) 여성 환자 수 ⇒ 정의된 이름(성별)을 이용하여 성별이 '여'인 환자의 수를 구한 결과 값에 '명'을 붙이시오(COUNTIF함수, & 연산자)(예 : 3명).

(5) 남성의 식전혈당 평균 ⇒ 성별이 '남'인 자료의 식전혈당(mg/dL) 평균을 내림하여 정수로 구하시오. 단, 조건은 입력데이터를 이용하시오 (ROUNDDOWN, DAVERAGE 함수)(예 : 134.7 →134).

(6) 당화혈색소 ⇒ 「I14」 셀에서 선택한 환자명에 대한 당화혈색소를 구하시오(VLOOKUP 함수).

(7) 조건부 서식을 이용하여 당화혈색소 셀에 데이터 막대 스타일(녹색)을 최소값 및 최대값으로 적용하시오.

2. 다음은 '건강검진 관리 현황'에 대한 자료이다. 자료를 입력하고 조건에 맞도록 작업하시오.

≪출력형태≫

건강검진 관리 현황

결재	담당	팀장	부장

고객명	검사구분	주민등록번호	검진일	검사 항목수	개인부담금	공단부담금	성별	검진결과일
민경아	추가	871205-1******	2012-04-06	6	₩ 50,000	₩ 55,000	(1)	(2)
김희경	기본	891025-2******	2012-03-04	10	₩ 90,000	₩110,000	(1)	(2)
김진구	종합	960809-2******	2012-05-12	18	₩115,000	₩150,000	(1)	(2)
송선희	종합	001015-4******	2012-02-19	17	₩110,000	₩130,000	(1)	(2)
박지영	추가	011002-4******	2012-06-21	5	₩ 40,000	₩ 52,000	(1)	(2)
한은주	추가	980221-1******	2012-04-22	3	₩ 35,000	₩ 40,000	(1)	(2)
김현진	종합	010323-3******	2012-07-27	17	₩110,000	₩135,000	(1)	(2)
조선아	기본	020519-3******	2012-06-07	10	₩ 95,000	₩105,000	(1)	(2)
기본검진의 공단부담금 합계			(3)		고객명	김진구	검진일	(5)
개인부담금의 중간값			(4)		검사항목수가 가장 많은 고객명			(6)

≪조건≫

- 모든 데이터의 서식에는 글꼴(맑은 고딕, 11pt), 맞춤은 ≪출력형태≫를 참조하시오.
- 제 목 ⇒ 모서리가 둥근 직사각형과 바깥쪽 그림자 스타일(오프셋 오른쪽)을 이용하여 작성하고 "건강검진 관리 현황"을 입력한 후 다음 서식을 적용하시오(글꼴–맑은 고딕, 16pt, 검정, 굵게, 채우기–노랑).
- 임의의 셀에 결재란을 작성하여 카메라 또는 그림복사 기능을 이용하여 붙이기 하시오(단, 원본 삭제).
- 「B4:J4, G13, I13」 영역은 '주황'으로 채우기 하시오.
- 유효성 검사를 이용하여 「H13」 셀에 고객명 「B5:B12」 영역)이 선택 표시되도록 하시오.
- 셀 서식 ⇒ 「C5:C12」 영역에 셀 서식을 이용하여 데이터 뒤에 '검진'을 표시하시오 (예 : 종합 → 종합검진).
- 「G5:G12」 영역에 대해 '개인부담금'으로 이름정의를 하시오.

문제 (1)~(7) 셀은 반드시 주어진 함수를 이용하여 값을 구하시오(결과값을 직접 입력하면 해당 셀은 0점 처리됨).

(1) 성별 ⇒ 주민등록번호에서 하이픈(−) 뒤의 첫째 숫자가 1 또는 3이면 '남자', 2 또는 4이면 '여자'로 구하시오(CHOOSE, MID 함수).
(2) 검진결과일 ⇒ 검사항목수가 '10'이상이면 「검진일+10」, 그 외에는 「검진일+검사 항목 수」로 구하시오(IF 함수).
(3) 기본검진의 공단부담금 합계 ⇒ 천 단위에서 반올림하여 표시하시오(ROUND, SUMIF 함수)(예 : 125,000 → 130,000).
(4) 개인부담금의 중간값 ⇒ 정의된 이름(개인부담금)을 이용하여 구하시오(MEDIAN 함수).
(5) 검진일 ⇒ 「H13」 셀에서 선택한 '고객명'에 대한 '검진일'을 표시하시오(VLOOKUP 함수).
(6) 검사항목수가 가장 많은 고객명 ⇒ (INDEX, MATCH, MAX 함수)
(7) 조건부 서식을 이용하여 개인부담금 셀에 데이터 막대 스타일(빨강)을 최소값 및 최대값으로 적용하고, 수식을 이용하여 개인부담금이 '100,000' 이상인 행 전체에 다음 서식을 적용하시오(글꼴 : 파랑).

3. 다음은 '세종병원 2월 진료 현황'에 대한 자료이다. 자료를 입력하고 조건에 맞도록 작업하시오.

≪출력형태≫

세종병원 2월 진료 현황

결재	담당	팀장	부장

진료부서	진료구분	환자성명	주민등록번호	입원기간 (단위:일)	퇴원일자	진찰료 (기준:1일)	입원비	성별
내과	보통	진경호	731011-1	30	2014-02-03	13,400	(1)	(2)
안과	특진	이창수	830815-1	35	2014-02-19	11,300	(1)	(2)
안과	특진	한정아	691213-2	18	2014-02-14	36,000	(1)	(2)
외과	보통	윤슬기	940510-2	12	2014-02-03	19,800	(1)	(2)
내과	특진	박준호	470312-1	8	2014-02-27	10,600	(1)	(2)
외과	특진	정향윤	520910-2	23	2014-02-18	12,500	(1)	(2)
내과	보통	김의석	900321-1	11	2014-02-04	27,000	(1)	(2)
내과	보통	김길호	890412-1	7	2014-02-11	9,900	(1)	(2)
최다 입원기간(단위:일)			(3)		특진 진료 건수			(5)
내과 평균 진찰료(기준:1일)			(4)		환자성명	진경호	진찰료	(6)

≪조건≫

- 모든 데이터의 서식에는 글꼴(맑은 고딕, 11pt), 맞춤은 ≪출력형태≫를 참조하시오.

- 제 목 ⇒ 모서리가 둥근 직사각형과 바깥쪽 그림자 스타일(오프셋 오른쪽)을 이용하여 작성하고 "세종병원 2월 진료 현황"을 입력한 후 다음 서식을 적용하시오 (글꼴－맑은 고딕, 24pt, 검정, 굵게, 채우기－노랑).
- 임의의 셀에 결재란을 작성하여 카메라 또는 그림복사 기능을 이용하여 붙이기 하시오(단, 원본 삭제).
- 「B4:J4, G14, I14」 영역은 '주황'으로 채우기 하시오.
- 유효성 검사를 이용하여 「H14」 셀에 환자성명(「D5:D12」 영역)이 선택 표시되도록 하시오.
- 셀 서식 ⇒「E5:E12」 영역에 셀 서식을 이용하여 글자 뒤에 '******'를 표시하시오 (예 : 731011-1 → 731011-1******).
- 「F5:F12」 영역에 대해 '입원기간'으로 이름정의를 하시오.

문제 (1)~(7) 셀은 반드시 주어진 함수를 이용하여 값을 구하시오(결과 값을 직접 입력하면 해당 셀은 0점 처리됨).

(1) 입원비 ⇒「입원비 단가×입원기간(단위 : 일)」로 구하되 입원비 단가는 입원기간이 30일 이상이면 '30,000×0.85', 그 외에는 '30,000'으로 구하시오(IF 함수).

(2) 성별 ⇒ 주민등록번호의 8번째 글자가 1이면 '남자', 2이면 '여자'로 구하시오(CHOOSE, MID 함수).

(3) 최다 입원기간(단위 : 일) ⇒ 정의된 이름(입원기간)을 이용하여 구하시오(MAX 함수).

(4) 내과 평균 진찰료(기준 : 1일) ⇒ 진료부서가 '내과'인 환자들의 '진찰료(기준 : 1일)' 평균을 내림하여 천 단위로 구하시오 단, 조건은 입력데이터를 이용하시오
(ROUNDDOWN, DAVERAGE 함수)(예 : 234,506 → 234,000).

(5) 특진 진료 건수 ⇒ 구한 결과값에'건'을 붙이시오(COUNTIF 함수)(예 : 1건).

(6) 진찰료 ⇒「H14」 셀에서 선택한 환자성명에 대한 진찰료(기준 : 1일)를 구하시오(VLOOKUP 함수).

(7) 조건부 서식을 이용하여 진찰료(기준 : 1일) 셀에 데이터 막대 스타일(빨강)을 최소값 및 최대값으로 적용하시오.

4. 다음은 '건강검진 예약자 현황'에 대한 자료이다. 자료를 입력하고 조건에 맞도록 작업하시오.

≪출력형태≫

건강검진 예약자 현황

결재	담당	팀장	부장

고객코드	고객명	예약일	가입구분	키	표준체중 (kg)	몸무게 (kg)	검진요일	비고
S07001	김성은	2013-08-16	지역	165	53.8	60	(1)	(2)
N05040	김정호	2013-08-27	지역	172	63.2	72	(1)	(2)
N04046	정희철	2013-08-02	직장	172	63.2	51	(1)	(2)
S07994	주애리	2013-09-09	지역	167	55.5	54	(1)	(2)
N06014	나주아	2013-09-18	비보험	167	55.5	56	(1)	(2)
S08002	이정진	2013-09-20	비보험	183	73.1	91	(1)	(2)
S07004	마정환	2013-10-16	직장	187	76.7	96	(1)	(2)
S06014	서한승	2013-10-28	비보험	177	67.7	76	(1)	(2)
지역가입자의 평균 몸무게(kg)			(3)		비보험 검진자 수			(5)
몸무게 1위와 2위 차이값			(4)		고객명	김성은	몸무게(kg)	(6)

≪조건≫

- 모든 데이터의 서식에는 글꼴(맑은 고딕, 11pt), 맞춤은 ≪출력형태≫를 참조하시오.
- 제 목 ⇒ 모서리가 둥근 직사각형과 바깥쪽 그림자 스타일(오프셋 오른쪽)을 이용하여 작성하고 "건강검진 예약자 현황"을 입력한 후 다음 서식을 적용하시오(글꼴-맑은 고딕, 24pt, 검정, 굵게, 채우기-노랑).
- 임의의 셀에 결재란을 작성하여 카메라 또는 그림복사 기능을 이용하여 붙이기 하시오(단, 원본 삭제).
- 「B4:J4, G14, I14」 영역은 '주황'으로 채우기 하시오.
- 유효성 검사를 이용하여 「H14」 셀에 '고객명'(「C5:C12」 영역)이 선택 표시되도록 하시오.
- 셀 서식 ⇒ 「F5:F12」 영역에 셀 서식을 이용하여 숫자 뒤에 'cm'를 표시하시오(예 : 165 → 165cm).
- 「E5:E12」 영역에 대해 '가입구분'으로 이름정의를 하시오.

문제 (1)~(7) 셀은 반드시 주어진 함수를 이용하여 값을 구하시오(결과 값을 직접 입력하면 해당 셀은 0점 처리됨).

(1) 검진요일 ⇒ 예약일의 요일을 예와 같이 구하시오(CHOOSE, WEEKDAY 함수)(예 : 월요일).

(2) 비고 ⇒ 몸무게(kg)를 표준체중(kg)으로 나눈 값이 1.2 이상이면 '비만', 1.1 이상이면 '과체중', 그 외에는 공백으로 구하시오(IF 함수).

(3) 지역가입자의 평균 몸무게(kg) ⇒ 조건은 입력데이터를 이용하시오(DAVERAGE 함수).

(4) 몸무게 1위와 2위 차이 값 ⇒「몸무게(kg) 1위-몸무게(kg) 2위」로 표시하시오(MAX, LARGE 함수).

(5) 비보험 검진자 수 ⇒ 정의된 이름(가입구분)을 이용하여 구한 결과값 뒤에 '명'을 붙이시오(COUNTIF 함수, & 연산자)(예 : 1 → 1명).

(6) 몸무게(kg) ⇒「H14」셀에서 선택한 고객명에 대한 '몸무게(kg)'를 표시하시오(VLOOKUP 함수).

(7) 조건부 서식을 이용하여 몸무게(kg) 셀에 데이터 막대 스타일(빨강)을 최소값 및 최대값으로 적용하시오.

5. 다음은 '청심실버 요양자 현황'에 대한 자료이다. 자료를 입력하고 조건에 맞도록 작업하시오.

≪출력형태≫

청심실버 요양자 현황

결재	담당	팀장	부장

요양자	구분	주민등록번호	등급	동호회	1일 금액(원)	본인부담금(원)	나이	비고
전은오	전문요양	280408-1	1등급	바둑	48,150	288,900	(1)	(2)
이경미	요양	361008-2	2등급	사진	34,440	206,640	(1)	(2)
김준호	요양	410817-1	2등급	요가	34,440	206,640	(1)	(2)
윤선아	전문요양	420303-2	1등급	요가	48,150	288,070	(1)	(2)
송중기	요양	331229-1	1등급	장기	38,020	228,120	(1)	(2)
석기웅	요양	471108-1	1등급	사진	38,020	228,120	(1)	(2)
하현종	요양	381029-1	2등급	바둑	34,440	206,640	(1)	(2)
나은주	전문요양	280213-2	2등급	요가	44,590	267,540	(1)	(2)
구분이 전문요양인 요양자 수			(3)		구분이 요양인 본인부담금(원) 합계			(5)
전문요양의 본인부담금(원) 평균			(4)		요양자	전은오	등급	(6)

≪조건≫

- 모든 데이터의 서식에는 글꼴(맑은 고딕, 11pt), 맞춤은 ≪출력형태≫를 참조하시오.
- 제 목 ⇒ 모서리가 둥근 직사각형과 바깥쪽 그림자 스타일(오프셋 오른쪽)을 이용하여 작성하고 "청심실버 요양자 현황"을 입력한 후 다음 서식을 적용하시오(글꼴–맑은 고딕, 24pt, 검정, 굵게, 채우기–노랑).
- 임의의 셀에 결재란을 작성하여 카메라 또는 그림복사 기능을 이용하여 붙이기 하시오(단, 원본 삭제).
- 「B4:J4, G14, I14」 영역은 '주황'으로 채우기 하시오.
- 유효성 검사를 이용하여 「H14」 셀에 요양자(「B5:B12」 영역)가 선택 표시되도록 하시오.
- 셀 서식 ⇒ 「D5:D12」 영역에 셀 서식을 이용하여 예와 같이 '******'를 표시하시오 (예 : 280408-1 → 280408-1******).
- 「H5:H12」 영역에 대해 '본인부담금'으로 이름정의를 하시오.

문제 (1)~(7) 셀은 반드시 주어진 함수를 이용하여 값을 구하시오(결과값을 직접 입력하면 해당 셀은 0점 처리됨).

(1) 나이 ⇒ 「114–주민등록번호의 앞 2글자」로 구한 결과값에 '세'를 붙이시오(LEFT 함수, & 연산자)(예 : 71세).

(2) 비고 ⇒ 주민등록번호 8번째 글자가 1이면 '남자', 2이면 '여자'로 구하시오 (CHOOSE, MID 함수).

(3) 구분이 전문요양인 요양자 수 ⇒ (COUNTIF 함수)

(4) 전문요양의 본인부담금(원) 평균 ⇒ 반올림하여 정수로 구하시오. 단, 조건은 입력데이터를 이용하시오(ROUND, DAVERAGE 함수)(예 : 1234.56 → 1235).

(5) 구분이 요양인 본인부담금(원) 합계 ⇒ 정의된 이름(본인부담금)을 이용하여 구하시오(SUMIF 함수).

(6) 등급 ⇒「H14」셀에서 선택한 요양자에 대한 등급을 표시하시오(VLOOKUP 함수).

(7) 조건부 서식을 이용하여 본인부담금(원) 셀에 데이터 막대 스타일(빨강)을 최소값 및 최대값으로 적용하시오.

6. 다음은 '댄싱스타오디션 Top 8 현황'에 대한 자료이다. 자료를 입력하고 조건에 맞도록 작업하시오.

≪출력형태≫

댄싱스타오디션 Top 8 현황

결재	담당	팀장	부장

참가번호	성(팀)명	구분	참가지역	인터넷 선호도	ARS 투표수	심사위원 점수	ARS 순위	비고
DSG-005	너게츠	청소년	부산	11.4%	4,875,210	267	(1)	(2)
DSG-201	하나두리	대학생	천안	9.2%	4,088,752	291	(1)	(2)
DSS-819	백수아	청소년	인천	17.2%	4,228,457	297	(1)	(2)
DSG-101	이카루스	일반	광주	19.5%	5,334,679	285	(1)	(2)
DSS-450	정지상	일반	서울	18.2%	4,680,251	231	(1)	(2)
DSG-214	알래스카	대학생	부산	7.5%	5,128,622	291	(1)	(2)
DSS-815	김강희	대학생	인천	16.2%	4,858,795	297	(1)	(2)
DSS-435	정연희	일반	서울	9.7%	4,210,520	246	(1)	(2)
청소년 부문 심사위원 점수 평균			(3)		이카루스 인기차트			(5)
심사위원 점수 중간값			(4)		성(팀)명	너게츠	투표수	(6)

≪조건≫

- 모든 데이터의 서식에는 글꼴(맑은 고딕, 11pt), 맞춤은 ≪출력형태≫를 참조하시오.
- 제 목 ⇒ 모서리가 둥근 직사각형과 바깥쪽 그림자 스타일(오프셋 오른쪽)을 이용하여 작성하고 "댄싱스타오디션 Top 8 현황"을 입력한 후 다음 서식을 적용하시오(글꼴–맑은 고딕, 24pt, 검정, 굵게, 채우기–노랑).
- 임의의 셀에 결재란을 작성하여 카메라 또는 그림복사 기능을 이용하여 붙이기 하시오(단, 원본 삭제).
- 「B4:J4, G14, I14」 영역은 '주황'으로 채우기 하시오.
- 유효성 검사를 이용하여 「H14」 셀에 성(팀)명(「C5:C12」 영역)이 선택 표시되도록 하시오.
- 셀 서식 ⇒ 「H5:H12」 영역에 셀 서식을 이용하여 숫자 뒤에 '점'을 표시하시오(예 : 267 → 267점).
- 「H5:H12」 영역에 대해 '심사위원점수'로 이름정의를 하시오.

문제 (1)~(7) 셀은 반드시 주어진 함수를 이용하여 값을 구하시오(결과값을 직접 입력하면 해당 셀은 0점 처리됨).

(1) ARS 순위 ⇒ ARS 투표수의 내림차순 순위를 구하시오(RANK 함수).

(2) 비고 ⇒ 참가번호의 세 번째 글자가 G이면 '그룹'으로 그 외에는 공백으로 표시하시오(IF, MID 함수).

(3) 청소년 부문 심사위원 점수 평균 ⇒ 조건은 입력데이터를 이용하여 구하시오(DAVERAGE 함수).

(4) 심사위원 점수 중간값 ⇒ 정의된 이름(심사위원점수)을 이용하여 심사위원 점수의 중간값을 구한 결과값 뒤에 '점'을 표시하시오(MEDIAN 함수, & 연산자)(예 : 250점).

(5) 이카루스 인기차트 ⇒ (「G8셀」 ÷ 1,000,000)으로 구한 값만큼 '★' 문자를 반복하여 표시하시오(REPT 함수)(예 : 2 → ★★).

(6) 투표수 ⇒「H14」셀에서 선택한 성(팀)명에 대한 ARS 투표수를 표시하시오(VLOOKUP 함수).

(7) 조건부 서식을 이용하여 ARS 투표수 셀에 데이터 막대 스타일(빨강)을 최소값 및 최대값으로 적용하시오.

7. 다음은 '정보대학교 페이스북 사용 현황'에 대한 자료이다. 자료를 입력하고 조건에 맞도록 작업하시오.

≪출력형태≫

정보대학교 페이스북 사용 현황

결재	담당	팀장	부장

학번	이름	학과명	가입일	일일 사용시간	정보활용 비율	그룹명	사용연수	활용도
M23412	이영훈	영문	2012-07-02	4	25%	다이어트	(1)	(2)
P31132	김미영	식품가공	2013-07-10	2	5%	정보검색	(1)	(2)
K43123	박진영	행정	2013-03-05	6	40%	건강	(1)	(2)
M31324	정민호	영문	2013-05-20	5	38%	취업	(1)	(2)
M25612	나정빈	영문	2012-10-01	3	13%	스터디	(1)	(2)
P31242	김길동	식품가공	2013-09-15	2	6%	컴퓨터	(1)	(2)
K23142	강민수	행정	2012-12-01	5	35%	해외취업	(1)	(2)
P24121	이정미	식품가공	2011-01-20	6	42%	영어	(1)	(2)
정보활용비율 10% 이하인 학생 수			(3)		영문학과 일일 사용시간 평균			(5)
최대 일일 사용시간			(4)		이름	이영훈	가입일	(6)

≪조건≫

- 모든 데이터의 서식에는 글꼴(맑은 고딕, 11pt), 맞춤은 ≪출력형태≫를 참조하시오.
- 제 목 → 모서리가 둥근 직사각형과 바깥쪽 그림자 스타일(오프셋 아래쪽)을 이용하여 작성하고 "정보대학교 페이스북 사용 현황"을 입력한 후 다음 서식을 적용하시오
  (글꼴－맑은 고딕, 24pt, 검정, 굵게, 채우기－노랑).
- 임의의 셀에 결재란을 작성하여 카메라 또는 그림복사 기능을 이용하여 붙이기 하시오(단, 원본 삭제).
- 「B4:J4, G14, I14」 영역은 '주황'으로 채우기 하시오.
- 유효성 검사를 이용하여 「H14」 셀에 이름(「C5:C12」 영역)이 선택 표시되도록 하시오.
- 셀 서식 ⇒ 「D5:D12」 영역에 셀 서식을 이용하여 글자 뒤에 '학과'를 표시하시오(예 : 영문학과).
- 「G5:G12」 영역에 대해 '활용비율'로 이름정의를 하시오.

문제 (1)~(7) 셀은 반드시 주어진 함수를 이용하여 값을 구하시오(결과값을 직접 입력하면 해당 셀은 0점 처리됨).

(1) 사용연수 ⇒ 「시스템의 오늘 날짜의 연도—가입일의 연도」로 구한 후 결과값에'년'을 표시하시오(YEAR, TODAY 함수, & 연산자)(예 : 1년).

(2) 활용도 ⇒ 일일 사용시간이 3시간 이상이면서 정보 활용 비율이 30% 이상이면 '높음'으로 표시하고 그외에는 '낮음'으로 표시하시오(IF, AND 함수).

(3) 정보 활용 비율 10% 이하인 학생 수 ⇒ 정의된 이름(활용비율)을 이용하여 구하시오(COUNTIF 함수).

(4) 최대 일일 사용시간 ⇒ (MAX 함수)

(5) 영문학과 일일 사용시간 평균 ⇒ 조건은 입력데이터를 이용하여 구하시오(DAVERAGE 함수).

(6) 가입일 ⇒ 「H14」 셀에서 선택한 이름의 가입일을 구하시오(VLOOKUP 함수).

(7) 조건부 서식을 이용하여 정보 활용비율 셀에 데이터 막대 스타일(빨강)을 최소값 및 최대값으로 적용하시오.

제22장 차트 만들기

1) 차트(chart) : 숫자로 구성되어 있는 표를 그래프 형태로 시각화한 것

2) 차트를 작성하는 방법

① 차트를 생성할 데이터 범위 지정

② [삽입] 메뉴의 [차트] 부메뉴에서 원하는 차트 선택(예 : 세로막대형)

③ 차트 완성

단계	입력할 정보
1단계	차트에서 사용할 데이터가 들어있는 범위를 선택
2단계	차트 종류를 선택한다. 11가지 범주, 73여 종류의 차트 + '사용자 지정 종류'
3단계	차트 도구 메뉴에서 세부 속성들을 수정한다. ① 제목 : 차트와 축에 제목을 표시한다. ② 축 : 축 값의 표시 상태를 제어한다. ③ 눈금선 : 눈금선의 표시 상태를 제어한다. ④ 범례 : 범례의 표시 상태와 위치를 제어한다. ⑤ 데이터 레이블 : 레이블의 표시 상태와 종류를 제어한다. ⑥ 데이터 테이블 : 데이터 테이블의 표시 상태를 제어한다.
4단계	차트가 표시될 위치 조정 마우스를 사용하여 원하는 위치와 크기를 조정한다.

(1) 차트 만들기 각 단계

〈차트 만들기 1단계 : 데이터 범위지정〉

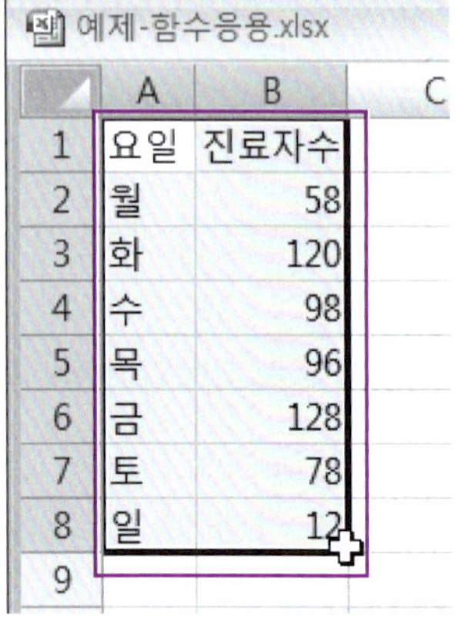

〈차트 만들기 2단계 : 차트 종류 선택〉

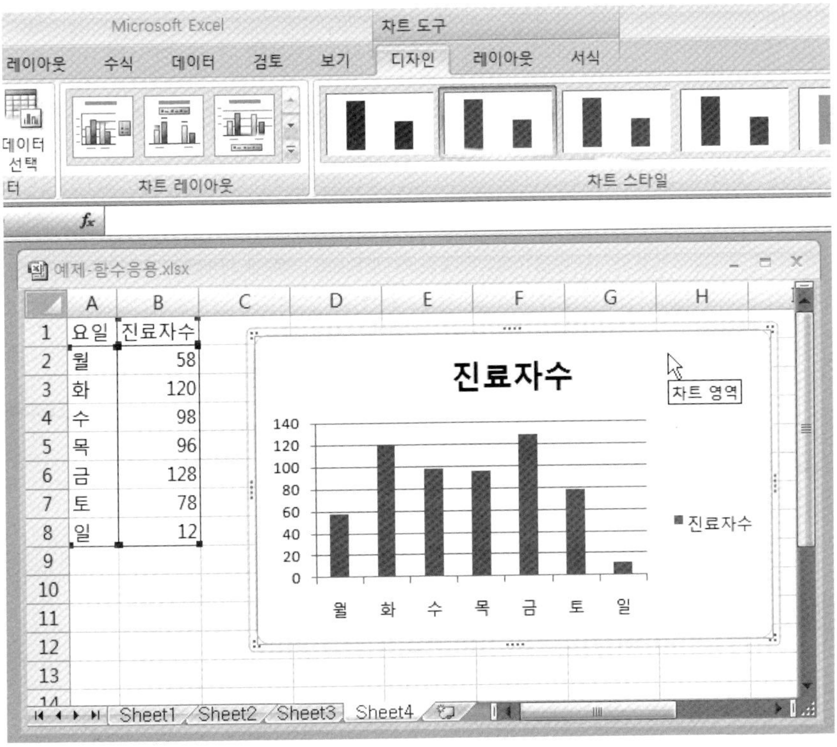

〈차트 만들기 3단계 : 차트 도구[디자인][레이아웃][서식] 메뉴탭을 통하여 세부 속성 편집〉

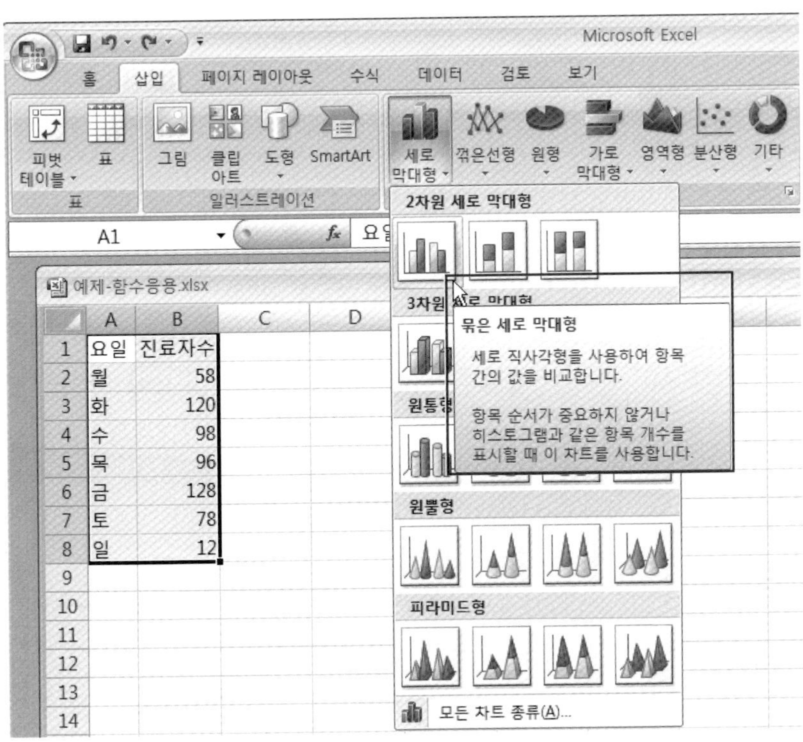

〈차트 만들기 4단계 : 차트의 위치조정 및 마무리 작업〉

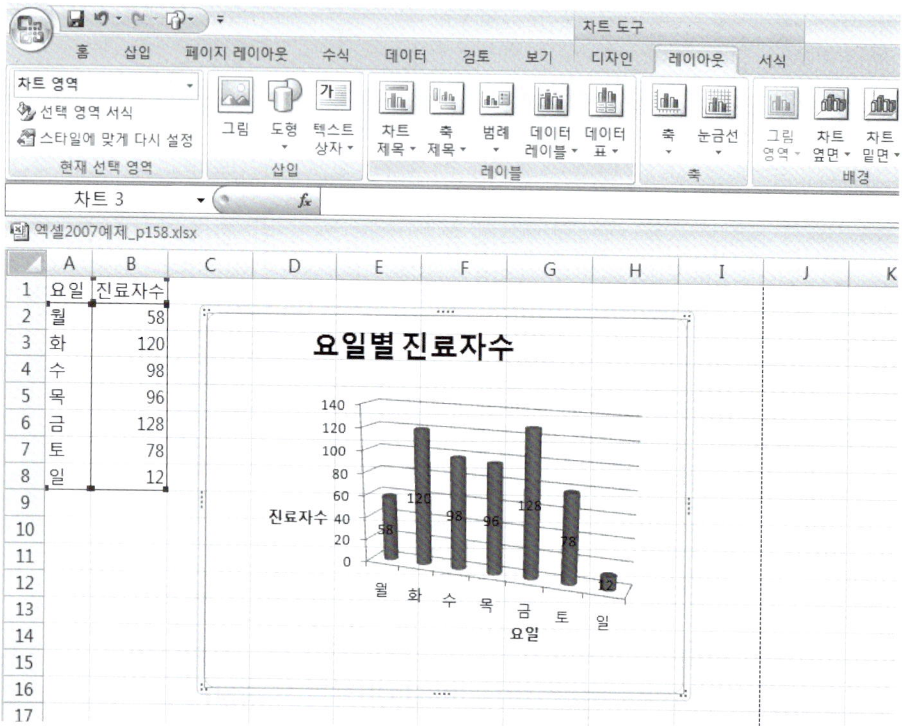

(2) 차트의 구성요소

다음은 엑셀 2007의 차트 구성요소와 설명이다.

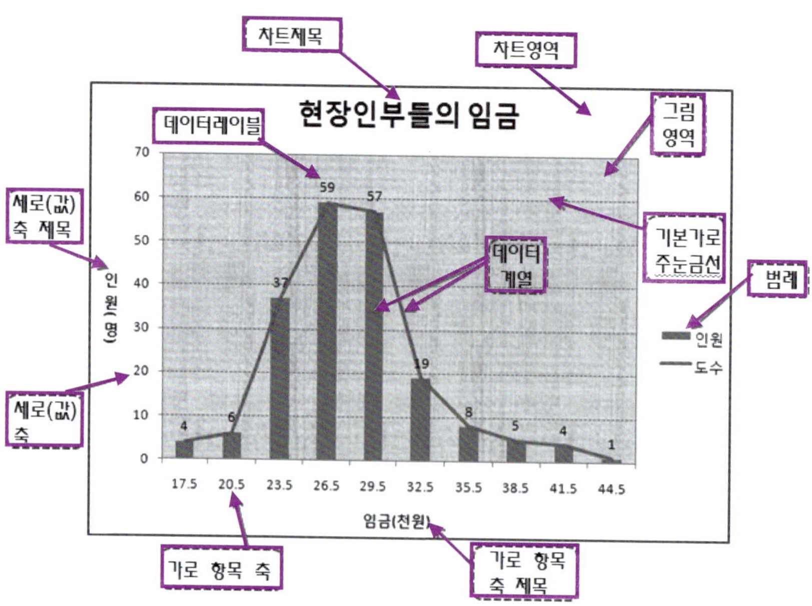

구성 요소	기능
차트 영역	차트 전체
그림 영역	차트에서 그래프가 그려지는 부분
차트 제목	차트의 제목
가로 항목 축	그래프의 가로 축에 해당하는 값
세로 값 축	그래프의 세로 축에 해당하는 값
가로 항목 축 제목	가로 항목 축의 제목
세로 값 축 제목	세로 값 축의 제목
범례	각 데이터 계열들을 구분해주기 위해 사용하는 색이나 무늬
데이터 레이블	좀 더 정확한 정보를 주기 위해 그래프 위에 표시되는 숫자/문자
데이터 계열	그래프로 표시되는 연속되는 데이터들의 모임

(3) 예제를 통한 차트 기능 다루기

엑셀의 차트는 다양한 기능들을 제공한다. 이들을 기능별로 모두 설명한다는 것은 자칫 입문자들에게는 지루한 과정이 될 수 있다. 따라서 여기에서는 예제를 풀이하는 과정을 통하여 핵심적인 기능을 이해하며 자연스럽게 기능을 습득하고 빠르게 적응할 수 있도록 한다.

예제 1 단일 축 차트

1) 다음과 같은 "제1작업" 시트를 이용하여 조건에 따라 ≪출력형태≫와 같이 차트 작업하시오.

엑셀2007예제_p159.xlsx

스마트폰 예약, 판매현황

결재	팀장	부서장	대표

할인적용	0.8

모델명	제조자	운영체제	카메라 (화소수)	액정크기 (인치)	가격 (원)	수량	할부금 (24개월)	VIP할인액
H200-B	한국콜	안드로	300만	3.5	622,300	27	₩25,900	₩497,840
M500-A	모토사	안드로	200만	3.2	805,500	23	₩33,600	₩644,400
P300-B	아이플	폰OS	500만	3	785,300	18	₩32,700	₩628,240
P500-A	현대	폰OS	450만	3.5	933,900	25	₩38,900	₩747,120
F100-B	미래텔	윈모바일	300만	3.5	578,600	13	₩24,100	₩462,880
F200-B	엘지티	안드로	210만	3.5	668,800	33	₩27,900	₩535,040
H400-A	일본통신	윈모바일	500만	3.2	607,700	17	₩25,300	₩486,160
M300-B	도코모	안드로	300만	3	599,700	20	₩25,000	₩479,760
카메라 화소수 평균			345만		최저가 스마트폰 제조자		모델명	총판매금액
안드로 운영체제 모델 평균가격			674075		현대		F100-B	₩7,522,000

≪조건≫

① 차트 종류 ⇒ <쪼개진 원형>으로 작업하시오.

② 데이터 범위 ⇒ "제1작업" 시트의 내용을 이용하여 작업하시오.

③ 위치 ⇒ "새 시트"로 이동하고, "제4작업"으로 시트 이름을 바꾸시오.

④ 차트 디자인 도구 ⇒ 레이아웃 2, 스타일 31을 선택하여 ≪출력형태≫에 맞게 작업하시오.

⑤ 영역 서식 ⇒ 차트 : 글꼴(맑은 고딕, 14pt), 채우기 효과(질감-분홍 박엽지)
그림 : 채우기 없음

⑥ 제목 서식 ⇒ 차트 제목 : 글꼴 (맑은 고딕, 굵게, 20pt),
도형 스타일 (보통효과-강조 1)
축 제목 : ≪출력형태≫를 참조하시오.

⑦ 서식 ⇒ 레이블 : 항목 이름과 백분율을 표시하고, 구분 기호는 ≪출력형태≫와 같이 표시하시오.
데이터 계열 : 첫째 조각의 각(180도 회전)

⑧ 범례 ⇒ 범례명을 변경하고 ≪출력형태≫를 참조하시오.

⑨ 나머지 사항은 ≪출력형태≫에 맞게 작성하시오.

≪출력형태≫

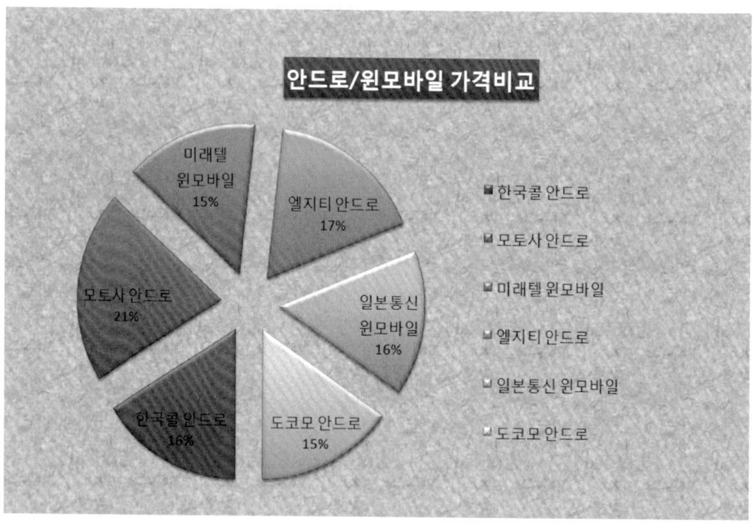

[차트 만들기 1단계 : 차트 종류 선택]

문제를 풀기 위한 과정에 맞추어 좀 더 단계적인 접근을 위해 앞서 기술한 차트 만들기 단계의 순서를 바꾸기로 하자. 먼저, 만들어야 할 차트의 종류를 선택하고 나서 차트 만들기를 위한 데이터를 선택하도록 해보자.

≪조건≫ ① 차트 종류 <쪼개진 원형>을 만들기 위해 빈 시트(제4작업)에서 [삽입] ➔ {차트}[원형] ➔ [쪼개진 원형]을 선택한다.

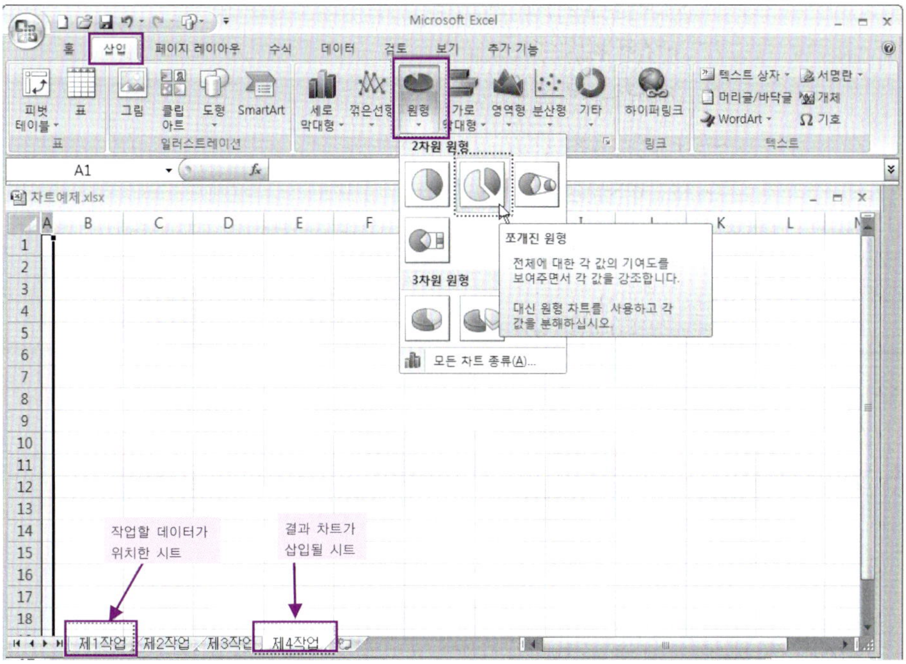

그러면 “쪼개진 원형”의 공백의 차트가 삽입되고 상단에 작업을 진행할 [차트 도구] 메뉴가 생성된다.

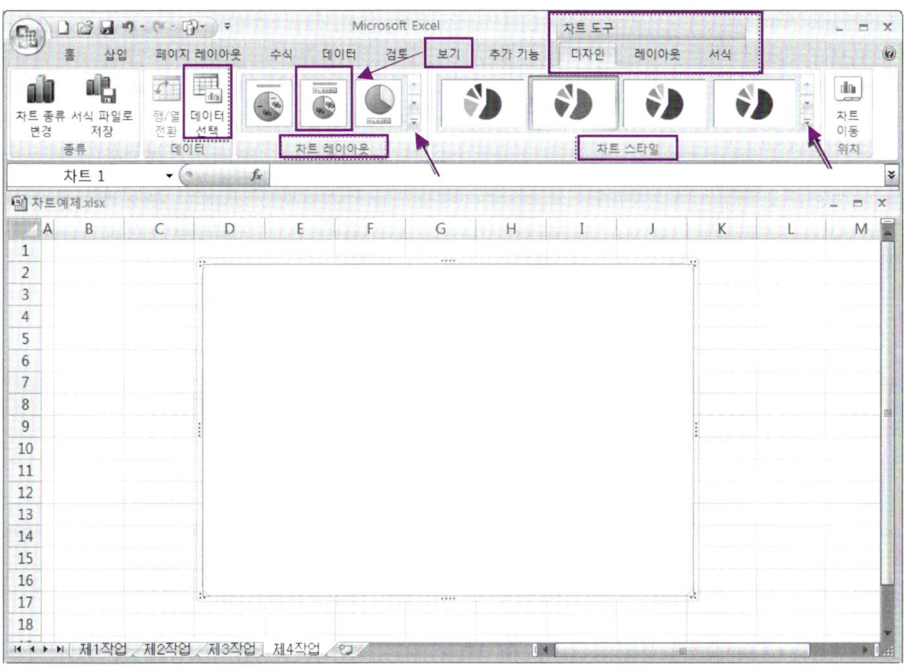

우선 "≪조건≫ ④ 차트 디자인 도구 ⇒ 레이아웃 2, 스타일 31을 선택"에 따라 [차트 도구][디자인] ➜ {차트 레이아웃}[레이아웃 2]를 선택한다.

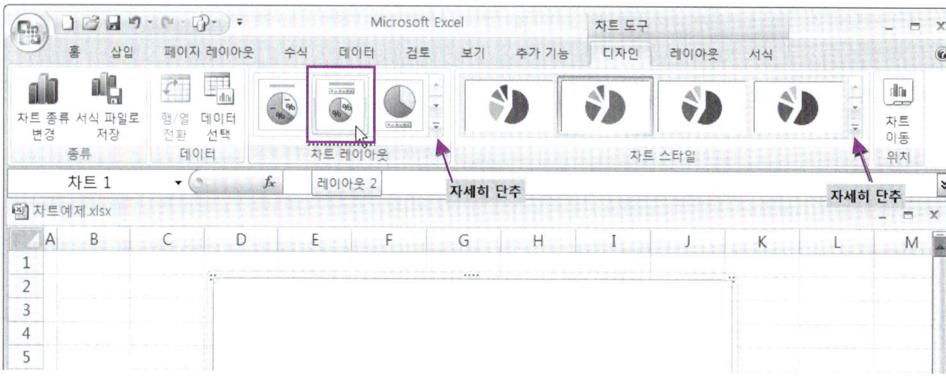

"스타일 31"을 선택하기 위해 [차트 도구][디자인] ➜ {차트 스타일}에서 [자세히 단추]를 눌러 [스타일 31]을 선택한다.

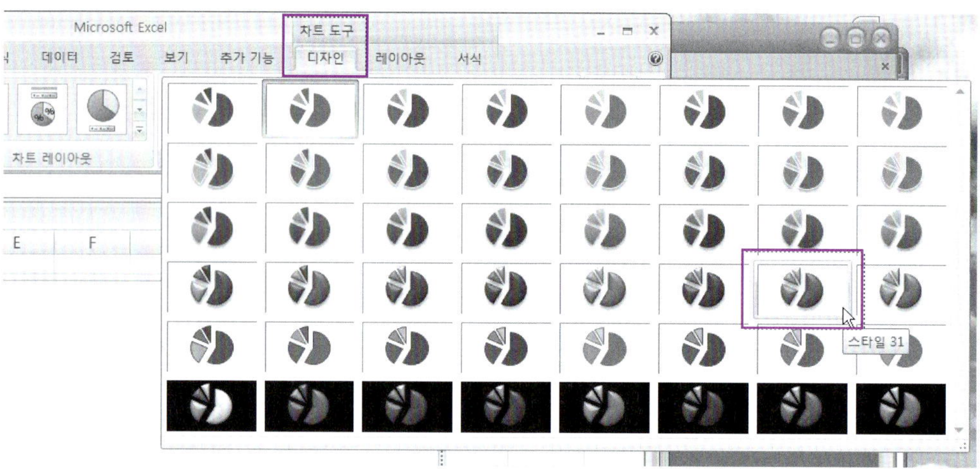

[차트 만들기 2단계 : 데이터 범위지정]

엑셀의 차트 만들기의 대상인 데이터 범위는 일반적으로 모든 데이터를 범위로 하는 단순한 지정으로부터 시작되지는 않는다. 전체 데이터에서 일부분이거나 차트에 필요한 데이터만을 대상으로 지정해야 한다. 이제 일반적인 차트 만들기에 필요한 데이터와 레이블을 일관성 있게 선택하기 위한 방법을 알아보자.

데이터 선택을 위해 [차트 도구][디자인] ➜ {데이터}[데이터 선택]를 선택한다. 여기서 먼저 [데이터 원본 선택창]과 데이터 영역, 결과 차트와의 관계를 이해해야 한다.

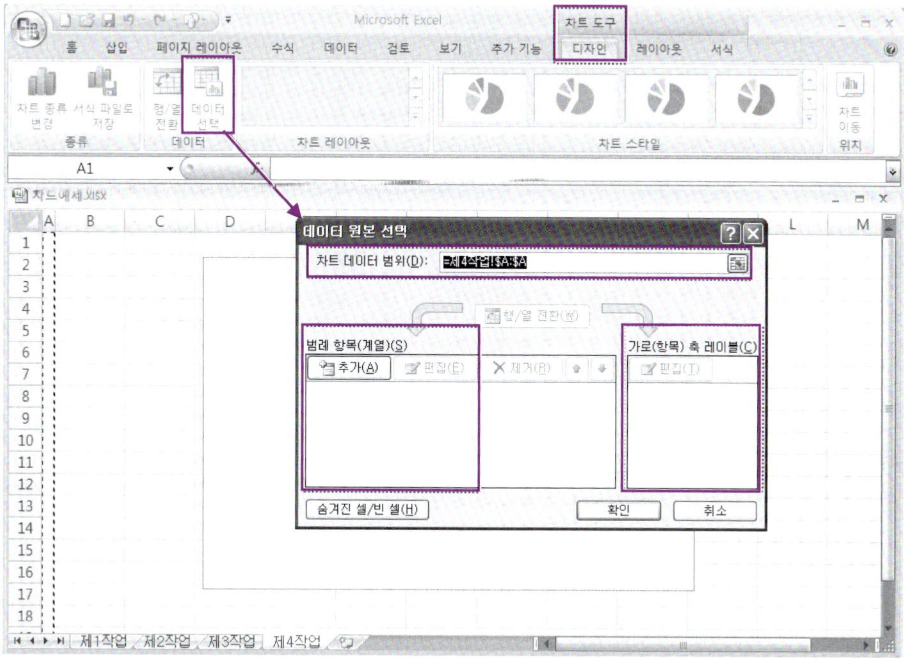

[데이터 원본 선택창] 과 데이터 영역, 결과 차트와의 관계 케이스－1

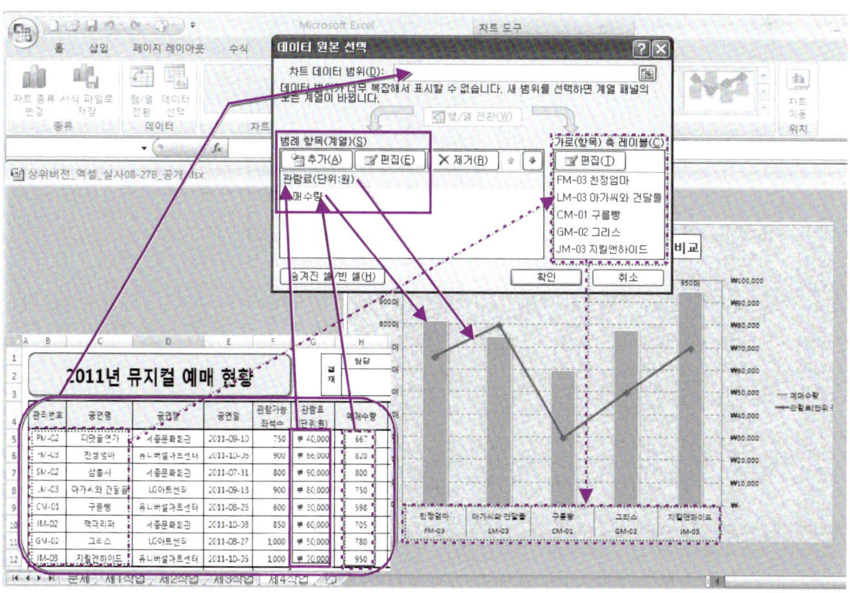

[데이터 원본 선택창]과 데이터 영역, 결과 차트와의 관계 케이스－2

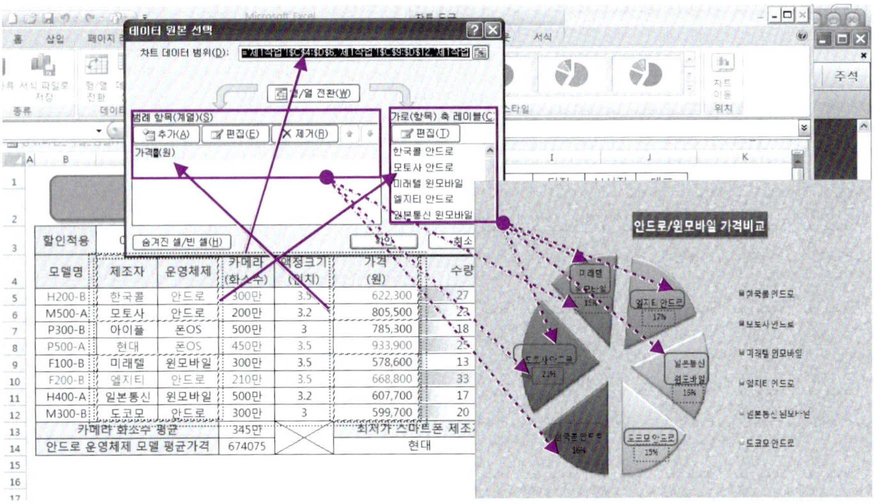

이러한 상호 관계를 이해하고 이제 ≪출력형태≫를 고려하여 데이터를 추가하기 위하여 [데이터 원본 선택창]에서 [범례 항목 계열] 부분에서 [추가] 단추를 클릭한다. [범례 항목 계열]은 차트상에서 표시될 데이터 그래프의 크기(높이, 넓이)를 결정하는 부분이다.

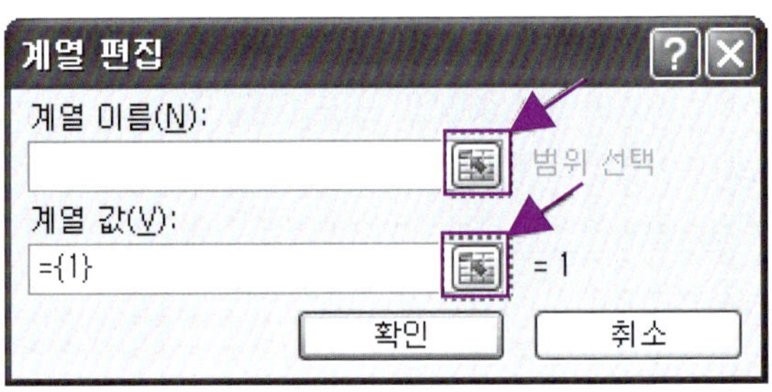

[계열 편집] 창에서 [계열 이름]에 커서를 위치시키고 [범위 선택] 단추( )를 클릭하고 시트 "제1작업"을 클릭한다. "제1작업" 시트의 데이터 테이블의 제목에 있는 "가격 (원)" 부분을 클릭한다. 그러고 나서 [범위 선택] 단추( )를 다시 클릭한다.

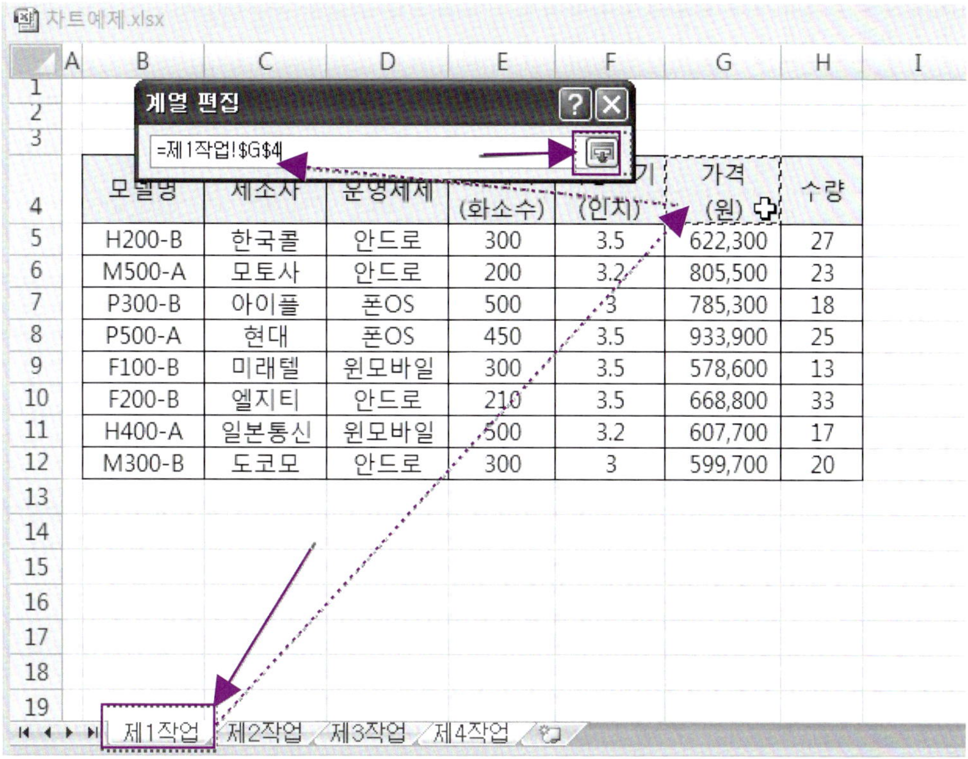

[계열 편집] 창에서 [계열 이름]이 선택한 값으로 설정되어 있음을 알 수 있다. 이제 관련 데이터값을 설정하기 위해 [계열 편집] 창에서 [계열값]에 커서를 위치시키고 내부의 임시 데이터를 삭제하고 [범위 선택] 단추( )를 클릭하고 시트 "제1작업"을 클릭한다.

"제1작업" 시트의 데이터 테이블에서 "안드로"와 "윈모바일"에 해당되는 데이터 영역인 G5:G6, G9:G12 영역을 선택한다. 비연속 영역을 선택할 때는 Ctrl키를 누른 채로 해당 범위를 선택한다. 그리고 [범위 선택] 단추 ( )를 다시 클릭한다.

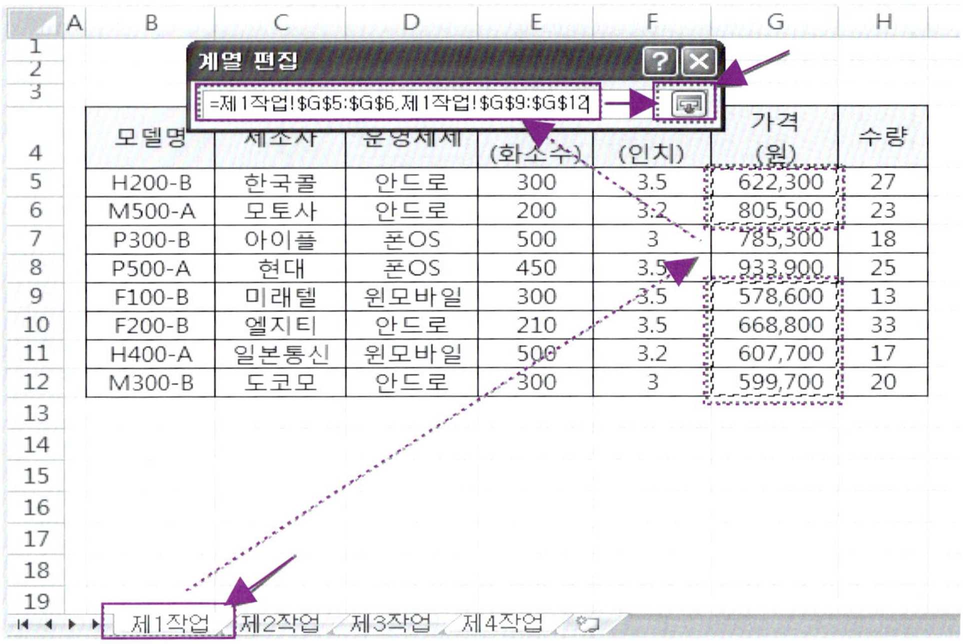

[계열 편집] 창에서 [확인]을 클릭하면 대략적인 그래프 모양과 함께 크기가 나타난다.

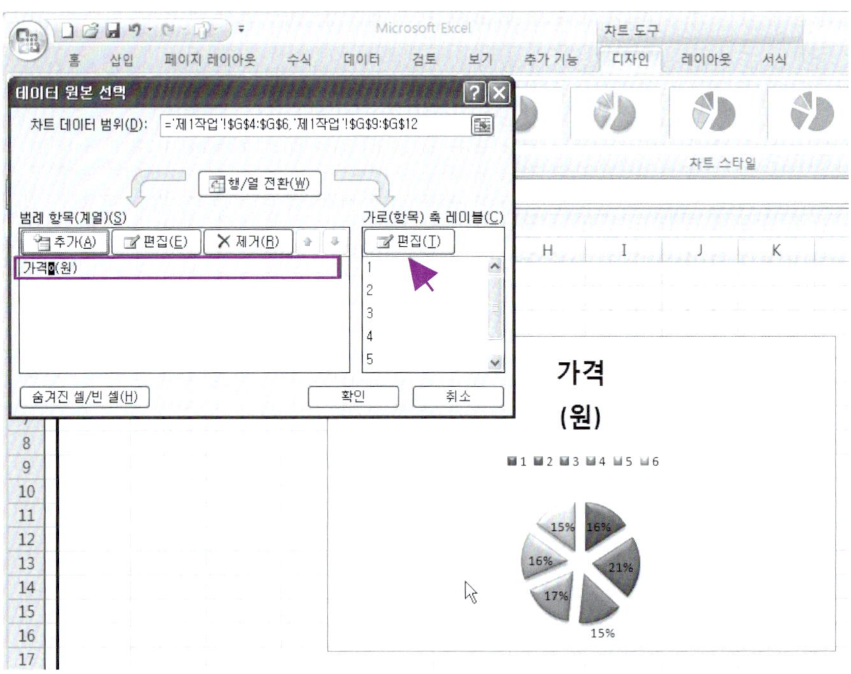

이제 임시로 만들어진 [가로(항목) 축 레이블: 1,2,3,4,.....]을 수정하기 위해 [가로(항목)축 레이블] 부분의 [편집] 단추를 클릭한다. [축 레이블] 설정 창에서 [축 레이블 범위]에 커서를 위치시키고 [범위 선택] 단추( )를 클릭하고 시트 "제1작업"을 클릭한다.

"제1작업" 시트의 데이터 테이블의 "제1작업" 시트의 데이터 테이블에서 "안드로"와 "윈모바일"에 해당되는 "제조자"와 "운영체제" 영역인 C5:D6, C9:D12을 선택한다. 그리고 [범위 선택] 단추 ( )를 다시 클릭한다.

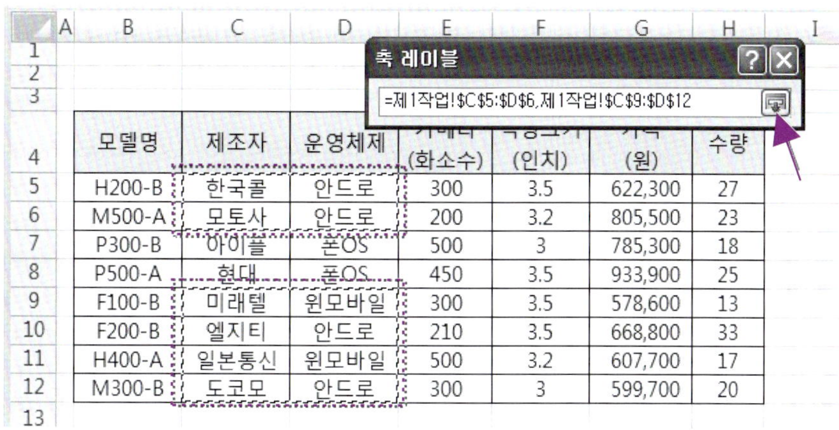

[계열 편집] 창에서 [확인]을 클릭하면 전체적인 그래프 모양과 함께 크기와 데이터 계열의 레이블이 나타난다.

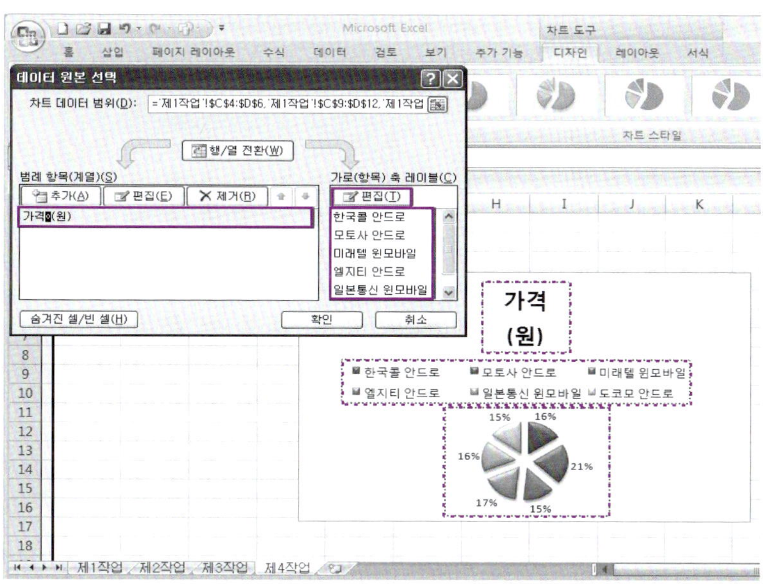

이제 [확인] 단추를 눌러 [데이터 원본 선택창]을 닫는다. 데이터 선택에 대한 작업은 완료된다. 다음 작업은 레이아웃 설정을 통한 차트의 외형적인 모양을 꾸미는 작업이다.

[차트 만들기 3단계 차트 도구 메뉴탭을 통하여 세부 속성 편집]
먼저 ≪조건≫ ⑤ 영역 서식 ⇒ 차트 : 글꼴(맑은 고딕, 14pt),
채우기 효과(질감–분홍 박엽지)
그림 : 채우기 없음
을 설정해 보자. [레이아웃] 탭을 선택하고 차트에서 [차트 영역]을 선택하고 오른쪽 마우스 단추를 눌러 나타난 메뉴 상단에서 글꼴(맑은 고딕, 14pt)을 선택한다.

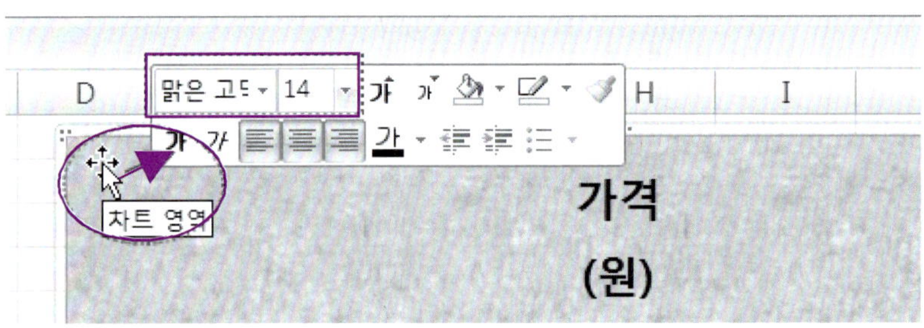

다시 [차트 영역]을 선택하고 {현재 선택 영역}[선택 영역 서식] 단추를 클릭한다. [차트 영역 서식] 창에서 [채우기] 항목의 [그림 또는 질감 채우기]를 선택하고 아래 [질감] 단추를 클릭한다.

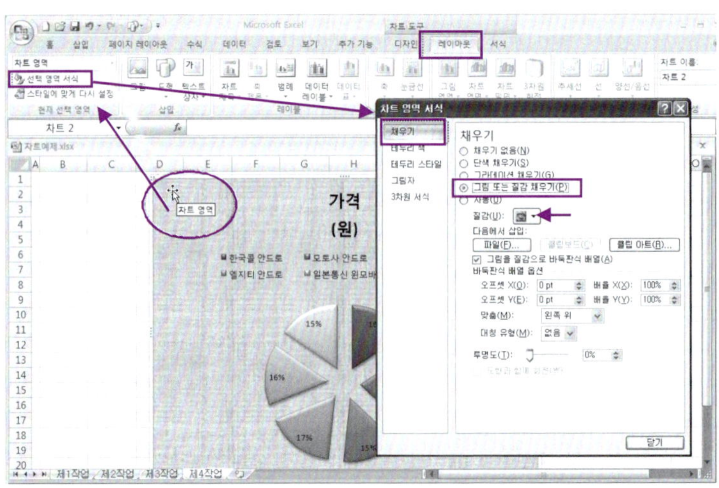

질감 선택 리스트에서 "분홍 박엽지"를 선택한다. [닫기] 단추를 클릭한다.

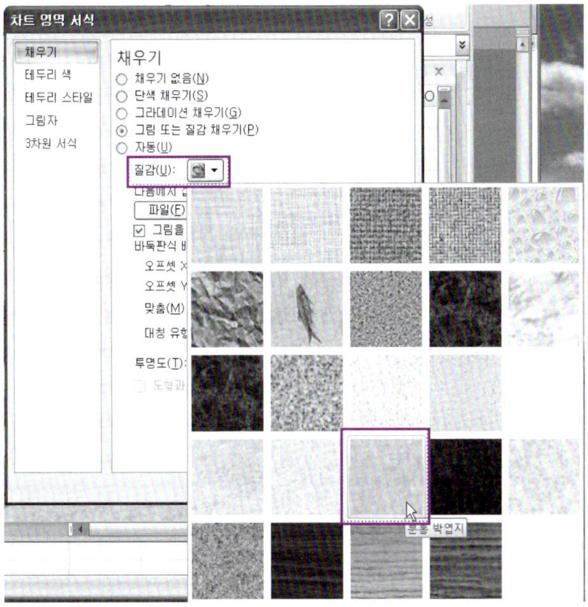

[그림 영역]을 선택하고 {현재 선택 영역}[선택 영역 서식] 단추를 클릭한다. [차트 영역 서식] 창에서 [채우기] 항목의 [채우기 없음]을 선택하고 [닫기] 단추를 누른다.

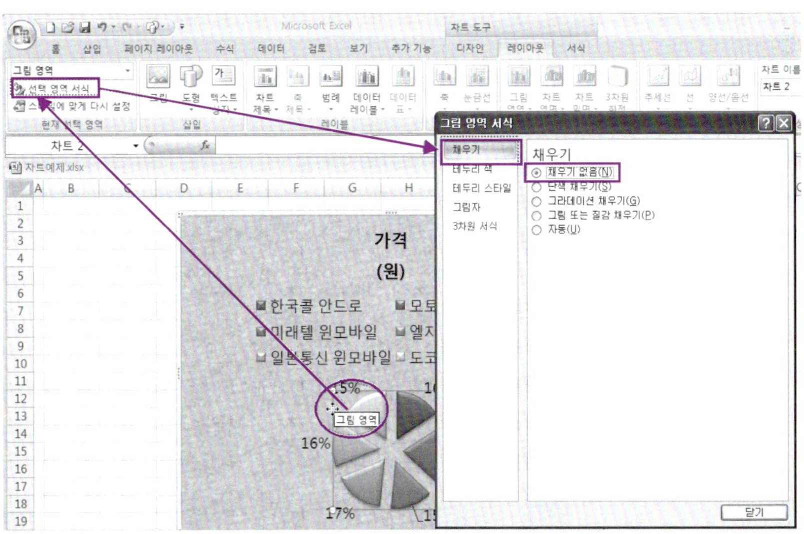

≪조건≫ ⑥ 제목 서식 ⇒ 차트 제목 : 글꼴 (맑은 고딕, 굵게, 20pt),
도형 스타일 (보통효과—강조 1)
축 제목 : ≪출력형태≫를 참조하시오.

를 설정해 보자. 차트에서 제목부분을 클릭하고 '안드로/윈모바일 가격비교'로 수정한다. 오른쪽 마우스 버튼을 눌러 글꼴을 (맑은 고딕, 굵게, 20pt)으로 설정한다.

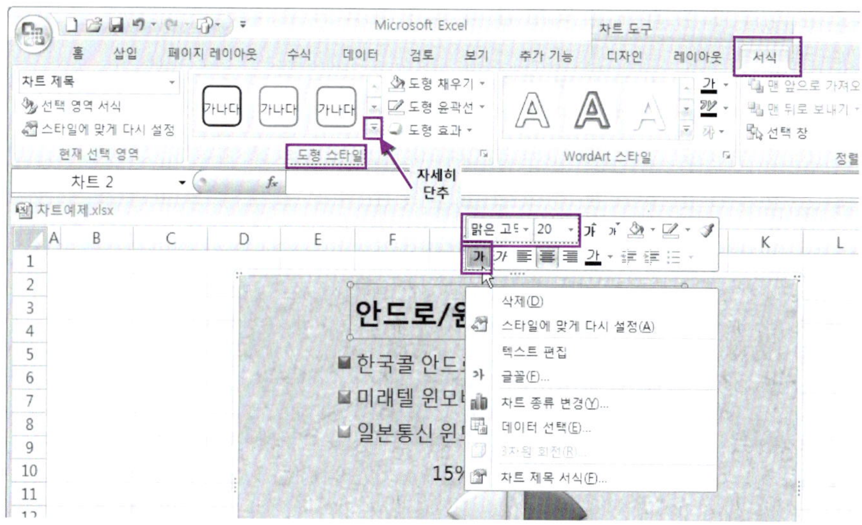

도형제목이 선택된 상태에서 [서식]{도형 스타일}[자세히] 단추를 클릭하고 [보통효과 강조 1]을 선택한다.

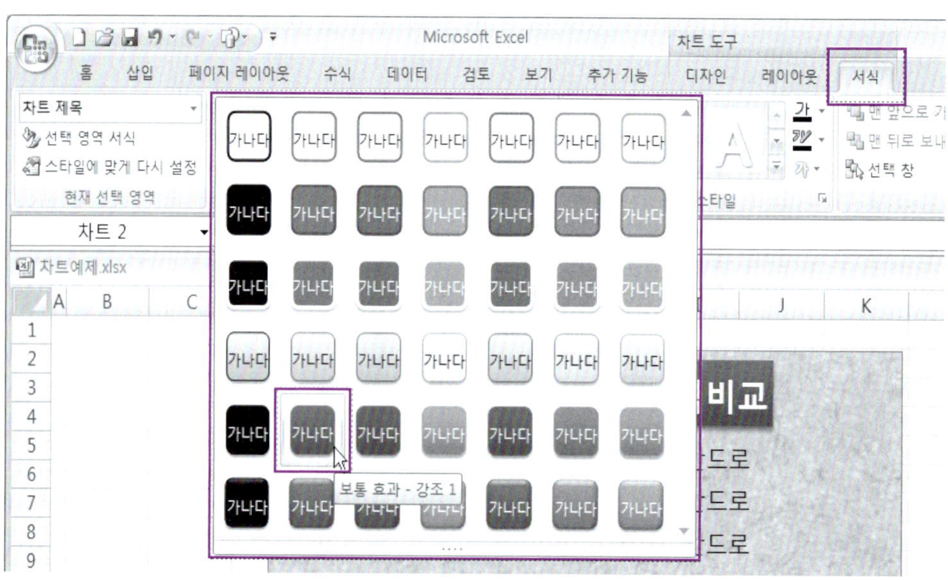

≪조건≫ ⑧ 범례 ⇒ 범례명을 변경하고 ≪출력형태≫를 참조하시오.
를 설정해 보자. ≪출력형태≫에 따라 범례 위치를 변경하기 위해 차트 상단의 범례를 선택하고 [레이아웃]{레이블}[범례] ➜ [오른쪽에 범례 표시] 단추를 클릭한다.

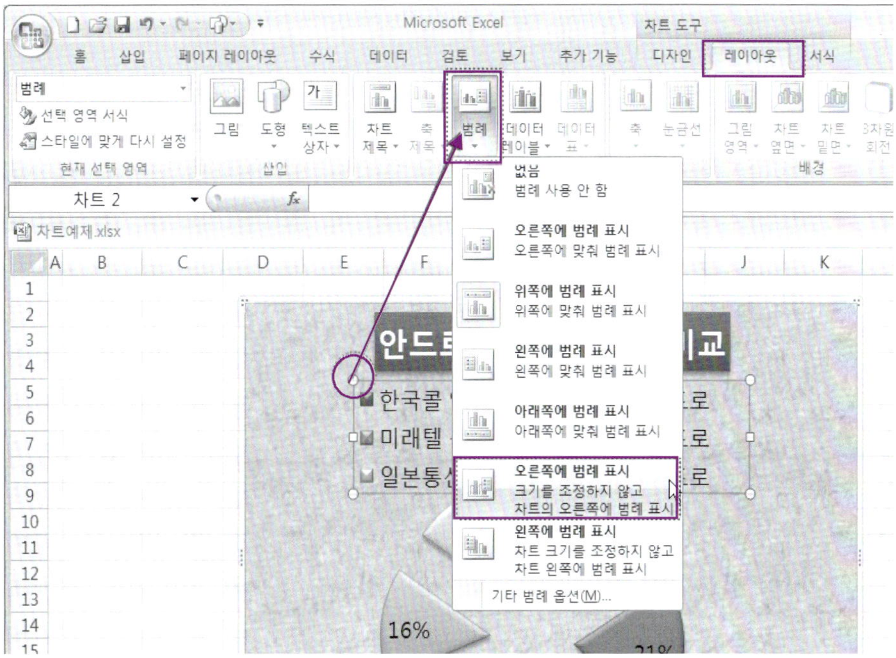

그림 영역을 선택하고 그래프의 크기와 위치를 적절히 배치한다.

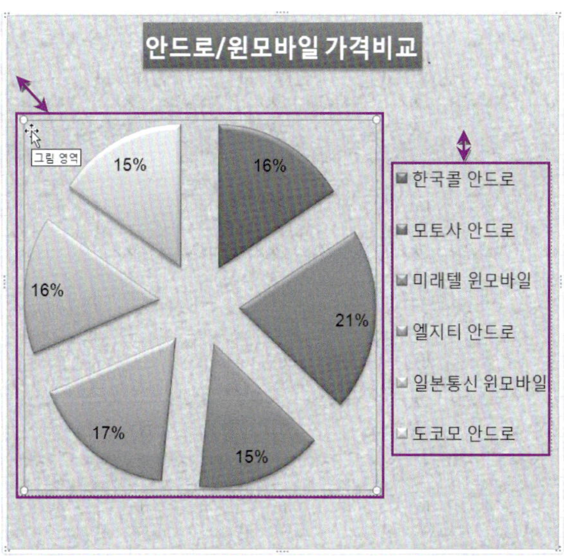

≪조건≫ ⑦ 서식 ⇒ 레이블 : 항목 이름과 백분율을 표시하고, 구분 기호는 ≪출력형태≫와 같이 표시하시오.

데이터 계열 : 첫째 조각의 각(180도 회전)

을 설정해 보자. 항목 이름을 표시하기 위해 그림영역을 선택하고 오른쪽 마우스 버튼을 눌러 [데이터 레이블 서식]을 클릭한다.

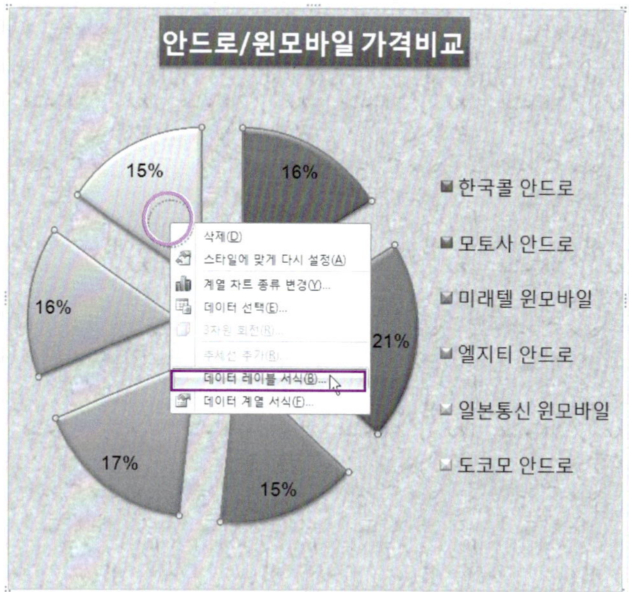

[데이터 레이블 서식] 창의 [레이블 옵션]에서 ≪출력형태≫를 참고하여 레이블 내용의 [항목 이름], [백분율]을 체크하고, 레이블 위치를 [가운데]로 선택한 다음 [닫기]를 클릭한다.

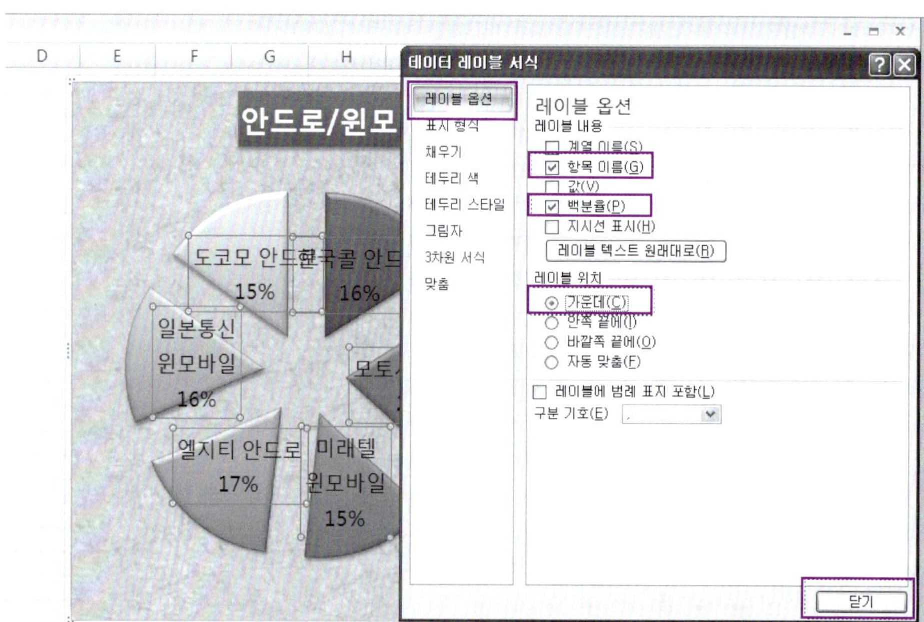

이번에는 조각 회전을 위해 그림 영역을 선택하고 오른쪽 마우스 버튼을 눌러 [데이터 레이블 서식]을 클릭한다.

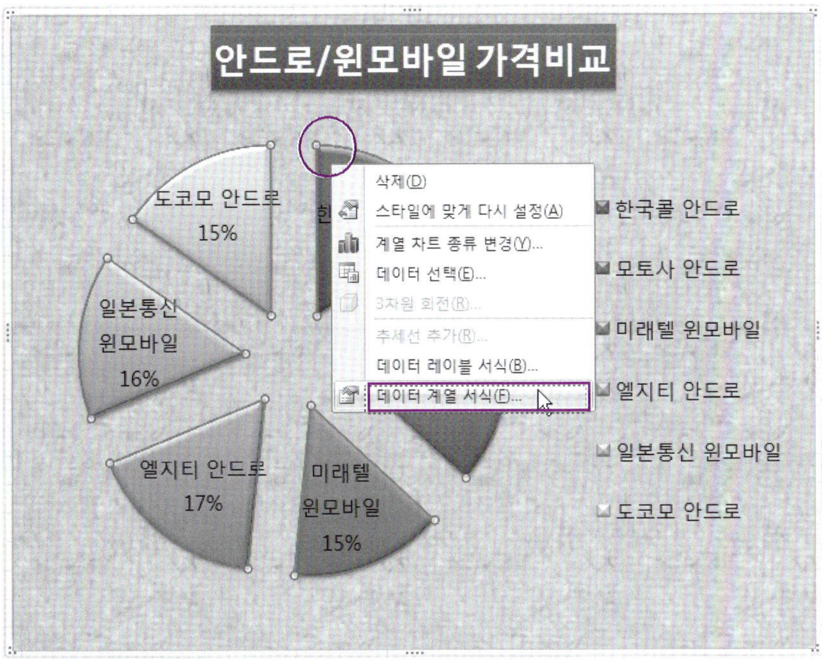

[데이터 계열 서식] 창의 [계열 옵션]에서 [첫째 조각의 각]을 180으로, ≪출력형태≫를 참고하여 [쪼개진 원형]을 적절히 조정한다(대략 15~17%).

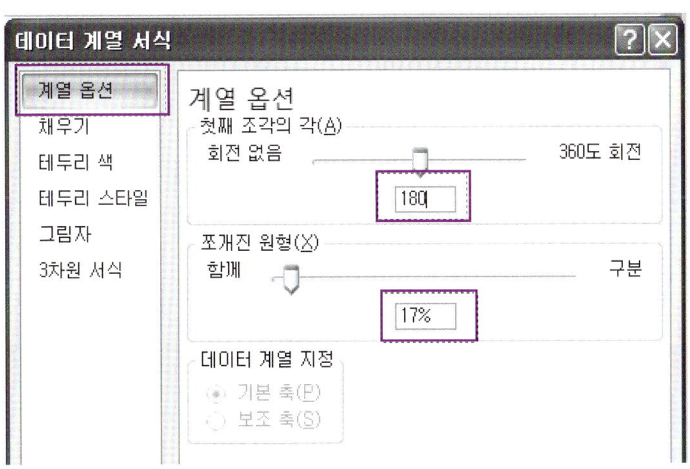

[차트 만들기 4단계 : 차트의 위치조정 및 마무리 작업]

마지막 단계로 ≪출력형태≫를 참고하여 차트의 크기, 그래프의 크기 및 위치 조절, 범례의 위치와 크기를 마우스로 미세조정하고 마무리한다.

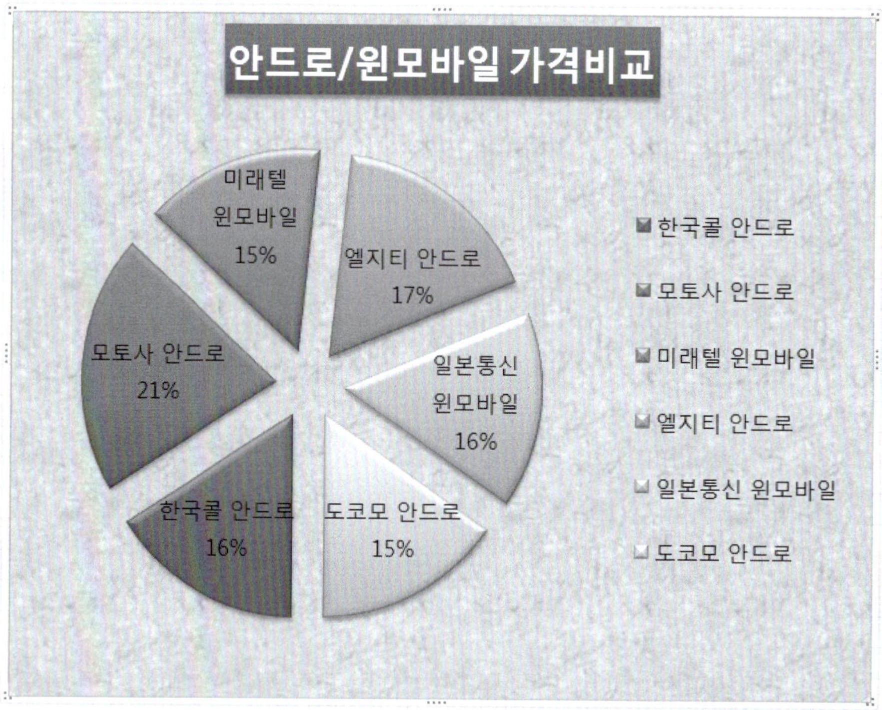

예제 2 이중 축 차트

1) 다음과 같은 "제1작업" 시트를 이용하여 조건에 따라 ≪출력형태≫와 같이 차트 작업하시오.

엑셀2007예제_p175.xlsx

전문인력 파견업무 관리현황

결재	담당	팀장	과장

관리번호	업무구분	이름	급여(시간당)	근무시간(일)	계약일	근무지	계약만료일	총급여
T01-2	여행안내	이우주	55,000	5H	2010-07-20	경주	2012-07-09	6,050,000
C01-3	IT컨설팅	김나라	72,000	6H	2009-12-20	서울	2012-12-04	8,640,000
C02-2	IT컨설팅	박진수	80,000	5H	2011-03-20	대전	2013-03-09	8,800,000
E01-2	전기기술	최주호	65,000	5H	2011-05-20	서울	2013-05-09	6,500,000
T02-3	여행안내	장영수	54,000	7H	2010-09-20	광주	2013-09-04	8,316,000
E02-3	전기기술	신미래	58,000	6H	2009-11-20	천안	2012-11-04	7,656,000
C03-2	IT컨설팅	정미주	63,000	4H	2010-11-20	대전	2012-11-09	5,544,000
T03-2	여행안내	김호영	55,000	5H	2011-02-20	서울	2013-02-09	5,500,000
여행안내 급여(시간당) 평균			54,700		급여가 두 번째로 많은 사람		이름	근무지
근무지 서울의 평균 근무시간			5.3		김나라		이우주	경주

≪조건≫

① 차트 종류 ⇒ <묶은 세로 막대형>으로 작업하시오.

② 데이터 범위 ⇒ "제1작업" 시트의 내용을 이용하여 작업하시오.

③ 위치 ⇒ "새 시트"로 이동하고, "제4작업"으로 시트 이름을 바꾸시오.

④ 차트 디자인 도구 ⇒ 레이아웃 9, 스타일 5을 선택하여 ≪출력형태≫에 맞게 작업하시오.

⑤ 영역 서식 ⇒ 차트 : 글꼴(맑은 고딕, 11pt), 채우기 효과(질감—파랑 박엽지)
　　　　　　　　그림 : 채우기 없음

⑥ 제목 서식 ⇒ 차트 제목 : 글꼴(맑은 고딕, 굵게, 20pt), 채우기(흰색), 테두리
　　　　　　　　축 제목 : ≪출력형태≫를 참조하시오.

⑦ 서식 ⇒ 시간당 급여 계열의 차트 종류를 <표식이 있는 꺾은 선형>으로 변경한 후 보조축으로 지정하시오.

레이블 : IT컨설팅 박진수의 시간당 급여 값을 표시하고, 위치는 ≪출력형태≫와 같이 표시하시오.

눈금선 : 선 스타일-파선

축 : ≪출력형태≫를 참조하시오.

⑧ 범례 ⇒ 범례명을 변경하고 ≪출력형태≫를 참조하시오.

⑨ 나머지 사항은 ≪출력형태≫에 맞게 작성하시오.

≪출력형태≫

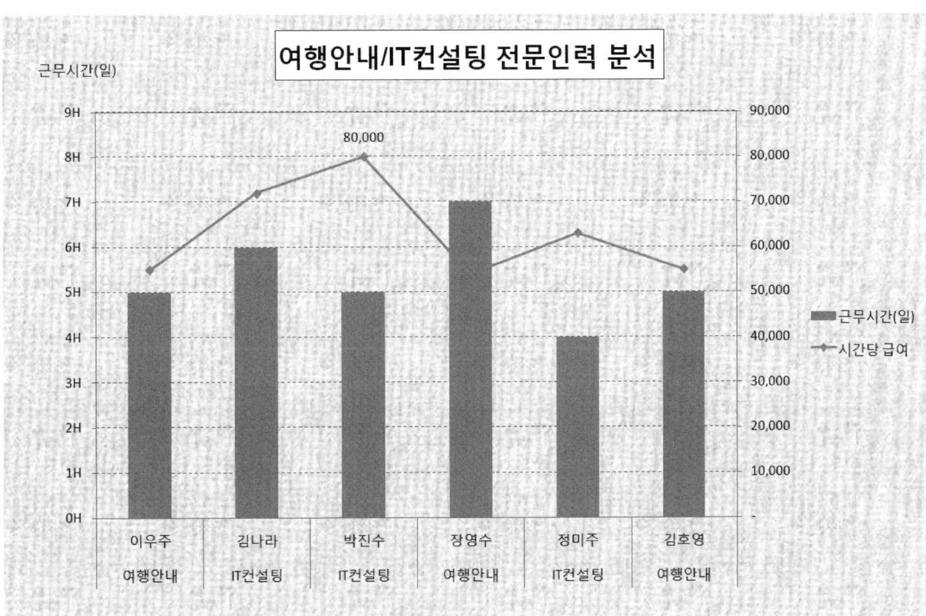

[차트 만들기 1단계 : 차트 종류 선택]

이번 문제는 서로 상이한 데이터 유형을 하나의 차트 내에 표현하는 이중 축 관련 문제이다. 2개의 데이터 크기가 비슷한 경우에는 하나의 차트 내에 1개의 축으로 2개의 그래프를 표현할 수 있지만 상대적인 데이터의 크기 차이가 심할 경우에는 크기가 큰 데이터 그래프를 기준으로 다른 하나는 너무 작아 그래프로 나타나지 않는다. 이러한 경우 엑셀에서는 서로 다른 축(왼쪽 : 기본 축, 왼쪽 : 보조 축)을 사용하여 2개의 그래프를 하나의 차트에 나타낼 수 있다.

우선 ≪조건≫ ① 차트 종류 ⇒ <묶은 세로 막대형>를 만들기 위해 빈 시트(제4작업)에서 [삽입] ➔ {차트}[세로 막대형] ➔ [묶은 세로 막대형]을 선택한다.

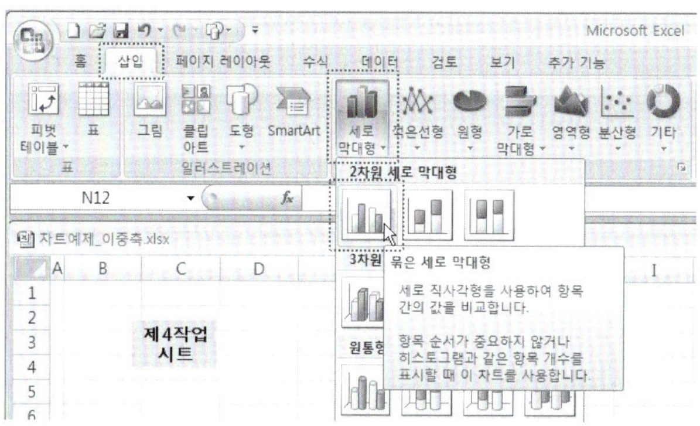

그러면 "묶은 세로 막대형"의 공백의 차트가 삽입되고 상단에 작업을 진행할 [차트 도구] 메뉴가 생성된다.

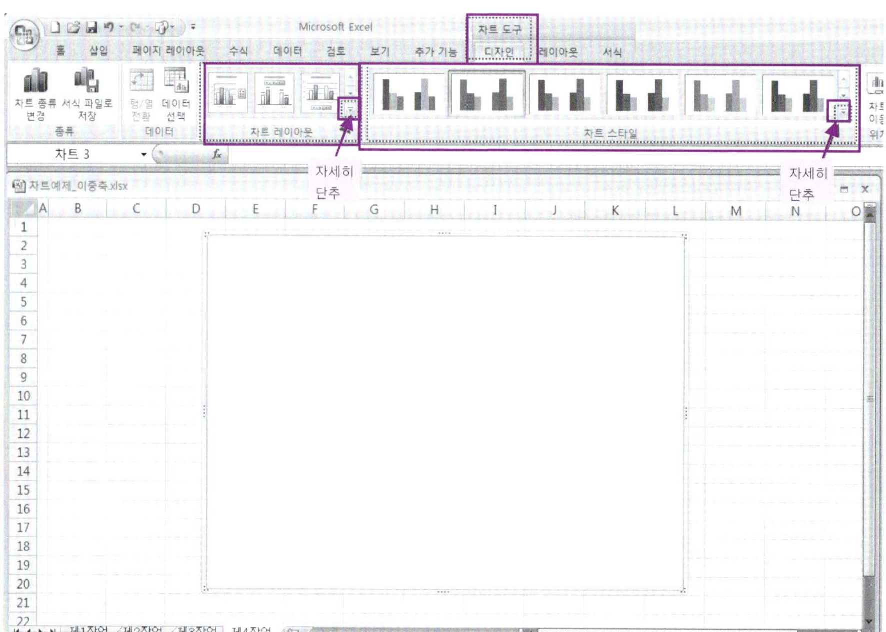

우선 "≪조건≫④차트 디자인 도구 ⇒ 레이아웃 9, 스타일 5를 선택"에 따라 [차트 도구][디자인] ➜ {차트 레이아웃}[자세히 단추][레이아웃 9]를 선택한다.

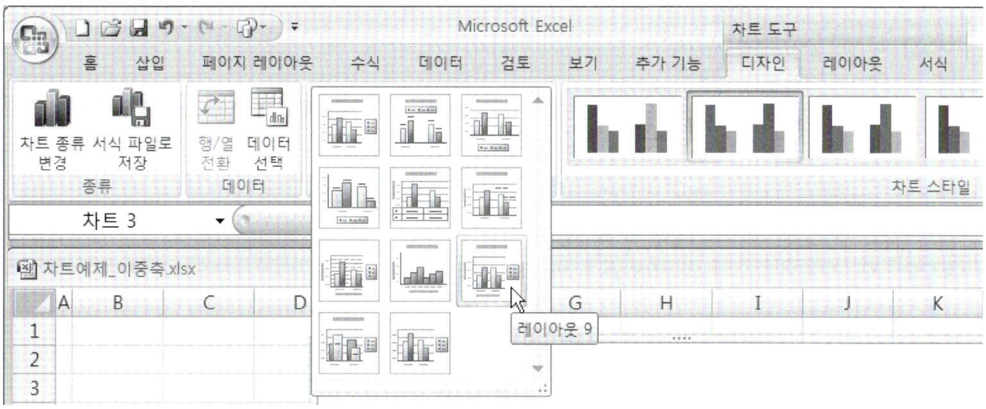

"스타일 5"를 선택하기 위해 [차트 도구][디자인] ➜ {차트 스타일}[스타일 5]를 선택한다.

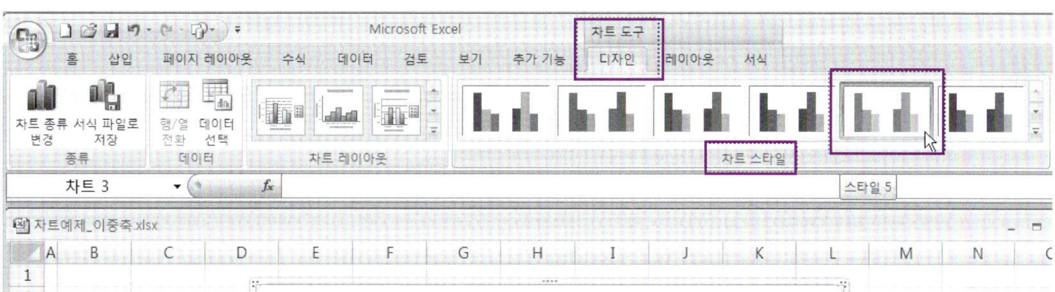

[차트 만들기 2단계 : 데이터 범위지정]

엑셀의 차트 만들기의 대상인 데이터 범위는 일반적으로 모든 데이터를 범위로 하는 단순한 지정으로부터 시작되지는 않는다. 전체 데이터에서 일부분이거나 차트에 필요한 데이터만을 대상으로 지정해야 한다. 이제 일반적인 차트 만들기에 필요한 데이터와 레이블을 일관성있게 선택하기 위한 방법을 알아보자.

데이터 선택을 위해 [차트 도구][디자인] ➜ {데이터}[데이터 선택]를 선택한다. 여기서 먼저 [데이터 원본 선택창]과 데이터 영역, 결과 차트와의 관계를 이해해야 한다.

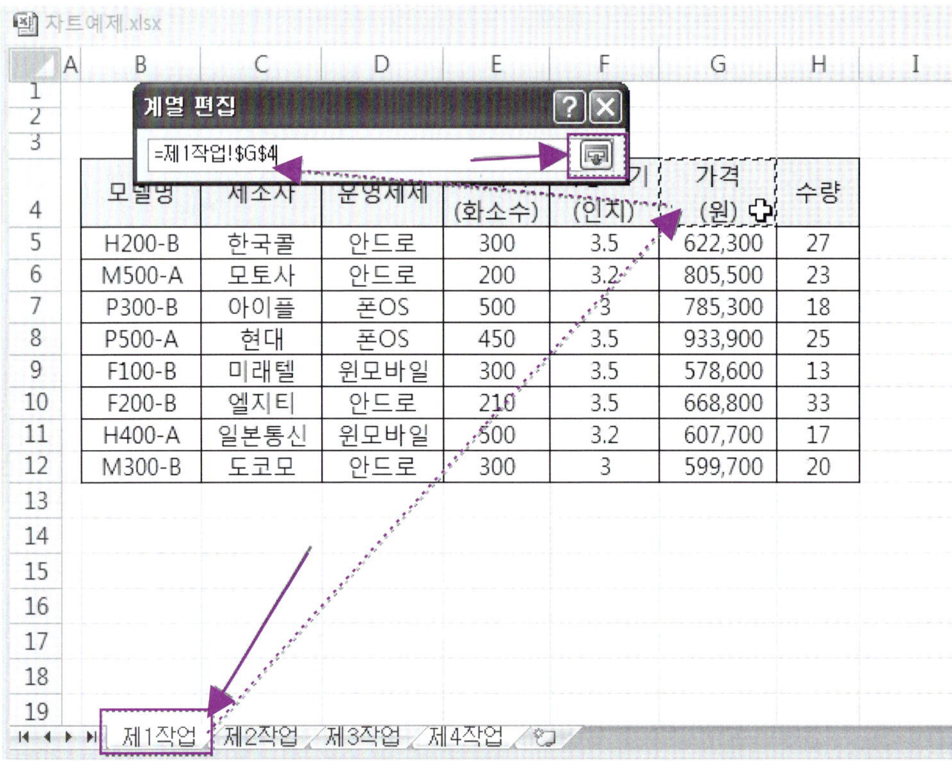

이러한 상호 관계를 이해하고 이제 ≪출력형태≫를 고려하여 2개의 데이터를 추가해야 한다. 하나는 근무시간 (일)이며, 또 하나는 급여 (시간당)이다. 이를 위해 [데이터 원본 선택창]에서 [범례 항목 계열] 부분에서 [추가] 단추를 클릭한다. [범례 항목 계열]은 차트상에서 표시될 데이터의 그래프 크기(높이, 넓이)를 결정하는 부분이다.

먼저 '근무시간 (일)'을 데이터 계열로 추가하기 위해 [계열 편집] 창에서 [계열 이름]에 커서를 위치시키고 [범위 선택] 단추( )를 클릭하고 시트 "제1작업"을 클릭한다. "제1작업" 시트의 데이터 테이블의 제목에 있는 "근무시간 (일)" 부분을 클릭한다. 그러고 나서 [범위 선택] 단추( )를 다시 클릭한다.

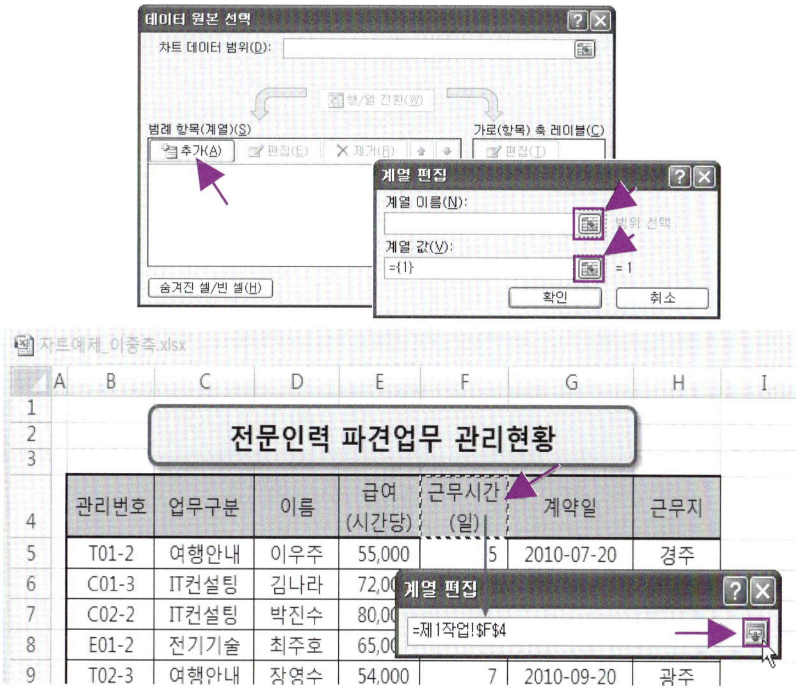

[계열 편집] 창에서 [계열 이름]이 선택한 값으로 설정되어 있음을 알 수 있다.

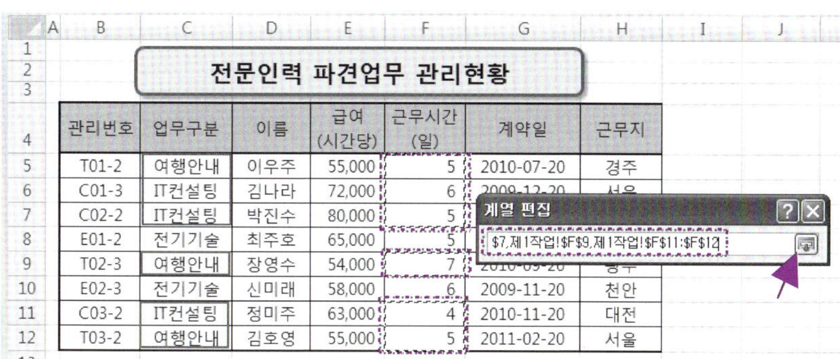

이제 관련 데이터 값을 설정하기 위해 [계열 편집] 창에서 [계열값]에 커서를 위치 시키고 내부의 임시 데이터를 삭제하고 [범위 선택] 단추( )를 클릭하고 시트 "제1작업"을 클릭한다. "제1작업" 시트의 데이터 테이블에서 "여행안내"와 "IT컨설팅"에 해당되는 "근무시간 (일)"의 데이터 영역인 F5:F7, F9, F11:F12 영역을 선택한다. 비연속 영역을 선택할 때는 Ctrl키를 누른 채로 해당 범위를 선택한다. 그리고 [범위 선택] 단추( )를 다시 클릭한다.

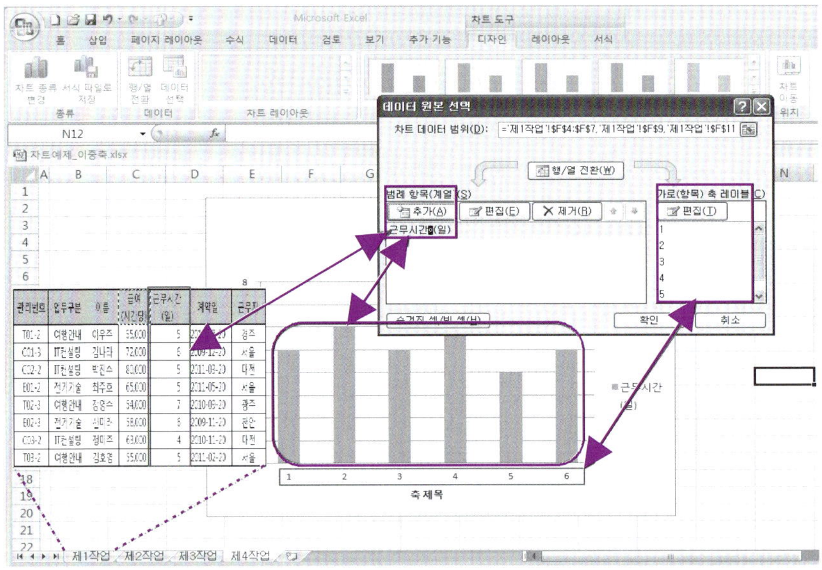

그 다음 동일한 방법으로 '급여 (시간당)'을 데이터 계열로 추가하기 위해 [계열 편집] 창에서 [계열이름]에 커서를 위치시키고 [범위 선택] 단추( )를 클릭하고 시트"제1작업"을 클릭한다.

"제1작업" 시트의 데이터 테이블의 제목에 있는 "급여 (시간당)" 부분을 클릭한다. 그러고 나서 [범위 선택] 단추( )를 다시 클릭한다.

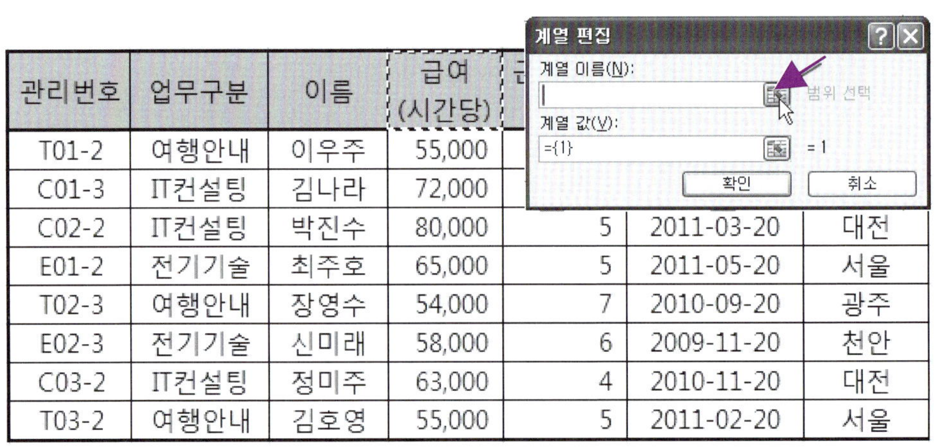

관리번호	업무구분	이름	급여 (시간당)			
T01-2	여행안내	이우주	55,000			
C01-3	IT컨설팅	김나라	72,000			
C02-2	IT컨설팅	박진수	80,000	5	2011-03-20	대전
E01-2	전기기술	최주호	65,000	5	2011-05-20	서울
T02-3	여행안내	장영수	54,000	7	2010-09-20	광주
E02-3	전기기술	신미래	58,000	6	2009-11-20	천안
C03-2	IT컨설팅	정미주	63,000	4	2010-11-20	대전
T03-2	여행안내	김호영	55,000	5	2011-02-20	서울

[계열 편집] 창에서 [계열 이름]이 선택한 값으로 설정되어 있음을 알 수 있다.

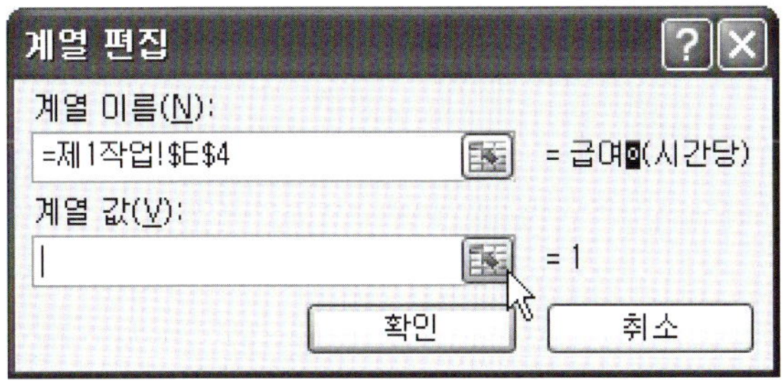

이제 관련 데이터 값을 설정하기 위해 [계열 편집] 창에서 [계열값]에 커서를 위치시키고 내부의 임시 데이터를 삭제하고 [범위 선택] 단추( )를 클릭하고 시트 "제1작업"을 클릭한다.

"제1작업" 시트의 데이터 테이블에서 "여행안내"와 "IT컨설팅"에 해당되는 "급여(시간당)"의 데이터 영역인 E5:E7, E9, E11:E12 영역을 선택한다. 비연속 영역을 선택할 때는 Ctrl키를 누른 채로 해당 범위를 선택한다. 그리고 [범위 선택] 단추( )를 다시 클릭한다.

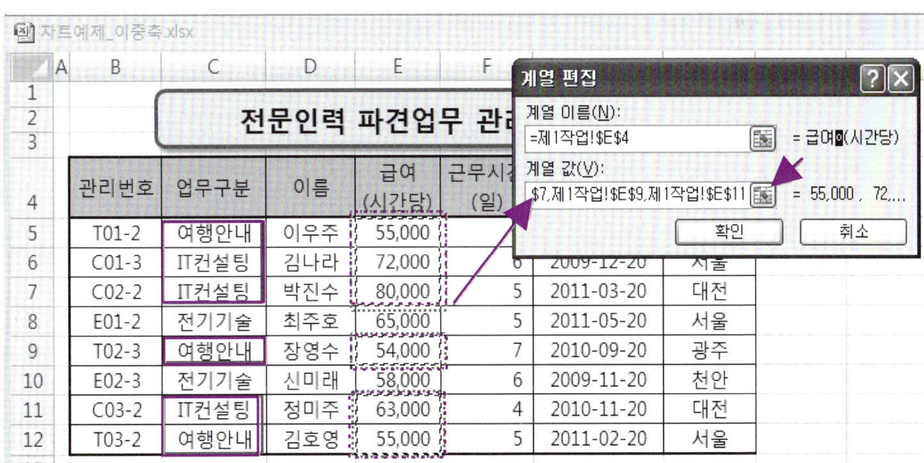

[계열 편집] 창에서 [확인]을 클릭하면 [데이터 원본 선택창]에 2개의 데이터 계열이 추가되어 있음을 알 수 있다.

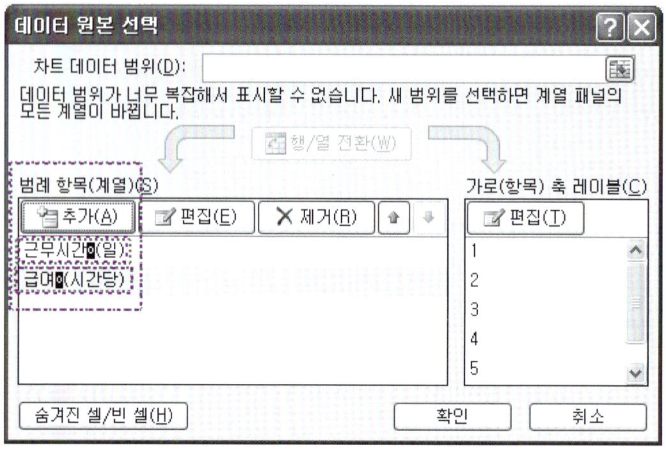

추가된 2개의 데이터 계열과 중간 생성된 그래프 그리고 데이터 시트와의 관계를 살펴보면 다음과 같다.

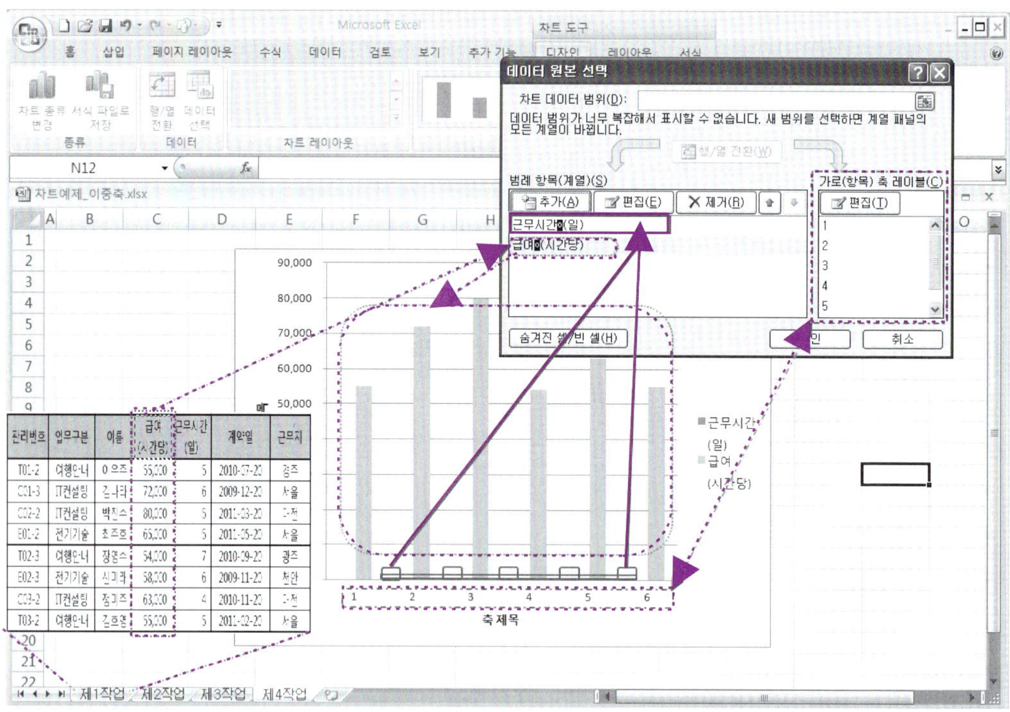

이제 임시로 만들어진 [항목 레이블: 1,2,3,4,.....]을 수정하기 위해 [가로 (항목)축 레이블] 부분의 [편집] 단추를 클릭한다. [축 레이블] 설정 창에서 [축 레이블 범위]에 커서를 위치시키고 [범위 선택] 단추( )를 클릭하고 시트 "제1작업"을 클릭한다.

"제1작업" 시트의 데이터 테이블의 "제1작업" 시트의 데이터 테이블에서 "여행안내"와 "IT컨설팅"에 해당되는 "업무구분"과 "이름" 영역인 C5:D7, C9:D9, C11:D12를 선택한다. 그리고 [범위 선택] 단추 ( )를 다시 클릭한다.

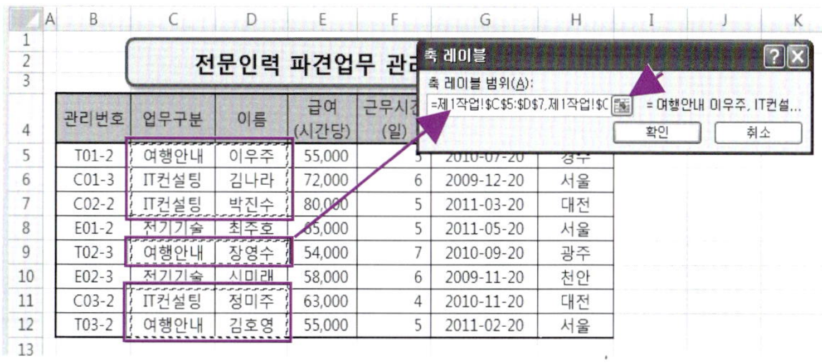

[계열 편집] 창에서 [확인]을 클릭하면 전체적인 그래프 모양과 함께 크기와 데이터 계열의 레이블이 나타난다.

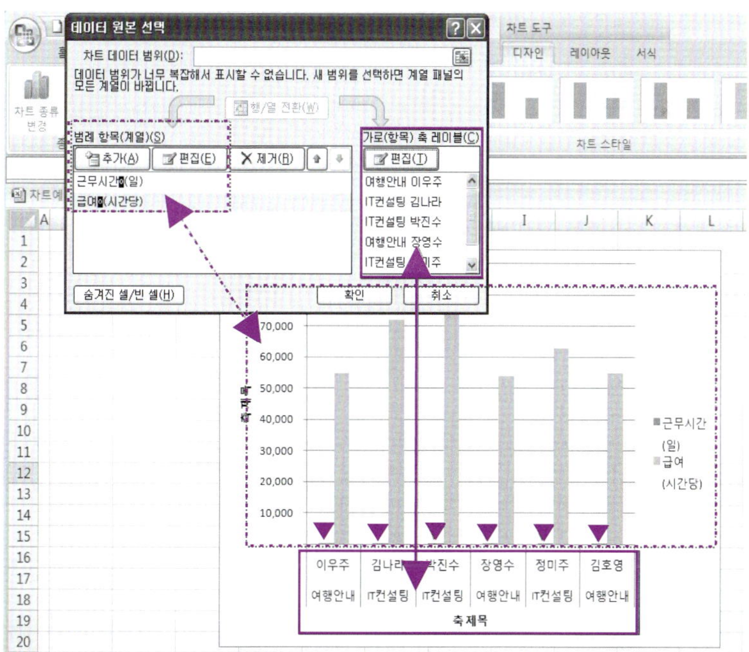

이제 [확인] 단추를 눌러 [데이터 원본 선택창]을 닫는다. 데이터 선택에 대한 작업은 완료된다. 다음 작업은 레이아웃 설정을 통한 차트의 외형적인 모양을 꾸미는 작업이다.

[차트 만들기 3단계 : 차트도구 메뉴탭을 통하여 세부 속성 편집]

먼저 ⑤ 영역 서식 ⇒ 차트 : 글꼴 (맑은 고딕, 11pt),

채우기 효과 (질감—파랑 박엽지), 그림 : 채우기 없음

을 지정해 보자. [레이아웃] 탭을 선택하고 차트에서 [차트 영역]을 선택하고 오른쪽 마우스 단추를 눌러 나타난 메뉴 상단에서 글꼴(맑은 고딕, 11pt)을 선택한다.

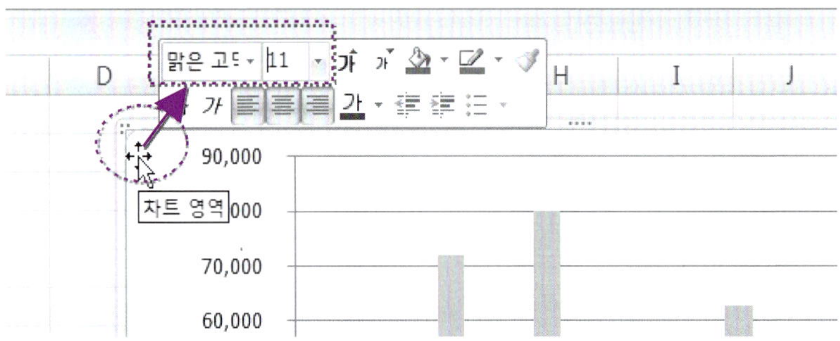

다시 [차트 영역]을 선택하고 {현재 선택 영역}[선택 영역 서식] 단추를 클릭한다. [차트 영역 서식] 창에서 [채우기] 항목의 [그림 또는 질감 채우기]를 선택하고 아래 [질감] 단추를 클릭한다.

질감 선택 리스트에서 "파랑 박엽지"를 선택한다. [닫기] 단추를 클릭한다.

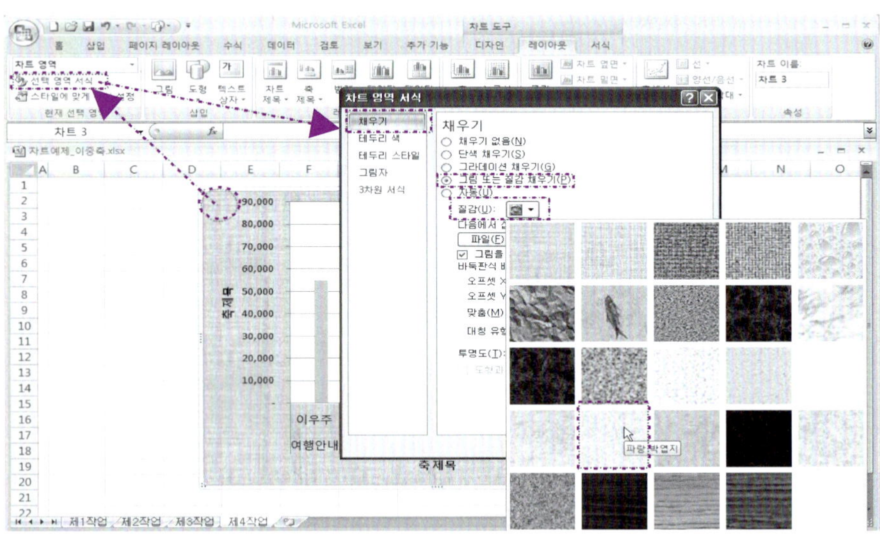

[그림 영역]을 선택하고 오른쪽 마우스 버튼을 눌러 [그림 영역 서식] 단추를 클릭한다. 혹은 [레이아웃]{현재 선택 영역}에서 "그림 영역"이 선택된 상태에서 [선택 영역 서식] 단추를 클릭해도 된다. [차트 영역 서식] 창에서 [채우기] 항목의 [채우기 없음]을 선택하고 [닫기] 단추를 누른다.

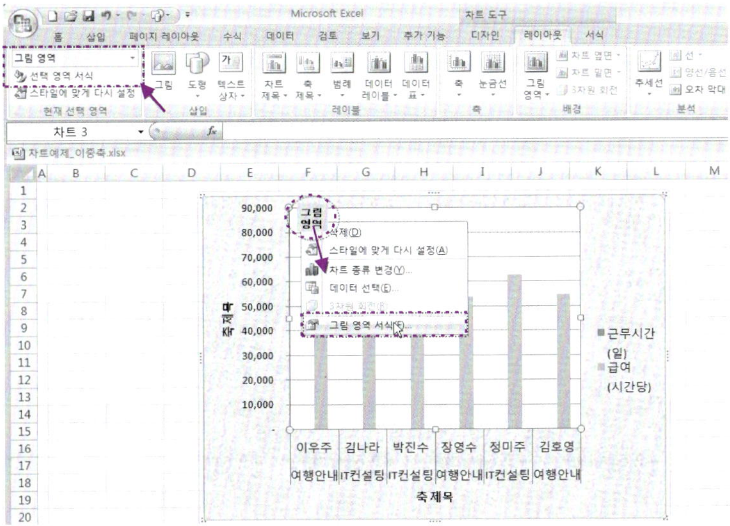

다음으로 ⑥ 제목 서식 ⇒ 차트 제목 : 글꼴(맑은 고딕, 굵게, 20pt), 채우기(흰색), 테두리를 설정하여 보자. [레이아웃]{레이블}에서 [차트 제목][차트 위]를 선택하면 차트 상단에 차트제목 영역이 삽입된다.

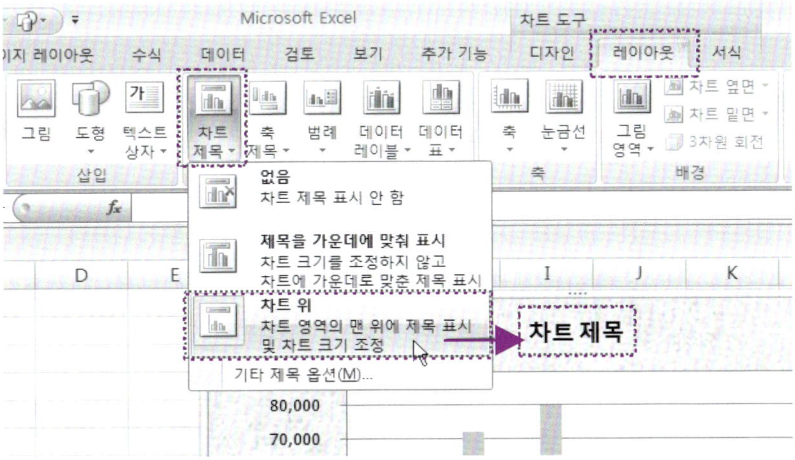

차트 제목을 클릭하고 "여행안내/IT컨설팅 전문 인력"을 입력한 후 제목을 다시 클릭하고 오른쪽 마우스 버튼을 클릭한 뒤 글꼴(맑은 고딕, 굵게, 20pt), 배경-흰색, 테두리-검정을 설정한다.

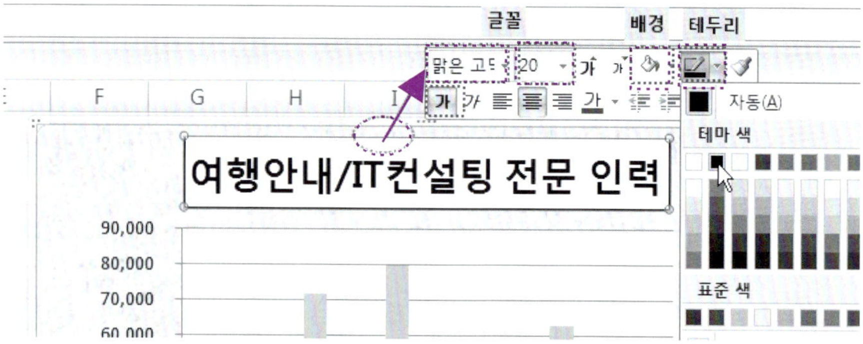

이제 ⑦ 서식 ⇒ 시간당 급여 계열의 차트 종류를 <표식이 있는 꺾은선형>으로 변경한 후 보조축으로 지정하시오.

레이블 : IT컨설팅 박진수의 시간당 급여 값을 표시하고, 위치는 ≪출력형태≫와 같이 표시하시오.

눈금선 : 선 스타일－파선

축 : ≪출력형태≫를 참조하시오.

을 설정해 보자. ≪출력형태≫에 따라 급여 (시간당) 계열 차트를 보조축으로 전환해야 한다. 화면상에 크게 보이는 부분이 "급여 (시간당)" 계열 차트이므로 막대 그래프 중에 임의의 막대를 마우스로 클릭한다.

그러면 막대 전체가 선택됨을 알 수 있다. 혹은 [레이아웃]{현재 선택 영역}에서 "계열 급여 (시간당)"을 선택한 상태에서 바로 아래 [선택 영역 서식] 단추를 클릭해도 된다. 이 경우는 그래프가 너무 작아서 잘 보이지 않을 때 유용하다.

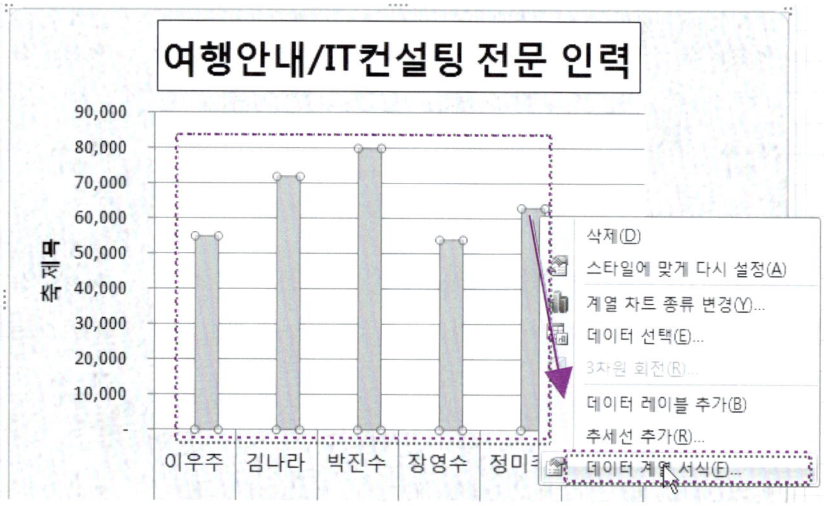

[데이터 계열 서식] 창의 [계열 옵션]에서 [데이터 계열 지정]을 "보조 축"으로 지정한다.

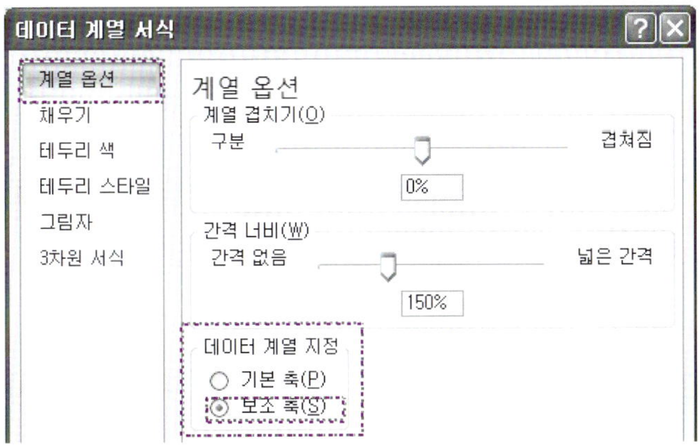

그러면 차트의 오른쪽에 "급여 (시간당)" 계열에 관련된 축이 생기면서 그래프가 그려진다. 아울러 왼쪽에는 너무 작아서 잘 안보였던 "근무시간 (일)" 계열에 관련된 축이 생기고 그래프도 보이게 나타난다.

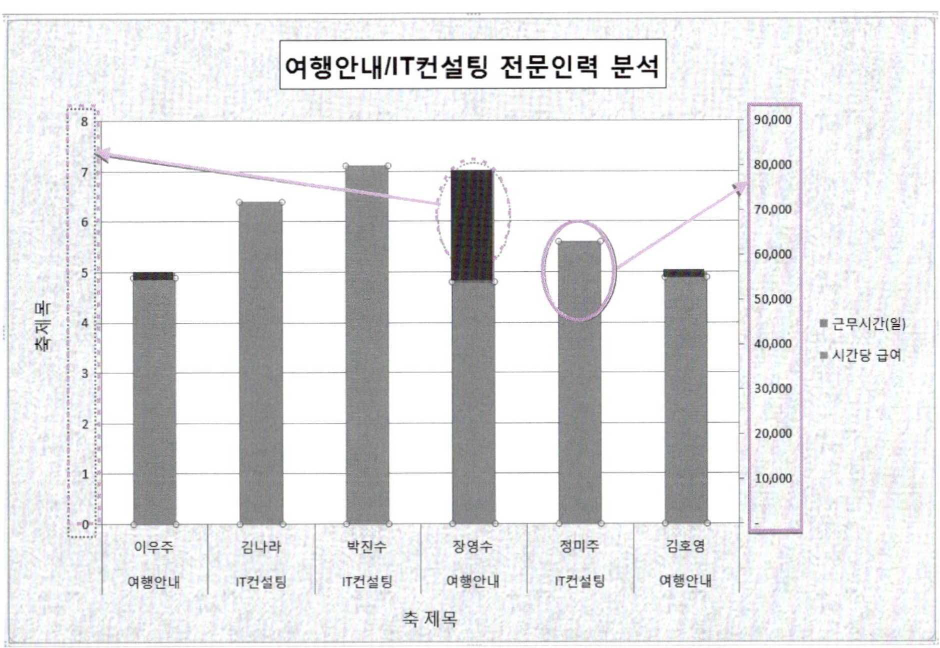

이제 "급여 (시간당)" 계열에 대한 차트 종류를 변경해 보자. "급여 (시간당)" 계열을 선택한 상태에서 [디자인]→{종류}[차트 종류 변경]을 클릭하고 [차트 종류 변경] 창에서 [세로 막대형]→{꺾은선형}[표식이 있는 꺾은선형]을 선택한다.

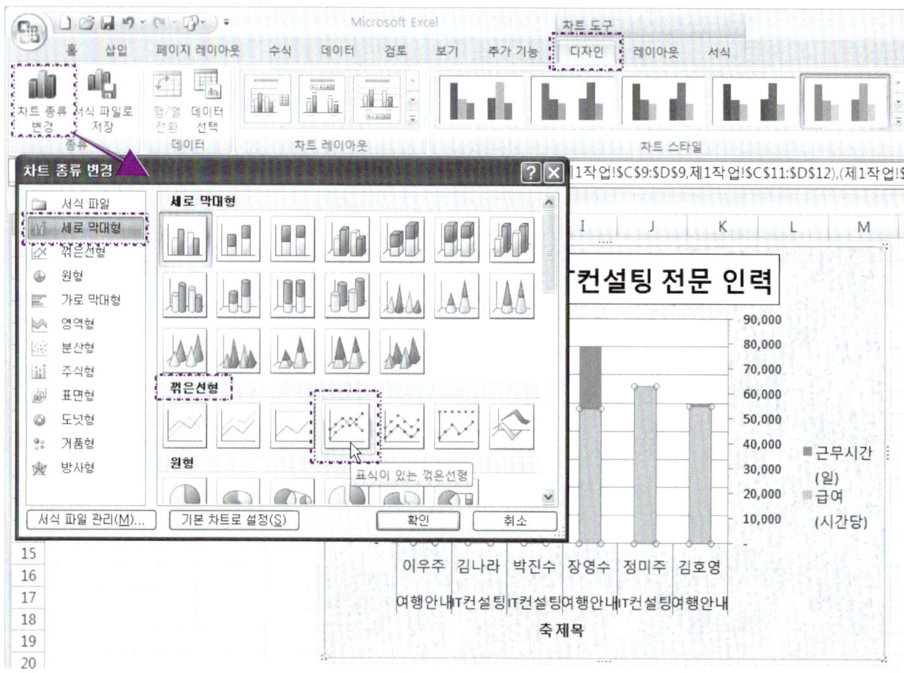

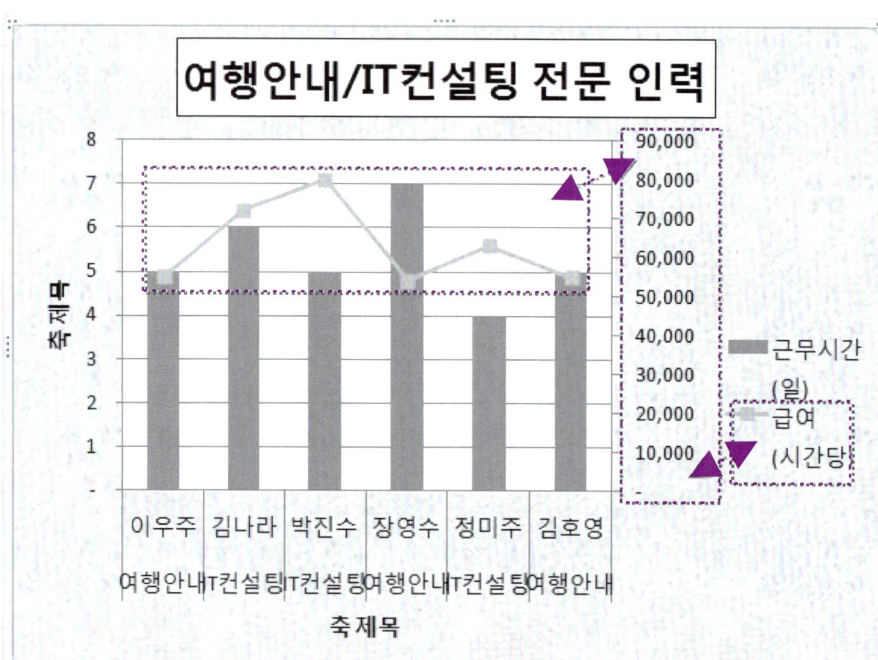

"IT컨설팅 박진수"의 시간당 급여값을 표시하기 위해 "급여 (시간당)" 계열 그래프를 선택하면 전체 계열이 선택되는데 그때 다시 한 번 더 "IT컨설팅 박진수"의 표식을 선택하면 그 계열값만 선택된다.

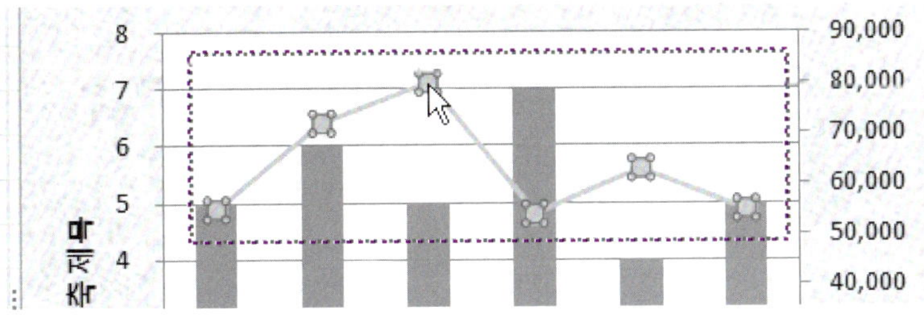

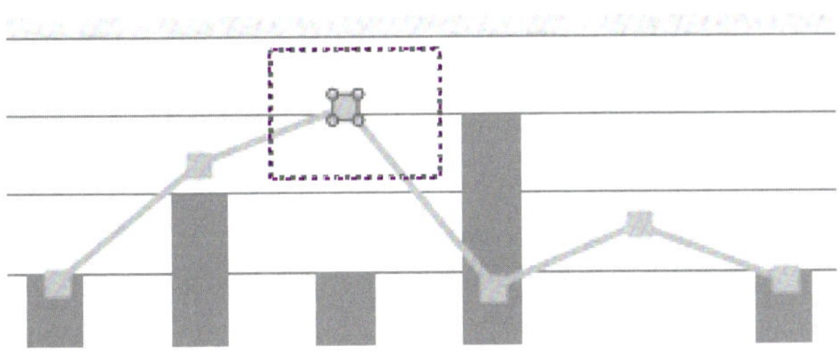

그런 다음 오른쪽 마우스 버튼을 눌러 [데이터 레이블 추가]를 클릭한다.

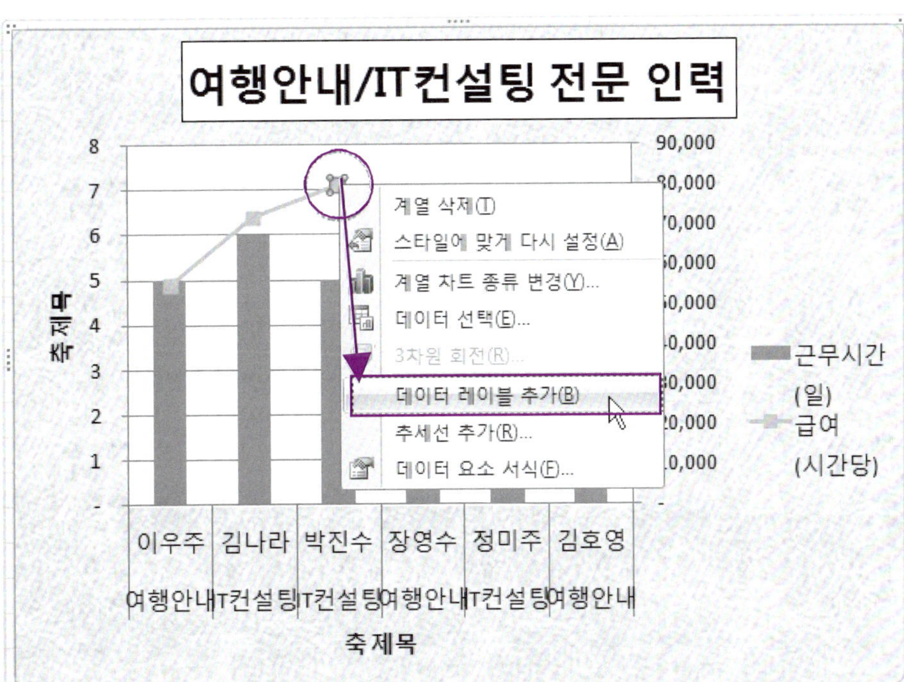

레이블의 위치는 ≪출력형태≫에 따라 마우스를 이용해서 위쪽으로 옮긴다.

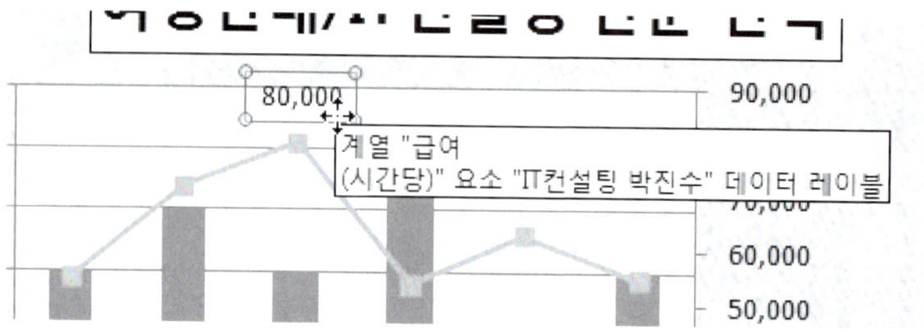

이제 눈금선을 기존 '실선'에서 '파선'으로 긋기 위해 [레이아웃] ➜ {축}[눈금선] ➜ [기본 가로 눈금선] ➜ [기타 기본 가로 눈금선 옵션]을 클릭한다. 혹은 차트 내에서 눈금선을 클릭하고 오른쪽 마우스 버튼을 눌러 [눈금 서식]을 선택한다.

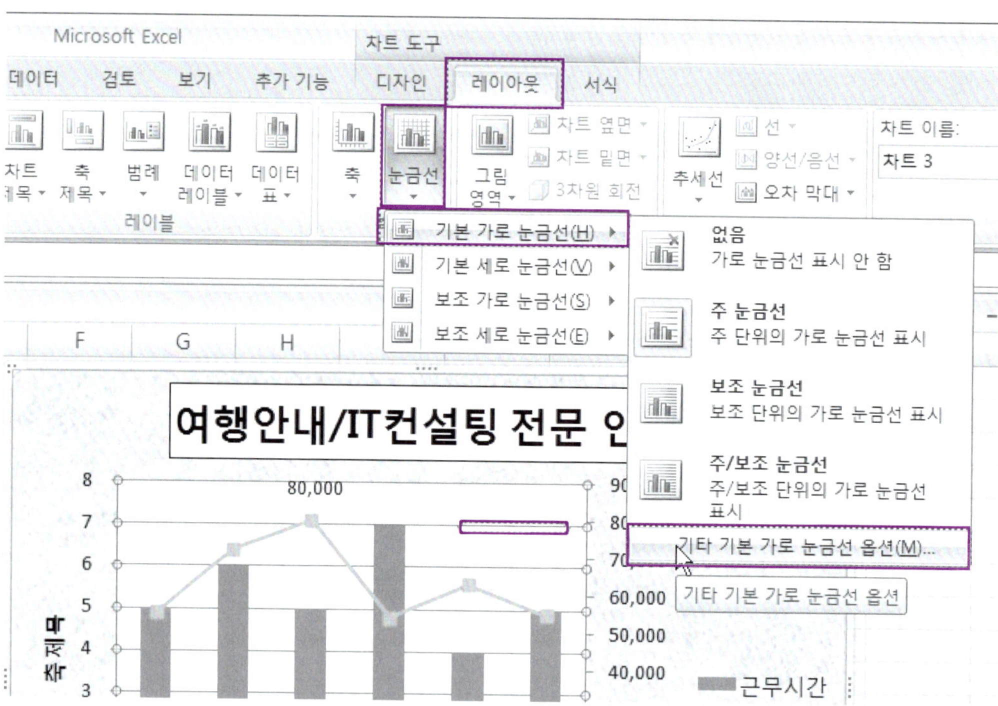

[주 눈금선 서식] ➔ [선 스타일] ➔ [대시 종류]에서 "파선"을 선택한다. [닫기]를 클릭한다.

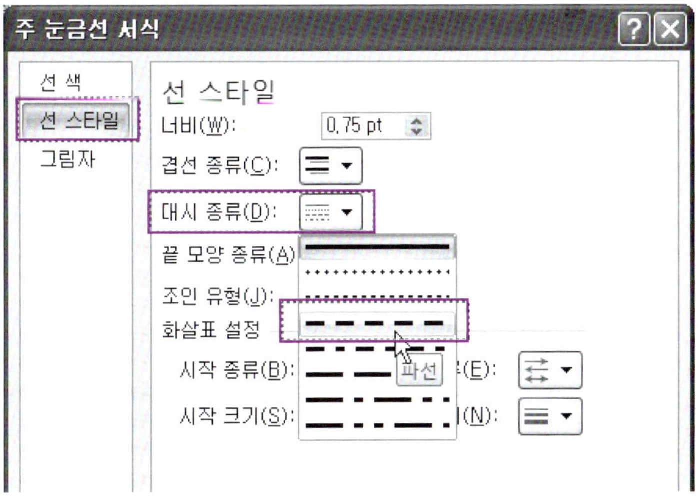

이제 그림 영역의 테두리를 '실선'으로 굿기 위해 [레이아웃] ➔ {배경}[그림 영역] ➔ [기타 그림 영역 옵션]을 클릭한다. 혹은 차트 내에서 그림 영역을 클릭하고 오른쪽 마우스 버튼을 눌러 [그림 영역 서식]을 선택한다. [그림 영역 서식] ➔ [테두리 색]에서 "실선"을 선택하고, [색]을 "검정"으로 선택한다.

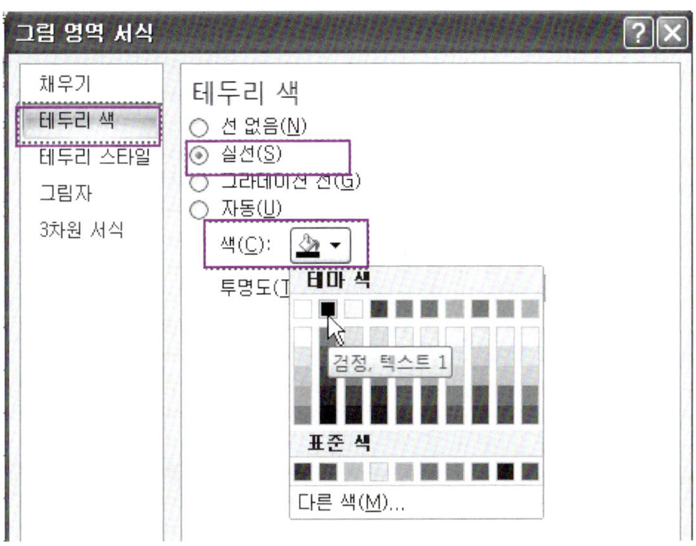

완성된 중간 결과는 다음과 같다.

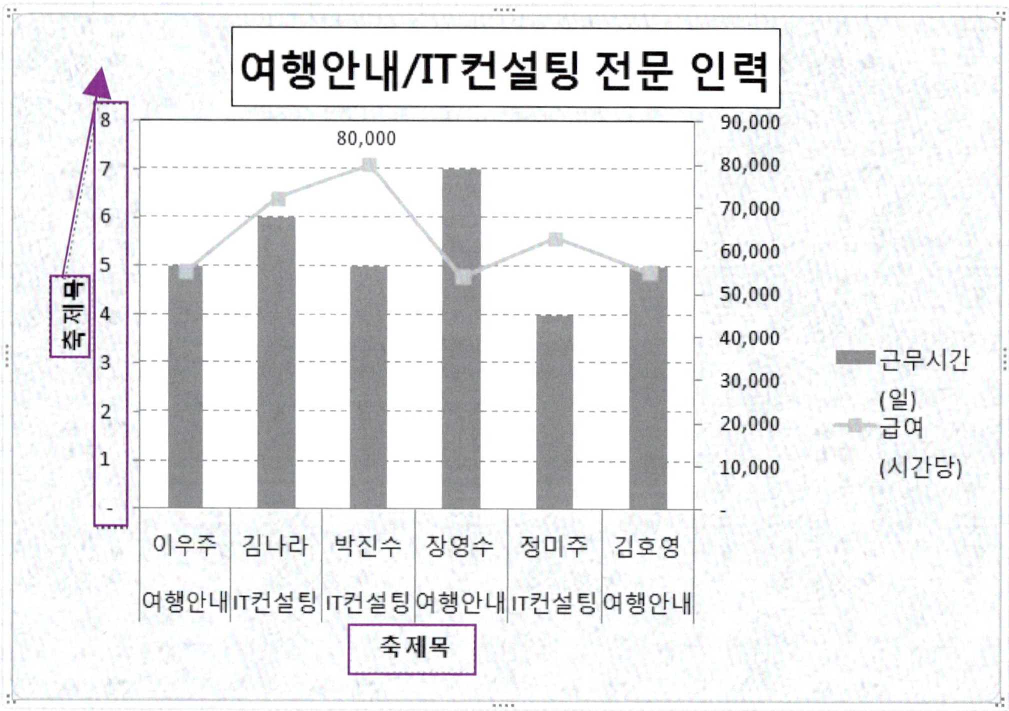

≪출력형태≫를 고려하여 아래 "가로 축"은 없앤다. [레이아웃] ➜ {레이블}[축 제목] ➜ [기본 가로 축 제목] ➜ [없음]으로 선택한다.

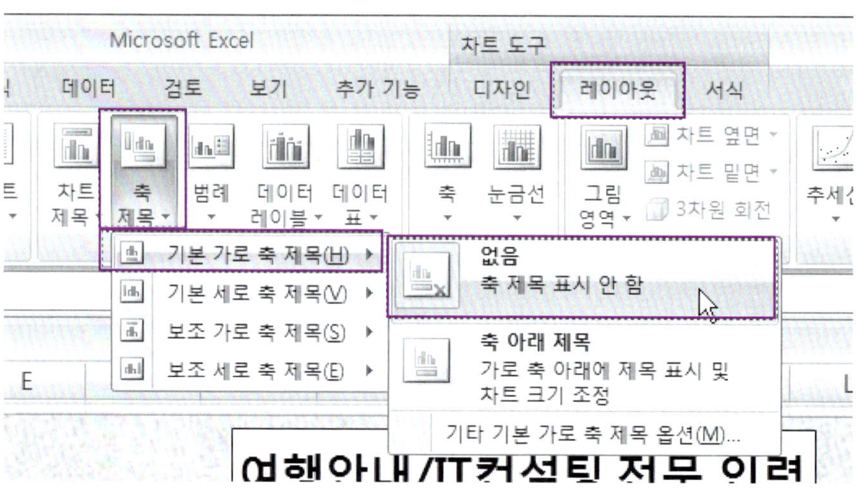

왼쪽 "세로 축"은 위치를 이동한다. [레이아웃] ➜ {레이블}[축 제목] ➜ [기본 세로 축 제목] ➜ [가로 제목]으로 선택한다. 그러고 난 뒤 축 제목을 위쪽으로 옮기고 "근무시간(일)"으로 고친다.

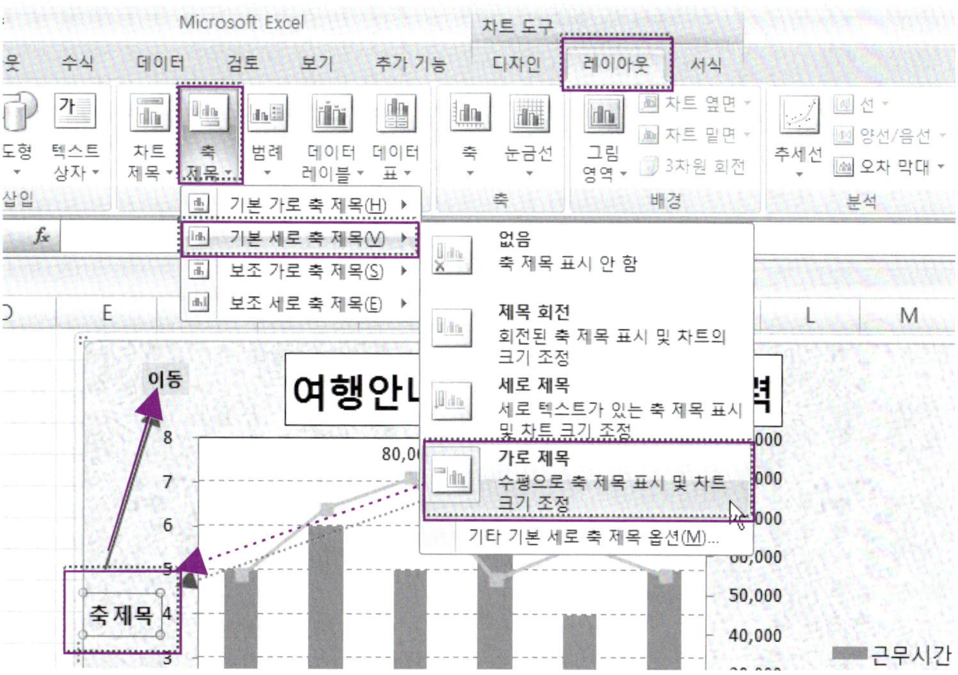

이제 "세로 (값) 축"의 형식을 적용 시킨다. 차트 영역에서 "세로 (값) 축"을 선택하고 오른쪽 마우스 버튼을 눌러 [축 서식]을 선택한다. 혹은 [레이아웃] ➜ {현재 선택 영역} ➜ [세로 (값) 축] ➜ [선택 영역 서식]을 선택한다.

[축 서식] 창에서 [표시 형식] ➜ [사용자 지정]에서 [G/표준"H"]를 입력하고 [추가] 단추를 누른다. [닫기]를 클릭한다.

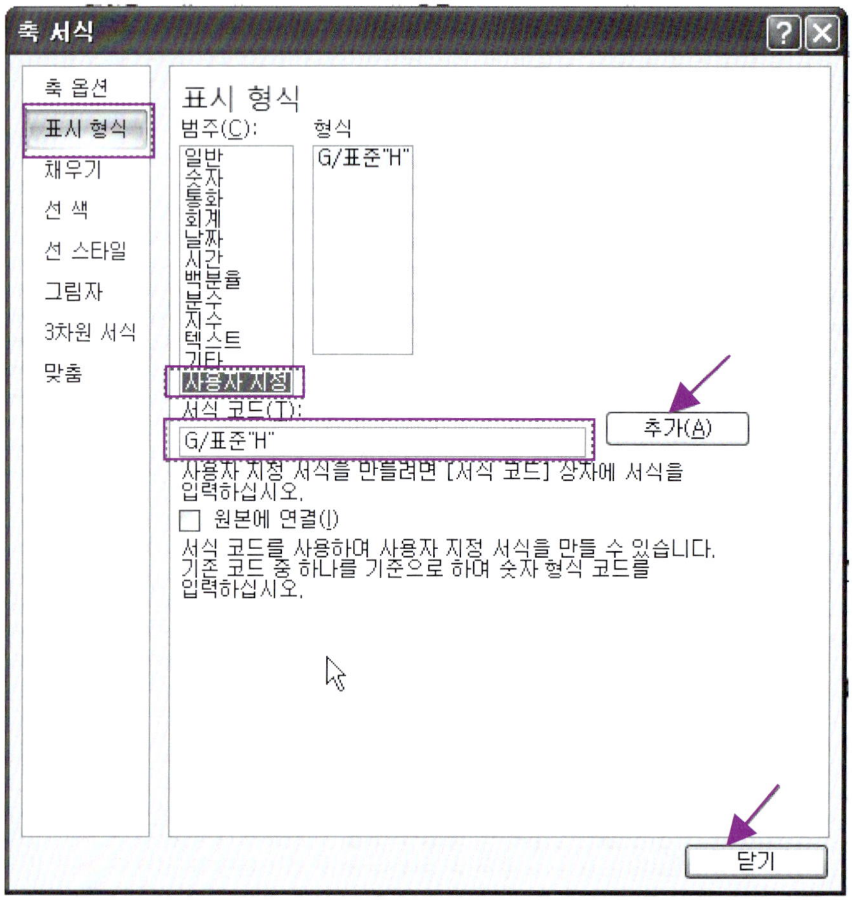

[차트 만들기 4단계 : 차트의 위치조정 및 마무리 작업]

마지막 단계로 ≪출력형태≫를 참고하여 차트의 크기, 그래프의 크기 및 위치 조절, 범례의 위치와 크기를 마우스로 미세조정하고 마무리한다. 범례항목의 명칭 수정은 [디자인] ➜ {데이터}[데이터 선택]에서 작업하면 된다.

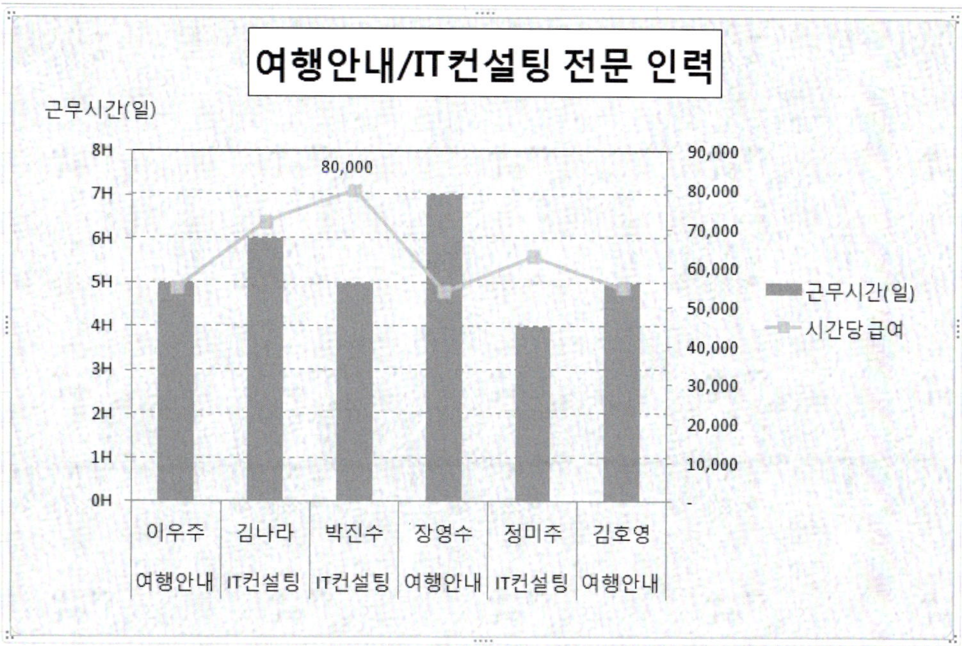

예제 3 차트 범위 조작

문제) 어떤 학생의 학기말 시험결과(x)는 다음과 같다. 어느 과목 성적이 더 우수한가를 정규분포특성을 이용하여 확률분포표와 차트를 그리고 판단하라.

	의료정보학	건강보험실무
x	92	85
평균	86	72
표준편차	6	11

우선 차트를 그리기에 앞서 데이터 차트(확률분포표)를 만들어야 한다. 따라서 다음과 같이 타이틀을 만들고 점수 범위인 계급값(1~100)을 입력한다. 점수범위는 [홈] ➜ {편집}[채우기] ➜ [계열]에서 [연속 데이터 채우기] 기능을 이용하면 쉽게 입력할 수 있다. (연속 데이터 채우기 기능을 자주 사용해야 된다면 [Office 단추] ➜ [엑셀 옵션] ➜ [사용자 지정] ➜ [모든 명령]에서 [연속 데이터 채우기]를 찾아 [빠른 실행 도구 모음]으로 등록하여 사용한다.)

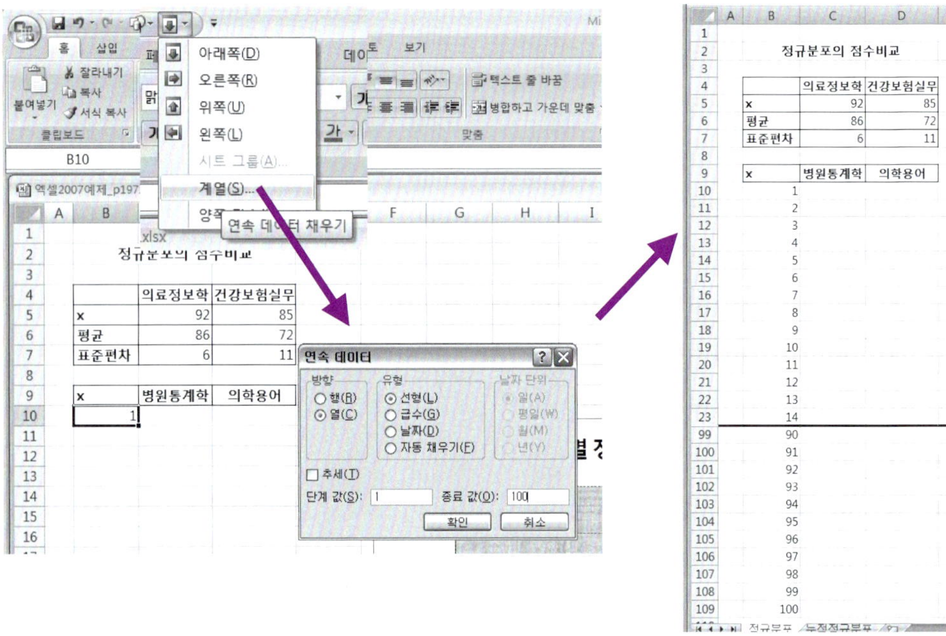

위와 같이 [연속 데이터] 대화상자에서 '방향(열), 종류(선형), 단계값(1), 종료값(100)'을 지정하고 [확인]을 누르면 영역 B9:B108에 1~100까지 입력된다. 계급값 1~100까지 생성한 다음 각 과목의 정규분포값을 생성하기 위해 셀 C9부터 셀 D108까지 영역을 마우스로 지정하고 [함수 마법사] ➜ [통계] ➜ [NORMDIST]를 선택하고 [확인]을 클릭한다.

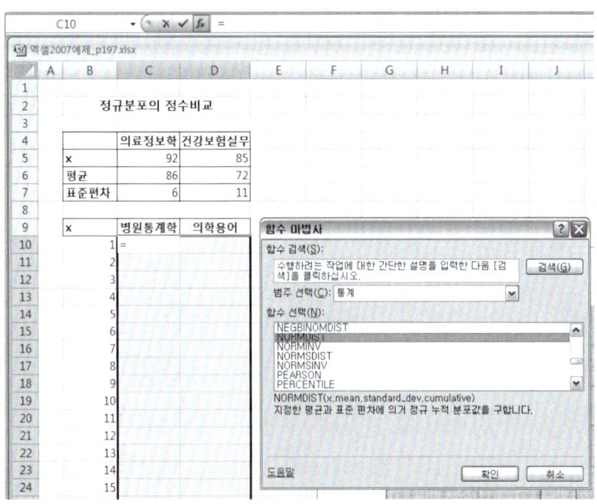

정규분포함수 NORMDIST의 입력상자에서 계급값 X에는 $B9를, 평균 Mean에는 C$6을, 분산 Standard_dev에는 C$7을, Cumulative에는 0을 입력하여 누적값이 아닌 그냥 확률 밀도 값을 구하도록 한다. 선택된 범위 전체에 적용하기 위하여 [확인]을 누르지 말고 'Ctrl+ Enter'키를 누른다. 그러면 다음과 같이 각 과목에 대한 정규분포값이 한 번에 입력된다.

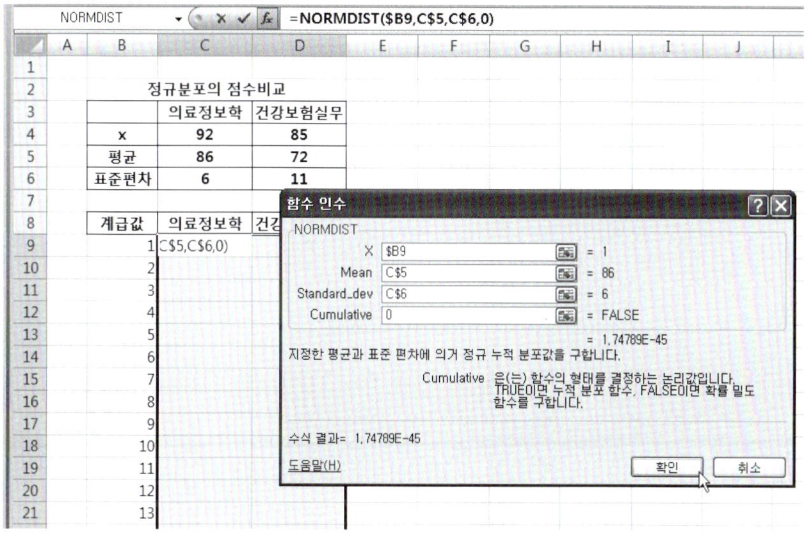

표시된 값이 아주 작을 경우 지수형태(1.74789E−45)로 표시될 수 있는데 소수점 형태(0.000126)로 통일하여 표시하려면 범위가 지정된 상태에서 오른쪽 마우스 버튼을 눌러 [셀서식]을 불러낸 다음 [표시 형식] ➜ [숫자]에서 소수 자릿수를 6 정도로 지정하고 [확인]을 누른다.

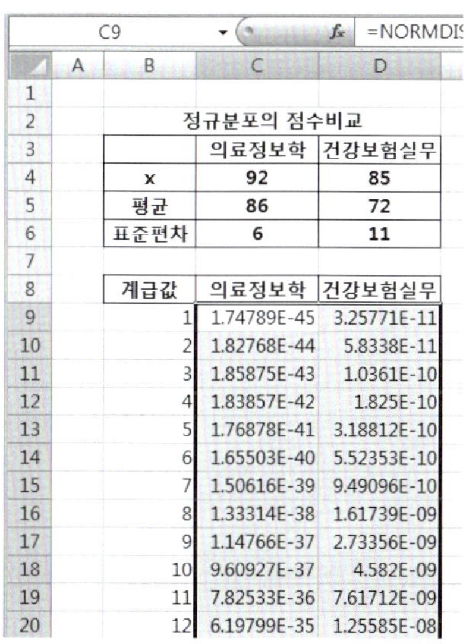

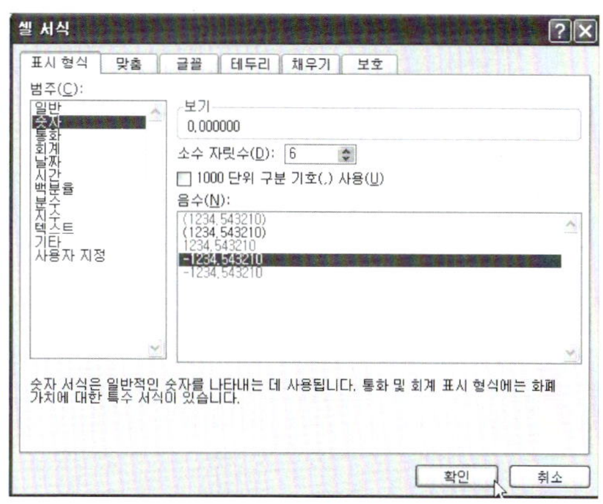

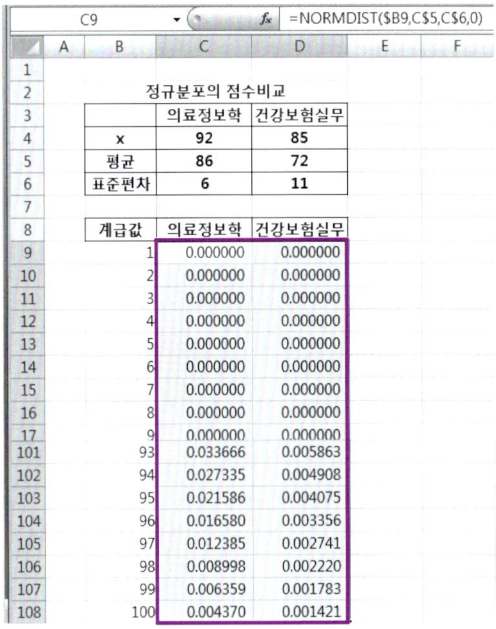

C9 =NORMDIST($B9,C$5,C$6,0)

	A	B	C	D	E	F
1						
2		정규분포의 점수비교				
3			의료정보학	건강보험실무		
4		x	92	85		
5		평균	86	72		
6		표준편차	6	11		
7						
8		계급값	의료정보학	건강보험실무		
9		1	0.000000	0.000000		
10		2	0.000000	0.000000		
11		3	0.000000	0.000000		
12		4	0.000000	0.000000		
13		5	0.000000	0.000000		
14		6	0.000000	0.000000		
15		7	0.000000	0.000000		
16		8	0.000000	0.000000		
17		9	0.000000	0.000000		
101		93	0.033666	0.005863		
102		94	0.027335	0.004908		
103		95	0.021586	0.004075		
104		96	0.016580	0.003356		
105		97	0.012385	0.002741		
106		98	0.008998	0.002220		
107		99	0.006359	0.001783		
108		100	0.004370	0.001421		

이제 차트를 그리기 위해서 C9:D108 영역이 지정된 상태에서 [삽입] → {차트} [꺾은 선형] → {2차원 꺾은 선형} → [꺾은 선형]을 선택하면 기본 차트가 그려진다.

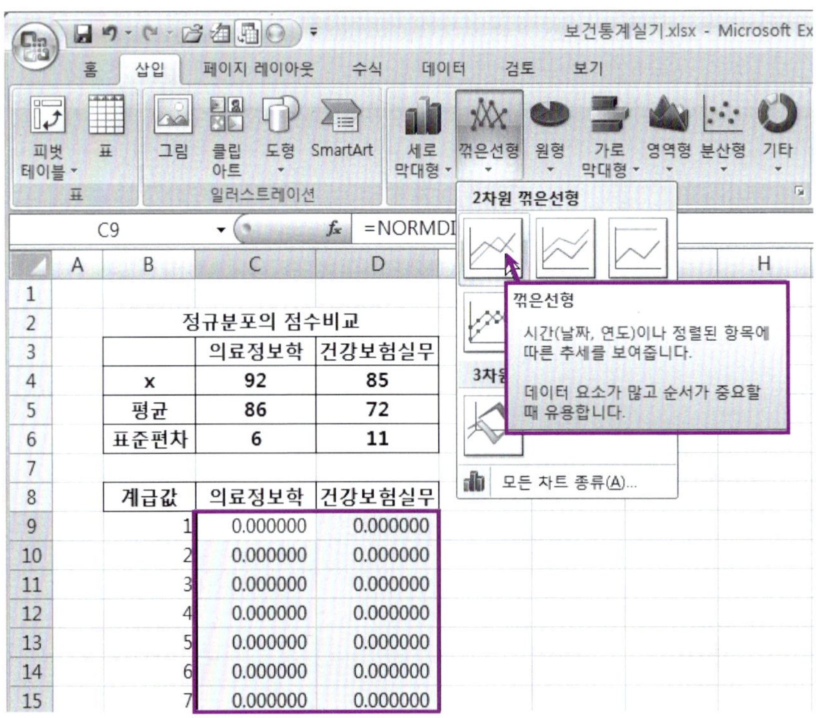

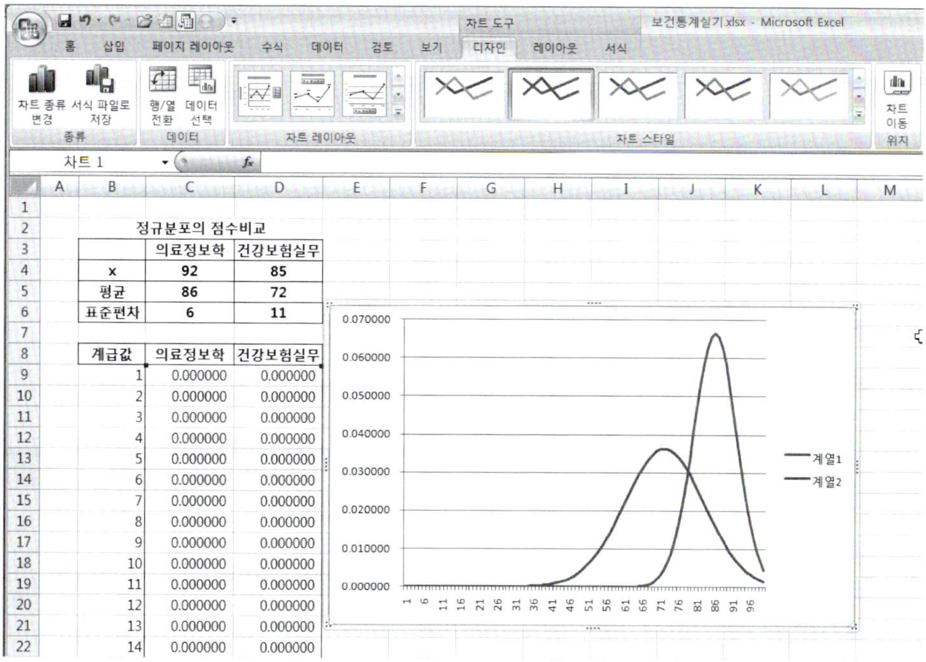

차트가 삽입되거나 생성된 차트 영역을 선택하고 나면 상단에 [차트 도구]→[디자인][레이아웃][서식]이라는 메뉴 탭이 생긴다. 이 메뉴 모음을 통해서 세부적인 차트꾸미기를 다양하게 실행할 수 있다. 다음의 결과 차트를 만들기 위해서 몇 가지 핵심적인 기능들을 익혀보도록 하자.

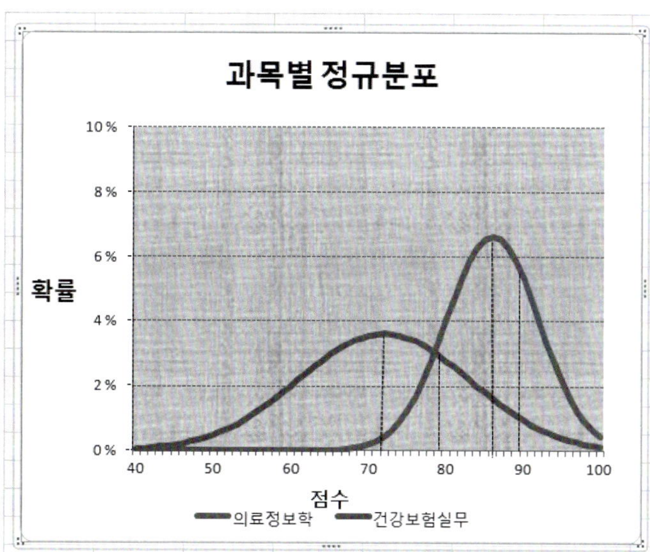

① 계열이름의 변경 : 범례에 나타난 기본 이름으로 된 계열명(계열 1, 계열 2)에 대하여 각각 '의료 정보학', '건강보험 실무'로 변경한다. 차트영역을 마우스로 선택한 후 [차트도구] ➜ [디자인] ➜ {데이터} ➜ [데이터 선택]을 누르고 [데이터 원본 선택] 대화상자에서 범례항목(계열)의 '계열1'을 선택하고 [편집] 버튼을 누른다. [계열 편집] 대화상자에서 '의료정보학'을 입력하고 확인을 누른다.

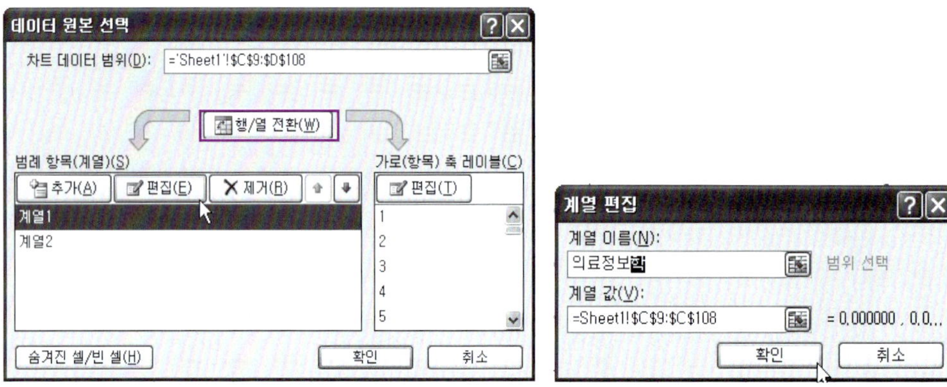

반복해서 [데이터 원본 선택] 대화상자에서 범례항목(계열)의 '계열2'를 선택하고 [편집] 버튼을 누른다. [계열 편집] 대화상자에서 '건강보험 실무'를 입력하고 확인을 누른다.

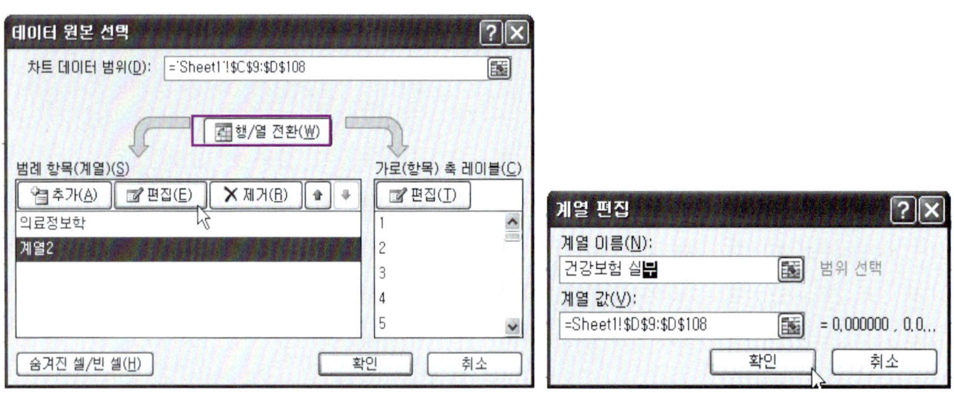

[데이터 원본 선택] 대화상자에서 [확인] 버튼을 눌러 작업을 완료한다.

② 범례 표시 위치 변경 : 오른쪽에 표시된 범례를 아래쪽에 범례가 표시되도록 한다. 차트 영역을 마우스로 선택한 후 [차트 도구] ➔ [레이아웃] ➔ {레이블}[범례]을 누르고 [아래쪽에 범례표시] 버튼을 누른다.

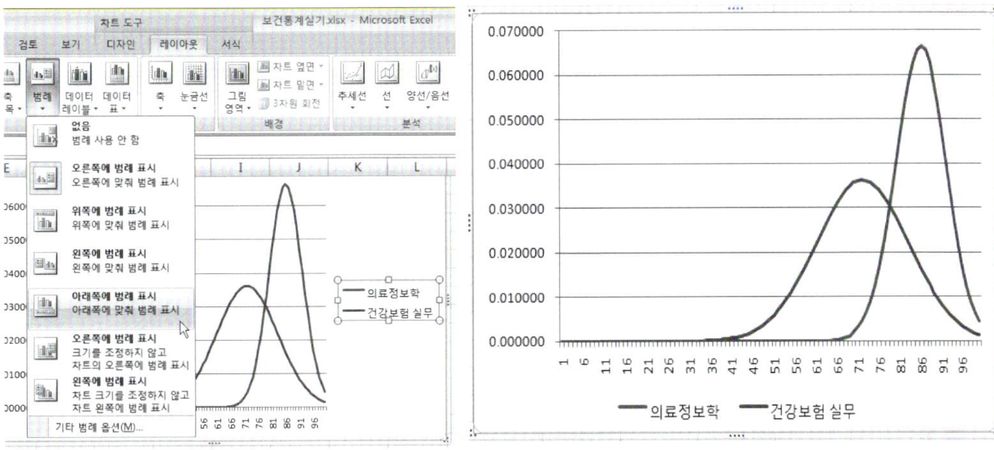

③ 세로 축 서식의 조정 : 세로 축에 나타난 확률값(예 : 0.070000 형식)을 십분율[0% 2% 4% 8% 10%] 형식으로 나타날 수 있도록 조정한다. 차트 영역을 마우스로 선택한 후 [차트 도구] ➔ [레이아웃] ➔ {현재 선택 영역}에서 [세로(값) 축]을 선택하고 [선택 영역 서식]을 누른다. [축 서식] 창의 [축 옵션]에서 [최대값, 0.1] [주 단위, 0.02]로 고친다.

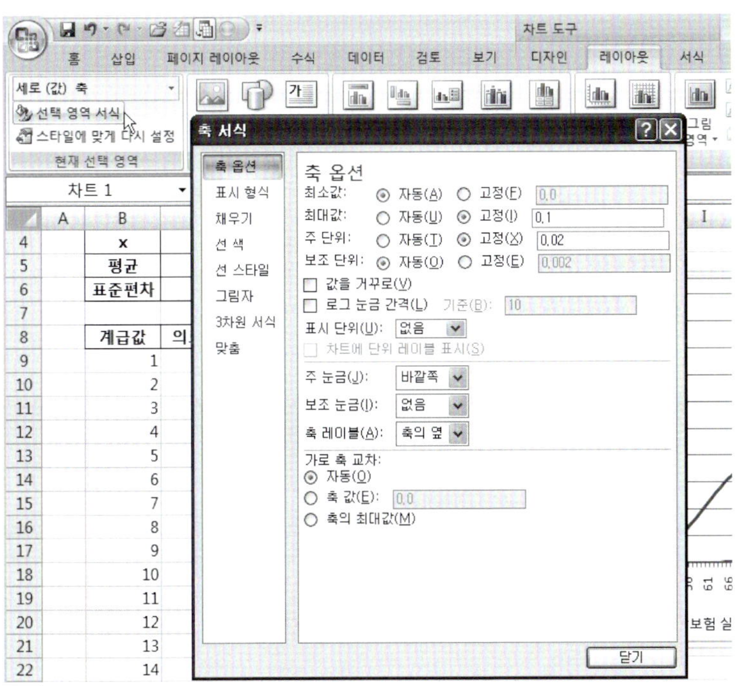

[축 서식] 창의 [표시 형식]➔[사용자 지정] [##0 %]를 입력하고 [추가] 버튼을 누르고 [닫기] 버튼을 누른다.

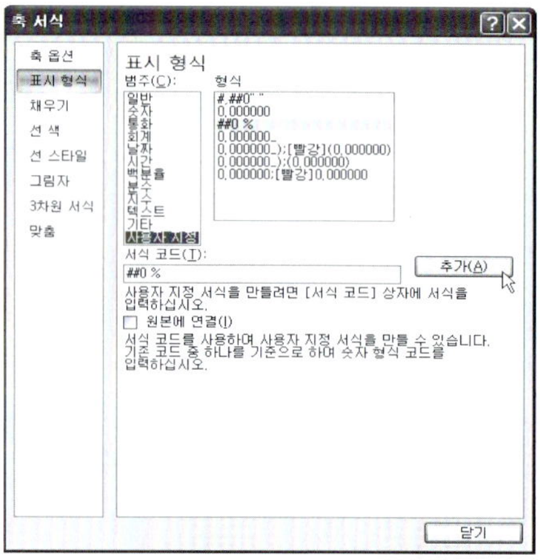

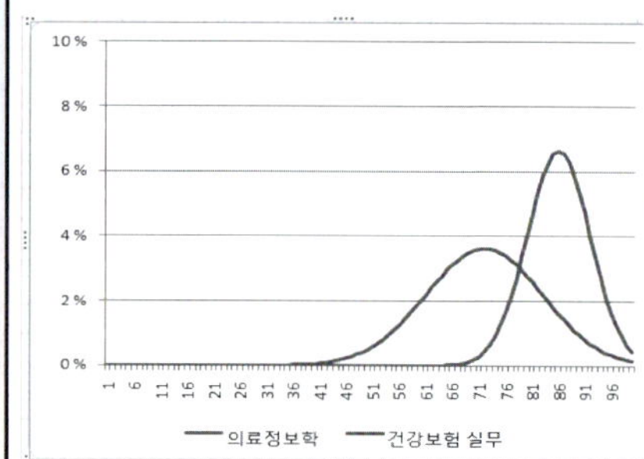

④ 가로 (항목) 축 서식의 조정 : 가로 축에 나타난 점수가 너무 복잡하므로 10 단위로 나타나게 조정한다. 차트 영역을 마우스로 선택한 후 [차트 도구]➔[레이아웃]➔{현재 선택 영역}에서 [가로(항목) 축]을 선택하고 [선택 영역 서식]을 누른다. [축 서식] 창의 [축 옵션]에서 [간격 단위 지정, 10]으로 고치고 [닫기] 버튼을 누른다.

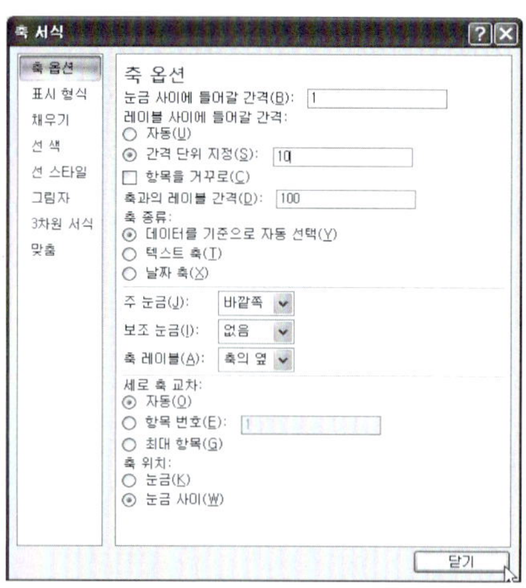

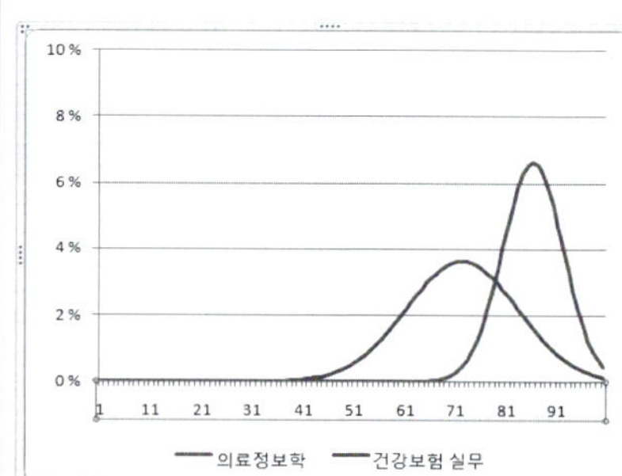

⑤ 차트 제목 입력 : 차트의 제목에 '과목별 정규분포'를 입력한다. 차트 영역을 마우스로 선택한 후 [차트 도구] ➔ [레이아웃] ➔ {레이블}[차트 제목]에서 [차트 위]를 선택한다. 차트 제목 입력란에 '과목별 정규분포'를 입력한다.

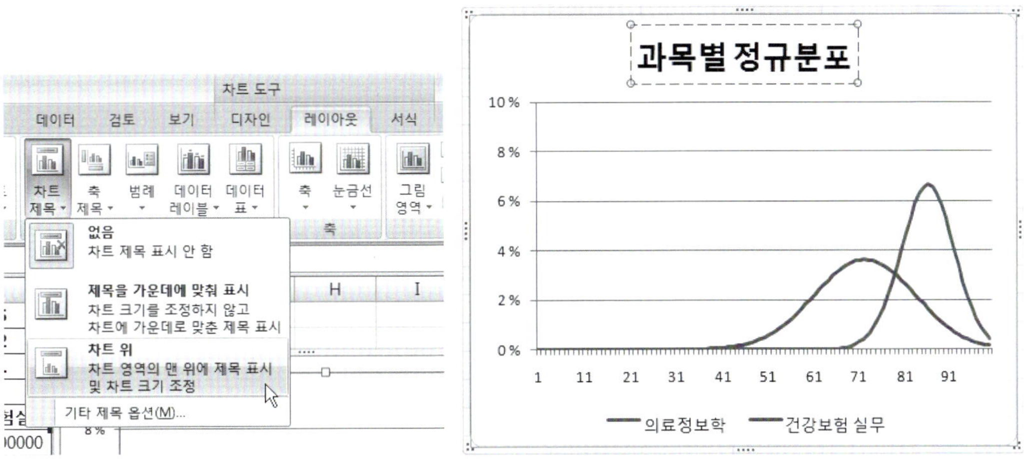

⑥ 축 아래 제목 입력 : 축 아래 제목에 '점수'를 입력한다. 차트 영역을 마우스로 선택한 후 [차트 도구] ➔ [레이아웃] ➔ {레이블}[축 제목]에서 [기본 가로 축 제목] ➔ [축 아래 제목]을 선택한다. 축 아래 제목 입력란에 '점수'를 입력한다.

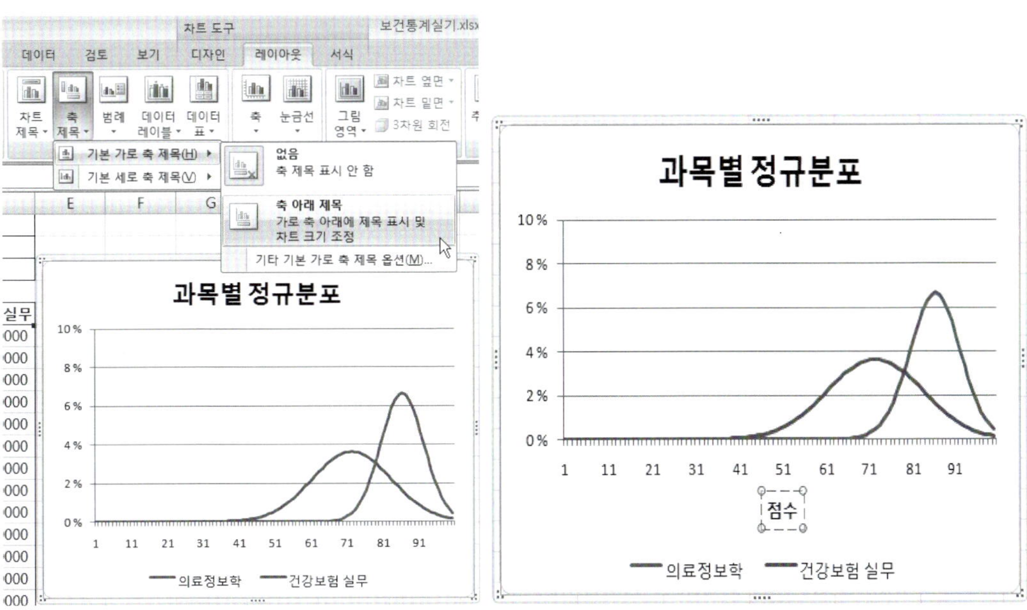

⑦ 세로 축 제목 입력 : 세로 축 제목에 '확률(%)'을 입력한다. 차트 영역을 마우스로 선택한 후 [차트 도구] ➔ [레이아웃] ➔ {레이블}[축 제목]에서 [기본 세로 축 제목] ➔ [세로 제목]을 선택한다. 세로 축 제목 입력란에 '확률(%)'을 입력한다.

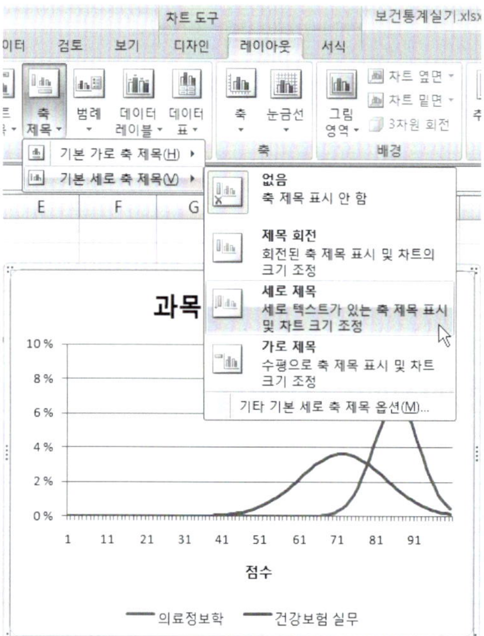

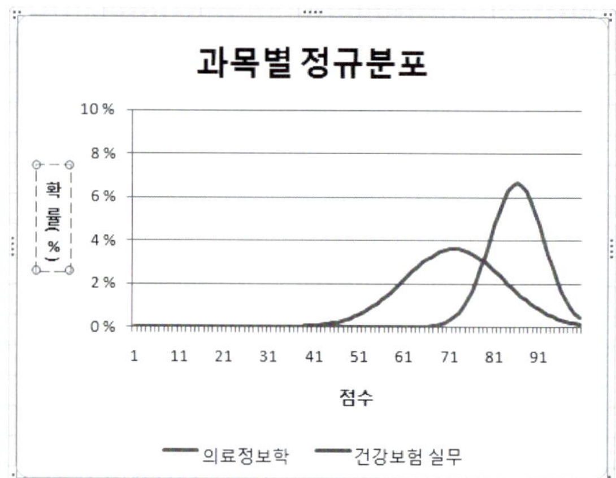

⑧ 눈금선을 점선으로 긋고 그림 영역에 테두리선을 긋는다. 차트 영역을 마우스로 선택한 후 [차트 도구] ➔ [레이아웃] ➔ {축}[눈금선]에서 [기본 가로 눈금선] ➔ [기타 기본 가로 눈금선 옵션]을 선택한다. [주 눈금선 서식] 대화상자에서 [선 스타일] ➔ [대시 종류]에서 [사각 점선]을 선택하고 [닫기] 버튼을 누른다.

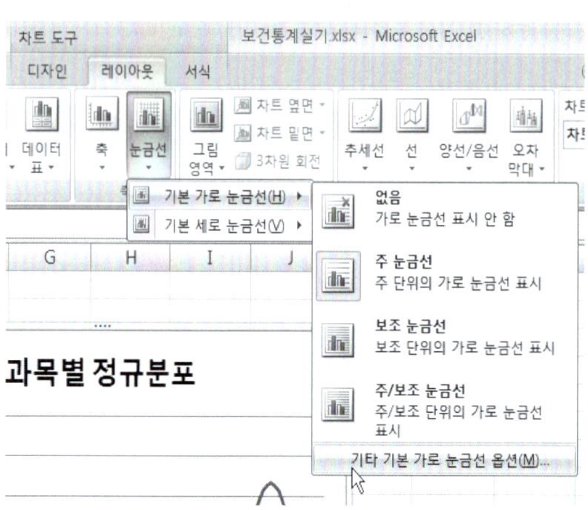

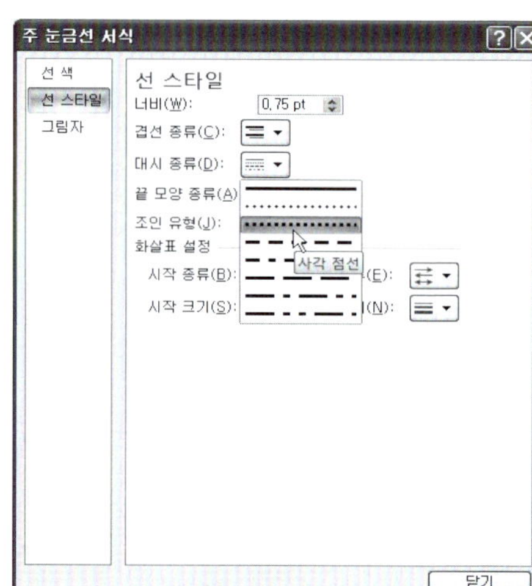

차트 영역을 마우스로 선택한 후 [차트 도구] → [레이아웃] → {배경}[그림 영역]에서 [기타 그림 영역 옵션]을 선택한다. [그림 영역 서식] 대화상자에서 [테두리 색]에서[실선]을 선택하고 [닫기] 버튼을 누른다.

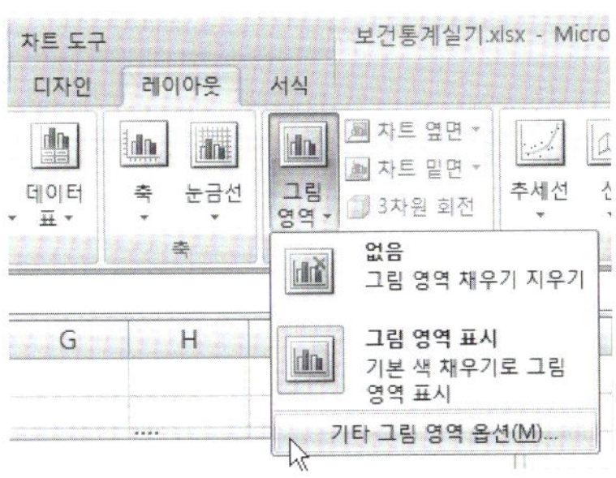

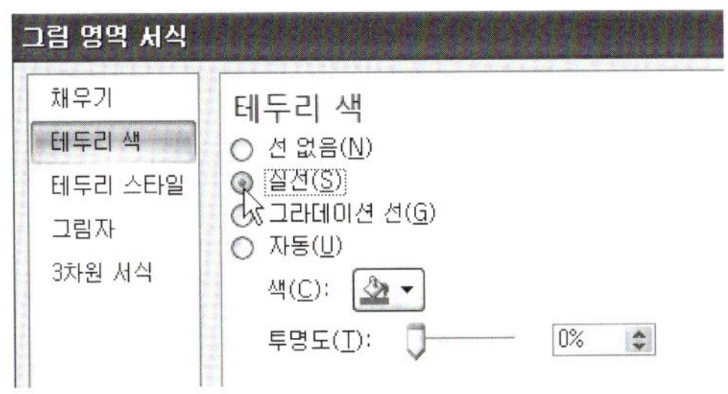

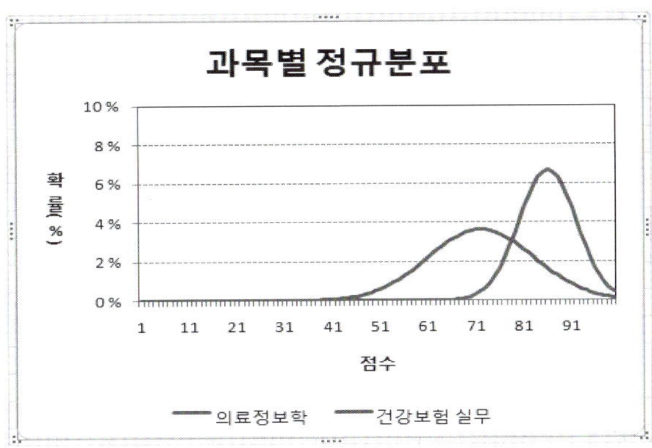

⑨ 그림 영역을 중앙으로 표시하기 : 이제 꾸미기의 마지막 과정으로 오른쪽으로 치우쳐진 정규 분포 곡선을 중앙에 위치하도록 옮겨보자. 즉 왼쪽의 0으로만 나타나는 그래프 부분을 표시하지 않는 것이다. 육안으로 보면 대략 점수 데이터가 40부터 나타나고 있다. 그래서 가로(항목) 축 레이블의 범위를 40부터 100까지만 나타내고 '의료정보학' 데이터의 범위도 점수 40 위치의 값부터 점수 100 위치의 값까지로, '건강보험 실무' 데이터의 범위도 점수 40 위치의 값부터 점수 100 위치의 값까지로 만들어 주면 된다. 차트 영역을 마우스로 선택한 후 이번에는 마우스 오른쪽 버튼을 눌러 나타난 메뉴에서 [데이터 선택]을 선택한다.

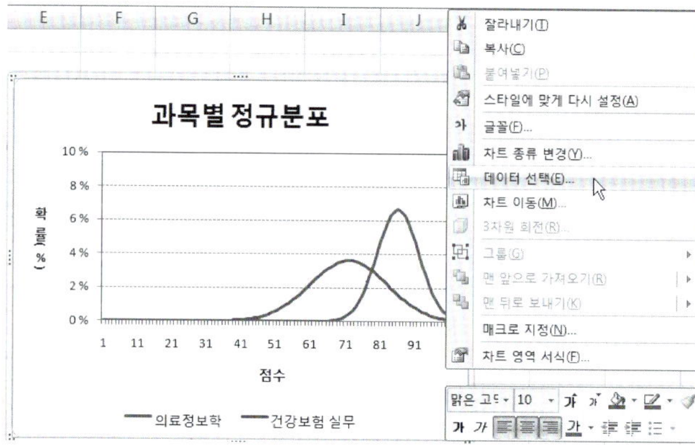

[데이터 원본 선택] 대화상자에서 먼저 [가로(항목) 축 레이블]의 [편집] 버튼을 클릭한다.

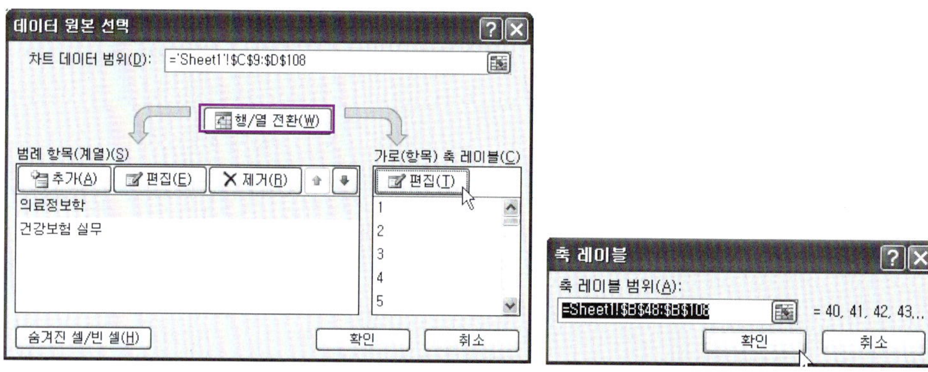

나타난 [축 레이블] 선택 대화상자에서 [축 레이블 범위]에 $B$48:$B$108를 입력하고 [확인] 버튼을 누른다.

이번에는 [데이터 원본 선택] 대화상자에서 범례 항목(계열)의 '의료정보학'을 선택하고 [편집] 버튼을 누른다. [계열 편집] 대화상자에서 [계열 값] 입력란의 기존내용(=Sheet1!$C$9:$C$108)을 지우고 (=Sheet1!$C$48:$C$108)가 입력이 될 수 있도록 마우스로 자정하고 [확인] 버튼을 누른다.

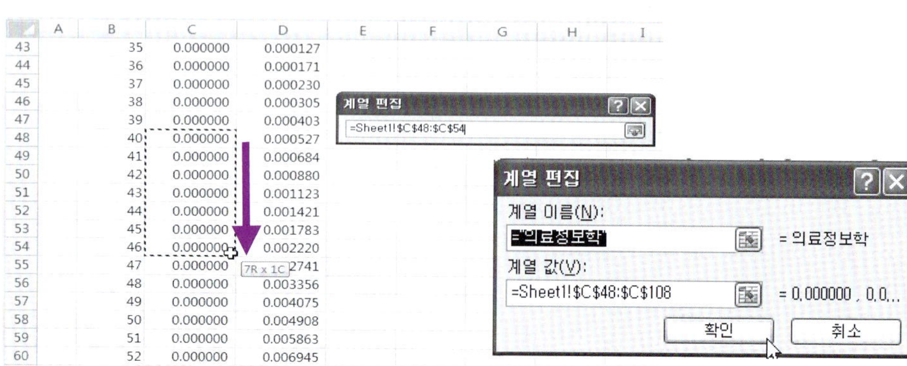

동일한 방법으로 [데이터 원본 선택] 대화상자에서 범례 항목(계열)의 '건강보험 실무 '를 선택하고 [편집] 버튼을 누른다. [계열 편집] 대화상자에서 [계열 값] 입력란의 기존내용(=Sheet1!$D$9:$D$108)을 지우고(=Sheet1!$D$48:$D$108)가 입력이 될 수 있도록 마우스로 지정하고 [확인] 버튼을 누른다.

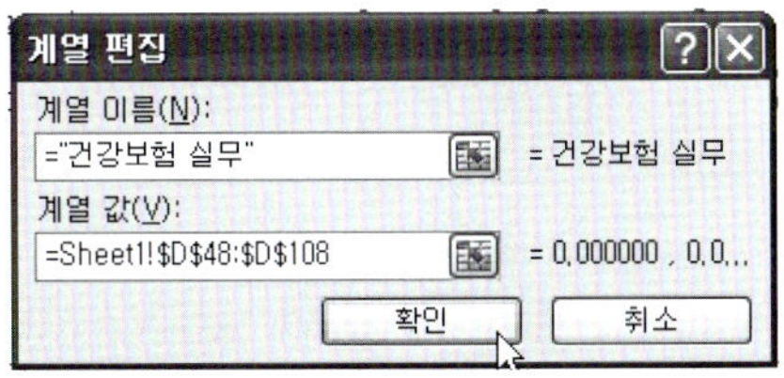

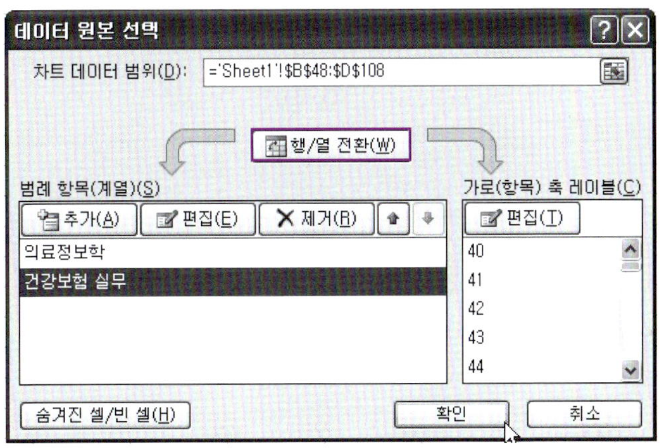

끝으로 [데이터 원본 선택] 대화상자에서 [확인] 버튼을 누르면 최종 차트 모양이 나타난다.

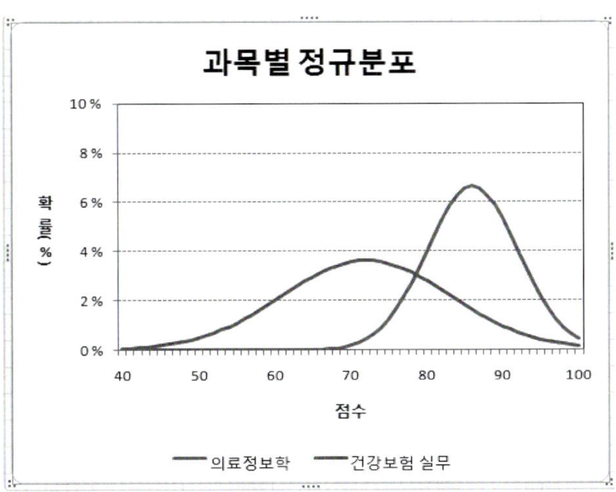

⑩ 마지막으로 누적형 차트를 통해 어느 과목이 더 상위 그룹에 속하는지 알아보자. 우선 각 과목의 데이터 영역(C9:D108)을 선택하고 수식 입력줄에 있는 함수의 마지막 인수를 0에서 1로 고쳐 누적 분포값이 계산되도록 한다.
즉, 함수를 [=NORMDIST($B9,C$5,C$6,1)] 로 고친다. 전체의 데이터를 반영하기 위해 'Ctrl+Enter' 키를 누른다.

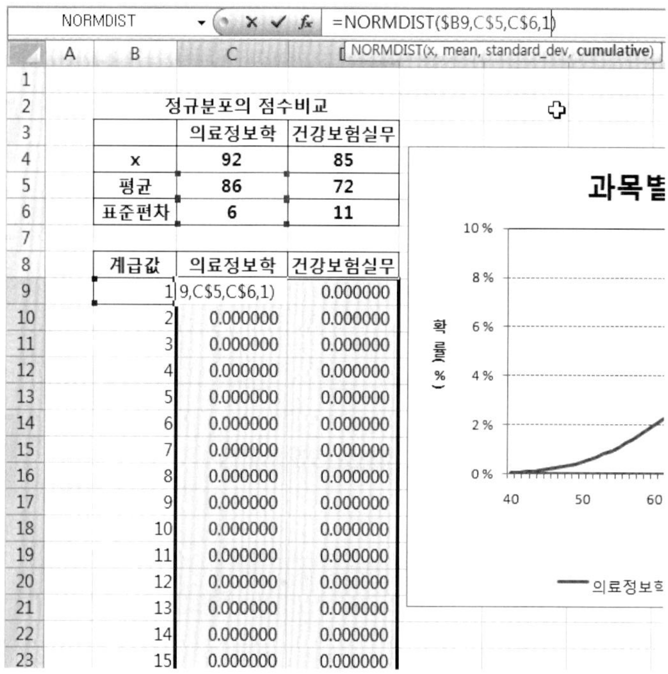

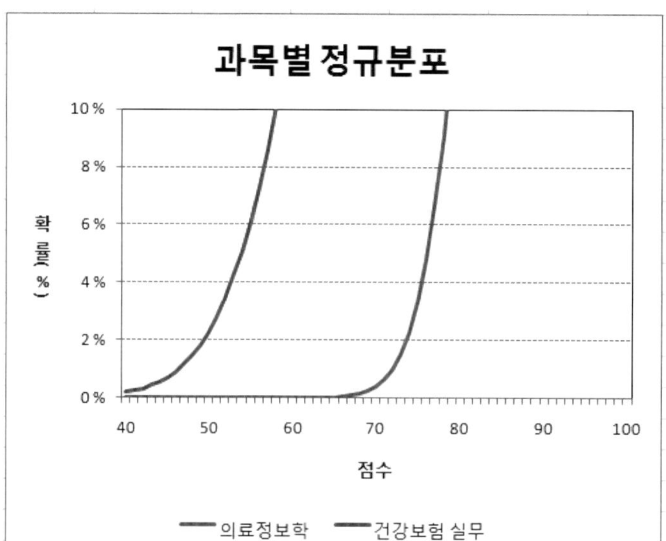

값이 다시 계산되면서 자동으로 그려진 누적 차트의 확률 부분은 최대가 100%로 표시되어야 모든 그래프 모양이 나타난다. 따라서 세로 축 서식을 다시 지정해야 한다. 차트 영역을 마우스로 선택한 후 [차트 도구] ➔ [레이아웃] ➔ {축}에서 [기본 세로 축] ➔ [기타 기본 세로 축 옵션]을 선택한다. [축 서식] 대화상자에서 [최대값, 1], [주 단위, 0.2]로 고치고 [닫기] 버튼을 누른다.

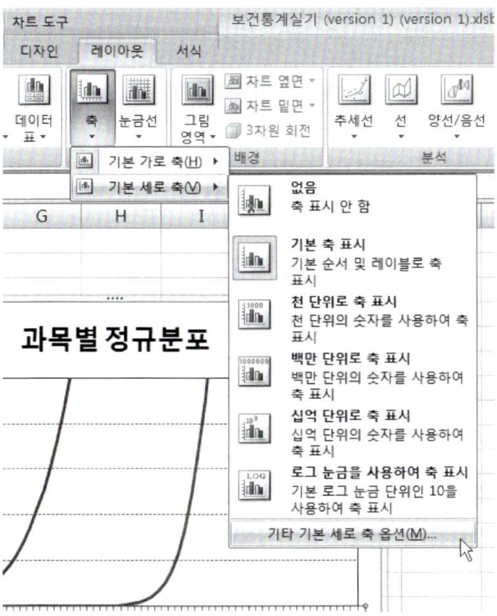

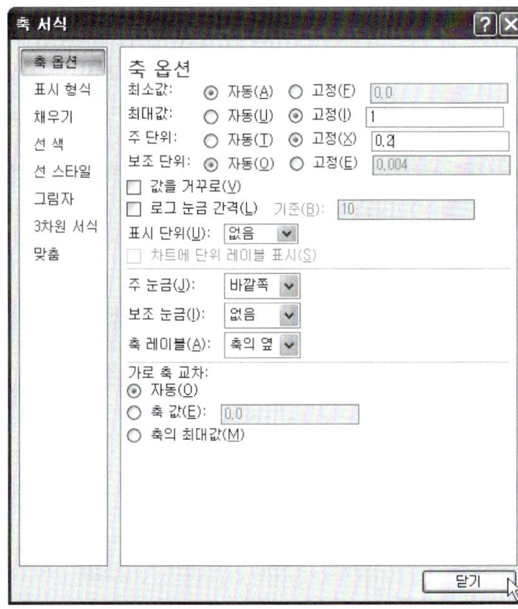

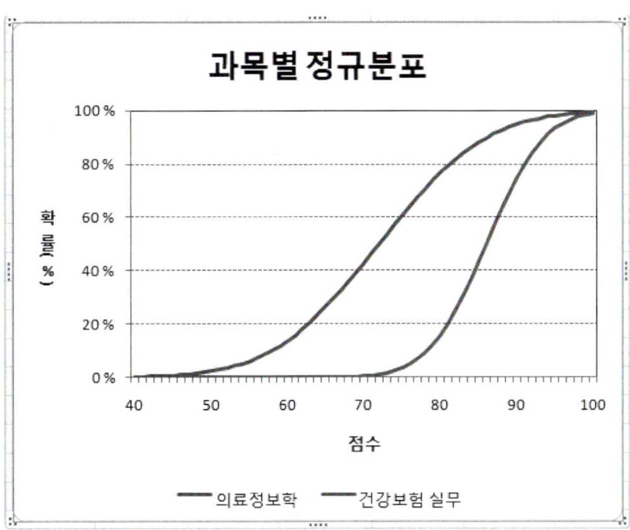

(5) 피벗 테이블

피벗 테이블은 방대한 양의 데이터를 쉽게 요약해서 파악할 수 있도록 보여주는 기능이다. 요약된 피벗 테이블은 차트로 보여질 수 있으며 이를 피벗 차트라고 한다. 다음과 같은 건강검진 관리 현황을 살펴보자.

피벗 테이블을 생성하려면 [삽입]탭 메뉴의 [피벗 테이블][피벗 테이블]을 선택한다.

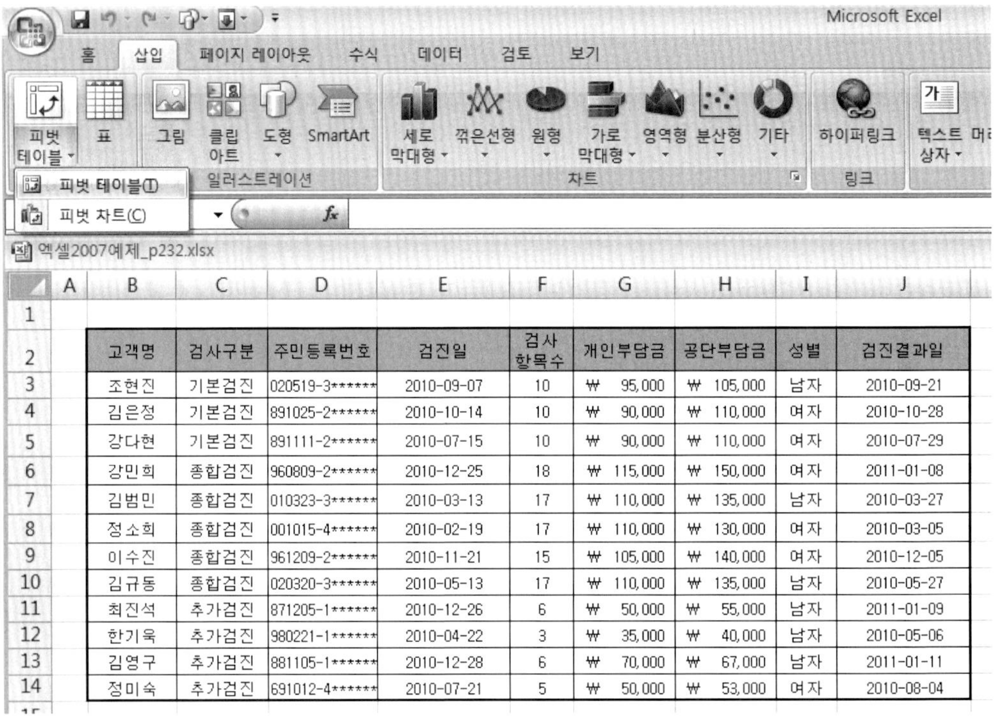

고객명	검사구분	주민등록번호	검진일	검사 항목수	개인부담금	공단부담금	성별	검진결과일
조현진	기본검진	020519-3******	2010-09-07	10	₩ 95,000	₩ 105,000	남자	2010-09-21
김은정	기본검진	891025-2******	2010-10-14	10	₩ 90,000	₩ 110,000	여자	2010-10-28
강다현	기본검진	891111-2******	2010-07-15	10	₩ 90,000	₩ 110,000	여자	2010-07-29
강민희	종합검진	960809-2******	2010-12-25	18	₩ 115,000	₩ 150,000	여자	2011-01-08
김범민	종합검진	010323-3******	2010-03-13	17	₩ 110,000	₩ 135,000	남자	2010-03-27
정소희	종합검진	001015-4******	2010-02-19	17	₩ 110,000	₩ 130,000	여자	2010-03-05
이수진	종합검진	961209-2******	2010-11-21	15	₩ 105,000	₩ 140,000	여자	2010-12-05
김규동	종합검진	020320-3******	2010-05-13	17	₩ 110,000	₩ 135,000	남자	2010-05-27
최진석	추가검진	871205-1******	2010-12-26	6	₩ 50,000	₩ 55,000	남자	2011-01-09
한기욱	추가검진	980221-1******	2010-04-22	3	₩ 35,000	₩ 40,000	남자	2010-05-06
김영구	추가검진	881105-1******	2010-12-28	6	₩ 70,000	₩ 67,000	남자	2011-01-11
정미숙	추가검진	691012-4******	2010-07-21	5	₩ 50,000	₩ 53,000	여자	2010-08-04

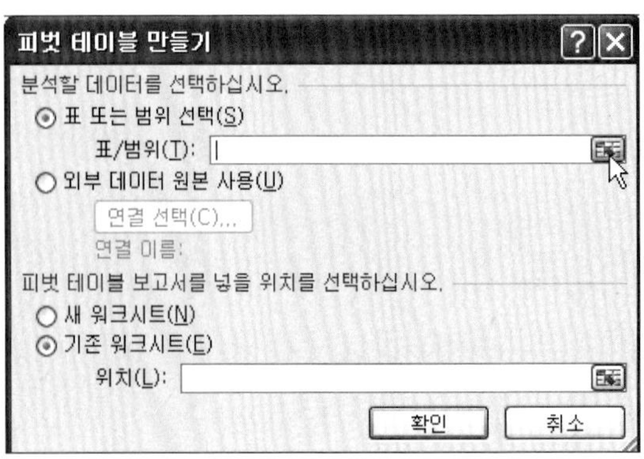

[피벗 테이블 만들기] 선택창에서 [표 또는 범위 선택]을 클릭하고 [표/범위]의 범위 선택창을 클릭해서 데이터 영역(B2:J14)을 마우스로 선택하고 범위 선택창을 눌러 다시 돌아온다. 외부데이터를 끌어다 사용하려면 [외부데이터 원본 사용]을 이용한다.

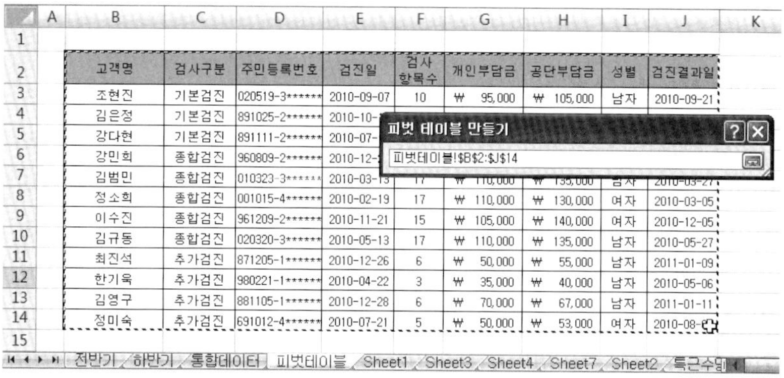

피벗 테이블을 넣을 위치로 L2 위치부터 하기로 정하고 [기존 워크시트]를 선택하고 [위치] 입력란에 커서를 위치시키고 마우스로 셀 주소 L2를 클릭한다.

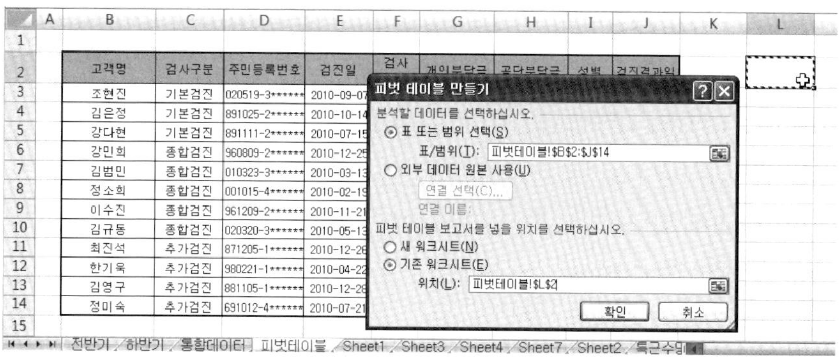

내용이 올바른지 확인하고 [확인] 버튼을 누른다. 그러면 화면 우측에 나중에 만들어질 피벗 보고서 표시 영역(피벗 테이블 작성 레이아웃)과 함께 [피벗 테이블 필드 목록] 제어판이 나타난다.

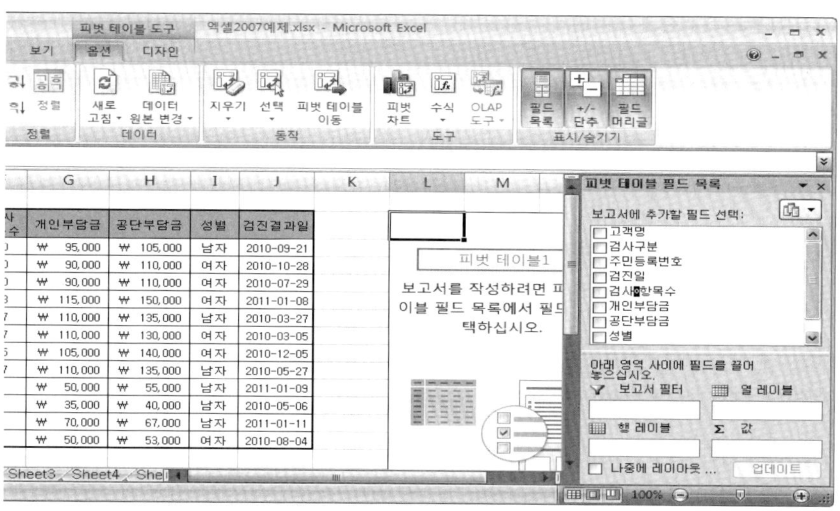

제23장 데이터의 관리 및 분석

(1) 자료의 정렬

정렬이란 특정기준에 따라 자료를 다시 배열하는 것을 말하는데 오름차순(최소값이 열의 맨 위에 오도록 선택 영역을 정렬, 사전순)과 내림차순(최대값이 열의 맨 위에 오도록 선택 영역을 정렬, 사전역순) 정렬이 있다. 다음의 내과진료 기록 현황 예제를 가지고 정렬의 개념을 익혀보자.

등록번호	환자성명	나이	진료과목	식전혈당 (mg/dL)	당화 혈색소	진료예약 (일자 및 시간)	진료구분	예약요일
085K13	김정수	만 34세	내분비	240	12.6%	11-01-30 09:50	선택진료	일요일
083F26	이수종	만 38세	소화기	106	6.0%	11-02-11 10:00		금요일
080F10	박민우	만 35세	신장	120	5.6%	11-02-06 14:05	선택진료	일요일
084H15	안준서	만 47세	내분비	340	17.3%	11-02-05 09:12	선택진료	토요일
085K23	박현준	만 42세	신장	79	4.7%	11-02-07 11:15		월요일
088K29	한동현	만 39세	소화기	92	4.8%	11-02-06 10:23		일요일
081H19	김서진	만 53세	신장	136	7.9%	11-01-31 16:05	선택진료	월요일
085F21	이준수	만 46세	내분비	107	5.8%	11-01-31 15:30		월요일

① 단일 항목을 기준으로 정렬하는 경우를 보자. 진료과목을 기준으로 정렬하기 위해 정렬 대상인 셀의 범위(B2:J10)를 지정하고 [데이터] 메뉴탭의 [정렬]을 클릭한다.

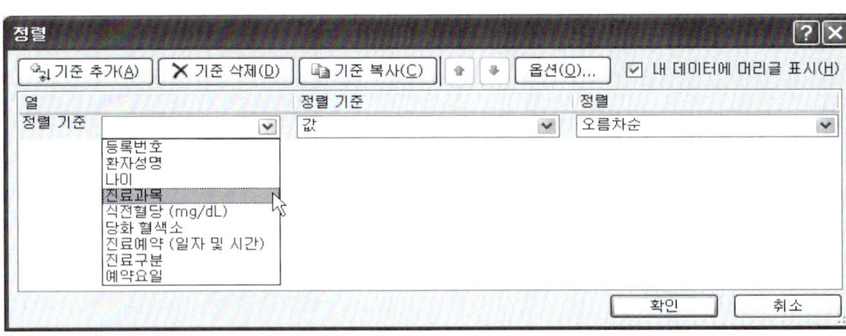

[정렬] 창에서 [내 데이터에 머리글표시]는 정렬 범위에 데이터뿐만 아니라 머리글이 포함된 경우에는 체크 표시가 되어야 한다. 만약 정렬 범위에 머리글이 포함되지 않았다면 정렬 기준 리스트에는 [열 B, 열 C, 열 D ....]가 나타난다. 이 경우 정렬 기준으로는 정렬 기준열이 포함된 열 주소를 선택해야 한다.

정렬 기준은 목록에서 "진료과목"을 선택한다. 정렬 기준(값, 셀 색, 글꼴 색, 셀 아이콘)은 "값"으로 그대로 두며, 정렬(오름차순, 내림차순)은 "오름차순"으로 한다. [확인] 버튼을 누르면 진료과목을 기준으로 오름차순 정렬 작업이 완료된다.

등록번호	환자성명	나이	진료과목	식전혈당 (mg/dL)	당화 혈색소	진료예약 (일자 및 시간)	진료구분	예약요일
085K13	김정수	만 34세	내분비	240	12.6%	11-01-30 09:50	선택진료	일요일
084H15	안준서	만 47세	내분비	340	17.3%	11-02-05 09:12	선택진료	토요일
085F21	이준수	만 46세	내분비	107	5.8%	11-01-31 15:30		월요일
083F26	이수종	만 38세	소화기	106	6.0%	11-02-11 10:00		금요일
088K29	한동현	만 39세	소화기	92	4.8%	11-02-06 10:23		일요일
080F10	박민우	만 35세	신장	120	5.6%	11-02-06 14:05	선택진료	일요일
085K23	박현준	만 42세	신장	79	4.7%	11-02-07 11:15		월요일
081H19	김서진	만 53세	신장	136	7.9%	11-01-31 16:05	선택진료	월요일

결과를 보면 진료과목별로 전체의 내용이 정렬되어 있음을 알 수 있다. 이처럼 정렬작업에서 전체가 같이 이동되면서 정렬되기 위해서는 반드시 진료과목 열이 포함된 전체의 데이터를 정렬 대상으로 선택해야 함을 명심해야 한다.

② 이제 다중 항목을 기준으로 정렬하는 경우를 보자. 정렬작업에서 진료과목을 기준으로 정렬도 원하지만 같은 진료과목 내에서 나이순으로 목록들을 보기를 원한다면 다음과 같이 한다. 마찬가지로 정렬범위(B2:J10)를 선택하고 [데이터] 메뉴탭의 [정렬]을 클릭한다. [정렬] 창에서 [기준 추가] 버튼을 클릭하면 기존 [정렬 기준] 하위에 [다음 기준] 선택 행이 추가되어 나타난다.

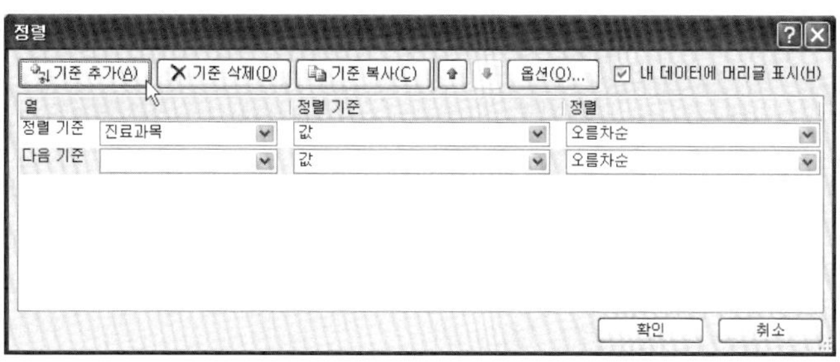

여기에서 다음 기준 열로 "나이"를 선택하고 정렬기준은 "값"을, 정렬은 나이 많은 사람을 앞쪽에 위치하기 위해 "내림차순"을 선택하고 [확인] 버튼을 누른다.

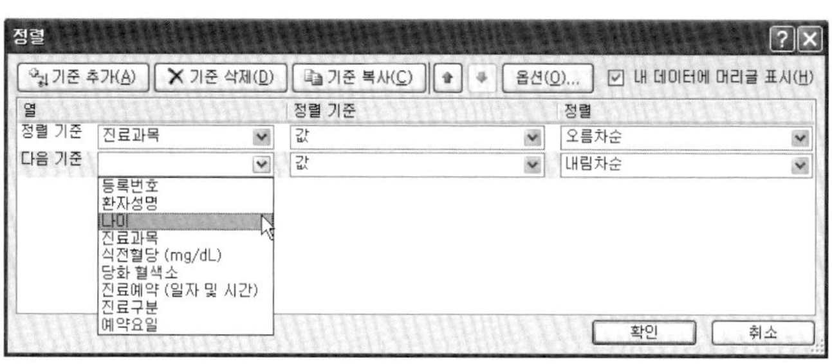

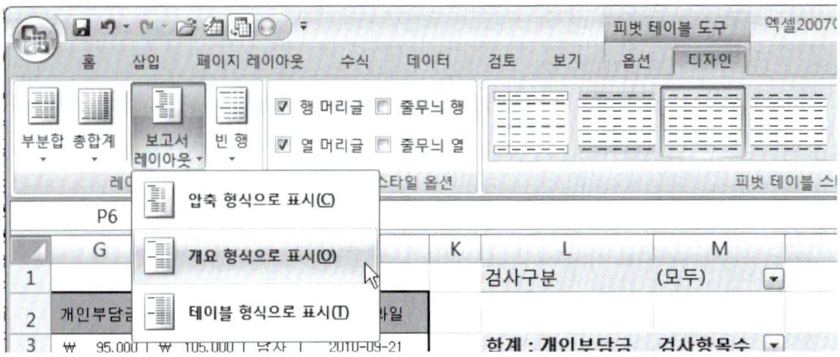

[개요 형식으로 표시]를 선택하면 다음과 같이 나타난다.

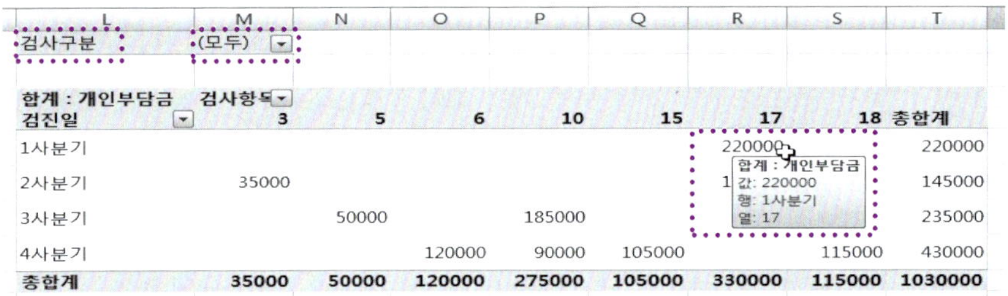

이번에는 검사항목을 건수별(5건 단위 : 5건 이하, 5건~9건, 10건~14건, 15건~20건)로 그룹으로 나누어서 표시되도록 해 보자. 마찬가지로 검사항목 중에 하나("6")를 선택하고 [피벗 테이블 도구] ➜ [옵션] ➜ {그룹}[그룹필드]를 선택한다. [그룹화] 옵션 선택창에서 □ [시작 : 0], □ [끝 : 20], □ [단위 : 5]로 입력한다.

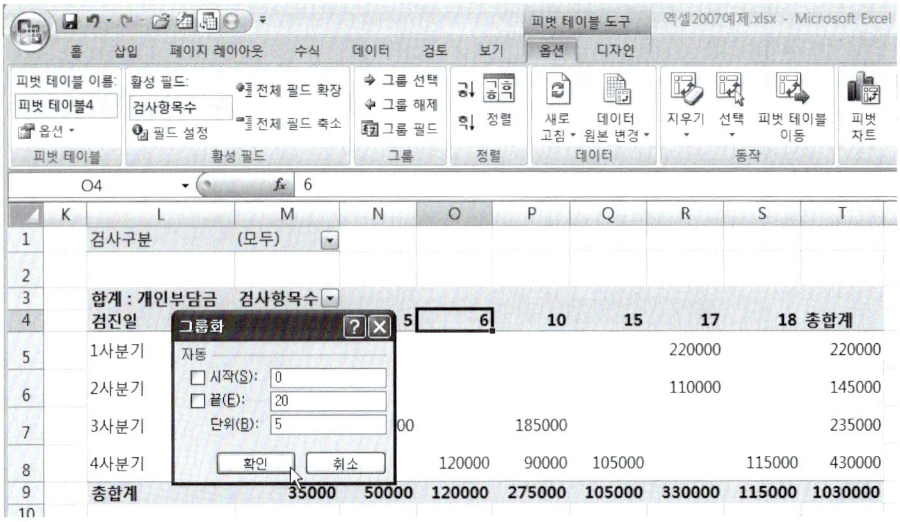

[확인] 버튼을 누르면 다음과 같이 검사항목이 건수별로 정리된 피벗 테이블 결과가 보여진다.

L	M	N	O	P	Q
검사구분	(모두)				
합계 : 개인부담금	검사항목수				
검진일	0-4	5-9	10-14	15-20	총합계
1사분기				220000	220000
2사분기	35000			110000	145000
3사분기		50000	185000		235000
4사분기		120000	90000	220000	430000
총합계	35000	170000	275000	550000	1030000

그룹별 검사항목수 "0–4"를 "5 이하"로 고치기 위해 "0–4" 항목을 선택하고 수식 입력줄에서 "5이하"로 바꾼다. 그리고 데이터를 천 단위 구분자 형식으로 나타내기 위해 데이터 영역(M5:Q9)을 선택하고 오른쪽 마우스 버튼을 눌러 메뉴를 불러내고 [셀 서식]을 선택한다. [셀 서식] 제어창에서 [표시형식] ➜ [숫자]에서 "☑1000단위 구분기호(,) 사용"을 체크 표시한다.

	K	L	M	N	O	P	Q
1		검사구분	(모두)				
2							
3		합계 : 개인부담금	검사항목수				
4		검진일	5이하	5-9	10-14	15-20	총합계
5		1사분기				220,000	220,000
6		2사분기	35,000			110,000	145,000
7		3사분기		50,000	185,000		235,000
8		4사분기		120,000	90,000	220,000	430,000
9		총합계	35,000	170,000	275,000	550,000	1,030,000
10							

이제 각 분기별 항목별 계수를 값 영역에 추가를 하여 보자.

	K	L	M	N	O	P	Q	R
1		검사구분	(모두)					
2								
3				검사항목수				
4		검진일	값	5이하	5-9	10-14	15-20	총합계
5		1사분기						
6			합계 : 개인부담금				220,000	220,000
7			개수 : 고객명				2	2
8		2사분기						
9			합계 : 개인부담금	35,000			110,000	145,000
10			개수 : 고객명	1			1	2
11		3사분기						
12			합계 : 개인부담금		50,000	185,000		235,000
13			개수 : 고객명		1	2		3
14		4사분기						
15			합계 : 개인부담금		120,000	90,000	220,000	430,000
16			개수 : 고객명		2	1	2	5
17		전체 합계 : 개인부담금		35,000	170,000	275,000	550,000	1,030,000
18		전체 개수 : 고객명		1	3	3	5	12
19								

전반기 / 하반기 / 통합데이터 / 피벗테이블 / Sheet1 / Sheet3 / Sheet4 / She

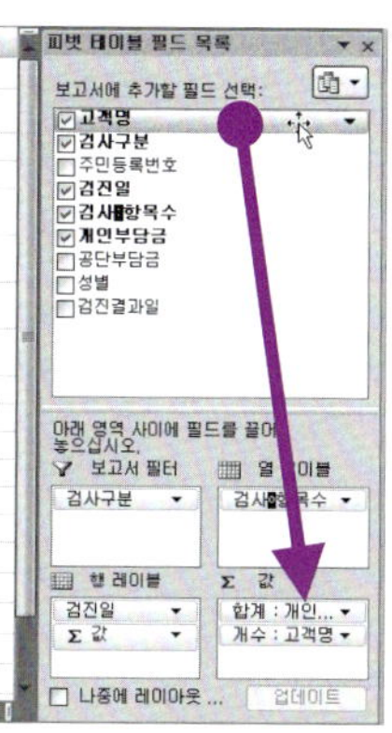

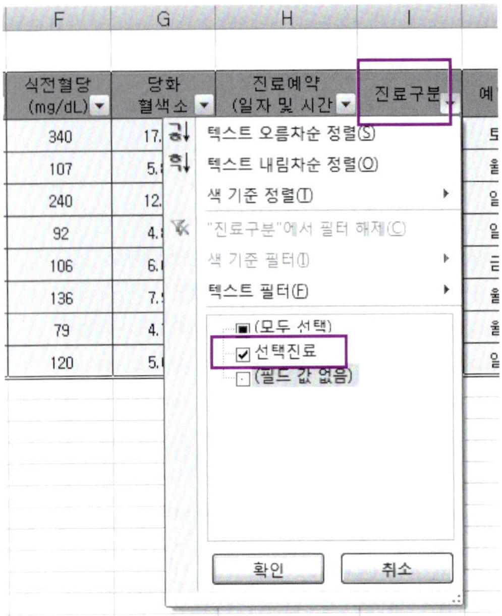

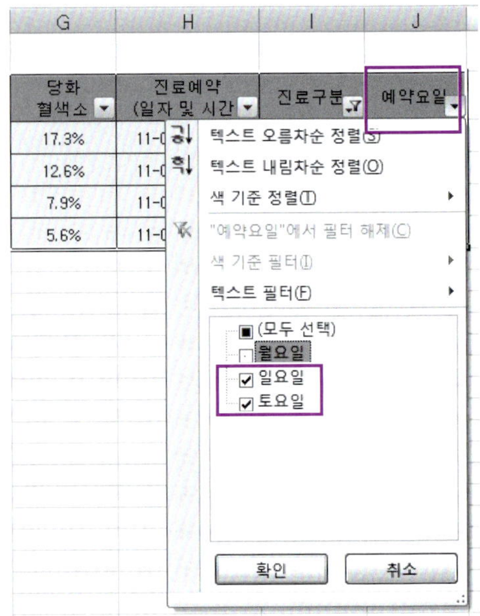

② 고급 필터를 사용하여 다양한 조건에 맞는 내용 표시하기 : 예를 들어 진료과목이 "소화기"가 아니고 식전혈당량(mg/dL)이 126 미만인 자료를 추출하는 경우를 고급 필터를 사용하여 적용해 보자.

고급 필터를 사용하기 위해서 먼저 워크시트의 빈공간에 조건으로 지정할 자료를 입력해야 한다. 따라서 우선 B12, C12위치에 E2, F2의 머리글을 각각 복사하고 B13, C13의 위치에 각각의 조건값으로 "진료과목이 소화기가 아니고"라는 의미로 "<>소화기"를, "식전혈당량(mg/dL)이 126 미만"이라는 의미로 "<126"를 입력한다.

	B	C	D	E	F	G	H
2	등록번호	환자성명	나이	진료과목	식전혈당 (mg/dL)	당화 혈색소	진료예약 (일자 및 시간)
3	085K13	김정수	만 34세	내분비	240	12.6%	08-01-30 09:50
4	083F26	이수종	만 38세	소화기	106	6.0%	08-02-11 10:00
5	080F10	박민우	만 35세	신장	120	5.6%	08-02-06 14:05
6	084H15	안준서	만 47세	내분비	340	17.3%	08-02-05 09:12
7	085K23	박현준	만 42세	신장	79	4.7%	08-02-07 11:15
8	088K29	한동현	만 39세	소화기	92	4.8%	08-02-06 10:23
9	081H19	김서진	만 53세	신장	136	7.9%	08-01-31 16:05
10	085F21	이준수	만 46세	내분비	107	5.8%	08-01-31 15:30

	B	C
12	진료과목	식전혈당 (mg/dL)
13	<>소화기	<126

이제 [데이터] ➜ {정렬 및 필터}[고급]을 클릭하고, [고급 필터] 창에서 [결과 : "다른 장소에 복사" 선택], [목록 범위 : "$B$2:$J$10"], [조건 범위 : "$B$12:$C$13"], [복사 위치 : "$B$15"]를 입력하고 [확인] 버튼을 누른다.

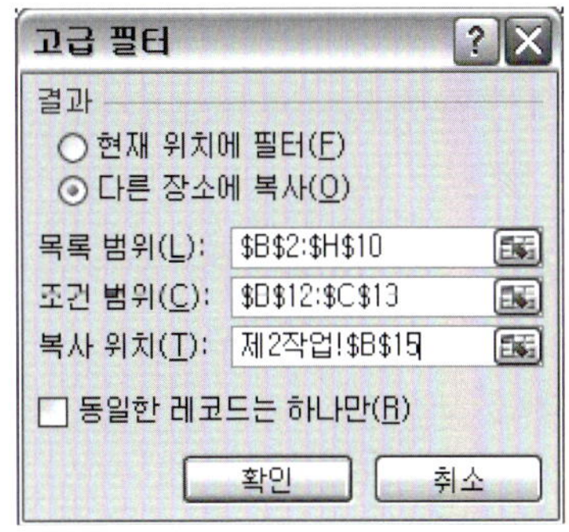

참고로 동일한 레코드가 여러 개 존재할 때, 하나만 나타나게 하고 싶으면 "동일한 레코드는 하나만"에 체크표시하면 된다.

	A	B	C	D	E	F	G	H
1								
2		등록번호	환자성명	나이	진료과목	식전혈당 (mg/dL)	당화 혈색소	진료예약 (일자 및 시간)
3		085K13	김정수	만 34세	내분비	240	12.6%	08-01-30 09:50
4		083F26	이수종	만 38세	소화기	106	6.0%	08-02-11 10:00
5		080F10	박민우	만 35세	신장	120	5.6%	08-02-06 14:05
6		084H15	안준서	만 47세	내분비	340	17.3%	08-02-05 09:12
7		085K23	박현준	만 42세	신장	79	4.7%	08-02-07 11:15
8		088K29	한동현	만 39세	소화기	92	4.8%	08-02-06 10:23
9		081H19	김서진	만 53세	신장	136	7.9%	08-01-31 16:05
10		085F21	이준수	만 46세	내분비	107	5.8%	08-01-31 15:30
11								
12		진료과목	식전혈당 (mg/dL)					
13		<>소화기	<126					
14								
15		등록번호	환자성명	나이	진료과목	식전혈당	당화	진료예약
16		080F10	박민우	만 35세	신장	120	5.6%	08-02-06 14:05
17		085K23	박현준	만 42세	신장	79	4.7%	08-02-07 11:15
18		085F21	이준수	만 46세	내분비	107	5.8%	08-01-31 15:30

좀 더 복잡하고 다양한 조건을 만들고 싶으면 조건 범위구역에 다양한 종류의 필드명을 추가하고 조건식을 한 행 혹은 필요에 따라 여러 행에 걸쳐 입력하면 되는데 같은 행에 지정된 조건식은 AND(그리고)의 조건을 지정하며, 여러 행에 입력된 조건식은 OR(혹은)의 조건을 지정하게 된다. 결과 선택의 "현재 위치에 필터"를 선택하게 되면 목록범위 지역에 데이터는 보이지 않고 결과만 나타나게 된다. 이 경우 메뉴 [데이터] ➜ {정렬 및 필터}[지우기]를 클릭하면 필터 적용 전의 데이터가 모두 나타난다.

이때 검사구분이 종합검진인 공단부담금 평균값이 '150,000'이 되려면 정소희의 공단부담금이 얼마가 되어야 하는지 목표값을 구해보자.

목표값 설정을 위해 [데이터]→{데이터 도구}[가상분석]→[목표값 찾기]를 선택한다. [목표값 찾기] 창에서 [수식 셀] 칸에서는 수식을 구성하고 있는 셀인 <H15>를 선택하고, [찾는 값] 칸에는 이 수식이 되어야하는 값 150000을 입력한다. 그리고 [값을 바꿀 셀] 칸에는 목표 값으로부터 알고 싶은 값, 즉 변경할 알고 싶은 값의 셀 주소를 선택한다.

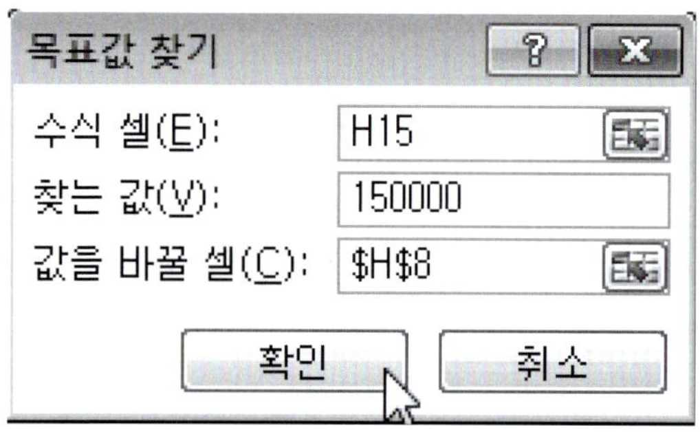

[확인]을 클릭하면 목표값을 찾았다는 메시지와 함께 목표값인 <H15> 셀의 값과 그 목표값을 달성하기 위해 변해야 할 <H8> 셀의 값이 바뀌었음을 알 수 있다.

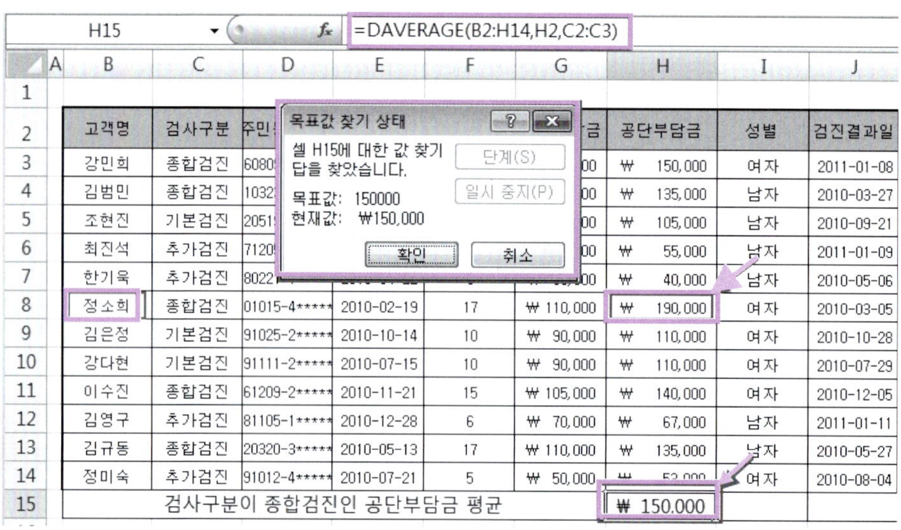

이처럼 목표값 찾기 기능은 구성된 수식의 값이 어떤 값에 도달하기 위해서는 그 수식에 참여한 특정 셀의 값이 얼마가 되어야 할지를 알 수 있다.

제24장 데이터베이스 만들기

엑셀에서 데이터베이스 기능을 구현하는 것은 약간은 억지스러운 면이 있다. 그리고 액세스라는 별도의 데이터베이스 전용 제품이 존재한다. 엑셀의 고유 개념(셀과 테이블 기반 작업) 속에 데이터베이스를 끼워 넣는 식으로 보여진다. 그래서인지 2007 버전 이후부터 전면의 리본메뉴에서 사라졌다. 다만 이전 사용자를 위한 배려 차원에서 몇몇 기능들은 사용자 옵션을 통하여 불러올 수 있게 해 두었다. 수많은 레코드를 다루어야 한다면 액세스를 사용해야 할 것이다. 하지만 몇백 레코드 정도의 데이터를 간단하게 데이터베이스 개념으로 다루어야 한다면 엑셀이 대신할 수도 있다. 그래서 여기에서는 엑셀의 관점에서 기본적인 내용만 언급한다.

1. 엑셀에서의 데이터베이스 용어

데이터베이스 : 일관된 틀을 가지고 데이터를 관리(검색, 삽입, 삭제, 정렬 등)

① 엑셀은 행과 열로 구성

② 데이터를 일정한 형식으로 분류하고 구분

③ 데이터목록 : 일정한 형식에 맞추어 입력된 데이터

④ 엑셀에서의 필드, 필드명, 레코드의 관계

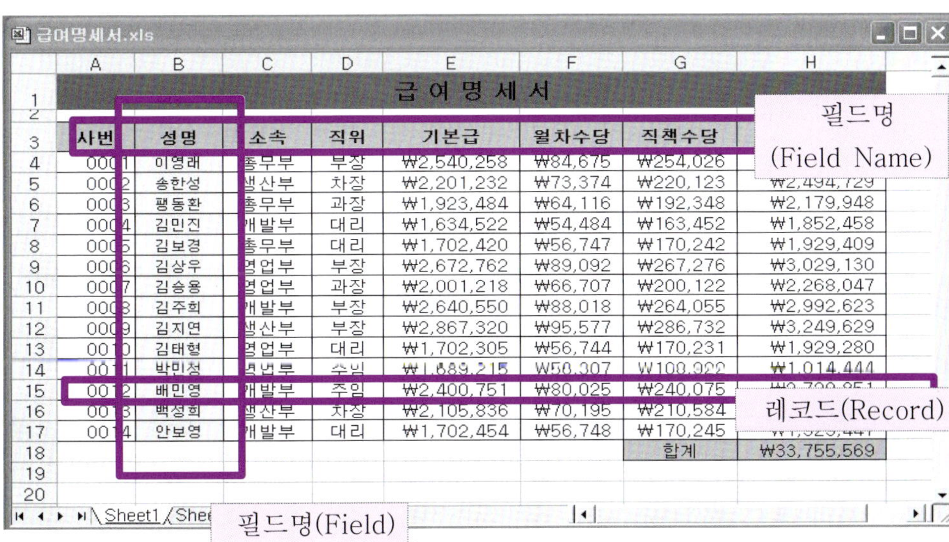

급여명세서.xls

	A	B	C	D	E	F	G	H
1	급 여 명 세 서							
2								
3	사번	성명	소속	직위	기본급	월차수당	직책수당	[illegible]
4	0001	이영래	총무부	부장	₩2,540,258	₩84,675	₩254,026	[illegible]
5	0002	송한성	생산부	차장	₩2,201,232	₩73,374	₩220,123	₩2,494,729
6	0003	팽동환	총무부	과장	₩1,923,484	₩64,116	₩192,348	₩2,179,948
7	0004	김민진	개발부	대리	₩1,634,522	₩54,484	₩163,452	₩1,852,458
8	0005	김보경	총무부	대리	₩1,702,420	₩56,747	₩170,242	₩1,929,409
9	0006	김상우	영업부	부장	₩2,672,762	₩89,092	₩267,276	₩3,029,130
10	0007	김승용	영업부	과장	₩2,001,218	₩66,707	₩200,122	₩2,268,047
11	0008	김주희	개발부	부장	₩2,640,550	₩88,018	₩264,055	₩2,992,623
12	0009	김지연	생산부	부장	₩2,867,320	₩95,577	₩286,732	₩3,249,629
13	0010	김태형	영업부	대리	₩1,702,305	₩56,744	₩170,231	₩1,929,280
14	0011	박민정	[illegible]	[illegible]	₩1,689,215	[illegible]	[illegible]	[illegible]
15	0012	배민영	개발부	주임	₩2,400,751	₩80,025	₩240,075	[illegible]
16	0013	백성[illegible]	생산부	차장	₩2,105,836	₩70,195	₩210,584	[illegible]
17	0014	안보영	개발부	대리	₩1,702,454	₩56,748	₩170,245	[illegible]
18							합계	₩33,755,569

② 부분합이 구해진 상태에서 다른 함수를 추가해 보자. 즉 각 그룹별 개수와 평균을 추가해 보기로 하자. 우선 그룹별 개수를 추가하기 위해서 마우스로 작업 대상(B2:J14)을 선택한다. [데이터] ➔ {윤곽선}[부분합] 버튼을 눌러 다시 호출한다. [부분합] 선택창에서 [그룹화 할 항목 : 검사구분], [사용할 함수 : 개수], [부분합 계산 항목 : ☑ 검사구분], 이번에는 기존 부분합에 그룹별 개수를 추가하기 위해 [☐ 새로운 값으로 대치]를 체크 해제한다. [확인] 버튼을 누른다.

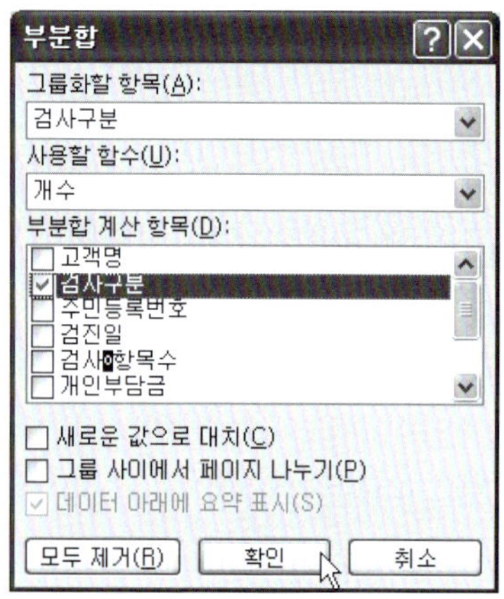

생성된 결과는 다음과 같다.

	A	B	C	D	E	F	G	H	I	J
1										
2		고객명	검사구분	주민등록번호	검진일	검사 항목수	개인부담금	공단부담금	성별	검진결과일
3		조현진	기본검진	20519-3*****	2010-09-07	10	₩ 95,000	₩ 105,000	남자	2010-09-21
4		김은정	기본검진	91025-2*****	2010-10-14	10	₩ 90,000	₩ 110,000	여자	2010-10-28
5		강다현	기본검진	91111-2*****	2010-07-15	10	₩ 90,000	₩ 110,000	여자	2010-07-29
6		기본검진 개수	3							
7		기본검진 요약검진					₩ 275,000	₩ 325,000		
8		강민희	종합검진	60809-2*****	2010-12-25	18	₩ 115,000	₩ 150,000	여자	2011-01-08
9		김범민	종합검진	10323-3*****	2010-03-13	17	₩ 110,000	₩ 135,000	남자	2010-03-27
10		정소희	종합검진	01015-4*****	2010-02-19	17	₩ 110,000	₩ 130,000	여자	2010-03-05
11		이수진	종합검진	61209-2*****	2010-11-21	15	₩ 105,000	₩ 140,000	여자	2010-12-05
12		김규동	종합검진	20320-3*****	2010-05-13	17	₩ 110,000	₩ 135,000	남자	2010-05-27
13		종합검진 개수	5							
14		종합검진 요약검진					₩ 550,000	₩ 690,000		
15		최진석	추가검진	71205-1*****	2010-12-26	6	₩ 50,000	₩ 55,000	남자	2011-01-09
16		한기욱	추가검진	80221-1*****	2010-04-22	3	₩ 35,000	₩ 40,000	남자	2010-05-06
17		김영구	추가검진	81105-1*****	2010-12-28	6	₩ 70,000	₩ 67,000	남자	2011-01-11
18		정미숙	추가검진	91012-4*****	2010-07-21	5	₩ 50,000	₩ 53,000	여자	2010-08-04
19		추가검진 개수	4							
20		전체 개수	14							
21		추가검진 요약검진					₩ 205,000	₩ 215,000		
22		총합계검진					₩ 1,030,000	₩ 1,230,000		

동일한 방법으로 검사 항목수에 대한 평균을 추가해 보자. [부분합] 선택창에서 [그룹화할 항목 : 검사구분], [사용할 함수 : 평균], [부분합 계산 항목: ☑ 검사 항목수], [☐ 새로운값으로 대치]를 체크 해제한다. [확인] 버튼을 누른다.

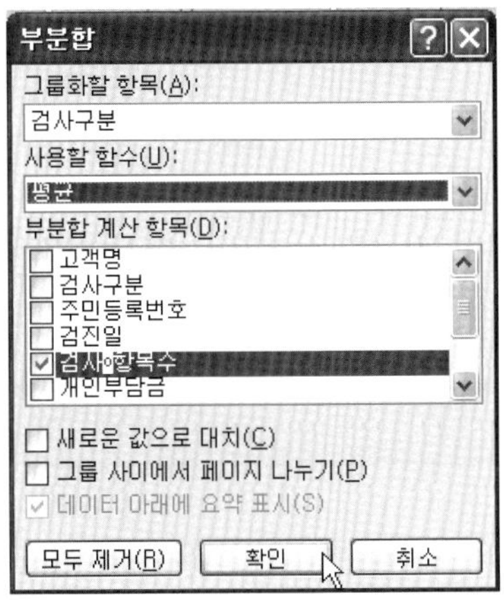

결과는 다음과 같다.

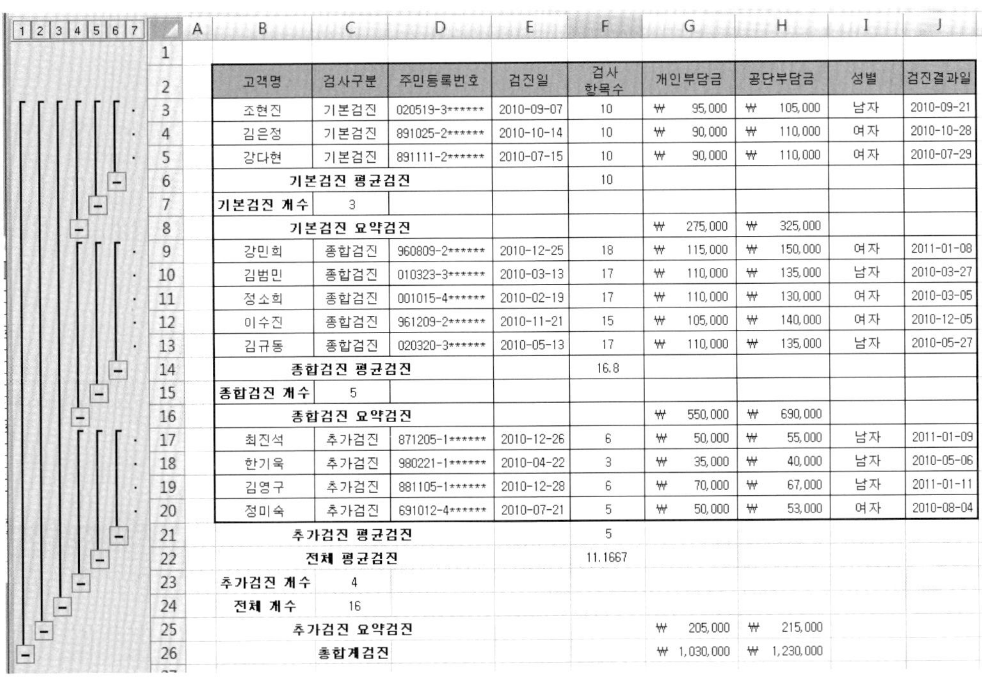

	A	B	C	D	E	F	G	H	I	J
1										
2		고객명	검사구분	주민등록번호	검진일	검사 항목수	개인부담금	공단부담금	성별	검진결과일
3		조현진	기본검진	020519-3******	2010-09-07	10	₩ 95,000	₩ 105,000	남자	2010-09-21
4		김은정	기본검진	891025-2******	2010-10-14	10	₩ 90,000	₩ 110,000	여자	2010-10-28
5		강다현	기본검진	891111-2******	2010-07-15	10	₩ 90,000	₩ 110,000	여자	2010-07-29
6			기본검진 평균검진			10				
7		기본검진 계수	3							
8			기본검진 요약검진				₩ 275,000	₩ 325,000		
9		강민희	종합검진	960809-2******	2010-12-25	18	₩ 115,000	₩ 150,000	여자	2011-01-08
10		김범민	종합검진	010323-3******	2010-03-13	17	₩ 110,000	₩ 135,000	남자	2010-03-27
11		정소희	종합검진	001015-4******	2010-02-19	17	₩ 110,000	₩ 130,000	여자	2010-03-05
12		이수진	종합검진	961209-2******	2010-11-21	15	₩ 105,000	₩ 140,000	여자	2010-12-05
13		김규동	종합검진	020320-3******	2010-05-13	17	₩ 110,000	₩ 135,000	남자	2010-05-27
14			종합검진 평균검진			16.8				
15		종합검진 계수	5							
16			종합검진 요약검진				₩ 550,000	₩ 690,000		
17		최진석	추가검진	871205-1******	2010-12-26	6	₩ 50,000	₩ 55,000	남자	2011-01-09
18		한기욱	추가검진	980221-1******	2010-04-22	3	₩ 35,000	₩ 40,000	남자	2010-05-06
19		김영구	추가검진	881105-1******	2010-12-28	6	₩ 70,000	₩ 67,000	남자	2011-01-11
20		정미숙	추가검진	691012-4******	2010-07-21	5	₩ 50,000	₩ 53,000	여자	2010-08-04
21			추가검진 평균검진			5				
22			전체 평균검진			11.1667				
23		추가검진 계수	4							
24		전체 계수	16							
25			추가검진 요약검진				₩ 205,000	₩ 215,000		
26			총합계검진				₩ 1,030,000	₩ 1,230,000		

코드는 미리 정의된 데이터 형식이나 수식에 맞게 자동으로 적용된다. 두 번째 레코드를 동일한 방법으로 실행하면 계속 이어서 추가됨을 확인할 수 있다.

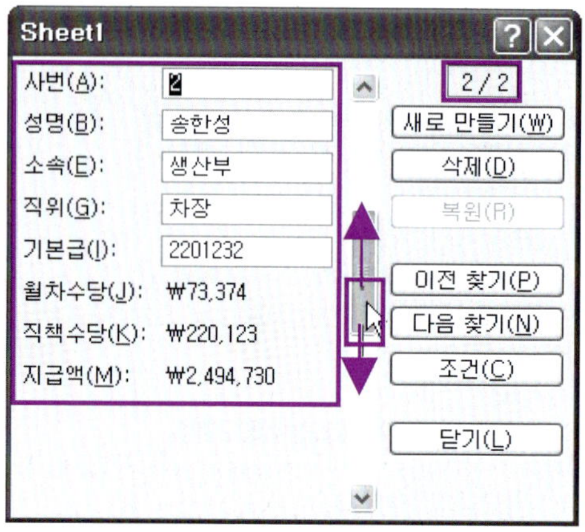

② [조건] 단추를 눌러 좀 더 다양한 방법으로 레코드를 검색할 수 있다. 다음은 성명이 '송'으로 시작하는 레코드를 검색하는 예제이다. 필요한 위치에 조건값을 입력하고 [다음 찾기] 단추를 누르면 해당 레코드가 검색되어 나타난다.

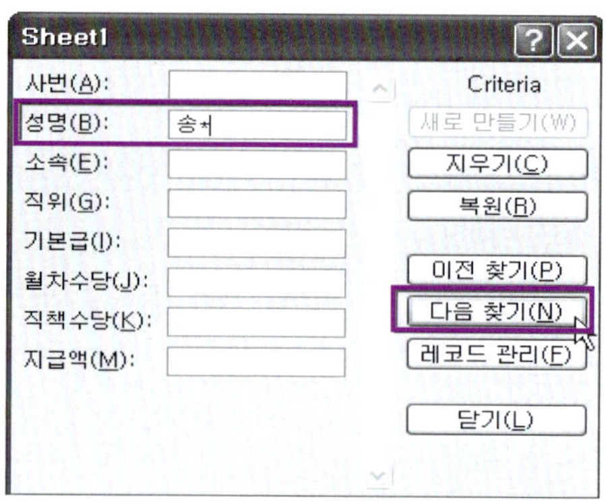

③ 다음은 월차수당과 직책수당을 통해 복합적으로 레코드를 검색하는 예제이다.

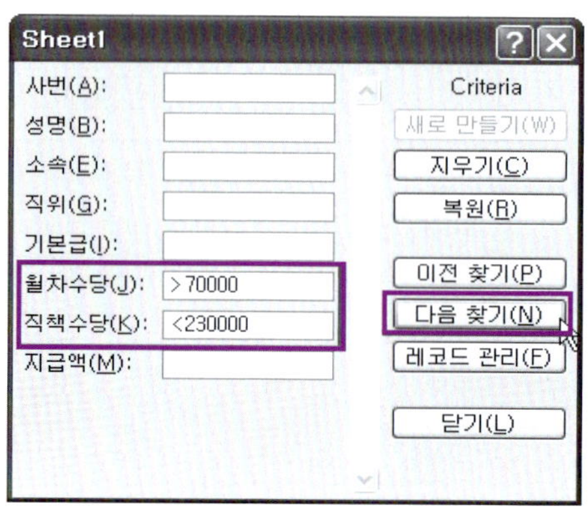

(2) 표(목록 만들기) 기능으로 데이터베이스 만들기

목록 만들기 기능이 2007버전부터 표 기능으로 변경되었다. 관련 데이터를 표 형식으로 만들면 기본 제공된 많은 표 기능(자동 정렬, 자동 필터, 피벗 테이블 등)을 활용해 워크시트 다른 곳에 있는 데이터와 구분하여 관리, 계산이나 서식지정 같은 작업을 통하여 중요 내용이 강조된 보고서를 만들 수 있다. 이러한 기능들이 자동으로 실행되어 더욱 강력한 데이터베이스를 만들 수 있다.

1) Excel 표의 요소에 대한 설명

표에는 다음 요소가 포함될 수 있다.

① **머리글 행** : 기본적으로 표에는 머리글 행이 포함된다. 머리글 행에서 모든 표 열을 필터링할 수 있으므로 표 데이터를 신속하게 필터링하거나 정렬할 수 있다.

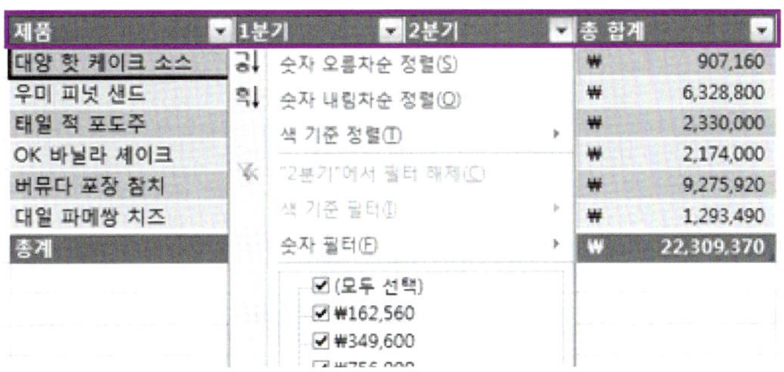

② **줄무늬 행** : 데이터를 더 쉽게 구분할 수 있도록 표의 행에는 기본적으로 음영이 교차 반복하는 줄무늬가 적용된다.

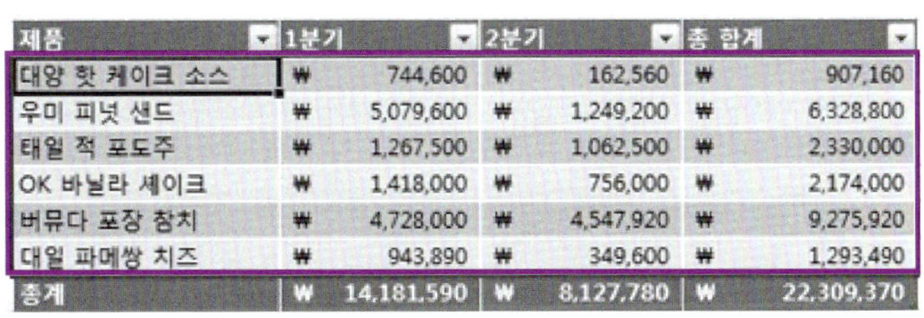

③ **계산된 열** : 표 열의 셀 하나에 수식을 입력하면 해당 표 열의 다른 모든 셀에 해당 수식이 곧바로 적용되는 계산된 열을 만들 수 있다.

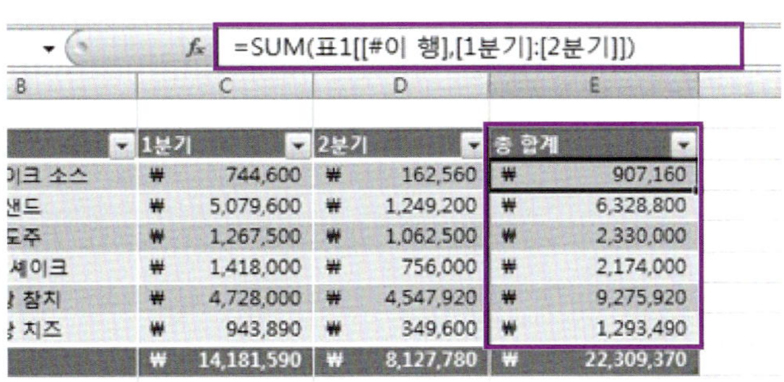

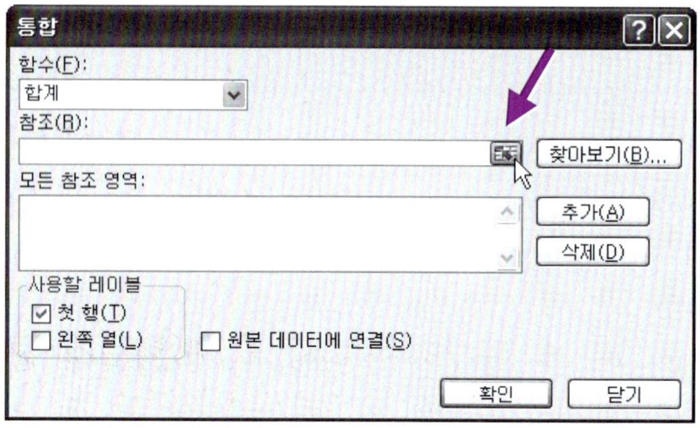

[통합] 선택창에서 [함수]는 "합계"를 선택하고, [참조]의 범위 선택창을 눌러 "전반기" 시트에서 해당 데이터 범위를 선택하고 범위 선택창을 눌러 다시 돌아온다.

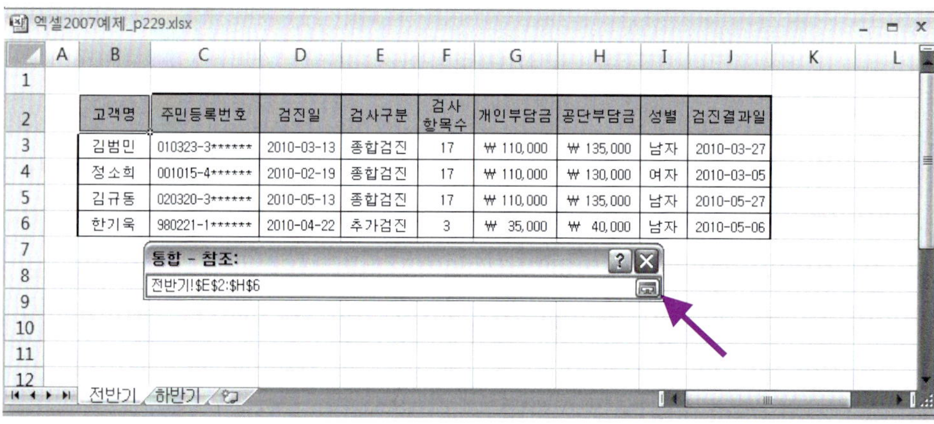

참조 영역에 선택한 영역이 정확히 표시되면 [추가] 버튼을 눌러준다.

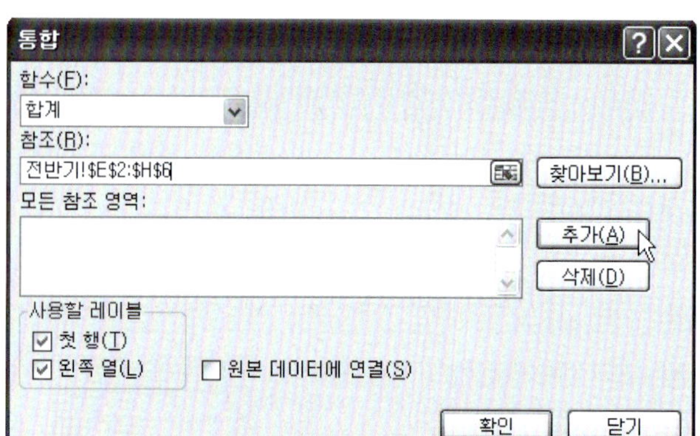

다시 [참조]의 범위 선택창을 눌러 이번에는 "후반기" 시트에서 해당 데이터 범위를 선택하고 범위 선택창을 눌러 다시 돌아온다.

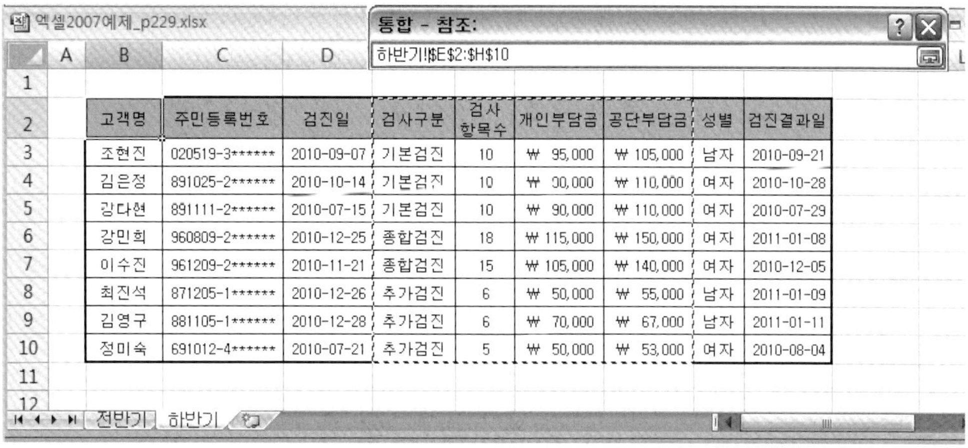

마찬가지로 참조 영역에 선택한 영역이 정확히 표시되면 [추가] 버튼을 눌러준다.

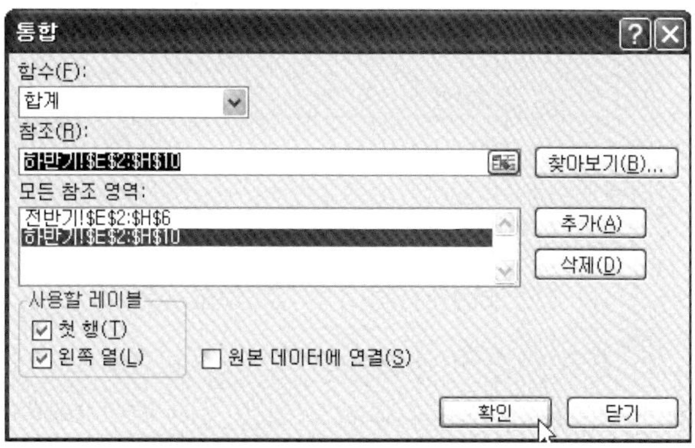

이제 통합할 영역이 [모든 참조 영역]에 표시되었음이 확인되면 사용할 레이블 부분의 ☑ 첫 행, ☑ 왼쪽 열을 체크표시하고 [확인] 버튼을 누른다. 그러면 통합된 계산 결과가 "통합데이터" 시트에 나타난다.

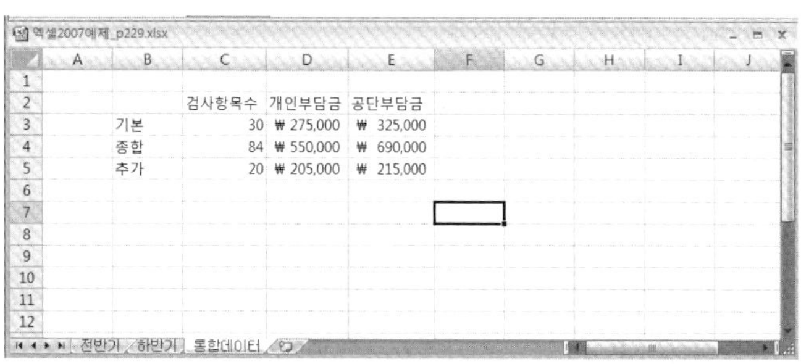

결과를 보듯이 ☑ 첫행 옵션의 체크결과 C2:E2 영역에 목록레이블이 표시되어 있고, ☑ 왼쪽 열을 체크 결과 B3:B5 영역에 입력 대상범위의 "검사구분" 열 데이터의 그룹으로 묶여져 표시되고 그 그룹 항목들의 합으로 표시되었음을 알 수 있다.

만들어진 누적 정규 그래프에서 '의료정보학' 점수 92와 , '건강보험 실무' 점수 85 중 어느 점수가 더 상위 그룹에 속하는 지 알아보기 위해 차트상에서 교차선을 그어본다. 그림에서 보듯이 '건강보험 실무' 85점이 의료정보학의 92점보다 더 상위 그룹에 속함을 알 수 있다.

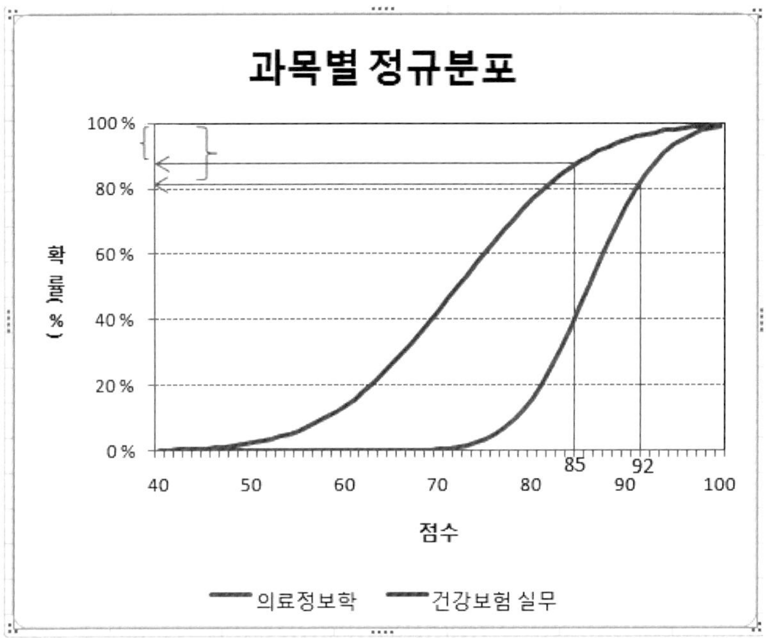

끝으로 배경에 무늬나 그림을 넣는 과정을 살펴보고 나머지 기능들에 대해서는 차트를 만드는 과정에서 다양하게 선택하여 적용시켜 본다면 직관적으로 기능을 이해할 수 있으리라 본다.

(4) 배경 무늬, 그림

① 차트 영역을 마우스로 선택하고 [차트 도구][서식]➜{도형 스타일}[도형 서식]에서 [차트 영역 서식] 대화상자를 연다.

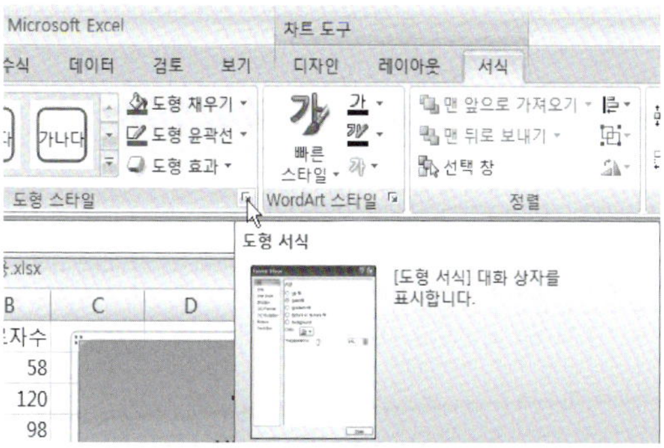

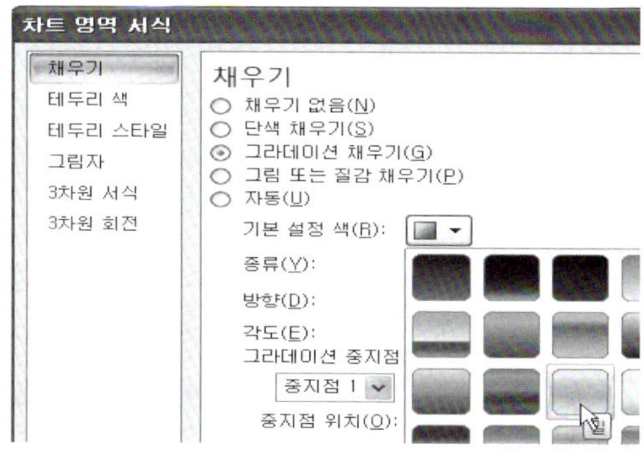

② [채우기 효과] 메뉴에서 [그라데이션 채우기] 선택➜[기본 설정 색 : 밀] 선택➜[방향 : 선형 대각선]을 선택하고 [닫기]를 클릭한다.

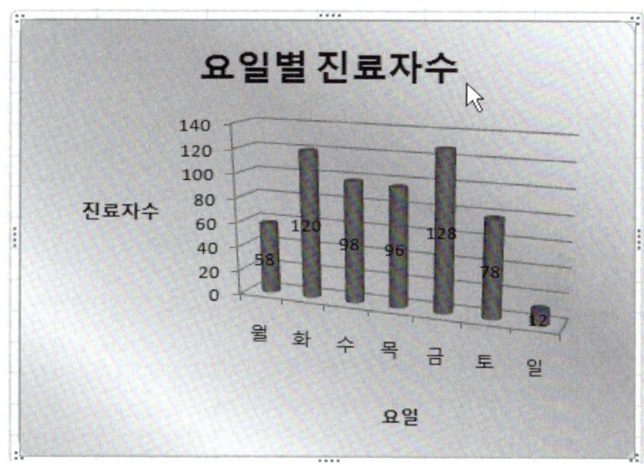

③ 그림 채우기는 [차트도구][서식]➜{도형스타일}에서 [도형 채우기]➜[그림 채우기]에서 PC에 저장된 그림파일을 선택/지정하면 된다.

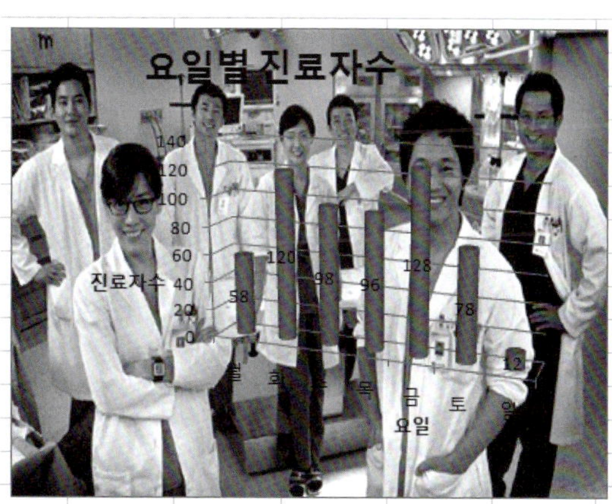

아울러 상단 메뉴에 [피벗 테이블 도구] 메뉴 탭과 [옵션][디자인]이라는 세부 설정 메뉴가 표시된다.

이제 무엇을 할지 생각해보고 필요한 기능을 적용시켜보자. 우선 검사 구분별(기본, 종합, 추가, 모두)로 필요한 내용을 파악하기로 하자. 그리고 필요 내용은 검진일자를 분기별로(1사분기, 2사분기, 3사분기, 4사분기) 나누었을 때 고객의 인원수와 개인분담금의 합계라고 하자. 그리고 합계는 검사항목 건수별(5건 단위 : 5건 이하, 5건~9건, 10건~14건, 15건~20건)로 나누어서 파악하기를 원한다고 하자. 물론 아래쪽에는 전체 합계를 나타내기로 하자.

우선 전체 필터를 "검사 구분"별로 표시해야 하므로 [보고서에 추가할 필드선택]에서 "검사 구분"을 집어서 아래 [보고서 필터] 칸에 끌어다 놓는다. 행 레이블에는 "검진 일자" 별로 표시해야 하므로 "검진 일자"를 차례대로 [보고서에 추가할 필드 선택]에서 집어서 아래 [행 레이블] 칸에 끌어다 놓는다. 그리고 열 영역에는 "검사 항목수"별로 표시해야 하므로 "검사 항목수"를 [보고서에 추가할 필드 선택]에서 집어서 아래 [열 레이블] 칸에 끌어다 놓는다.

또한 데이터 영역에는 "검진 일자"의 "검진 건수"에 행과 열이 만나는 부분에 개인부담금의 합계가 표시되어야 하므로 [보고서에 추가할 필드선택]에서 "개인부담금"을 집어서 아래 [∑ 값] 칸에 끌어다 놓는다.

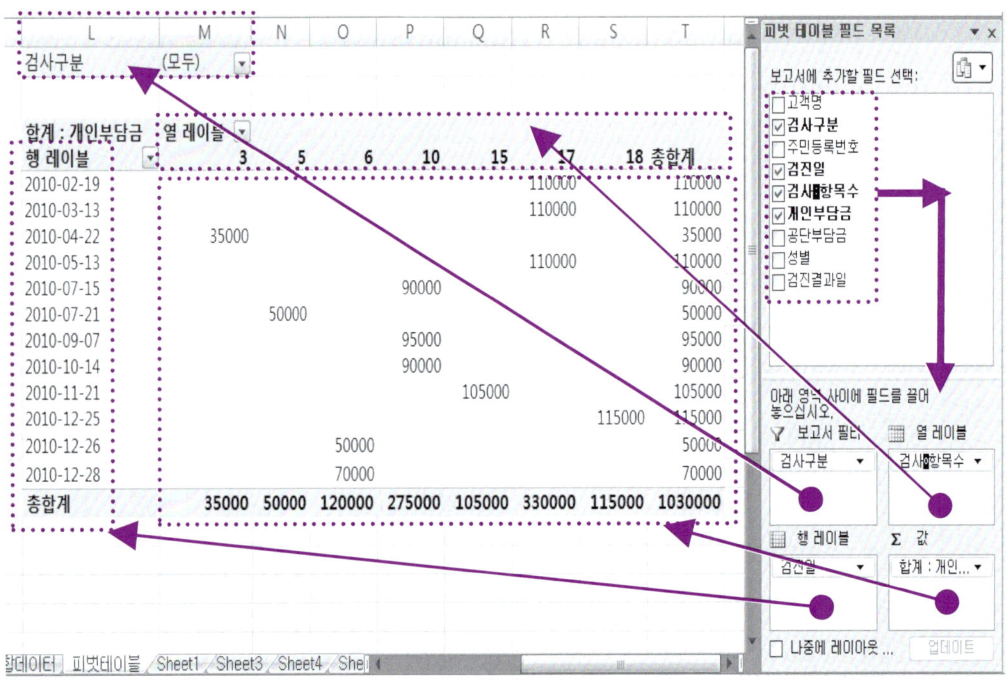

이제 원하는 기본 레이아웃이 만들어졌으므로 꾸미기를 해보자. 우선 행레이블의 날짜를 분기별로 표시되도록 해 보자. 우선 행 레이블의 날짜를 하나 선택하고 [피벗 테이블 도구] → [옵션] → {그룹}[그룹필드]를 선택한다. [그룹화] 옵션 선택창에서 ☑ 시작 2010-02-29 ☑ 끝

2010-12-29으로 되어 있는지 확인하고 [단위]는 "분기"가 선택될 수 있도록 한다.

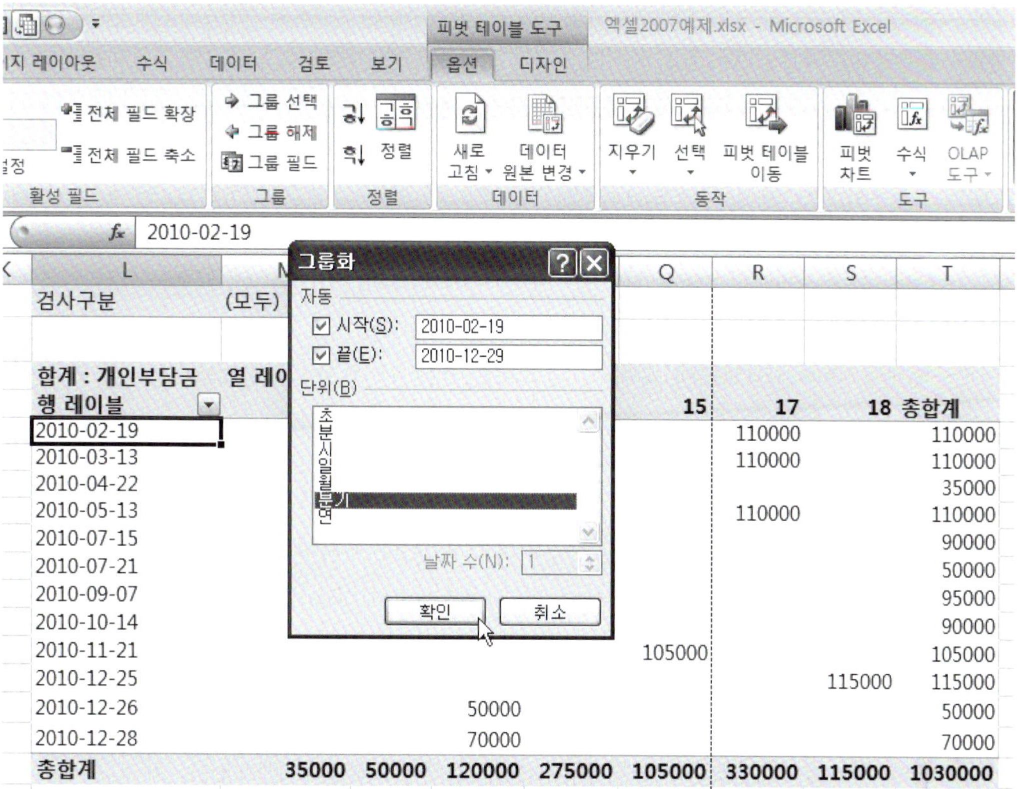

[확인] 버튼을 누르면 다음과 같이 분기별로 정리된 피벗 테이블 결과가 보여진다. 내용의 복잡 정도에 따라 계산하는 시간이 다소 걸릴 수도 있다.

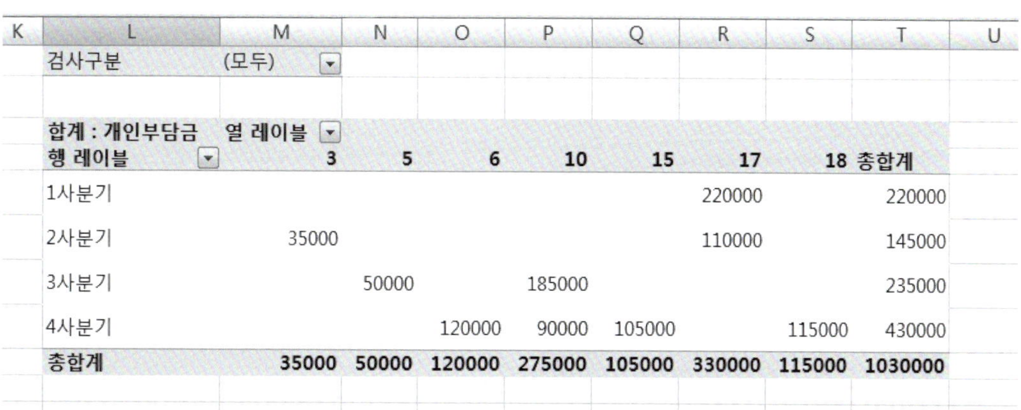

테이블 내용의 레이아웃은 [피벗 테이블 도구]➜[디자인]➜{레이아웃}[보고서 레이아웃]에서 몇 가지 형식을 선택하여 표시할 수 있다.

등록번호	환자성명	나이	진료과목	식전혈당 (mg/dL)	당화 혈색소	진료예약 (일자 및 시간)	진료구분	예약요일
084H15	안준서	만 47세	내분비	340	17.3%	11-02-05 09:12	선택진료	토요일
085F21	이준수	만 46세	내분비	107	5.8%	11-01-31 15:30		월요일
085K13	김정수	만 34세	내분비	240	12.6%	11-01-30 09:50	선택진료	일요일
088K29	한동현	만 39세	소화기	92	4.8%	11-02-06 10:23		일요일
083F26	이수종	만 38세	소화기	106	6.0%	11-02-11 10:00		금요일
081H19	김서진	만 53세	신장	136	7.9%	11-01-31 16:05	선택진료	월요일
085K23	박현준	만 42세	신장	79	4.7%	11-02-07 11:15		월요일
080F10	박민우	만 35세	신장	120	5.6%	11-02-06 14:05	선택진료	일요일

결과를 보면 진료과목별 나이순으로 나타났음을 알 수 있다. 또 다른 항목을 기준으로 추가적인 정렬 작업을 원한다면 동일한 방법으로 하면 된다.

(2) 필터

필터는 지정된 조건에 맞는 자료들만을 추출하고 싶을 때 사용한다. 미리 조건이나 추출항목을 선택하여 추출하는 자동필터와 사용자가 필요한 조건을 지정하여 추출하는 고급필터가 있다.

① 자동필터 사용을 위한 필터 컨트롤 추가하기 및 해제하기 : 필터를 적용할 범위(B2:J10)를 선택하고 [데이터] ➜ {정렬 및 필터}[필터]를 선택하면 다음과 같이 머리글에 자동필터 컨트롤이 추가된다. 다시 한 번 더 누르면 해제된다.

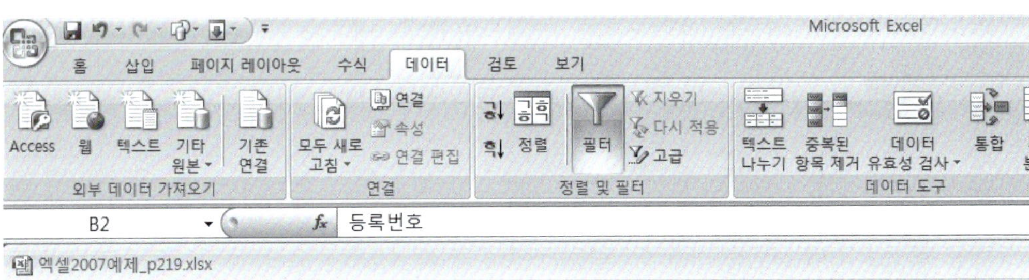

등록번호	환자성명	나이	진료과목	식전혈당 (mg/dL)	당화 혈색소	진료예약 (일자 및 시간)	진료구분	예약요일
084H15	안준서	만 47세	내분비	340	17.3%	11-02-05 09:12	선택진료	토요일
085F21	이준수	만 46세	내분비	107	5.8%	11-01-31 15:30		월요일
085K13	김정수	만 34세	내분비	240	12.6%	11-01-30 09:50	선택진료	일요일
088K29	한동현	만 39세	소화기	92	4.8%	11-02-06 10:23		일요일
083F26	이수종	만 38세	소화기	106	6.0%	11-02-11 10:00		금요일
081H19	김서진	만 53세	신장	136	7.9%	11-01-31 16:05	선택진료	월요일
085K23	박현준	만 42세	신장	79	4.7%	11-02-07 11:15		월요일
080F10	박민우	만 35세	신장	120	5.6%	11-02-06 14:05	선택진료	일요일

이제 원하는 필터를 동작하기 위해서 해당 항목의 필터를 클릭해서 그 항목을 기준으로 적용하는 다양한 기능(정렬기능, 상위 5개, 하위 5%, 조건별, 사용자 지정 필터 등)을 선택하여 적용할 수 있다.

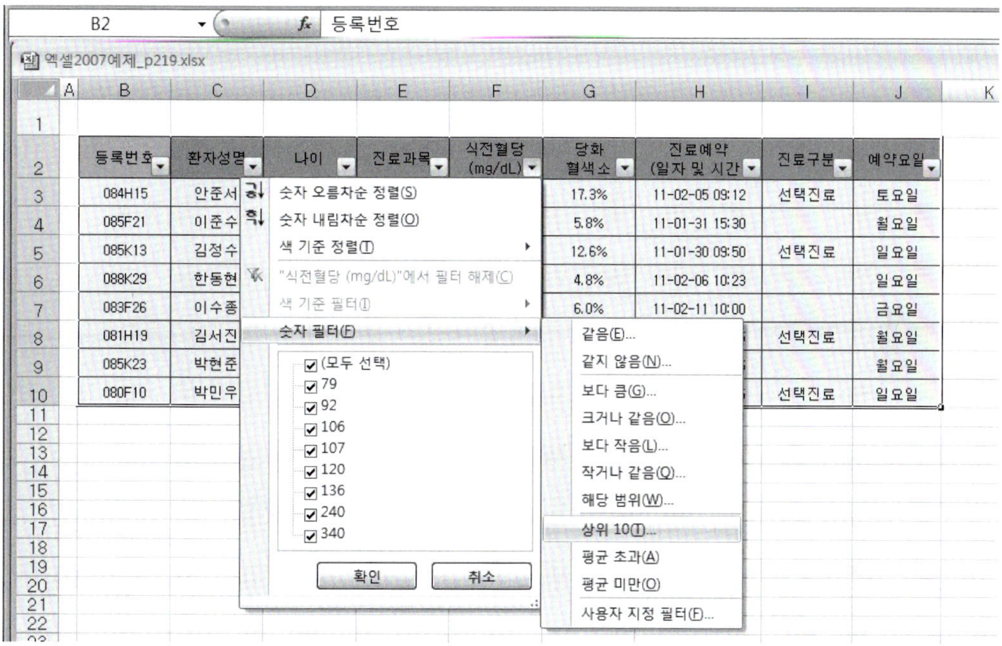

예를 들어 식전혈당의 상위 5%만 출력하려면 [식전혈당] 열의 필터 컨트롤을 클릭하고 [숫자 필터] ➜ [상위 10]을 클릭하고 [상위 10 자동 필터] 창에서 다음과 같이 [상위][30][%]를 선택 후 [확인] 버튼을 누른다.

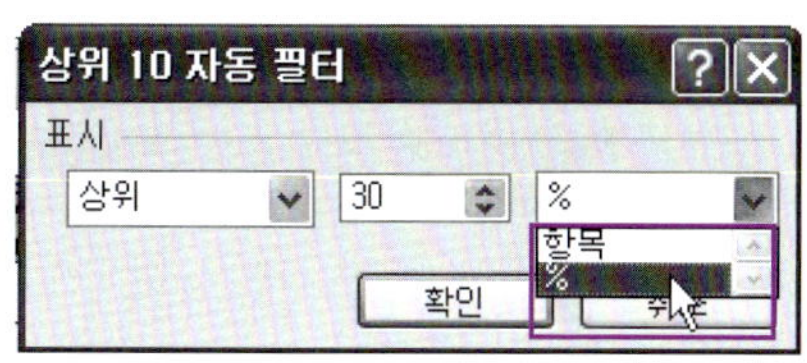

필터를 적용한 결과는 다음과 같이 나타날 것이다.

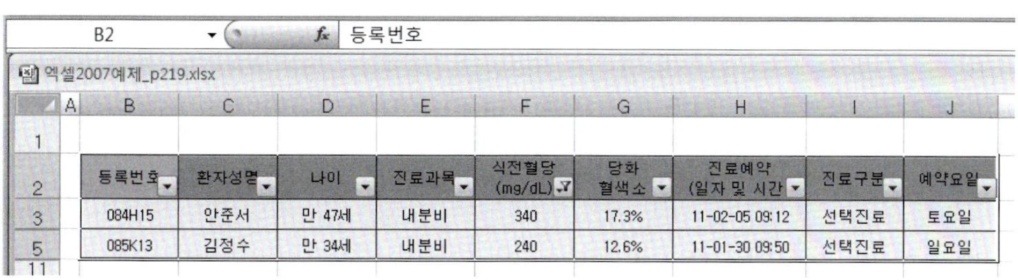

이번에는 "선택진료"를 하면서 예약요일이 "일요일"이나 "토요일"인 사람들만 표시되도록 필터를 설정해 보자. 우선 진료구분에서 "선택진료" 항목만 체크표시 되도록 하고, 예약요일에서는 "일요일"과 "토요일"이 체크표시 되도록 한다.

다시 [피벗 테이블 필드 목록]에서 "고객"명을 [∑ 값] 영역에 끌어다 놓는다. [개수] 항목을 위쪽에 표시하기 위해 [∑ 값] 영역 내의 [개수 : 고객명] 오른쪽에 있는 ▼ 표시를 누르고 나타난 메뉴에서 [위로 이동]을 선택한다. 그러면 다음과 같은 최종 결과가 나타난다.

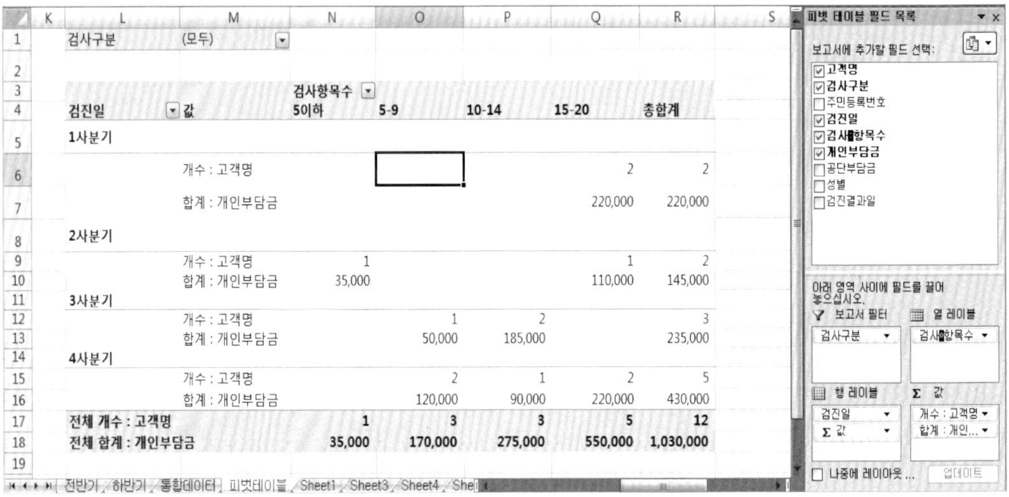

검사구분	(모두)					
		검사항목수				
검진일	값	5이하	5-9	10-14	15-20	총합계
1사분기						
	개수 : 고객명				2	2
	합계 : 개인부담금				220,000	220,000
2사분기						
	개수 : 고객명	1			1	2
	합계 : 개인부담금	35,000			110,000	145,000
3사분기						
	개수 : 고객명		1	2		3
	합계 : 개인부담금		50,000	185,000		235,000
4사분기						
	개수 : 고객명		2	1	2	5
	합계 : 개인부담금		120,000	90,000	220,000	430,000
전체 개수 : 고객명		1	3	3	5	12
전체 합계 : 개인부담금		35,000	170,000	275,000	550,000	1,030,000

마지막으로 조금 더 보기 좋게 다듬는다면 다음의 결과를 얻을 수 있다.

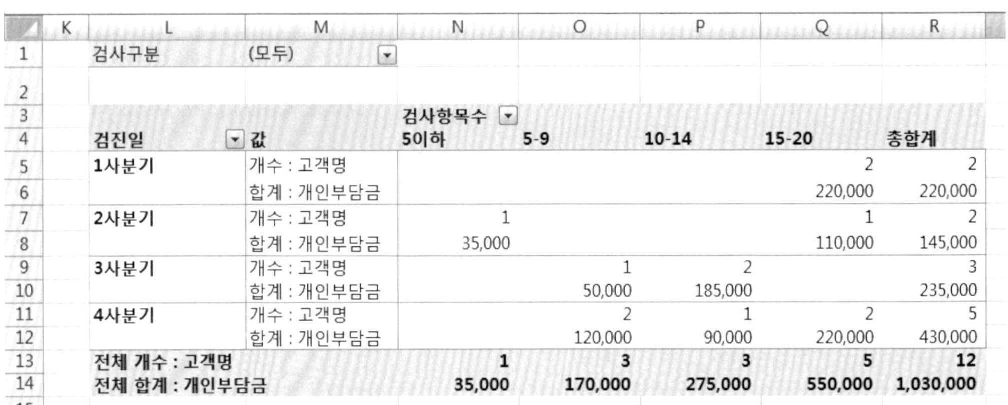

검사구분	(모두)					
		검사항목수				
검진일	값	5이하	5-9	10-14	15-20	총합계
1사분기	개수 : 고객명				2	2
	합계 : 개인부담금				220,000	220,000
2사분기	개수 : 고객명	1			1	2
	합계 : 개인부담금	35,000			110,000	145,000
3사분기	개수 : 고객명		1	2		3
	합계 : 개인부담금		50,000	185,000		235,000
4사분기	개수 : 고객명		2	1	2	5
	합계 : 개인부담금		120,000	90,000	220,000	430,000
전체 개수 : 고객명		1	3	3	5	12
전체 합계 : 개인부담금		35,000	170,000	275,000	550,000	1,030,000

좀더 압축된 표현은 [행레이블] 영역(L5:L12)을 선택하고 마우스 오른쪽 버튼을 누르고 나타난 팝업 메뉴에서 [필드 설정]을 선택하고, [필드 설정] 옵션 설정 창에서 [레이아웃 및 인쇄] 탭을 누르고 [테이블 형식으로 항목 레이블 표시]를 선택한다. [확인] 버튼을 누른다. 기타 윤곽선은 영역 지정하고 오른쪽 마우스 버튼을 눌러 나타난 팝업 메뉴에서 [셀 서식]에서 윤곽선을 그어주면 된다.

(6) 목표값 찾기

목표값 찾기는 특정 셀값을 변화시켜 그 셀을 참조하는 수식으로 구성된 결과값을 원하는 값으로 만드는 기능이다. 즉 어떤 값을 목표값으로 정해놓고 그 값에 도달하려면 원하는 셀이 어떻게 변해야 하는지 알아볼 수 있는 기능이다. 주로 어떤 값을 예측하는 데 사용한다. ITQ엑셀에서도 제2작업에서 출제되며 자주 출제되지는 않지만 출제범위로 되어 있어 가끔은 등장한다. 예를 통해서 알아보자.

앞 절의 부분합에서 다루었던 건강검진 관리 현황 데이터를 고려해 보자.

	A	B	C	D	E	F	G	H	I	J
1										
2		고객명	검사구분	주민등록번호	검진일	검사 항목수	개인부담금	공단부담금	성별	검진결과일
3		강민희	종합검진	60809-2*****	2010-12-25	18	₩ 115,000	₩ 150,000	여자	2011-01-08
4		김범민	종합검진	10323-3*****	2010-03-13	17	₩ 110,000	₩ 135,000	남자	2010-03-27
5		조현진	기본검진	20519-3*****	2010-09-07	10	₩ 95,000	₩ 105,000	남자	2010-09-21
6		최진석	추가검진	71205-1*****	2010-12-26	6	₩ 50,000	₩ 55,000	남자	2011-01-09
7		한기욱	추가검진	80221-1*****	2010-04-22	3	₩ 35,000	₩ 40,000	남자	2010-05-06
8		정소희	종합검진	01015-4*****	2010-02-19	17	₩ 110,000	₩ 130,000	여자	2010-03-05
9		김은정	기본검진	91025-2*****	2010-10-14	10	₩ 90,000	₩ 110,000	여자	2010-10-28
10		강다현	기본검진	91111-2*****	2010-07-15	10	₩ 90,000	₩ 110,000	여자	2010-07-29
11		이수진	종합검진	61209-2*****	2010-11-21	15	₩ 105,000	₩ 140,000	여자	2010-12-05
12		김영구	추가검진	81105-1*****	2010-12-28	6	₩ 70,000	₩ 67,000	남자	2011-01-11
13		김규동	종합검진	20320-3*****	2010-05-13	17	₩ 110,000	₩ 135,000	남자	2010-05-27
14		정미숙	추가검진	91012-4*****	2010-07-21	5	₩ 50,000	₩ 53,000	여자	2010-08-04
15										

우선 <B15:G15>셀을 병합하여 "검사구분이 종합검진인 공단부담금 평균"이라 입력하고 <H15>셀에 종합검진의 공단부담금 평균을 구한다. 단 조건은 입력데이터를 이용하고 DAVERAGE 함수를 사용한다.

H15 　 fx =DAVERAGE(B2:H14,H2,C2:C3)

	A	B	C	D	E	F	G	H	I	J
1										
2		고객명	검사구분	주민등록번호	검진일	검사 항목수	개인부담금	공단부담금	성별	검진결과일
3		강민희	종합검진	60809-2*****	2010-12-25	18	₩ 115,000	₩ 150,000	여자	2011-01-08
4		김범민	종합검진	10323-3*****	2010-03-13	17	₩ 110,000	₩ 135,000	남자	2010-03-27
5		조현진	기본검진	20519-3*****	2010-09-07	10	₩ 95,000	₩ 105,000	남자	2010-09-21
6		최진석	추가검진	71205-1*****	2010-12-26	6	₩ 50,000	₩ 55,000	남자	2011-01-09
7		한기욱	추가검진	80221-1*****	2010-04-22	3	₩ 35,000	₩ 40,000	남자	2010-05-06
8		정소희	종합검진	01015-4*****	2010-02-19	17	₩ 110,000	₩ 130,000	여자	2010-03-05
9		김은정	기본검진	91025-2*****	2010-10-14	10	₩ 90,000	₩ 110,000	여자	2010-10-28
10		강다현	기본검진	91111-2*****	2010-07-15	10	₩ 90,000	₩ 110,000	여자	2010-07-29
11		이수진	종합검진	61209-2*****	2010-11-21	15	₩ 105,000	₩ 140,000	여자	2010-12-05
12		김영구	추가검진	81105-1*****	2010-12-28	6	₩ 70,000	₩ 67,000	남자	2011-01-11
13		김규동	종합검진	20320-3*****	2010-05-13	17	₩ 110,000	₩ 135,000	남자	2010-05-27
14		정미숙	추가검진	91012-4*****	2010-07-21	5	₩ 50,000	₩ 53,000	여자	2010-08-04
15		검사구분이 종합검진인 공단부담금 평균						₩ 138,000		
16										

(3) 부분합

엑셀의 부분합 기능은 같은 항목끼리 부분적인 합계나 평균을 내어주는 기능으로 특정 데이터 열을 기준으로 그룹으로 묶어 나타낼 수 있다. 다음과 같은 건강검진 관리 현황을 고려해 보자.

엑셀2007예제_p225.xlsx

	A	B	C	D	E	F	G	H	I	J
1										
2		고객명	검사구분	주민등록번호	검진일	검사 항목수	개인부담금	공단부담금	성별	검진결과일
3		강민희	종합검진	60809-2*****	2010-12-25	18	₩ 115,000	₩ 150,000	여자	2011-01-08
4		김범민	종합검진	10323-3*****	2010-03-13	17	₩ 110,000	₩ 135,000	남자	2010-03-27
5		조현진	기본검진	20519-3*****	2010-09-07	10	₩ 95,000	₩ 105,000	남자	2010-09-21
6		최진석	추가검진	71205-1*****	2010-12-26	6	₩ 50,000	₩ 55,000	남자	2011-01-09
7		한기욱	추가검진	80221-1*****	2010-04-22	3	₩ 35,000	₩ 40,000	남자	2010-05-06
8		정소희	종합검진	01015-4*****	2010-02-19	17	₩ 110,000	₩ 130,000	여자	2010-03-05
9		김은정	기본검진	91025-2*****	2010-10-14	10	₩ 90,000	₩ 110,000	여자	2010-10-28
10		강다현	기본검진	91111-2*****	2010-07-15	10	₩ 90,000	₩ 110,000	여자	2010-07-29
11		이수진	종합검진	61209-2*****	2010-11-21	15	₩ 105,000	₩ 140,000	여자	2010-12-05
12		김영구	추가검진	81105-1*****	2010-12-28	6	₩ 70,000	₩ 67,000	남자	2011-01-11
13		김규동	종합검진	20320-3*****	2010-05-13	17	₩ 110,000	₩ 135,000	남자	2010-05-27
14		정미숙	추가검진	91012-4*****	2010-07-21	5	₩ 50,000	₩ 53,000	여자	2010-08-04

여기서 검사구분별로 묶어서 개인부담금 및 공단 부담금의 평균과 합계를 계산해 보자. 부분합의 기능을 이용하기 전에 우선 다음 조건을 만족해야 한다.

1) 데이터의 첫 행은 필드명이어야 한다.

2) 부분합 혹은 그룹화 하기 위한 필드는 정렬이 되어있어야 한다.

엑셀2007예제_p225.xlsx

	A	B	C	D	E	F	G	H	I	J
1										
2		고객명	검사구분	주민등록번호	검진일	검사 항목수	개인부담금	공단부담금	성별	검진결과일
3		조현진	기본검진	20519-3*****	2010-09-07	10	₩ 95,000	₩ 105,000	남자	2010-09-21
4		김은정	기본검진	91025-2*****	2010-10-14	10	₩ 90,000	₩ 110,000	여자	2010-10-28
5		강다현	기본검진	91111-2*****	2010-07-15	10	₩ 90,000	₩ 110,000	여자	2010-07-29
6		강민희	종합검진	60809-2*****	2010-12-25	18	₩ 115,000	₩ 150,000	여자	2011-01-08
7		김범민	종합검진	10323-3*****	2010-03-13	17	₩ 110,000	₩ 135,000	남자	2010-03-27
8		정소희	종합검진	01015-4*****	2010-02-19	17	₩ 110,000	₩ 130,000	여자	2010-03-05
9		이수진	종합검진	61209-2*****	2010-11-21	15	₩ 105,000	₩ 140,000	여자	2010-12-05
10		김규동	종합검진	20320-3*****	2010-05-13	17	₩ 110,000	₩ 135,000	남자	2010-05-27
11		최진석	추가검진	71205-1*****	2010-12-26	6	₩ 50,000	₩ 55,000	남자	2011-01-09
12		한기욱	추가검진	80221-1*****	2010-04-22	3	₩ 35,000	₩ 40,000	남자	2010-05-06
13		김영구	추가검진	81105-1*****	2010-12-28	6	₩ 70,000	₩ 67,000	남자	2011-01-11
14		정미숙	추가검진	91012-4*****	2010-07-21	5	₩ 50,000	₩ 53,000	여자	2010-08-04

① 검사구분을 기준으로 그룹화하고 개인부담금 및 공단부담금의 소계(부분합)와 전체 합계(총합계)를 구해보자.
먼저 마우스로 작업 대상(B2 : J14)을 선택한다. [데이터] ➜ {윤곽선}[부분합] 버튼을 클릭한다. [부분합] 선택창에서 [그룹화 할 항목 : 검사구분], [사용할 함수 : 합계], [부분합 계산 항목 : ☑개인부담금, ☑공단부담금], ☑새로운 값으로 대치, ☑데이터 아래에 요약표시 [확인] 버튼을 누른다.

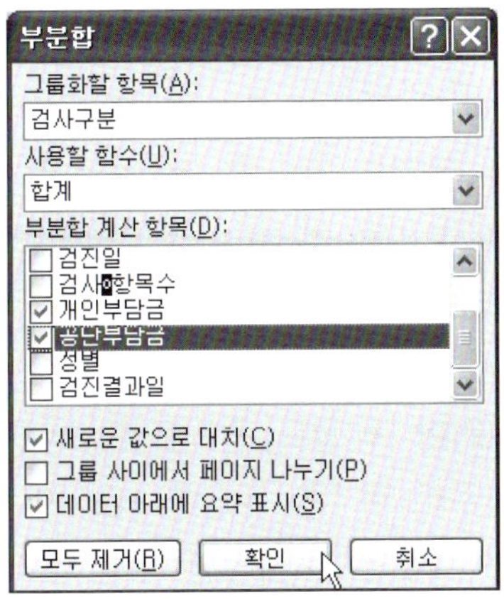

생성된 결과는 다음과 같다.

	A	B	C	D	E	F	G	H	I	J
1										
2		고객명	검사구분	주민등록번호	검진일	검사 항목수	개인부담금	공단부담금	성별	검진결과일
3		조현진	기본검진	20519-3*****	2010-09-07	10	₩ 95,000	₩ 105,000	남자	2010-09-21
4		김은정	기본검진	91025-2*****	2010-10-14	10	₩ 90,000	₩ 110,000	여자	2010-10-28
5		강다현	기본검진	91111-2*****	2010-07-15	10	₩ 90,000	₩ 110,000	여자	2010-07-29
6			기본검진 요약검진				₩ 275,000	₩ 325,000		
7		강민희	종합검진	60809-2*****	2010-12-25	18	₩ 115,000	₩ 150,000	여자	2011-01-08
8		김범민	종합검진	10323-3*****	2010-03-13	17	₩ 110,000	₩ 135,000	남자	2010-03-27
9		정소희	종합검진	01015-4*****	2010-02-19	17	₩ 110,000	₩ 130,000	여자	2010-03-05
10		이수진	종합검진	61209-2*****	2010-11-21	15	₩ 105,000	₩ 140,000	여자	2010-12-05
11		김규동	종합검진	20320-3*****	2010-05-13	17	₩ 110,000	₩ 135,000	남자	2010-05-27
12			종합검진 요약검진				₩ 550,000	₩ 690,000		
13		최진석	추가검진	71205-1*****	2010-12-26	6	₩ 50,000	₩ 55,000	남자	2011-01-09
14		한기욱	추가검진	80221-1*****	2010-04-22	3	₩ 35,000	₩ 40,000	남자	2010-05-06
15		김영구	추가검진	81105-1*****	2010-12-28	6	₩ 70,000	₩ 67,000	남자	2011-01-11
16		정미숙	추가검진	91012-4*****	2010-07-21	5	₩ 50,000	₩ 53,000	여자	2010-08-04
17			추가검진 요약검진				₩ 205,000	₩ 215,000		
18			총합계검진				₩ 1,030,000	₩ 1,230,000		
19										

행 머리글 좌측에는 그룹별로 [+][−]의 윤곽단추가 나타나는데 [−] 상태에서 클릭하면 해당 그룹의 데이터가 감춰지고, [+] 상태에서 클릭하면 해당 그룹의 데이터가 펼쳐진다.

2. 엑셀에서 데이터베이스 만드는 방법

① 필드명과 첫 번째 레코드 영역을 선택하여 이름을 지정한 다음 레코드관리기능으로 데이터를 관리(2007 버전 이후부터 전면의 리본메뉴에서 사라졌다).

② 표(목록 만들기) 기능을 사용하여 더욱 강력한 데이터베이스 만들기(이전 버전의 목록 기능이 표 기능으로 변경되었다).

(1) 이름 지정하여 데이터베이스 만들기

1) 셀데이타베이스 만들 때 주의사항

① 첫 행에는 반드시 필드 이름이 존재

② 필드명은 병합하지 말아야 하고 한 줄로 작성

③ 한 필드에 한 가지 데이터만 입력

④ 데이터 목록엔 빈 행이나 빈 열이 없어야 함

2) 셀데이터베이스 관리를 위한 [레코드 관리]기능 빠른 실행도구 모음에 추가하기

[오피스]단추➜[Excel 옵션] 단추를 누른다. [Excel 옵션] 창에서 [사용자 지정]➜{다음에서 명령 선택}[모든 명령]을 선택하고 아래 목록에서 'ㄹ' 부분의 [레코드 선택]을 찾아 선택하고 [추가] 단추를 눌러 [빠른 실행 도구모음 사용자 지정] 목록에 추가한다. 등록 이후에는 데이터베이스 관리를 위한 [레코드 관리] 기능은 빠른 실행 도구 모음에서 실행시킨다.

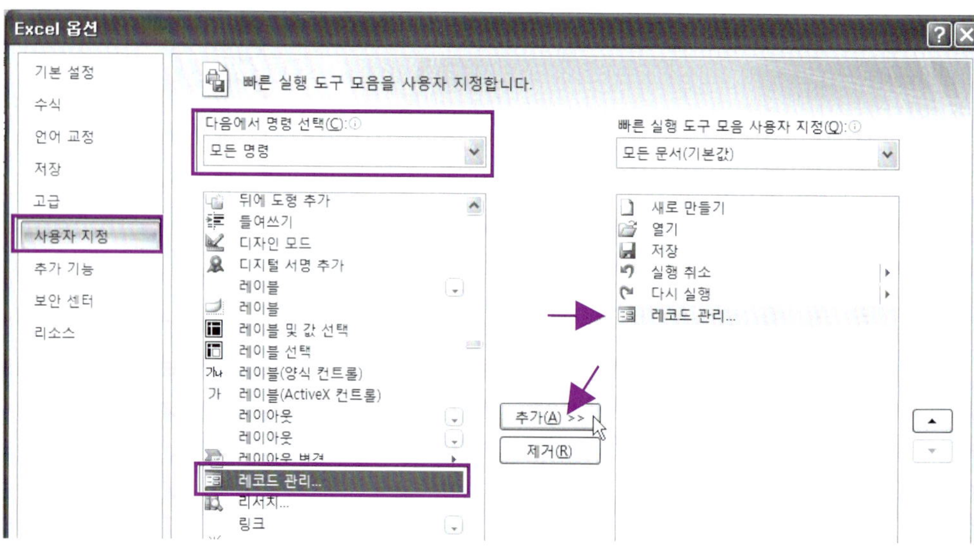

3) 셀데이터베이스 관리 작업 상태 만들기

우선 필요 레코드를 데이터베이스로 동작할 수 있도록 데이터베이스 작업 상태로 만들어야 한다. 먼저 필요 레코드를 위한 필드명을 만들고 그 다음 첫 번째 데이터 영역에 각 필드에 필요한 데이터 형식과 필요하다면 수식을 정의한다. 예제를 통해서 이해해보자.

① A3셀에서 H3셀까지 각각 "사번, 성명, 소속, 직위, 기본급, 월차수당, 직책수당, 지급액"을 입력하고 셀 속성을 "글꼴크기-12pt, 가운데 맞춤, 굵게, 채우기-흰색 배경 115%더 어둡게"로 설정한다.

② 〈A4〉 ➜마우스 오른쪽 버튼➜[셀 서식] ➜[사용자지정] 0000

③ 〈E4:H4〉➜마우스 오른쪽 버튼➜[셀 서식] ➜[통화] -\1234

④ 〈F4〉 ➜[=E4/30]입력

⑤ 〈G4〉 ➜[=E4/10]입력

⑥ 〈H4〉 ➜[=SUM(E4:G4)]입력

⑦ 〈A3:G4〉 ➜이름 상자에 'database'라 입력한다. 이름은 임의로 해도 무방하다.

완성된 결과는 다음과 같다.

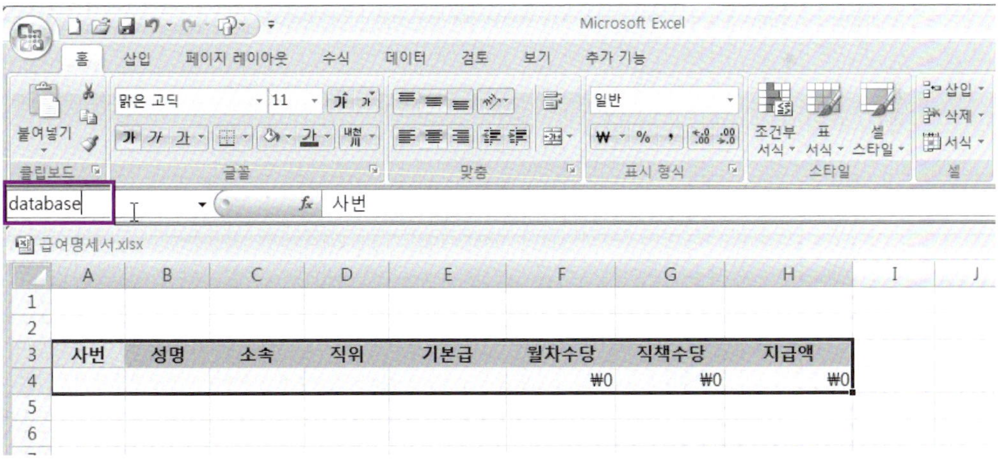

4) 데이터베이스 관리하기(추가, 수정, 삭제, 검색)

이제 데이터베이스처럼 다루기 위해 〈A3:G4〉 영역을 마우스로 지정하고 [빠른 실행 도구 모음]에서 [레코드 관리]를 실행시킨다. [레코드 관리] 작업창에서 필요한 레코드를 추가, 수정, 삭제, 검색을 하면 된다.

① 다음은 레코드를 추가한 예이다. 왼쪽 레코드 입력 영역에 해당 내용을 입력하고 [새로 만들기] 단추를 누르면 엑셀의 데이터 영역에 레코드 내용이 추가된다. 수식으로 구성된 입력 영역은 입력 불가능한 상태로 자동 인식되어 나타남을 알 수 있다. 추가된 레

③ 마지막으로 부분합 표의 왼편에 나타난 윤곽선을 삭제해 보자. [데이터]➔{윤곽선}[그룹 해제]➔[윤곽 지우기]를 선택하면 윤곽선이 사라진다. 다시 윤곽을 나타내고 싶으면 [데이터]➔{윤곽선}[그룹]➔[자동 윤곽]을 선택한다.

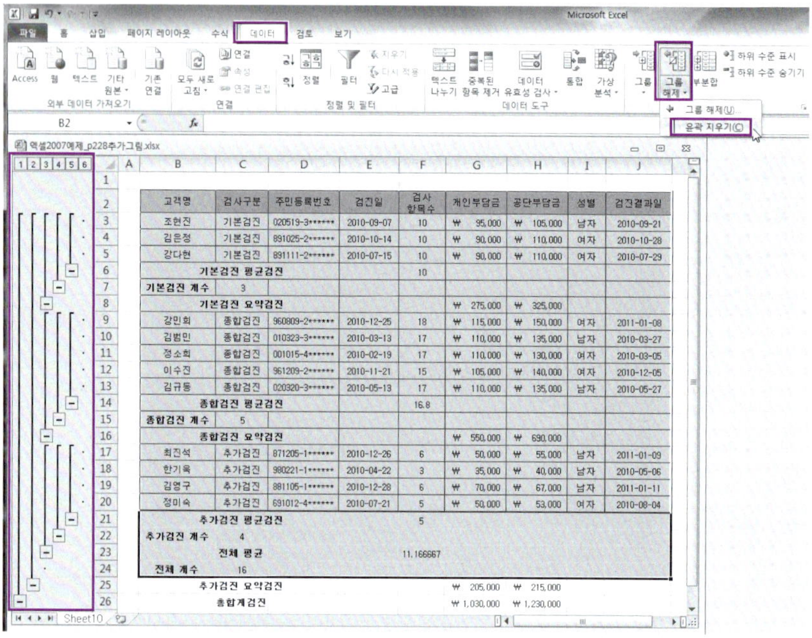

완성된 부분합 표는 다음과 같다.

	A	B	C	D	E	F	G	H	I	J
1										
2		고객명	검사구분	주민등록번호	검진일	검사 항목수	개인부담금	공단부담금	성별	검진결과일
3		조현진	기본검진	020519-3******	2010-09-07	10	₩ 95,000	₩ 105,000	남자	2010-09-21
4		김은정	기본검진	891025-2******	2010-10-14	10	₩ 90,000	₩ 110,000	여자	2010-10-28
5		강다현	기본검진	891111-2******	2010-07-15	10	₩ 90,000	₩ 110,000	여자	2010-07-29
6			**기본검진 평균검진**			10				
7		**기본검진 개수**	3							
8			**기본검진 요약검진**				₩ 275,000	₩ 325,000		
9		강민희	종합검진	960809-2******	2010-12-25	18	₩ 115,000	₩ 150,000	여자	2011-01-08
10		김범민	종합검진	010323-3******	2010-03-13	17	₩ 110,000	₩ 135,000	남자	2010-03-27
11		정소희	종합검진	001015-4******	2010-02-19	17	₩ 110,000	₩ 130,000	여자	2010-03-05
12		이수진	종합검진	961209-2******	2010-11-21	15	₩ 105,000	₩ 140,000	여자	2010-12-05
13		김규동	종합검진	020320-3******	2010-05-13	17	₩ 110,000	₩ 135,000	남자	2010-05-27
14			**종합검진 평균검진**			16.8				
15		**종합검진 개수**	5							
16			**종합검진 요약검진**				₩ 550,000	₩ 690,000		
17		최진석	추가검진	871205-1******	2010-12-26	6	₩ 50,000	₩ 55,000	남자	2011-01-09
18		한기욱	추가검진	980221-1******	2010-04-22	3	₩ 35,000	₩ 40,000	남자	2010-05-06
19		김영구	추가검진	881105-1******	2010-12-28	6	₩ 70,000	₩ 67,000	남자	2011-01-11
20		정미숙	추가검진	691012-4******	2010-07-21	5	₩ 50,000	₩ 53,000	여자	2010-08-04
21			**추가검진 평균검진**			5				
22		**추가검진 개수**	4							
23			**전체 평균**			11.166667				
24		**전체 개수**	16							
25			**추가검진 요약검진**				₩ 205,000	₩ 215,000		
26			**총합계검진**				₩ 1,030,000	₩ 1,230,000		

(4) 데이터통합

부분합이나 그룹화 기능이 제대로 동작하려면 기준이 되는 열을 중심으로 데이터를 정렬해야 한다. 그리고 원래의 데이터로 돌아가려면 [부분합] 대화창에서 [모두 제거]를 해 주어야하는 번거로움이 있으며, 데이터가 다른 워크시트나 파일에 따로 분리되어 있다면 부분합을 계산할 수 없다. 하지만 데이터 통합기능을 사용하면 데이터 목록을 그대로 두고 항목별 합계를 구할 수 있다.

앞 예의 건강검진관리 현황 데이터가 전반기, 하반기로 나뉘어 각각 시트 "전반기", "하반기"에 저장되어 있는 경우를 고려해 보자. 우리는 두 개의 시트에 저장된 건강검진 관리 현황 데이터의 일부열(검사구분, 검사 항목수, 개인부담금, 공단부담금)에 대한 합계를 구하여 별도의 시트에 넣는 통합처리를 원한다고 하자.

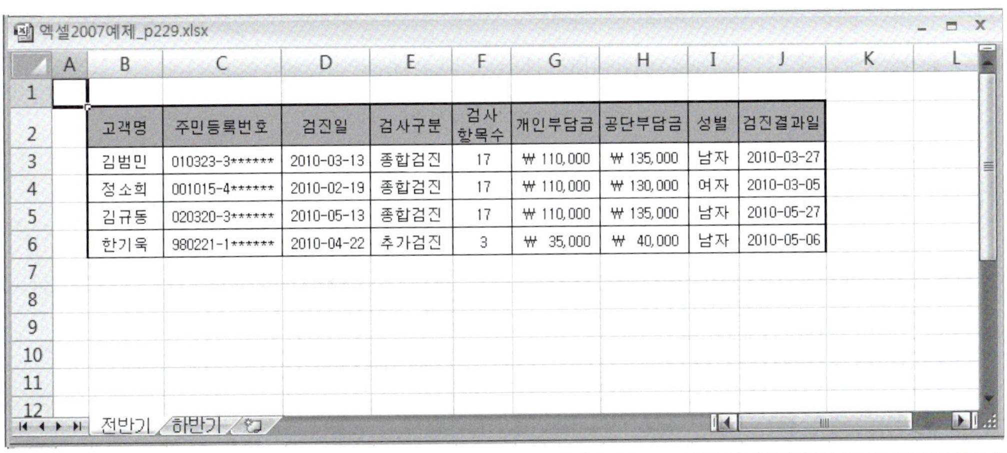
엑셀2007예제_p229.xlsx

고객명	주민등록번호	검진일	검사구분	검사 항목수	개인부담금	공단부담금	성별	검진결과일
김범민	010323-3******	2010-03-13	종합검진	17	₩ 110,000	₩ 135,000	남자	2010-03-27
정소희	001015-4******	2010-02-19	종합검진	17	₩ 110,000	₩ 130,000	여자	2010-03-05
김규동	020320-3******	2010-05-13	종합검진	17	₩ 110,000	₩ 135,000	남자	2010-05-27
한기욱	980221-1******	2010-04-22	추가검진	3	₩ 35,000	₩ 40,000	남자	2010-05-06

전반기 하반기

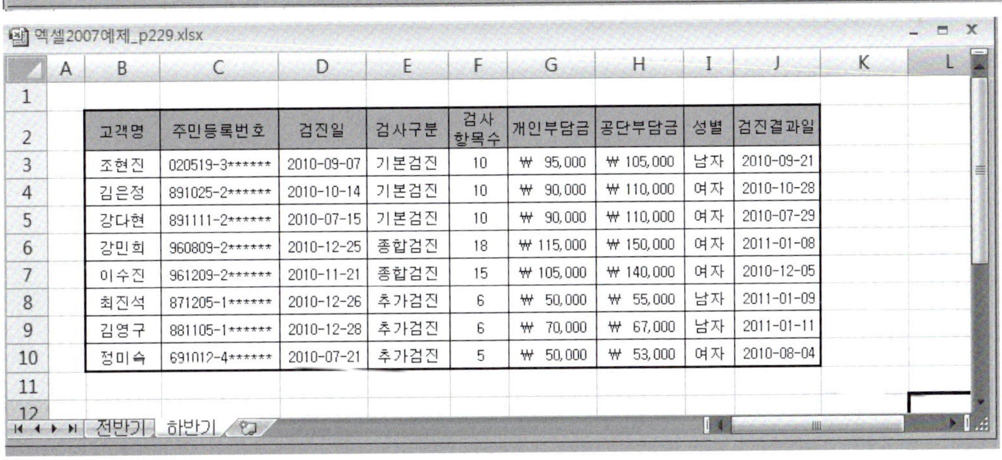
엑셀2007예제_p229.xlsx

고객명	주민등록번호	검진일	검사구분	검사 항목수	개인부담금	공단부담금	성별	검진결과일
조현진	020519-3******	2010-09-07	기본검진	10	₩ 95,000	₩ 105,000	남자	2010-09-21
김은정	891025-2******	2010-10-14	기본검진	10	₩ 90,000	₩ 110,000	여자	2010-10-28
강다현	891111-2******	2010-07-15	기본검진	10	₩ 90,000	₩ 110,000	여자	2010-07-29
강민희	960809-2******	2010-12-25	종합검진	18	₩ 115,000	₩ 150,000	여자	2011-01-08
이수진	961209-2******	2010-11-21	종합검진	15	₩ 105,000	₩ 140,000	여자	2010-12-05
최진석	871205-1******	2010-12-26	추가검진	6	₩ 50,000	₩ 55,000	남자	2011-01-09
김영구	881105-1******	2010-12-28	추가검진	6	₩ 70,000	₩ 67,000	남자	2011-01-11
정미숙	691012-4******	2010-07-21	추가검진	5	₩ 50,000	₩ 53,000	여자	2010-08-04

전반기 하반기

데이터를 통합하기 위해서 새로운 시트("통합데이터")의 B2셀에 커서를 위치시키고 메뉴 [데이터] ➜ {데이터 도구}[통합]을 클릭한다.

④ 요약 행 : AVERAGE, COUNT 또는 SUM 함수 등의 요약 함수를 실행하기 위한 요약 행을 표에 추가할 수 있다. 원하는 합계를 신속하게 계산할 수 있도록 요약 행의 셀 각각에 드롭다운 목록 상자 (드롭다운 목록 상자 : 목록 상자 옆의 작은 화살표를 클릭하면 옵션 목록이 표시되는 메뉴, 도구 모음, 대화 상자 등에서 사용되는 컨트롤.)가 표시된다.

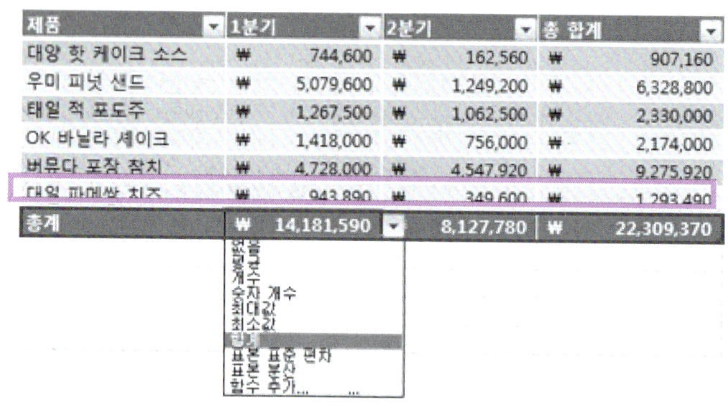

2) 표 기능 설명

다음과 같은 예제(스마트폰 예약 판매 현황)를 통해서 표 기능을 살펴보자. 주어진 자료를 표로 만들기 위해 전체 영역<B2:H10>을 선택한다.

엑셀2007예제_p244.xlsx

모델명	제조자	운영체제	카메라 (화소수)	액정크기 (인치)	가격 (원)	수량
H200-B	한국콜	안드로	300	3.5	622,300	27
M500-A	모토사	안드로	200	3.2	805,500	23
P300-B	아이플	폰OS	500	3	785,300	18
P500-A	현대	폰OS	450	3.5	933,900	25
F100-B	미래텔	윈모바일	300	3.5	578,600	13
F200-B	엘지티	안드로	210	3.5	668,800	33
H400-A	일본통신	윈모바일	500	3.2	607,700	17
M300-B	도코모	안드로	300	3	599,700	20

여기에 전문가적인 느낌을 가미하려면 [홈] ➔ {스타일}[표 서식] 중에서 서식을 하나 선택 (표 스타일 보통 9)하면 데이터에 전문적인 이미지지 서식이 바로 적용된다. 사용하고 싶은 서식이 없다면 나만의 사용자 지정 서식을 정의하여 사용할 수도 있다. [확인] 단추를 누른다.

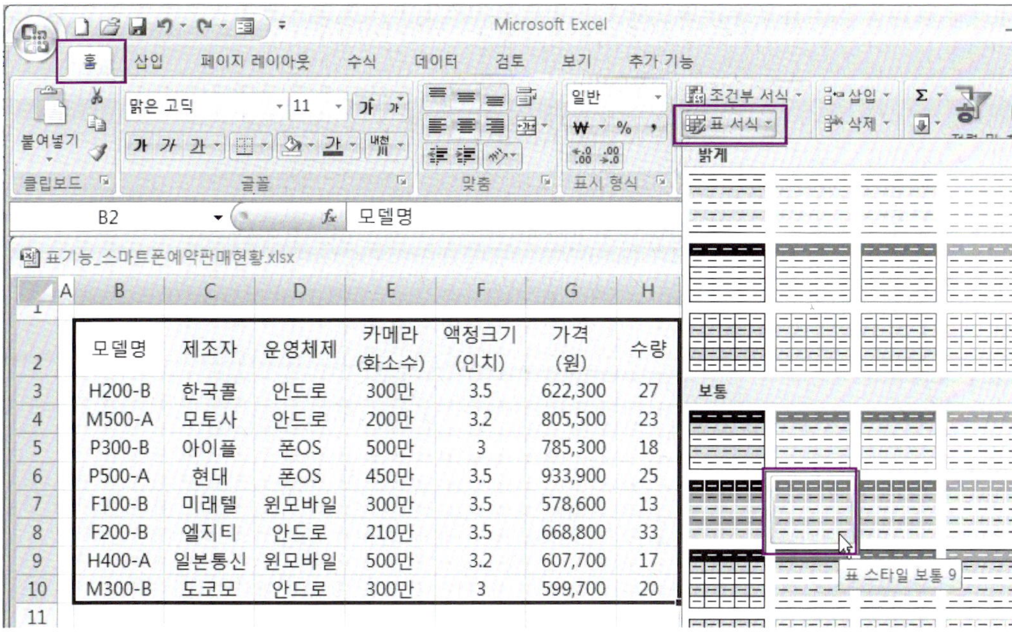

표 스타일을 사용해 데이터에 표 스타일을 지정하면 데이터가 자동으로 표 형식으로 지정되면서 표의 기능도 함께 적용된다. [가격] 데이터가 있는 부분을 자세히 살펴보자. 행에 줄무늬가 있어 대량의 데이터도 훨씬 쉽게 살펴볼 수 있다. 표에는 각 열에 대한 적정한 이름을 살펴볼 수 있는 머리글이 있다. 각 열에는 필터가 자동으로 설정되어있기 때문에 기본적으로 제공된 드롭다운 화살표를 클릭하면 데이터를 정렬하고 필터링할 수 있다. 데이터를 계산하기 위해 계산된 열(할부금)을 추가해 보자.

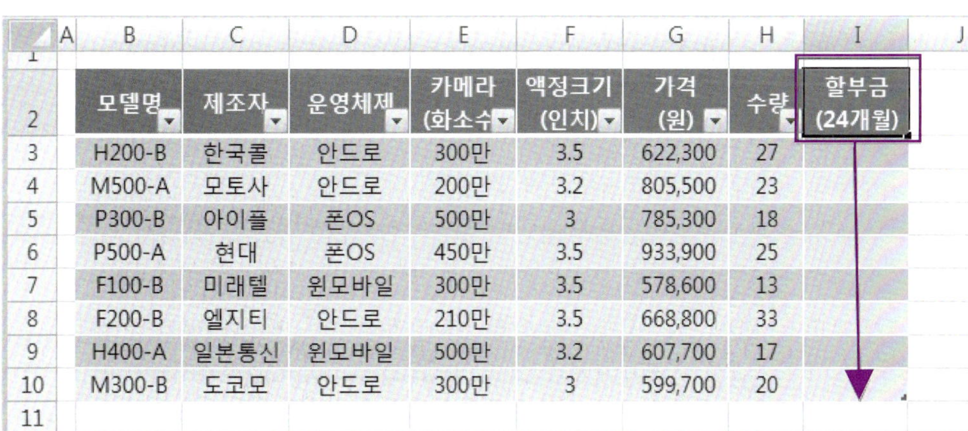

계산된 열의 첫 번째 셀에 입력하는 수식[=ROUND(G3/24,-2)]은 해당열의 모든 셀에 자동 적용되며 모든 수식이 각 행에 맞게 조절되어 데이터를 계산한다.

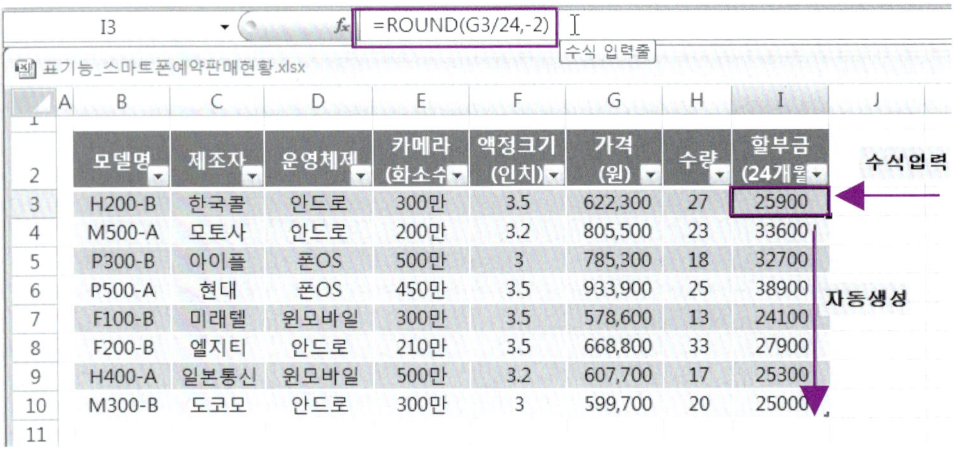

표의 아무 영역이나 클릭하면 [표 도구]가 나타나는데 [디자인] 탭에서는 표 옵션 집합을 지정할 수 있다. 표의 [요약 행]을 추가하려면 [디자인] → {표 스타일 옵션}[요약 행] 확인란을 클릭한다.

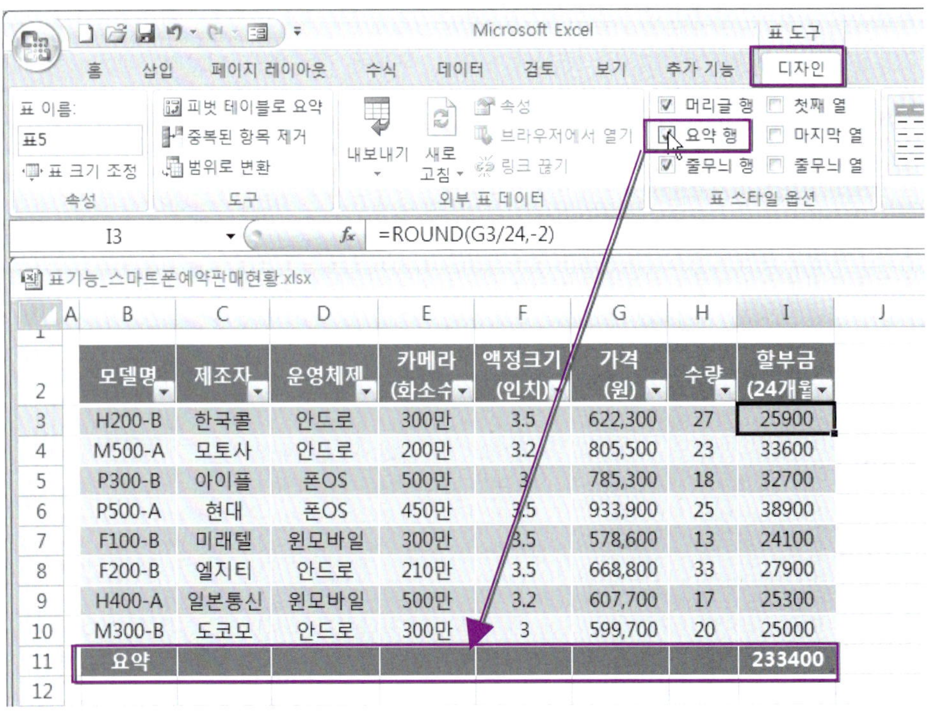

요약 행에서는 다양한 함수를 사용해 각 열의 데이터 합계를 계산할 수 있다. 비어 있는 요약 행 열에 합계함수를 선택해 보자. “가격, 수량”의 비어 있는 요약 행 열을 마우스로 각각 클릭하면 나타나는 드롭다운 화살표를 클릭해서 [합계]를 선택한다.

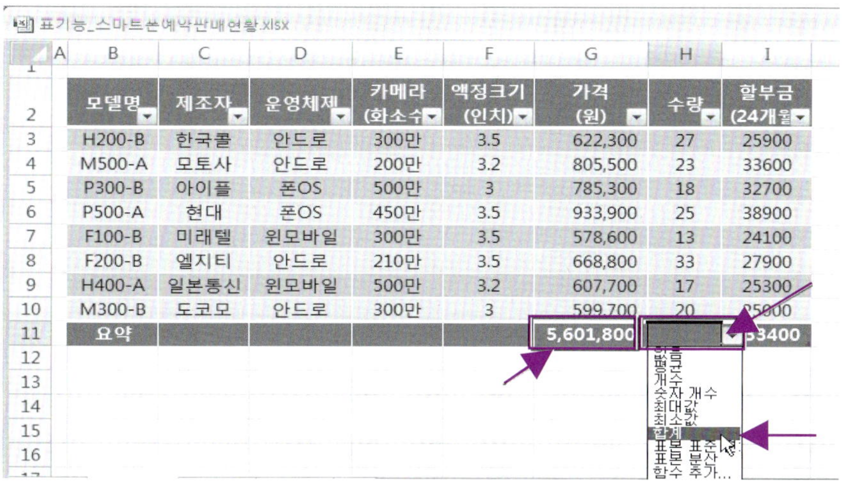

여기서 “가격, 수량, 할부금”의 요약행 열을 선택하면 [함수 입력 줄]에 다음과 같은 함수 서식을 확인할 수 있다.

```
= SUBTOTAL(109, [수량])
```

SUBTOTAL 함수의 첫 번째 파라메타(109)는 요약에 적용할 함수번호이다. 그리고 두번째 파라메타([수량])는 요약행의 [표 머리글]이다. 함수번호 109는 합계(SUM)를 나타내는데 참고로 함수번호를 확인하기 위해 비어있는 셀에서 “=SUBTOTAL(”까지 입력하면 입력된 함수의 첫 번째 파라메타 입력을 안내하기 위해 다음과 같이 나타남을 확인할 수 있다.

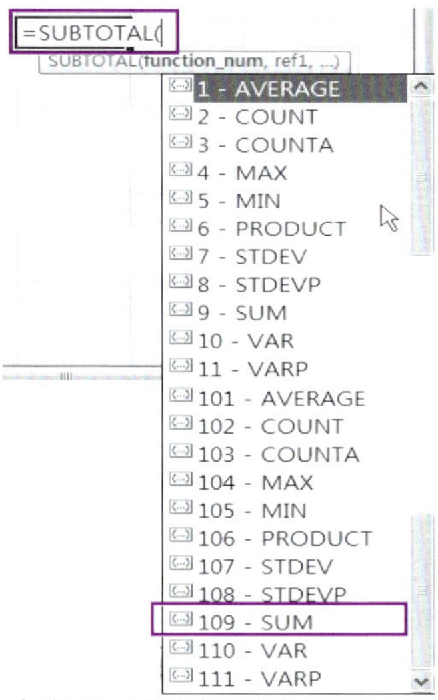

이와 같이 수식에 [표 머리글] 이름을 사용하는 것은 "구조적 참조"라고 하는 오피스 엑셀 2007의 새로운 기능이다.

여기서 잠깐 다음 진행을 위해서 '가격'과 '할부금'의 셀 서식을 '통화'로, '수량'은 사용자 서식을 적용하여 숫자 뒤에 '명'을 표시해 두자(방법은 생략함).

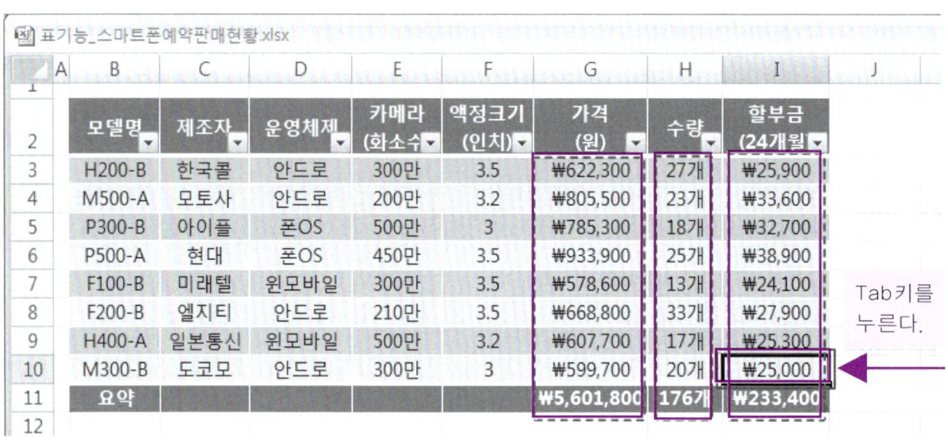

모델명	제조자	운영체제	카메라 (화소수)	액정크기 (인치)	가격 (원)	수량	할부금 (24개월)
H200-B	한국콜	안드로	300만	3.5	₩622,300	27개	₩25,900
M500-A	모토사	안드로	200만	3.2	₩805,500	23개	₩33,600
P300-B	아이폴	폰OS	500만	3	₩785,300	18개	₩32,700
P500-A	현대	폰OS	450만	3.5	₩933,900	25개	₩38,900
F100-B	미래텔	윈모바일	300만	3.5	₩578,600	13개	₩24,100
F200-B	엘지티	안드로	210만	3.5	₩668,800	33개	₩27,900
H400-A	일본통신	윈모바일	500만	3.2	₩607,700	17개	₩25,300
M300-B	도코모	안드로	300만	3	₩599,700	20개	₩25,000
요약					₩5,601,800	176개	₩233,400

표의 행이나 열을 추가하는 것도 언제나 가능하다. [요약 행] 바로 윗 행의 마지막 셀을 선택한 후 Tab키를 누르면 새로운 행이 삽입된다. 새 행에 데이터를 입력하면 표의 다른 행의 데이터 서식과 동일하게 바로 적용되는 것을 볼 수 있다. 여기서 한 가지 특이한 점은 "할부금" 부분이다. 그림과 같이 계산 결과는 정확하게 표시되나 셀 서식이 자동 적용되지 않았다. 이는 계산식의 경우 "구조적 참조"를 사용하지 않고 기존 방법대로 직접 입력[=ROUND(G3/24,-2)]했기 때문이다. 표 기능에서는 수식의 셀을 참조할 때 셀 주소가 아닌 구조적 참조로 구성되어야 한다.

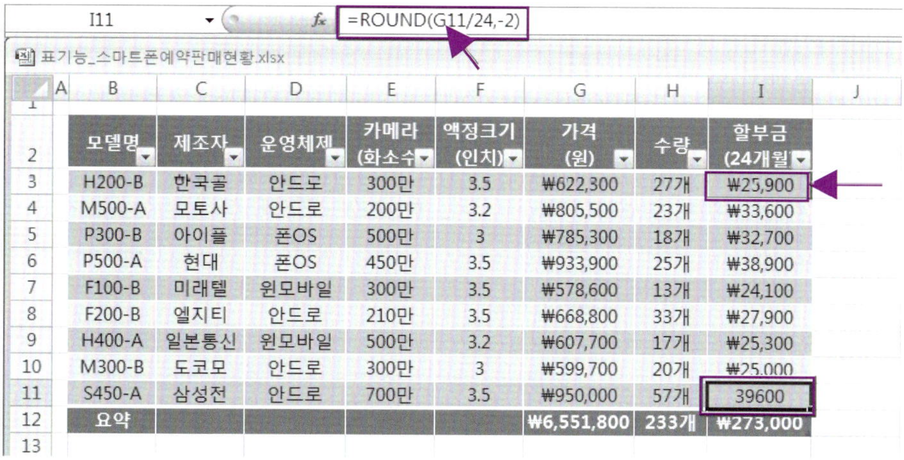

모델명	제조자	운영체제	카메라(화소수)	액정크기(인치)	가격(원)	수량	할부금(24개월)
H200-B	한국콜	안드로	300만	3.5	₩622,300	27개	₩25,900
M500-A	모토사	안드로	200만	3.2	₩805,500	23개	₩33,600
P300-B	아이플	폰OS	500만	3	₩785,300	18개	₩32,700
P500-A	현대	폰OS	450만	3.5	₩933,900	25개	₩38,900
F100-B	미래텔	윈모바일	300만	3.5	₩578,600	13개	₩24,100
F200-B	엘지티	안드로	210만	3.5	₩668,800	33개	₩27,900
H400-A	일본통신	윈모바일	500만	3.2	₩607,700	17개	₩25,300
M300-B	도코모	안드로	300만	3	₩599,700	20개	₩25,000
S450-A	삼성전	안드로	700만	3.5	₩950,000	57개	39600
요약					₩6,551,800	233개	₩273,000

구조적 참조로 전환하기 위해 [할부금(24개월)] 열의 첫 번째 행을 선택하고 셀 주소 'G3' 지우고 ROUND 함수의 첫 번째 파라메타 자리에 입력 포인터를 위치시켜두고 마우스로 직접 'G3' 셀을 선택하면 표 내부에서는 다음과 같이 '구조적 참조' 주소로 표현된다. Enter키를 누르면 [할부금]열의 다른 행의 값과 서식도 자동으로 적용됨을 확인할 수 있다.

=ROUND (표5[[#이 행], [가격(원)]] / 24, -2)

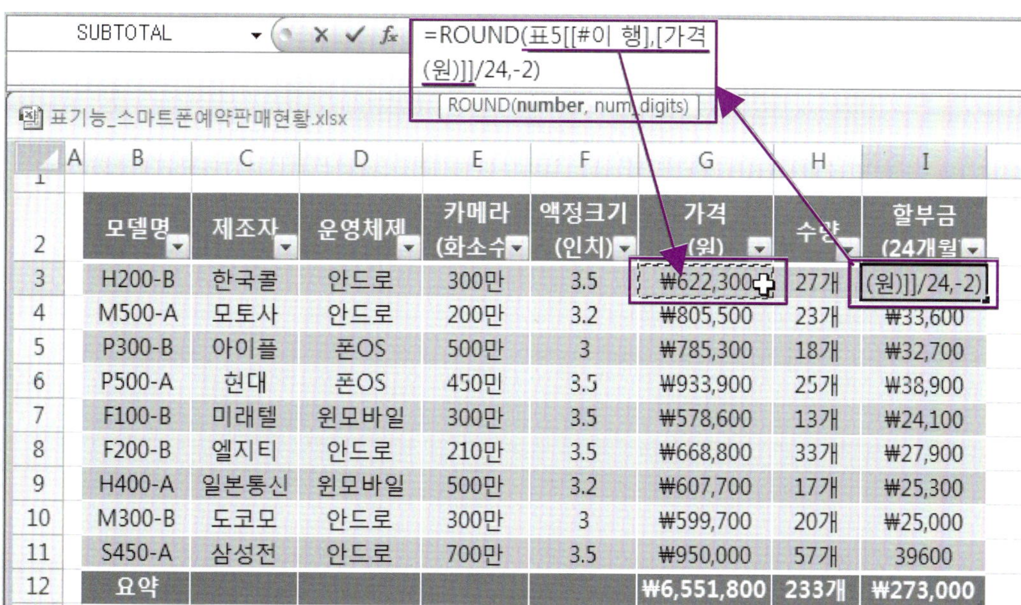

모델명	제조자	운영체제	카메라(화소수)	액정크기(인치)	가격(원)	수량	할부금(24개월)
H200-B	한국콜	안드로	300만	3.5	₩622,300	27개	(원)]]/24,-2)
M500-A	모토사	안드로	200만	3.2	₩805,500	23개	₩33,600
P300-B	아이플	폰OS	500만	3	₩785,300	18개	₩32,700
P500-A	현대	폰OS	450만	3.5	₩933,900	25개	₩38,900
F100-B	미래텔	윈모바일	300만	3.5	₩578,600	13개	₩24,100
F200-B	엘지티	안드로	210만	3.5	₩668,800	33개	₩27,900
H400-A	일본통신	윈모바일	500만	3.2	₩607,700	17개	₩25,300
M300-B	도코모	안드로	300만	3	₩599,700	20개	₩25,000
S450-A	삼성전	안드로	700만	3.5	₩950,000	57개	39600
요약					₩6,551,800	233개	₩273,000

여기서 '표5'는 현재 표의 이름으로 정의된 것으로 별도 지정하지 않으면 엑셀이 임의로 지정한다. 현재 표 이름은 [디자인] ➜ {속성}[표 이름]에서 변경할 수 있다.

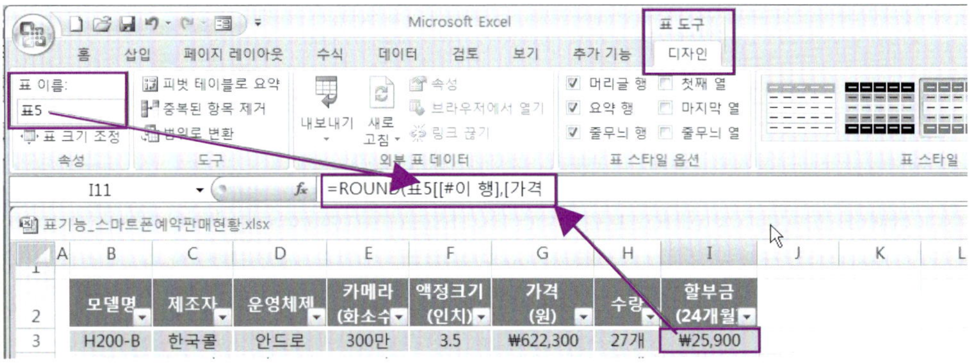

이처럼 표 내에서는 '구조적 참조' 주소를 사용해야 관련 데이터들이 자동 적용될 수 있다. 이전 버전에서의 방법으로 사용해서는 정상동작이 되지 않을 수 있다.

표기능_스마트폰예약판매현황.xlsx

모델명	제조자	운영체제	카메라 (화소수)	액정크기 (인치)	가격 (원)	수량	할부금 (24개월)
H200-B	한국콜	안드로	300만	3.5	₩622,300	27개	₩25,900
M500-A	모토사	안드로	200만	3.2	₩805,500	23개	₩33,600
P300-B	아이플	폰OS	500만	3	₩785,300	18개	₩32,700
P500-A	현대	폰OS	450만	3.5	₩933,900	25개	₩38,900
F100-B	미래텔	윈모바일	300만	3.5	₩578,600	13개	₩24,100
F200-B	엘지티	안드로	210만	3.5	₩668,800	33개	₩27,900
H400-A	일본통신	윈모바일	500만	3.2	₩607,700	17개	₩25,300
M300-B	도코모	안드로	300만	3	₩599,700	20개	₩25,000
S450-A	삼성전	안드로	700만	3.5	₩950,000	57개	₩39,600
요약					₩6,551,800	233개	₩273,000

표의 열 바로 옆에 데이터를 입력해 새로운 열을 만드는 것도 가능하다. 예를 들어 [가격]의 '80%'를 적용한 [VIP할인액] 열을 만들어 보자. 셀 서식도 '통화'로 설정하고 Enter 키를 누르면 셀의 다른 열의 내용도 해당 수식과 서식으로 자동으로 채워진다.

```
=PRODUCT( 표5[[#이 행],[가격(원)]] , 0.8 )
```

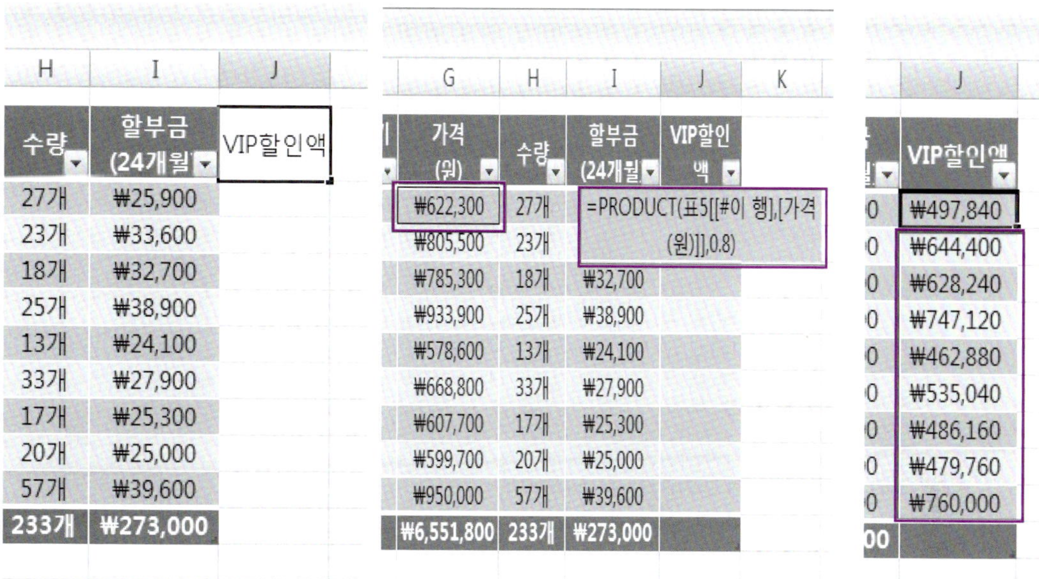

요약 행에서는 다른 열에서 한 것과 같은 방법으로 함수를 직접 선택해 주어야 한다.

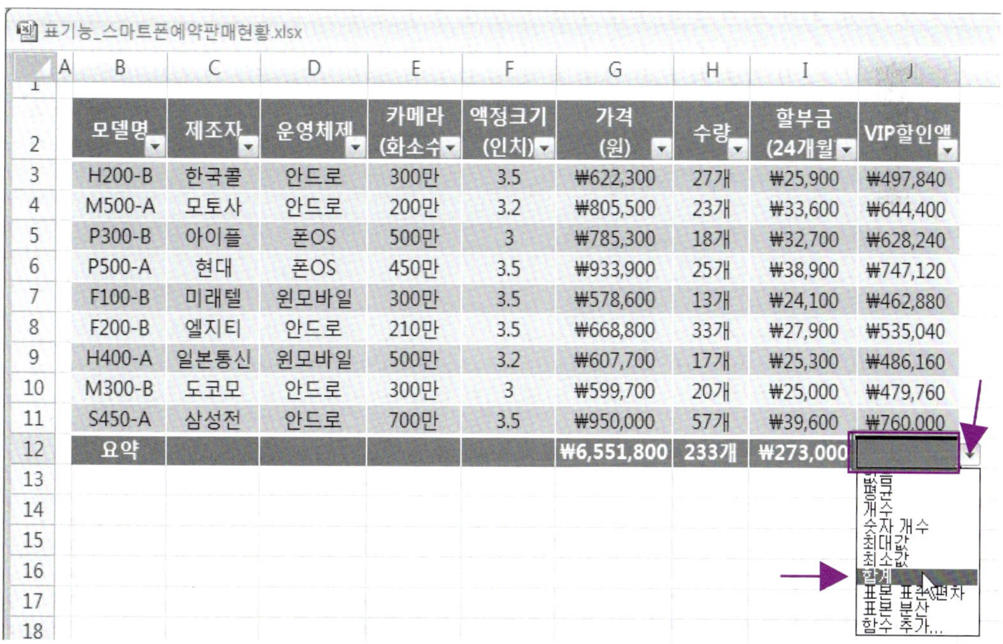

표 중간에 새 데이터를 추가하려면 먼저 빈 행이나 열을 삽입해야 한다. 원하는 위치에 표의 열을 삽입하기 위해서 표의 해당 열 아무 곳에서 마우스 오른쪽 버튼을 클릭하여 [삽입] ➜ [왼쪽에 표 열 삽입] 버튼을 눌러 현 위치 왼쪽에 빈 열을 삽입한다. 마찬가지로 표의 행을 삽입하기 위해서 표의 해당 행 아무 곳에서 마우스 오른쪽 버튼을 클릭하여 [삽입]→[위쪽에 표 행 삽입] 버튼을 눌러 현 위치 위쪽에 빈 행을 삽입한다.

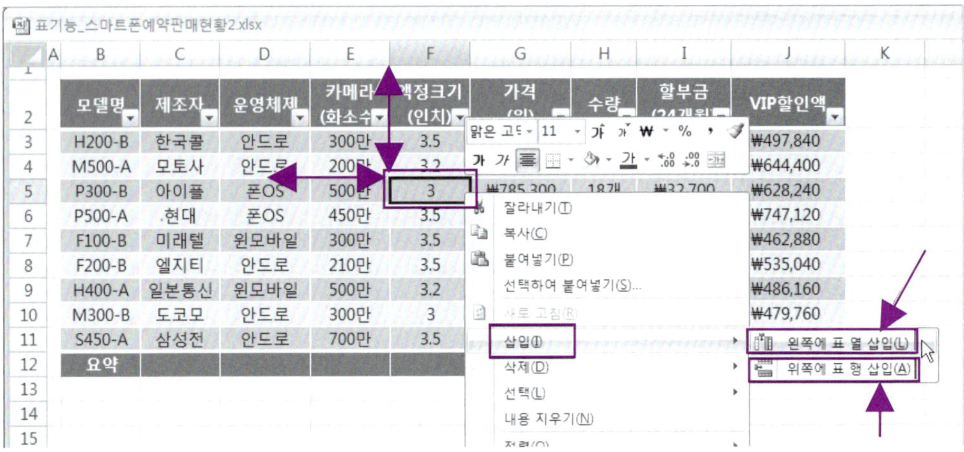

삽입된 표의 빈 열이나 행은 기존 표의 열이나 행이 가지고 있는 데이터 형식을 그대로 가지고 있어 데이터를 입력하는 즉시 자동으로 반영된다. 표 열의 이름도 다른 열의 이름과 연관성이 있는 경우는 알아서 맞춰질 수도 있다. 참으로 쉽고 유용한 표 기능이다.

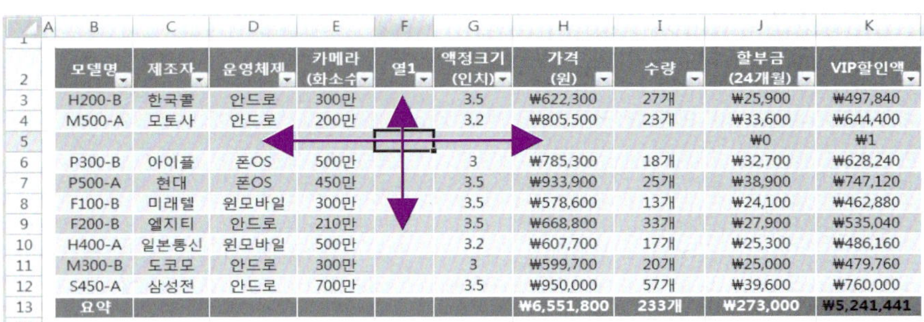

이제 보고서가 어느 정도 완성이 되었다. 여기서 표 형식의 결과나 줄무늬 행 같은 외관이 마음에 들고 또 표 형식이 필요 없는 데이터에 이 형식을 표현하기를 원한다면 일단 데이터를 표 기능을 이용하여 표 형식으로 만들고 정상 데이터 범위로 변환하면 된다. 이 변환방법 역시 아주 간단하다. 표의 아무 셀이나 선택하고 [디자인]→{도구}[범위로 변환] 버튼을 눌러주기만 하면 된다. "표를 정상 범위로 변환하시겠습니까?"를 물어오면 [예]를 누른다. 변환된 결과는 서식은 그대로 남아 있지만 데이터가 더 이상 표 형식으로 나타나지는 않는다. 표의 머리글은 정렬 및 필터링 화살표가 없는 기본 머리글이 되었고 계산된 열 수식에서는 구조적 참조가 정상 셀 참조로 바뀌었다.

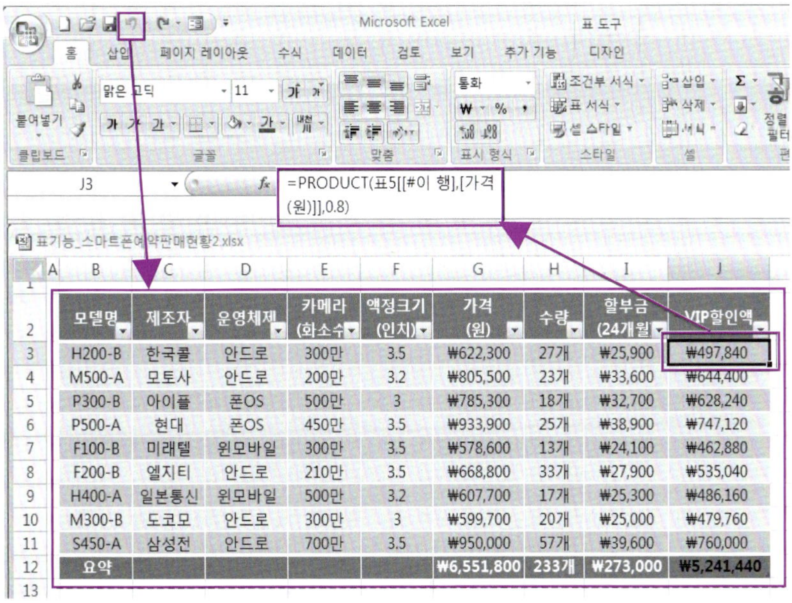

모델명	제조자	운영체제	카메라 (화소수)	액정크기 (인치)	가격 (원)	수량	할부금 (24개월)	VIP할인액
H200-B	한국콜	안드로	300만	3.5	₩622,300	27개	₩25,900	₩497,840
M500-A	모토사	안드로	200만	3.2	₩805,500	23개	₩33,600	₩644,400
P300-B	아이플	폰OS	500만	3	₩785,300	18개	₩32,700	₩628,240
P500-A	현대	폰OS	450만	3.5	₩933,900	25개	₩38,900	₩747,120
F100-B	미래텔	윈모바일	300만	3.5	₩578,600	13개	₩24,100	₩462,880
F200-B	엘지티	안드로	210만	3.5	₩668,800	33개	₩27,900	₩535,040
H400-A	일본통신	윈모바일	500만	3.2	₩607,700	17개	₩25,300	₩486,160
M300-B	도코모	안드로	300만	3	₩599,700	20개	₩25,000	₩479,760
S450-A	삼성전	안드로	700만	3.5	₩950,000	57개	₩39,600	₩760,000
요약					₩6,551,800	233개	₩273,000	₩5,241,440

하지만 아쉽게도 정상 데이터 서식에서 표 형식으로 다시 되돌릴 수는 없다. 전체 영역을 지정하고 [홈]→{스타일}[표 스타일]에서 [표 스타일 보통 9]를 선택하면 표 형식은 지정되지만 셀 참조가 "구조적 참조"까지는 되돌려지지 않는다. 다만 방금 변환 작업을 하였다면 실행[취소] 단추를 눌러 원래 표 형식으로 되돌릴 수 있다.

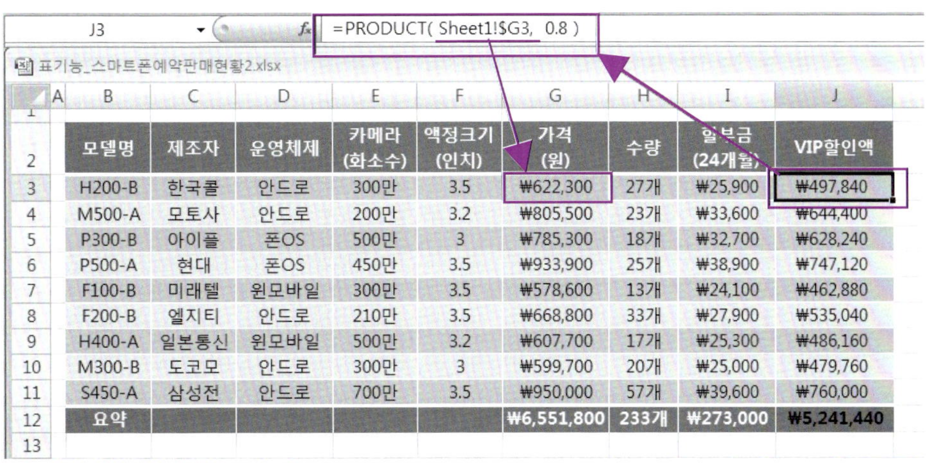

모델명	제조자	운영체제	카메라 (화소수)	액정크기 (인치)	가격 (원)	수량	할부금 (24개월)	VIP할인액
H200-B	한국콜	안드로	300만	3.5	₩622,300	27개	₩25,900	₩497,840
M500-A	모토사	안드로	200만	3.2	₩805,500	23개	₩33,600	₩644,400
P300-B	아이플	폰OS	500만	3	₩785,300	18개	₩32,700	₩628,240
P500-A	현대	폰OS	450만	3.5	₩933,900	25개	₩38,900	₩747,120
F100-B	미래텔	윈모바일	300만	3.5	₩578,600	13개	₩24,100	₩462,880
F200-B	엘지티	안드로	210만	3.5	₩668,800	33개	₩27,900	₩535,040
H400-A	일본통신	윈모바일	500만	3.2	₩607,700	17개	₩25,300	₩486,160
M300-B	도코모	안드로	300만	3	₩599,700	20개	₩25,000	₩479,760
S450-A	삼성전	안드로	700만	3.5	₩950,000	57개	₩39,600	₩760,000
요약					₩6,551,800	233개	₩273,000	₩5,241,440

이처럼 엑셀의 표 기능을 잘 활용한다면 보고서 작성이 보다 쉽고 간단해진다.

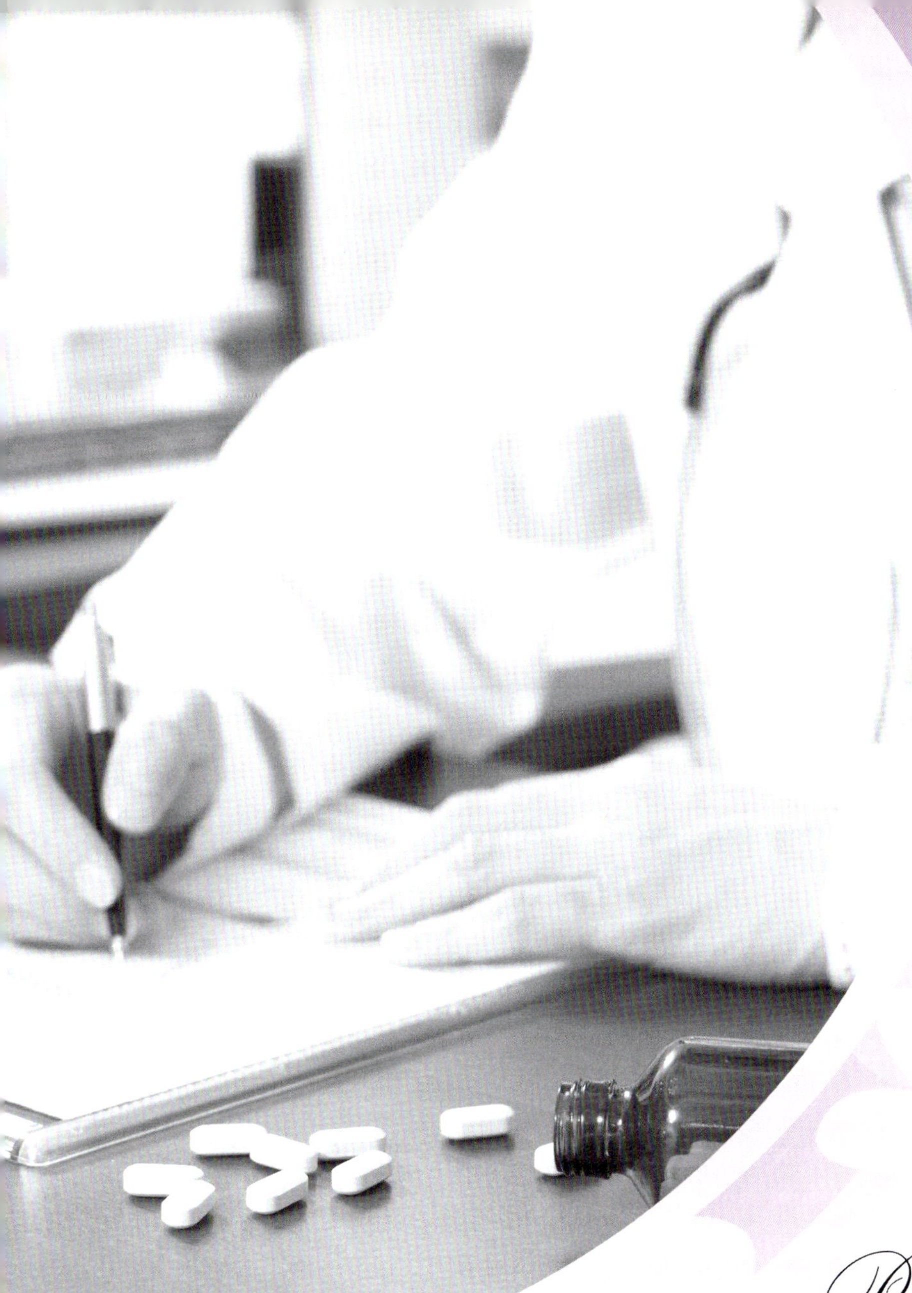

Part Ⅲ ITQ 한글 엑셀 종합 문제풀이

Part Ⅲ ITQ 한글 엑셀 종합 문제풀이

제 25장 ITQ 한글 엑셀 문제풀이

본 장에서는 ITQ-한글 엑셀 자격시험 기출문제 풀이를 통해 한글 엑셀 2007 기능에 대하여 종합적인 활용 능력을 익히고자 한다. 아울러 자격시험을 위한 문제풀이 능력도 향상하게 될 것이며 본문에서 다루지 못한 엑셀의 부가적인 기능에 대해서도 학습하게 될 것이다. 편의상 기출문제에 대하여 수험자 유의사항이나 답안 작성 요령 및 배점 같은 부분은 제외하고(단 첫 문제에서만 서술함) 문제 부분에 대해서만 기술하고 그 풀이 과정을 설명하게 된다. 그리고 강의 목적상 파일명이나 확장자는 별도 지시사항으로 명시한다.

[수험자 유의사항]

- 수험자는 문제지를 받는 즉시 응시하고자 하는 과목의 문제지가 맞는지 확인하여야 합니다.
- 파일명은 본인의 "수험번호-성명"으로 입력하여 답안폴더(내문서₩ITQ₩)에 하나의 파일로 저장해야 합니다.
- 답안문서 파일명이 "수험번호－성명"과 일치하지 않거나, 답안파일을 전송하지 않아 미제출로 처리될 경우 실격입니다(예 : 내문서₩ITQ₩12345678－홍길동.xlsx).
- 답안 작성을 마치면 파일을 저장하고, '답안 전송' 버튼을 선택하여 감독위원 PC로 답안을 전송하십시오(단, 지정된 용량 초과 시 실격 처리됨). 수험생 정보와 저장한 파일명이 다를 경우 전송되지 않으므로 주의하시기 바랍니다.
- 답안 작성 중에도 주기적으로 저장하고 답안을 전송하여야 문제 발생을 줄일 수 있습니다. 작업한 내용을 저장하지 않고 전송할 경우 이전에 저장된 내용이 전송되오니 이점 유의하시기 바랍니다.
- 답안문서는 지정된 경로 외의 다른 보조기억장치에 저장하는 경우, 지정된 시험 시간 외에 작성된 파일을 활용할 경우, 기타 통신수단(이메일, 메신저, 네트워크 등)을 이용하여 타인에게 전달 또는 외부 반출하는 경우는 부정 처리합니다.

- 시험 중 부주의 또는 고의로 시스템을 파손한 경우는 수험자가 변상해야 하며, <수험자 유의사항>에 기재된 방법대로 이행하지 않아 생기는 불이익은 수험생 당사자의 책임임을 알려 드립니다.
- 문제의 조건은 MS-Office 2007/2010버전으로 설정되어 있으니 유의하시기 바랍니다.
- 시험을 완료한 수험자는 답안파일이 전송되었는지 확인한 후 감독위원의 지시에 따라 문제지를 제출하고 퇴실합니다.

[답안 작성요령]

- 온라인 답안 작성 절차
  수험자 등록 ⇒ 시험 시작 ⇒ 답안파일 저장 ⇒ 답안 전송 ⇒ 시험 종료
- 문제는 총 4단계, 즉 제1작업부터 제4작업까지 구성되어 있으며 반드시 제1작업부터 순서대로 작성하고 조건대로 작업하시오.
- 모든 작업시트의 A열은 열 너비 '1'로, 나머지 열은 적당하게 조절하시오.
- 모든 작업시트의 테두리는 ≪출력형태≫와 같이 작업하시오.
- 해당 작업란에서는 각각 제시된 조건에 따라 ≪출력형태≫와 같이 작업하시오.
- 답안 시트 이름은 "제1작업", "제2작업", "제3작업", "제4작업"이어야 하며 답안 시트 이외의 것은 감점 처리됩니다.
- 각 시트를 파일로 나누어 작업해서 저장할 경우 실격 처리됩니다.
- 그림 삽입 문제의 경우 반드시 「내문서₩ITQ₩Picture」 폴더에서 정확한 파일을 선택하여 삽입하십시오.

※ 학생들은 위에 명시된 내용을 준수하여 작업하되 강의 목적상 "수험번호-성명"부분은 "학번-성명"으로 한다.

기출문제 1 문제풀이

1. 제1작업 – 표 서식작성 및 값 계산 (240점)

다음은 '건강검진 관리 현황'에 대한 자료이다. 자료를 입력하고 조건에 맞도록 작업하시오.

≪출력형태≫

한국기업 사원 건강검진 현황

결재	담당	팀장	부장

사원번호	부서명	사원명	직급	키 (cm)	몸무게 (kg)	혈액형	성별	비고
2014-1001	영업부	이명곤	사원	164	83	A	(1)	(2)
2009-2002	경리부	임미숙	대리	158	58	B	(1)	(2)
2010-1011	홍보부	엄대웅	대리	168	62	O	(1)	(2)
2013-2021	홍보부	김영미	사원	151	59	A	(1)	(2)
2010-2032	영업부	홍미순	대리	155	74	AB	(1)	(2)
2012-1015	경리부	강경수	사원	179	72	B	(1)	(2)
2007-2035	영업부	정은지	과장	164	72	O	(1)	(2)
2008-1035	홍보부	박무영	과장	172	81	A	(1)	(2)
영업부의 인원수			(3)		몸무게가 가장 많은 사원명			(5)
사원의 평균 몸무게			(4)		사원명	이명곤	직급	(6)

≪조건≫

- 모든 데이터의 서식에는 글꼴(돋움, 10pt), 맞춤은 ≪출력형태≫를 참조하시오.
- 제 목 ⇒ 모서리가 둥근 직사각형과 바깥쪽 그림자 스타일(오프셋 대각선 오른쪽)을 이용하여 작성하고 "한국기업 사원 건강검진 현황"을 입력한 후 다음 서식을 적용하시오(글꼴－맑은 고딕, 24pt, 검정, 굵게, 채우기－노랑).
- 임의의 셀에 결재란을 작성하여 카메라 또는 그림복사 기능을 이용하여 붙이기 하시오(단, 원본 삭제).
- 「B4:J4, G14, I14」 영역은 '주황'으로 채우기 하시오.
- 유효성 검사를 이용하여 「H14」 셀에 사원명(「D5:D12」 영역)이 선택 표시되도록 하시오.
- 셀 서식 ⇒ 「F5:F12」 영역에 셀 서식을 이용하여 데이터 뒤에 'cm'을 표시하시오(예 : 160 → 160cm).
- 「G5:G12」 영역에 대해 '몸무게'로 이름정의를 하시오.

문제 (1)~(7) 셀은 반드시 주어진 함수를 이용하여 값을 구하시오(결과값을 직접 입력하면 해당 셀은 0점 처리됨)

(1) 성별 ⇒ 사원번호의 여섯 번째 글자가 1이면 '남'을 표시하고, 2이면 '여'를 표시하시오(CHOOSE, MID 함수).

(2) 비고 ⇒ 비만도를 구하는 공식은 「몸무게(kg)÷{키(cm)÷100}^2」 이다. 이 공식을 이용하여 비만도를 구한 값이 30 이상이면 '비만', 25 이상이면 '과체중', 그 외에는 '정상'으로 표시하시오(IF 함수).

(3) 영업부의 인원수 ⇒ 부서명이 '영업부'인 인원수를 구하고 그 결과값에 '명'을 붙이시오(COUNTIF 함수, & 연산자)(예 : 1 → 1명).

(4) 사원의 평균 몸무게 ⇒ 직급이 '사원'인 몸무게(kg)의 평균을 반올림하여 소수 첫째 자리까지 구하시오 (ROUND, DAVERAGE 함수)(예 : 67.89 → 67.9).

(5) 몸무게가 가장 많은 사원명 ⇒ 정의된 이름(몸무게)을 사용하시오(INDEX, MATCH, MAX 함수).

(6) 직급 ⇒ 「H14」 셀에서 선택한 사원명에 대한 직급을 표시하시오(VLOOKUP 함수).

(7) 조건부 서식을 이용하여 몸무게(kg) 셀에 데이터 막대 스타일(빨강)을 최소값 및 최대값으로 적용하고, 수식을 이용하여 몸무게(kg)가 '80' 이상인 행 전체에 다음 서식을 적용하시오(글꼴 : 파랑).

2. 제2작업 – 필터 및 서식 (80점)

"제1작업" 시트의 「B4:H12」 영역을 복사하여 "제2작업" 시트의 「B2」 셀부터 모두 붙여넣기를 한 후 다음 조건과 같이 작업하시오.

≪조건≫

(1) 고급필터 – 부서명이 '영업부'이거나 몸무게(kg)가 '80' 이상인 자료의 데이터만 추출하시오.

- 조건 위치 : 「B13」 셀부터 입력하시오.
- 복사 위치 : 「B17」 셀부터 나타나도록 하시오.

(2) 자동서식 – 표의 모든 셀을 채우기 없음으로 설정한 후, 고급필터의 결과에 '표 스타일 보통 3'의 서식을 적용하시오

3. 제 3 작업 – 피벗테이블 (80점)

"제1작업" 시트를 이용하여 "제3작업" 시트에 조건에 따라 ≪출력형태≫와 같이 작업하시오.

≪조건≫

(1) 부서명 및 몸무게(kg)별 키(cm)의 평균과 사원명의 개수를 구하시오.

(2) 몸무게(kg)를 그룹화하고, 레이블이 있는 셀 병합 및 가운데 맞춤으로 설정하시오.

(3) 부서명을 ≪출력형태≫와 같이 정렬하고, 빈 셀은 '**'로 표시하시오.

(4) 행의 총합계를 지우고, 나머지 사항은 ≪출력형태≫에 맞게 작성하시오.

≪출력형태≫

	A	B	C	D	E	F
1						
2			몸무게(kg)			
3		부서명	50-59	60-69	70-79	80-90
4		홍보부				
5		평균 : 키(cm)	151	168	**	172
6		개수 : 사원명	1	1	**	1
7		영업부				
8		평균 : 키(cm)	**	**	160	164
9		개수 : 사원명	**	**	2	1
10		경리부				
11		평균 : 키(cm)	158	**	179	**
12		개수 : 사원명	1	**	1	**
13		전체 평균 : 키(cm)	155	168	166	168
14		전체 개수 : 사원명	2	1	3	2

4. 제 4 작업 – 그래프 (100점)

"제1작업" 시트를 이용하여 조건에 따라 ≪출력형태≫와 같이 작업하시오.

≪조건≫

(1) 차트 종류 ⇒ <묶은 세로 막대형>으로 작업하시오.

(2) 데이터 범위 ⇒ "제1작업" 시트의 내용을 이용하여 작업하시오.

(3) 위치 ⇒ "새로운 시트"로 만들고, "제4작업"으로 시트 이름을 바꾸시오.

(4) 차트 디자인 도구 ⇒ 레이아웃 3, 스타일 27을 선택하여 ≪출력형태≫에 맞게 작업하시오.

(5) 영역 서식 ⇒ 차트 영역 : 글꼴(돋움, 11pt), 채우기 효과(질감–분홍 박엽지)
그림 영역 : 영역색(흰색)

(6) 제목 서식 ⇒ 차트 제목 : 글꼴(돋움, 굵게, 20pt), 테두리, 그림자
축 제목 : ≪출력형태≫를 참조하시오.

(7) 서식 ⇒ 몸무게(kg) 계열의 차트 종류를 <표식 있는 꺾은선형>으로 변경한 후 보조축으로 지정하고 선을 완만하게 적용하시오.

레이블 : 김영미의 키를 표시하시오.

눈금선 ⇒ 선 스타일-파선

축 ⇒ ≪출력형태≫를 참조하시오.

(8) 범례 ⇒ 범례명을 변경하고 ≪출력형태≫를 참조하시오.

(9) 도형 ⇒ '구름 모양 설명선'을 삽입한 후 ≪출력형태≫와 같이 내용을 입력하시오.

(10) 나머지 사항은 ≪출력형태≫에 맞게 작성하시오.

≪출력형태≫

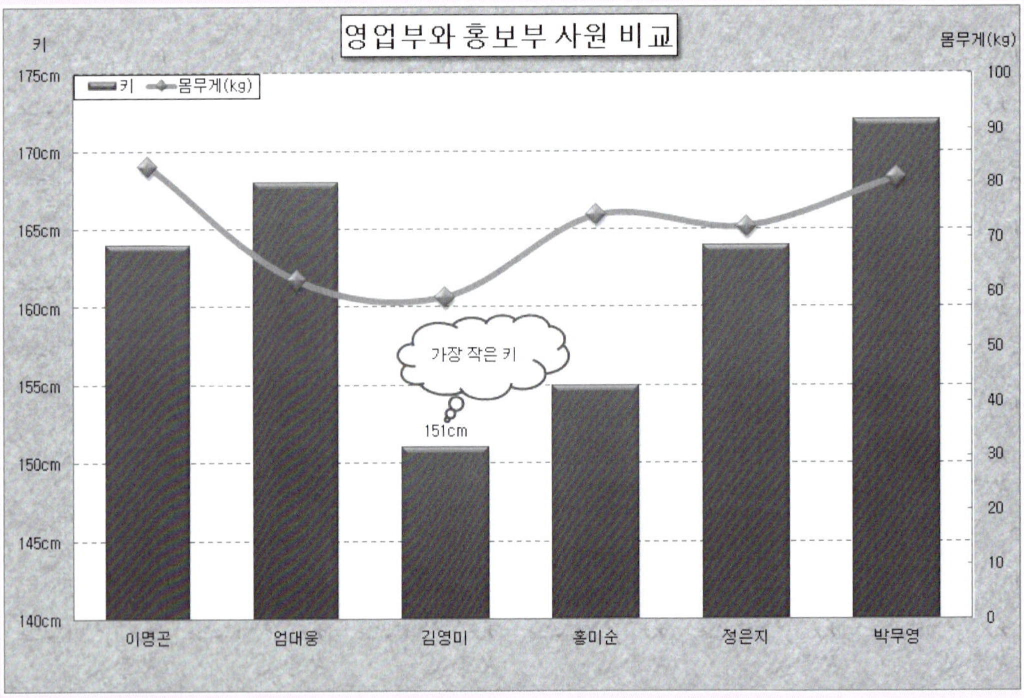

[문제풀이 과정]

[시작] ➜ [모든 프로그램] ➜ [Microsoft Office] ➜ [Microsoft Office Excel 2007]을 실행시킨다. 물론 바탕화면에 바로가기 아이콘을 만들어 두었다면 [Microsoft Office Excel 2007] 버튼을 더블클릭한다.

1. 제 1 작업 - 표 서식작성 및 값 계산

기출 문제 1의 제1작업은 Part II의 [실전연습 및 문제풀이] 표 작성 및 함수활용에서 이미 풀이를 하였다. 그 부분을 참조하여 다시 진행하기 바란다. 풀이과정은 제2작업부터 진행한다.

2. 제 2 작업 - 필터 및 서식

제 2작업은 1작업의 시트 부분을 복사하여 고급필터를 적용하는 문제와 생성된 고급 필터의 결과에 대하여 표 서식을 적용하는 비교적 간단한 문제이다. 제일 핵심은 고급 필터의 조건을 어떻게 작성하는가이다. 조건 부분만 제대로 작성된다면 빠르고도 쉽게 만들 수 있는 부분이다.

"제1작업" 시트의「B4:H12」영역을 복사하여"제2작업" 시트의「B2」셀부터 모두 붙여넣기를 한 후 다음 조건과 같이 작업하시오.

[제1작업] 시트에서 <B4:H12> 영역을 마우스로 지정하고 Ctrl+C키를 눌러 복사를 한다. 그리고 [제2작업] 시트의 B2 셀에 마우스를 클릭하고 Ctrl+V키를 눌러 붙여넣기 한다.

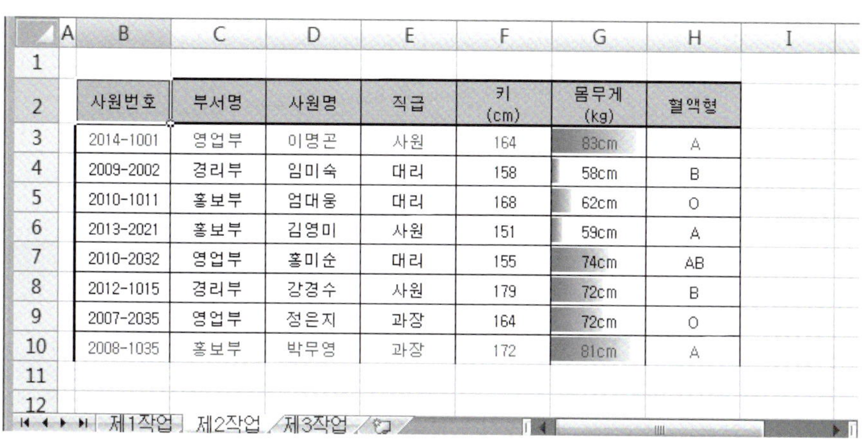

사원번호	부서명	사원명	직급	키 (cm)	몸무게 (kg)	혈액형
2014-1001	영업부	이명곤	사원	164	83cm	A
2009-2002	경리부	임미숙	대리	158	58cm	B
2010-1011	홍보부	엄대웅	대리	168	62cm	O
2013-2021	홍보부	김영미	사원	151	59cm	A
2010-2032	영업부	홍미순	대리	155	74cm	AB
2012-1015	경리부	강경수	사원	179	72cm	B
2007-2035	영업부	정은지	과장	164	72cm	O
2008-1035	홍보부	박무영	과장	172	81cm	A

≪조건≫

(1) 고급필터 – 부서명이 '영업부'이거나 몸무게(kg)가 '80' 이상인 자료의 데이터만 추출하시오.

– 조건 위치 : 「B13」 셀부터 입력하시오.

– 복사 위치 : 「B17」 셀부터 나타나도록 하시오.

고급 필터는 세 가지 구성 요소를 가진다. 1) 데이터 원본에 대한 범위, 2) 조건이 작성된 범위 조건 범위, 3) 결과가 표시될 복사 위치이다. 문제는 조건의 작성이다. 문제에서는 조건이 작성될 위치를 항상 지정한다(B13 셀부터). <B13> 셀부터 조건을 작성 하는데 우선 조건 문맥을 세심히 살펴보아야 한다. 1) 부서명이 '영업부'이거나 2) 몸무게(kg)가 '80' 이상인 이라는 2개의 조건을 선택 충족해야 함을 말하고 있다. 선택 충족이라 하면 둘 중에 하나만 만족해도 되는 OR 조건을 의미한다. 첫 번째 조건의 끝말인 "~~이거나"라는 글귀가 그 사실을 말해 준다.

조건을 명시하는 규칙은 조건 위치로 지정된 <B13>의 행에는 필드명 혹은 데이터 머리말이 입력되어야 하는 자리이다. 조건은 그 다음 줄인 B14줄부터 작성이 되어야 한다. 위의 (1)번 조건 문장에서 '부서명'이라는 글귀는 머리글[부서명] 필드의 내용이 라는 말로 해석이 되고 <B13> 셀에 입력되어야 한다. 입력 오류 방지를 위해 위 데이터에서 머리글을 복사한다. (2)번 조건도 마찬가지이다. '몸무게(kg)'라는 글귀는 머리글 [몸무게(kg)]의 내용이라는 의미로 해석한다. 마찬가지로 머리글을 <C13>영역에 복사한다.

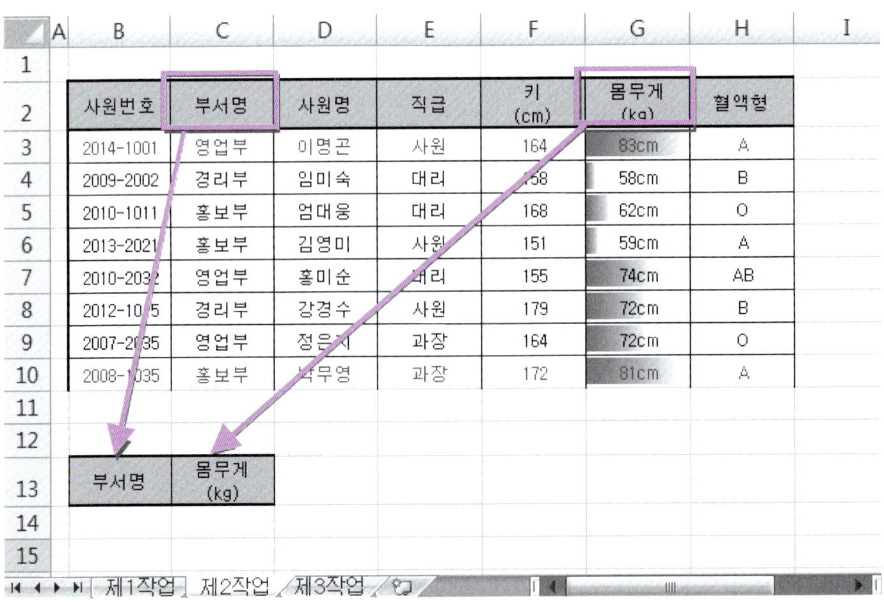

그 다음 <B14> 셀부터 조건을 입력하는데, 조건을 같은 행에 입력하면 AND 조건을 서로 엇갈린 행에 입력하면 OR 조건을 나타낸다. OR 조건은 지시문의 문맥상에 "~~이거나", 혹은, "어느 하나만이라도" 등과 같은 글귀가 나타난다. AND 조건은 지시문의 문맥상에 "~~이면서", "~~이고", "~~중에서", "모두를 만족하는" 등과 같은 글귀가 나타난다. 따라서 이 문제는 OR 조건을 구성해야 하므로 [부서명] 필드와 [몸무게(kg)] 필드에 대하여 각각 <B14>, <C15> 셀의 위치로 해서 다른 줄에 비교 조건값을 명시해야 한다.

(1)번 조건에 따르면 부서명이 '영업부'이어야 하므로 <B14> 자리의 조건식은

=영업부

이 된다. '=' 기호는 '이다', '같다'의미로 논리식에 사용되는 연산기호이다. 등호의 경우는 생략할 수 있다. 그 다음 2)번 조건에 따르면 '몸무게(kg)'가 80 이상'이어야 하므로 <C15> 자리의 조건식은

>=80

이 된다. 완성된 결과는 다음과 같다.

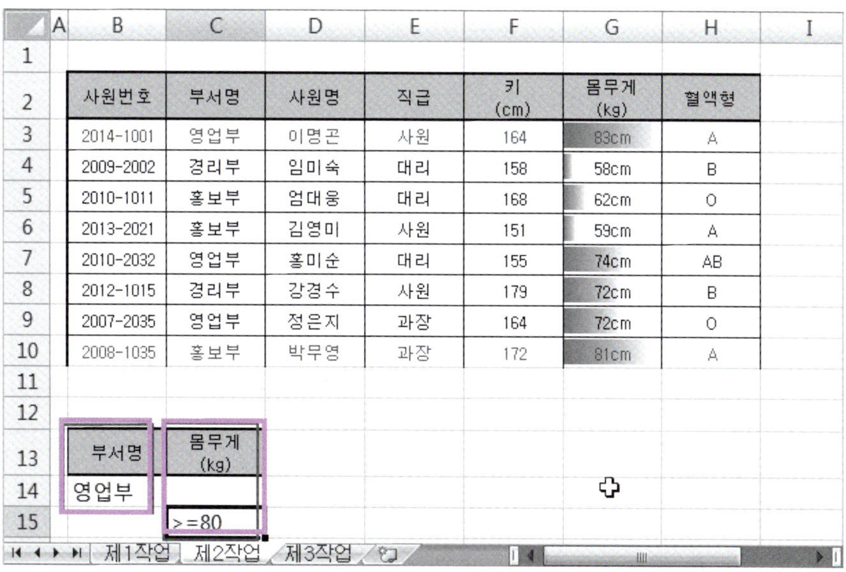

사원번호	부서명	사원명	직급	키 (cm)	몸무게 (kg)	혈액형
2014-1001	영업부	이명곤	사원	164	83cm	A
2009-2002	경리부	임미숙	대리	158	58cm	B
2010-1011	홍보부	엄대웅	대리	168	62cm	O
2013-2021	홍보부	김영미	사원	151	59cm	A
2010-2032	영업부	홍미순	대리	155	74cm	AB
2012-1015	경리부	강경수	사원	179	72cm	B
2007-2035	영업부	정은지	과장	164	72cm	O
2008-1035	홍보부	박무영	과장	172	81cm	A

부서명	몸무게 (kg)
영업부	
	>=80

이제 고급 필터를 적용할 준비가 다 되었으므로 원본 데이터 범위 <B2:H10>를 지정하고 [데이터]→{정렬 및 필터}[고급]을 클릭한다. [고급 필터] 창이 나타나면 [다른 장소에 복사]를 선택하고, [목록 범위]는 원본 영역인 <B2:H10>가 이미 지정되어 있음을 확인만 하고, [조건 범위]는 조건이 입력된 영역<B13:C15>를 지정하고, [복사 위치]는 첫 위치만

지정하면 되므로 <B17>만 클릭한다. [확인]을 클릭하면 <B17> 셀 위치부터 결과가 다음과 같이 나타난다.

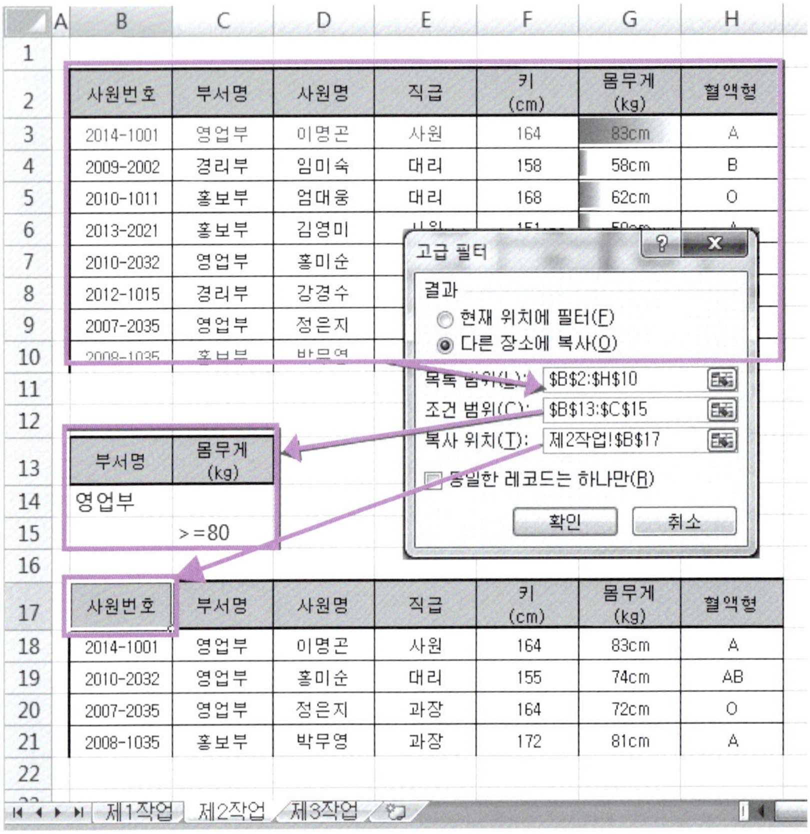

≪조건≫

(2) 표 서식 - 표의 모든 셀을 채우기 없음으로 설정한 후, 고급필터의 결과에 '표 스타일 보통 3'의 서식을 적용하시오.

이제 제2작업의 마지막 작업으로 표 서식을 적용시키는 과정이다. 간단하지만 사전 작업이 필요한데 우선 결과의 모든 셀 영역 <B17:H21>을 마우스로 지정하고 [홈]→{글꼴}→[채우기 색]→[채우기 없음]을 클릭한다.

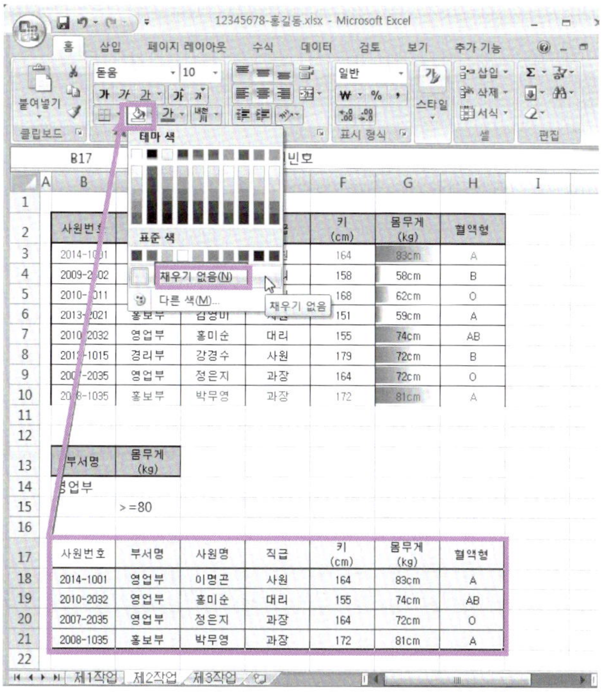

그 다음 셀 영역<B17:H21>이 지정된 상태에서 [홈]→{스타일}[표 서식]→[표 스타일 보통 3]→[확인]을 누른다.

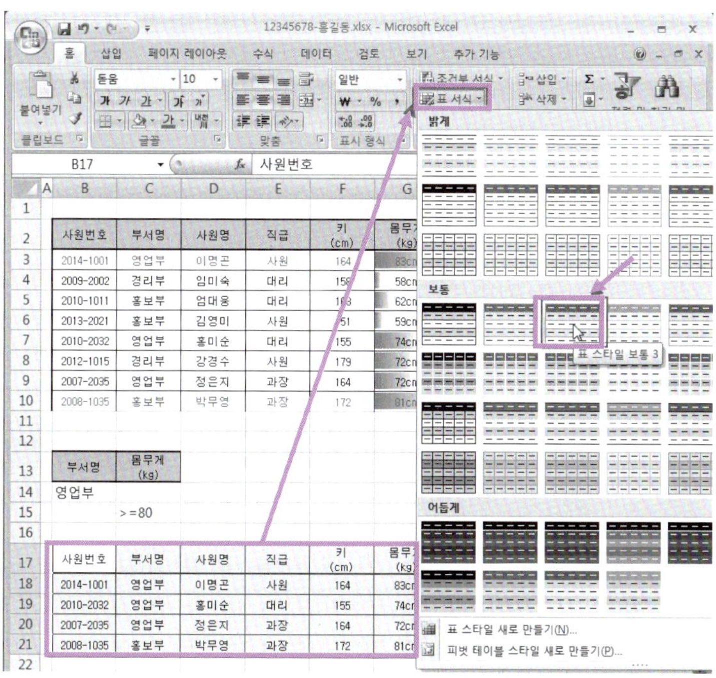

최종 결과는 다음과 같다.

	A	B	C	D	E	F	G	H
1								
2		사원번호	부서명	사원명	직급	키 (cm)	몸무게 (kg)	혈액형
3		2014-1001	영업부	이명곤	사원	164	83cm	A
4		2009-2002	경리부	임미숙	대리	158	58cm	B
5		2010-1011	홍보부	엄대웅	대리	168	62cm	O
6		2013-2021	홍보부	김영미	사원	151	59cm	A
7		2010-2032	영업부	홍미순	대리	155	74cm	AB
8		2012-1015	경리부	강경수	사원	179	72cm	B
9		2007-2035	영업부	정은지	과장	164	72cm	O
10		2008-1035	홍보부	박무영	과장	172	81cm	A
11								
12								
13		부서명	몸무게 (kg)					
14		영업부						
15			>=80					
16								
17		사원번호	부서명	사원명	직급	키 (cm)	몸무게 (kg)	혈액형
18		2014-1001	영업부	이명곤	사원	164	83cm	A
19		2010-2032	영업부	홍미순	대리	155	74cm	AB
20		2007-2035	영업부	정은지	과장	164	72cm	O
21		2008-1035	홍보부	박무영	과장	172	81cm	A

3. 제 3 작업 – 피벗 테이블 (80점)

"제1작업" 시트를 이용하여 "제3작업" 시트에 조건에 따라 ≪출력형태≫와 같이 작업하시오.

≪조건≫

(1) 부서명 및 몸무게(kg)별 키(cm)의 평균과 사원명의 개수를 구하시오.

(2) 몸무게(kg)를 그룹화하고, 레이블이 있는 셀 병합 및 가운데 맞춤으로 설정하시오.

(3) 부서명을 ≪출력형태≫와 같이 정렬하고, 빈 셀은 '**'로 표시하시오.

(4) 행의 총합계를 지우고, 나머지 사항은 ≪출력형태≫에 맞게 작성하시오.

≪출력형태≫

	A	B	C	D	E	F
1						
2			몸무게(kg)			
3		부서명	50-59	60-69	70-79	80-90
4		홍보부				
5		평균 : 키(cm)	151	168	**	172
6		개수 : 사원명	1	1	**	1
7		영업부				
8		평균 : 키(cm)	**	**	160	164
9		개수 : 사원명	**	**	2	1
10		경리부				
11		평균 : 키(cm)	158	**	179	**
12		개수 : 사원명	1	**	1	**
13		**전체 평균 : 키(cm)**	**155**	**168**	**166**	**168**
14		**전체 개수 : 사원명**	**2**	**1**	**3**	**2**

제3작업은 주로 피벗 테이블을 만드는 작업이 출제되나 가끔 부분합 작업이 출제된다. 원리와 절차만 이해하면 별 어려움 없이 풀 수 있는 문제이다. 원리는 본문을 참고하기를 바라며 여기에서는 풀이 과정에 중점을 둔다.

피벗 테이블 문제는 출력형태와 조건을 참고로 [레이아웃]에서 작업할 내용 요점과 [옵션]에서 설정할 내용을 잘 구분하면 된다. 레이아웃은 페이지 영역(보고서 필터), 행 레이블, 열 레이블, 데이터 영역(값)에 대한 내용 구분만 명확히 하면 된다. 레이아웃이 완료된 후에 옵션 조정을 통해서 전체적인 모양을 완성시킨다. 행 레이블이나, 열 레이블의 경우 항목을 그룹화하는 작업을 요구할 수 있고 항목들의 배열 순서를 요구할 수도 있다.

먼저 이 문제는 페이지 영역(보고서 필터)은 없는 경우이고 [행 레이블]–'부서명', [열 레이블]–'몸무게(kg)', [데이터 영역]–'평균 : 키, 개수 : 사원명'으로 레이아웃이 만들어진다. 그리고 데이터 영역의 레이블은 행 레이블에 위치해 있다.

[삽입]➜{표}[피벗 테이블]➜[피벗 테이블]을 클릭한다. 나타난 [피벗 테이블 만들기] 창에서 [표/범위] 칸에 마우스 포인터를 위치시키고 [제1작업] 시트를 클릭하여 데이터 영역 <B4:J12>를 지정한다. [기존 워크시트]➜{위치} 칸에 내용을 삭제하고 커서가 위치한 상태에서 [제3작업] 시트의 <B2>셀을 클릭하고 [확인] 버튼을 클릭한다.

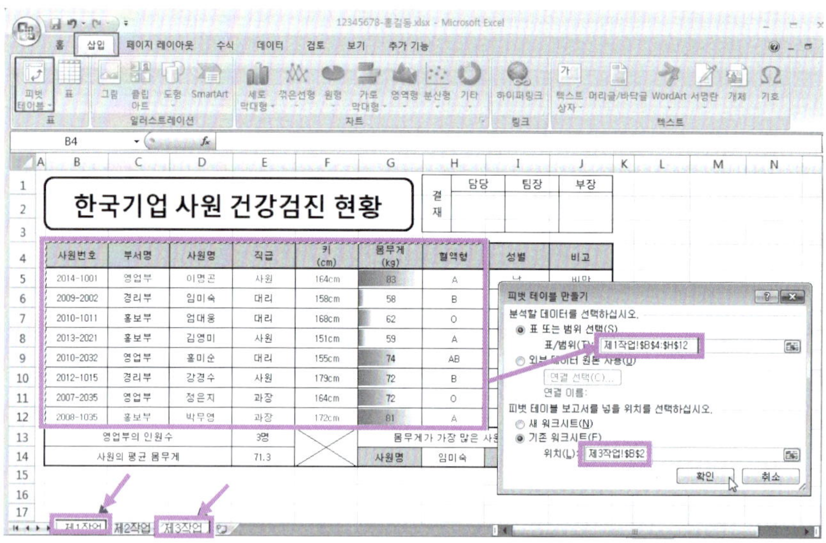

참고로 결과, 위치 즉 피벗 테이블의 시작 위치인 <B2>에 대한 결정은 페이지 영역의 유무와 상관없이 열 레이블과 행 레이블이 만나는 좌측 상단점으로 한다(아래 그림 참조).

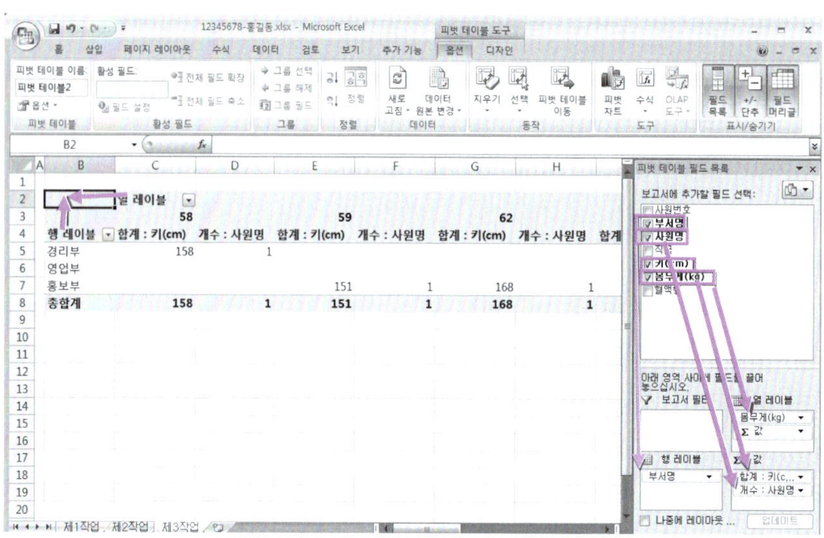

레이아웃을 만들기 위해 위에서 분석된 내용에 따라 [피벗 테이블 필드 목록]창의 [보고서에 추가할 필드선택] 부분에 나열된 필드 목록에서 아래쪽 해당 영역에 마우스로 끌어넣는다. '부서명'은 [행 레이블]로, '몸무게(kg)'은 [열 레이블]로, '고객명'은 [Σ값] 영역으로, '키(cm)'도 [Σ값] 영역으로 끌어 놓는다. 열 레이블에 나타난 [Σ값]은 [Σ값] 영역에 2개 이상의 항목이 추가되면 자동으로 생기게 된다. 값이 2개인 경우는 구분하기 위한 레이블이 필요하기 때문에 기본적으로 열 레이블 위치에 자동 생성된다. 문제에 따라서 행 레이블 영역 위치로 옮기는 경우도 있는데 이 문제가 그러하다.

행 레이블로 옮기려면 열 레이블 영역에 있는 [Σ값]을 마우스로 집은채로 행 레이블 영역으로 끌어다 놓으면 된다. 그리고 이어지는 레이아웃 작업으로 [Σ값] 영역에 '사원명'에 대해서는 값 필드 요약기준이 '개수'가 기본으로 되어 있으나 '키(cm)'에 대해서는 조건 (1)번에 따라 '합계'에서 '평균'으로 바꿔 주어야 한다. 이를 위해 '합계 : 예약 일수'의 오른쪽 부분 아래 화살표(▼)를 눌러 나타난 메뉴에서 [값 필드 설정]을 누른다. [값 필드 설정] 창에서 먼저 [값 필드 요약 기준]을 '평균'으로 선택한 다음 [사용자 지정 이름]을 '평균 : 키(cm)'로 입력하고 [확인]을 누른다.

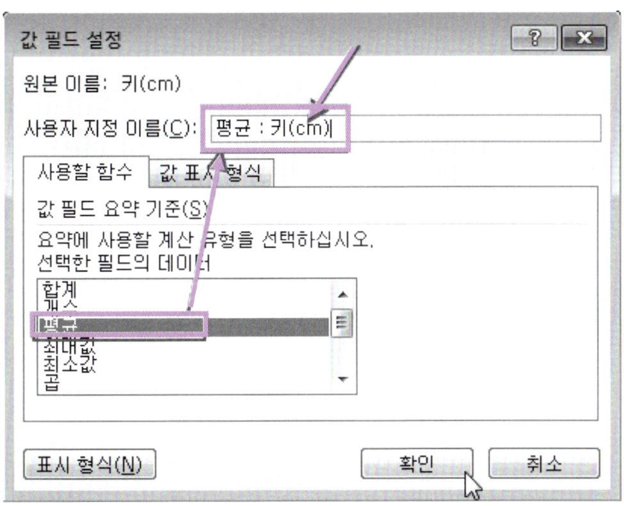

다른 유형의 [값 필드 요약기준]을 요구하는 경우라면 위와 같은 동일한 방법으로 처리하면 된다. 이제 조건 (2)번에 따라 행 레이블('체중')에 대하여 그룹화를 해야 한다. 행 레이블 첫 번째 데이터를 마우스로 클릭하고 [피벗 테이블 도구][옵션]→{그룹}[그룹 필드]를 선택한다. 출력형태에 따라 [그룹화] 창에서 [시작]-'50', [끝]-'90', [단위]-'10'으로 설정하고 [확인]을 선택한다.

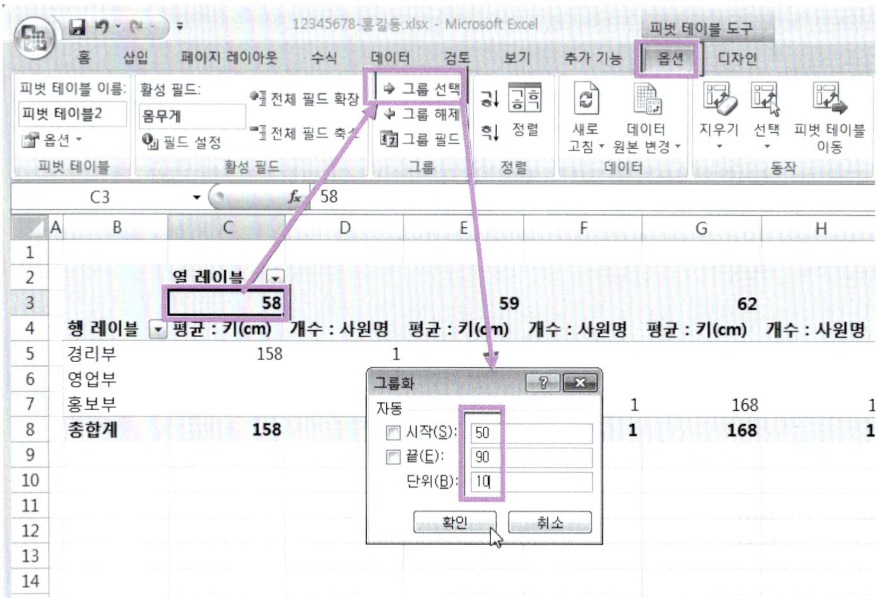

만들어진 피벗 테이블의 중간 결과는 다음과 같으며 출력형태를 고려하여 열 레이블과 행 레이블을 수정하고 열 레이블 영역에 있는 [Σ 값] 레이블을 행 레이블 영역으로 옮겨준다.

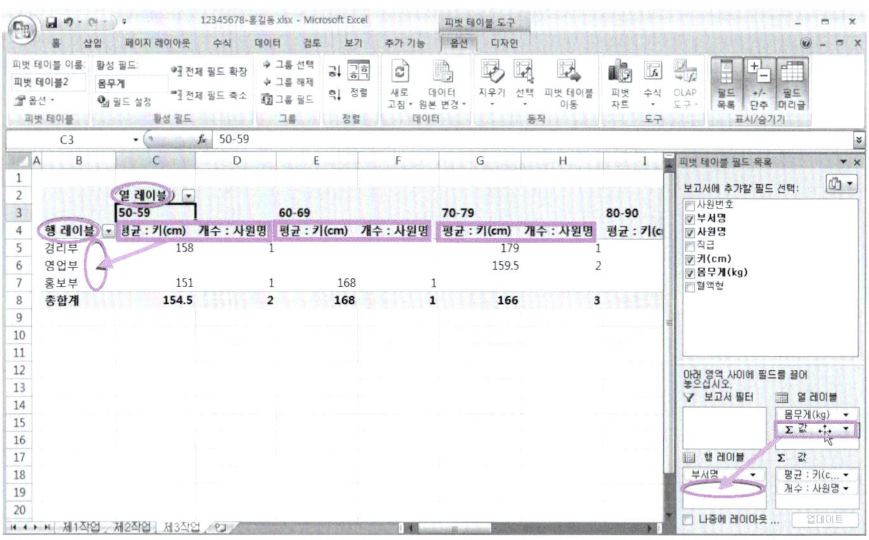

이제 출력형태를 고려하여 옵션을 적용 시켜야 한다. 남아있는 작업은 조건 (2) 번에서 '레이블이 있는 셀 병합 및 가운데 맞춤 설정', (3)빈 셀을 '**'로 표시, (4) 행의 총합계 지우기, (3) '부서명'을 '홍보부'-'영업부'-'경리부' 순으로 정렬하기 이다. 정렬작업을 제외하고는 대부분 [옵션]에서 설정한다.

[피벗 테이블 도구][옵션]→{피벗 테이블}[옵션]을 선택한다. [피벗 테이블 옵션] 창에서 [레이아웃 및 서식]→{레이아웃}[레이블이 있는 셀 병합 및 가운데 맞춤]을 체크한다. 그리고 {서식}[빈 셀 표시]를 체크하고 [**]을 입력한다. [요약 및 필터]→{총합계}[행 총합계 표시]를 체크 해제한다.

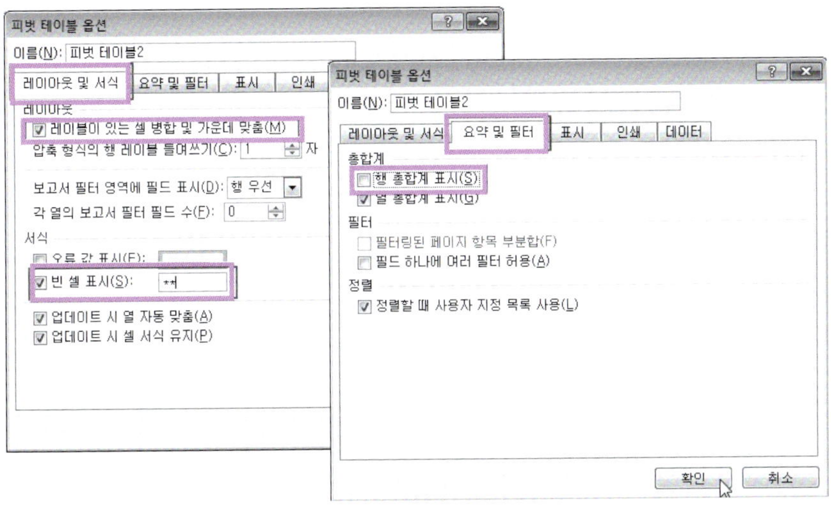

중간 결과의 피벗 테이블은 다음과 같으며 남은 작업은 정렬작업과 숫자의 표시형식을 수정하는 작업이다.

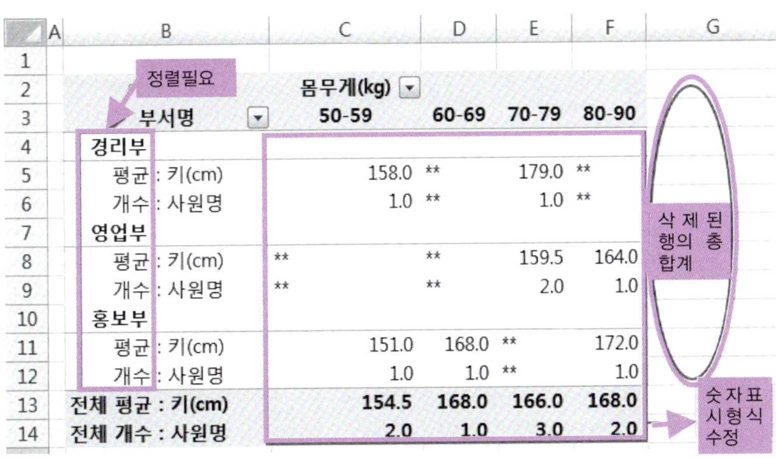

이제 마지막으로 기존 '경리부'-'영업부'-'홍보부'로 된 {부서명}을 '홍보부'–'영업부'–'경리부' 순으로 정렬해야 한다. 여러 가지 방법이 있겠지만 '경리부' 행을 맨 마지막으로 이동하고, '영업부'를 아래쪽으로 1칸 보내기로 하는 방법을 정하기로 하자. '경리부' 레이블을 선택하고 오른쪽 마우스 버튼을 눌러 [이동]→[끝으로 "경리부" 이동]을 클릭한다.

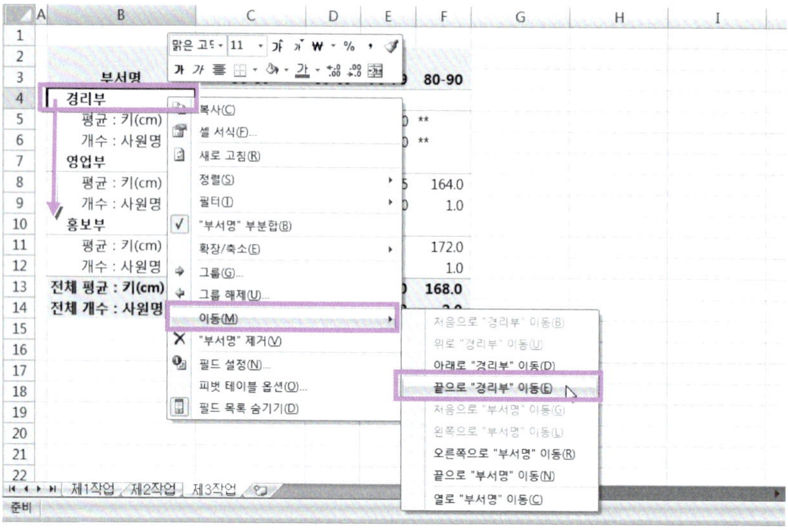

이제 '영업부'를 선택하고 오른쪽 마우스 버튼을 눌러 [이동]→[아래로 "영업부" 이동]을 클릭한다.

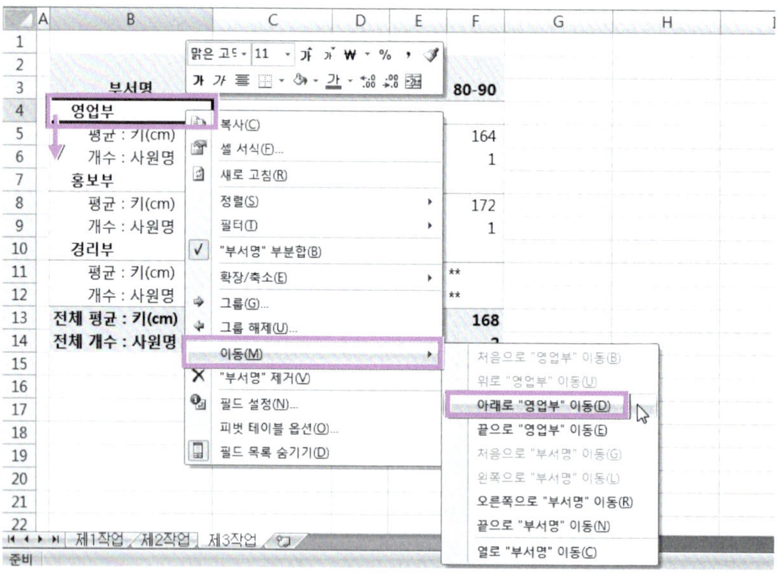

최종 만들어진 결과는 다음과 같다. 《출력형태》와 결과를 비교해 본다. 일치여부를 《출력형태》와 비교해 본다. 표시된 값의 정렬상태와 값의 표시형식을 교정한다. 전체 데이터를 마우스로 지정하고 오른쪽 마우스 버튼을 눌러 소수 자리수 줄이기 버튼을 클릭한다.

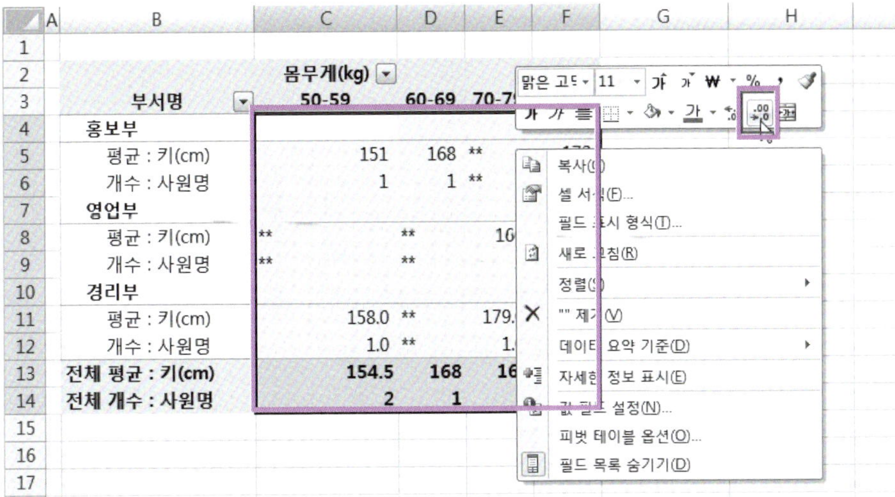

이제 《출력형태》와 거의 일치하므로 작업을 완료한다. 생성된 최종 피벗 테이블은 다음과 같다.

	A	B	C	D	E	F
1						
2			몸무게(kg)			
3		부서명	50-59	60-69	70-79	80-90
4		홍보부				
5		평균 : 키(cm)	151	168	**	172
6		개수 : 사원명	1	1	**	1
7		영업부				
8		평균 : 키(cm)	**	**	160	164
9		개수 : 사원명	**	**	2	1
10		경리부				
11		평균 : 키(cm)	158	**	179	**
12		개수 : 사원명	1	**	1	**
13		**전체 평균 : 키(cm)**	**155**	**168**	**166**	**168**
14		**전체 개수 : 사원명**	**2**	**1**	**3**	**2**

4. 제 4 작업 – 그래프

제4작업은 제1작업의 데이터를 이용하여 주어진 《조건》과 《출력형태》를 고려하여 차트를 작성하는 문제이다. 단일 축(기본 축) 혹은 이중 축(기본 축, 보조 축)을 이용하여 그래프 그리기를 요구하는데 최근에는 이중 축 문제가 자주 출제된다. 그래프 문제는 차트 종류 선택, 데이터 계열 연결 및 편집, 차트 배경, 차트 제목, 계열 서식, 레이블 서식, 눈금선서식, 축 서식, 범례 서식 등 비교적 복잡한 많은 사항을 요구하나 하나씩 순서대로 접근해가면서 연습을 한다면 그리 어려운 작업은 아니다. 특히 어떤 경우는 데이터 계열 값의 전부가 아닌 일부만 표현할 경우가 있는데 출력형태를 꼼꼼히 살펴서 주의해야 한다. 또한 축 서식을 보다 세밀하게 요구할 수 있는데 이 경우 역시 출력형태를 꼼꼼히 살펴서 주의 깊게 작업해야 한다. 그래프 작업은 난이도보다는 세밀한 부분이 많아 감점을 많이 당하는 작업이다.

"제1작업" 시트를 이용하여 조건에 따라 ≪출력형태≫와 같이 작업하시오.

≪조건≫

(1) 차트 종류 ⇒ <묶은 세로 막대형>으로 작업하시오.

(2) 데이터 범위 ⇒ "제1작업" 시트의 내용을 이용하여 작업하시오.

(3) 위치 ⇒ "새로운 시트"로 만들고, "제4작업"으로 시트 이름을 바꾸시오.

(4) 차트 디자인 도구 ⇒ 레이아웃 3, 스타일 27을 선택하여 ≪출력형태≫에 맞게 작업하시오.

(5) 영역 서식 ⇒ 차트 영역 : 글꼴(돋움, 11pt), 채우기 효과(질감-분홍 박엽지)
그림 영역 : 영역색(흰색)

(6) 제목 서식 ⇒ 차트 제목 : 글꼴(돋움, 굵게, 20pt), 테두리, 그림자
축 제목 : ≪출력형태≫를 참조하시오.

(7) 서식 ⇒ 몸무게(kg) 계열의 차트 종류를 <표식 있는 꺾은선형>으로 변경한 후 보조축으로 지정하고 선을 완만하게 적용하시오.
레이블 : 김영미의 키를 표시하시오.
눈금선 ⇒ 선 스타일–파선
축 ⇒ ≪출력형태≫를 참조하시오.

(8) 범례 ⇒ 범례명을 변경하고 ≪출력형태≫를 참조하시오.

(9) 도형 ⇒ '구름 모양 설명선'을 삽입한 후 ≪출력형태≫와 같이 내용을 입력하시오.

⑽ 나머지 사항은 ≪출력형태≫에 맞게 작성하시오.

≪출력형태≫

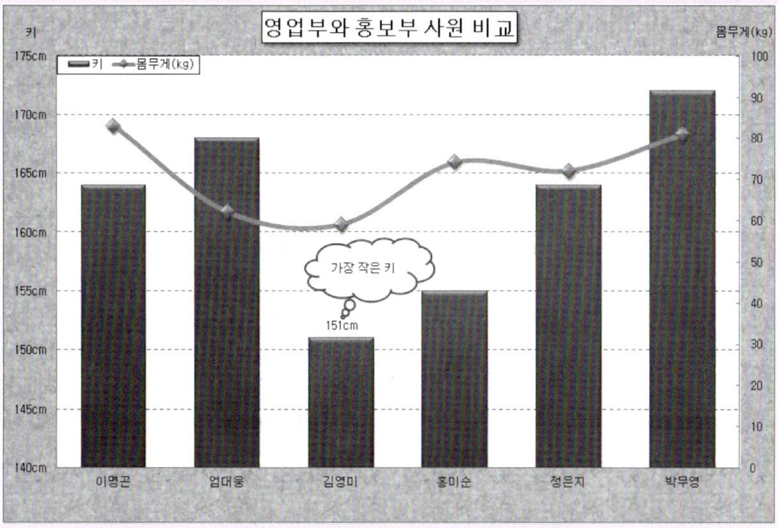

(1)번 조건에 따라 [제1작업] 시트에서 주축의 키에 해당하는 <F5:F12> 범위를 선택하고 [삽입] ➔{차트}[세로 막대형] [묶은 세로 막대형]을 클릭한다.

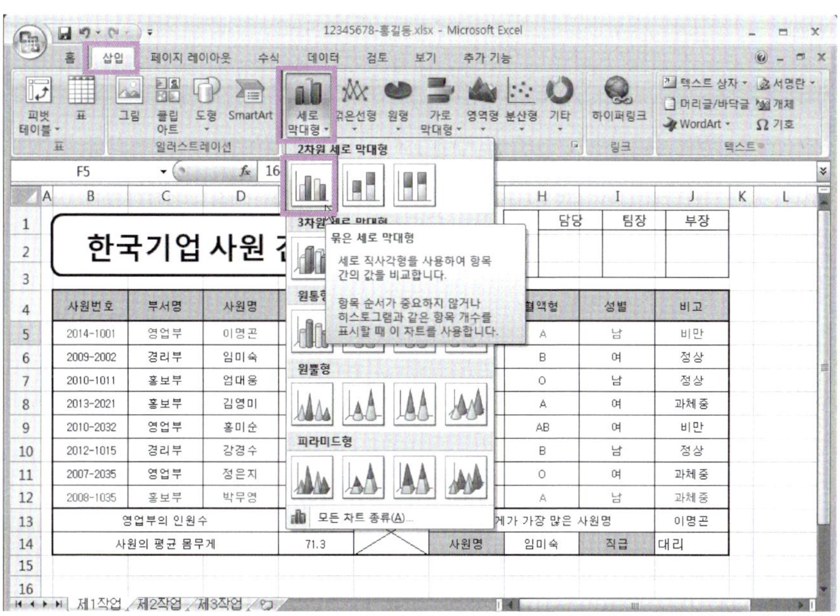

제1작업 시트상에 대략적인 차트가 나타나면 차트영역에서 오른쪽 마우스 버튼을 클릭해 [차트 이동]을 선택한다.

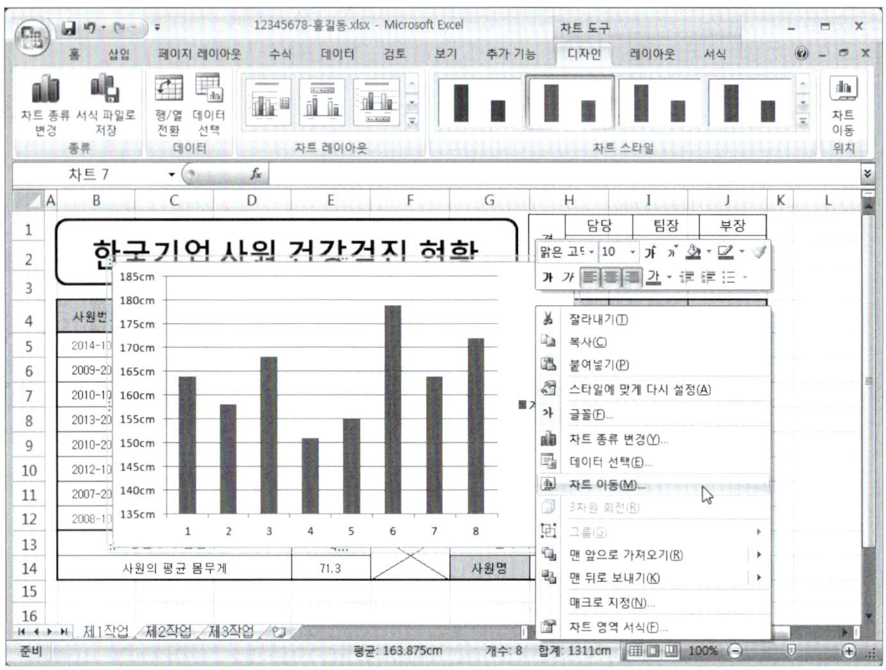

[차트 이동] 창에서 [새 시트]를 클릭하고 이름을 '제4작업'으로 하고 [확인]을 클릭한다.

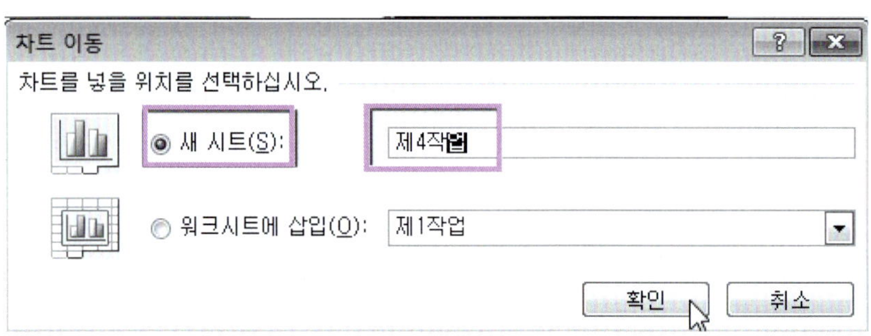

그러면 [제4작업]이라는 시트가 생기고 그 속으로 만들어진 차트가 이동한다. 그 다음 작업으로 먼저 차트 레이아웃, 차트 스타일을 설정하고, 데이터 선택 그리고 제4작업 시트의 순서를 맨 뒤로 옮긴다.

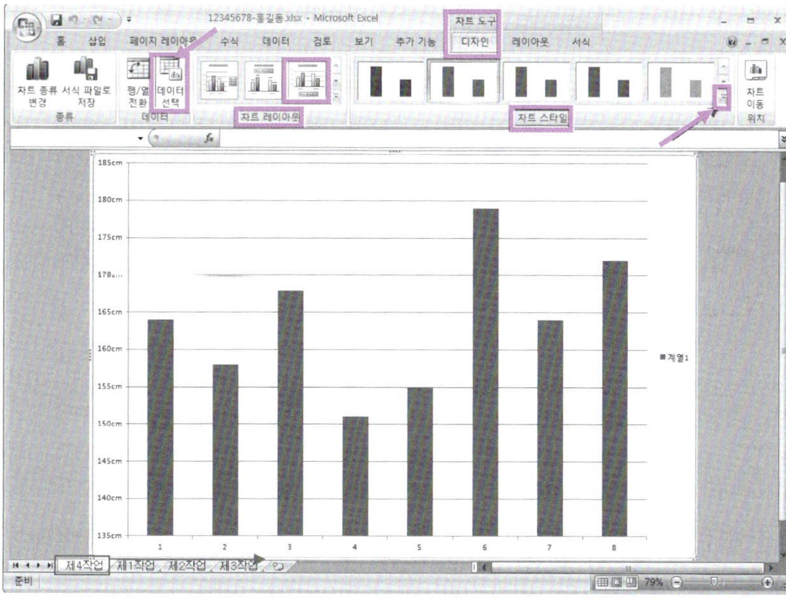

먼저 [차트 도구][디자인]→{차트 레이아웃}[레이아웃 3](세번째)을 선택하고 [차트 스타일] 그룹에서 '스타일 27'의 선택은 화면상에 없으므로 오른쪽 끝의 자세히 버튼 ( )을 클릭해서 스타일 27을 찾아(27번째) 클릭한다.

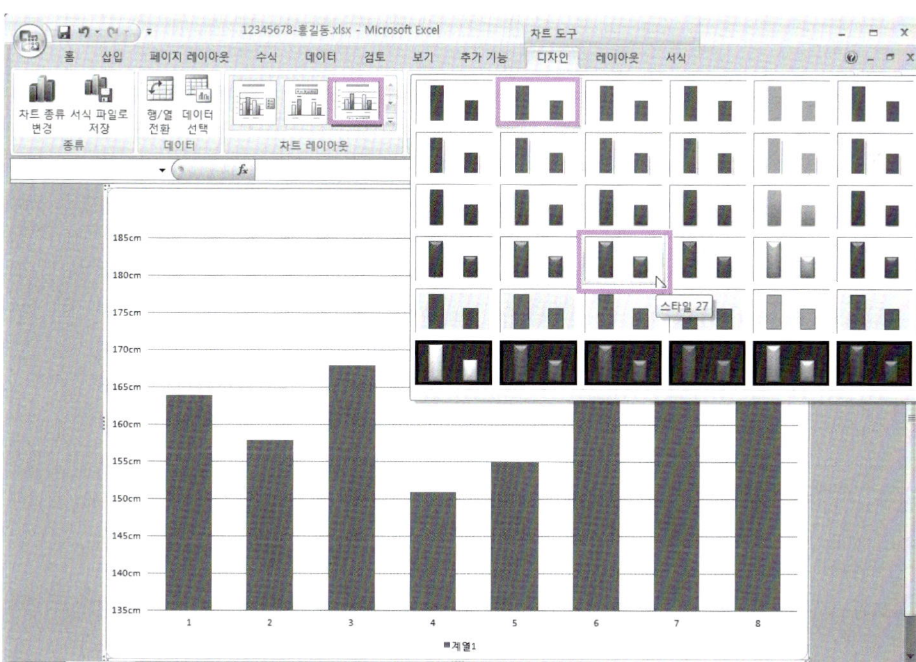

아래 [제4작업] 시트 이름을 선택하고 마우스를 누른 채로 오른쪽 끝으로 이동한 후 버튼을 놓는다. 마우스를 이동할 때마다 옮길 시트의 위치를 화살표를 통해 지시해 준다.

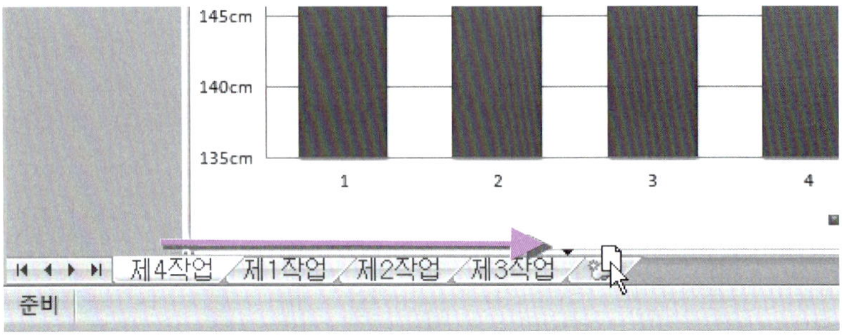

이제 차트에 표시할 데이터를 선택하기 위해 [차트 도구][디자인] →{데이터}[데이터 선택]을 선택한다. 나타난 [데이터 원본 선택] 창에서 차트에 표시되는 데이터를 선택한다. 이 과정은 차트 내의 모든 요소 작업의 기초가 되므로 《출력형태 》를 고려하여 신중히 작업한다. [데이터 원본 선택] 창에는 범례 항목(계열) 부분에 이미 선택한 데이터(계열1)가 있고 가로(항목) 축 레이블에는 임시로 1,2,3,4,5....... 가 표시되어 있다. 이 자리에는 '사원명'이 표시되도록 [편집]을 해야 하며, 범례 항목 부분에는 '몸무게'를 [추가]하고 '키'를 [편집]해야 한다. 관련 데이터와 데이터 원본 선택과의 관계 및 작업내용은 아래와 같다.

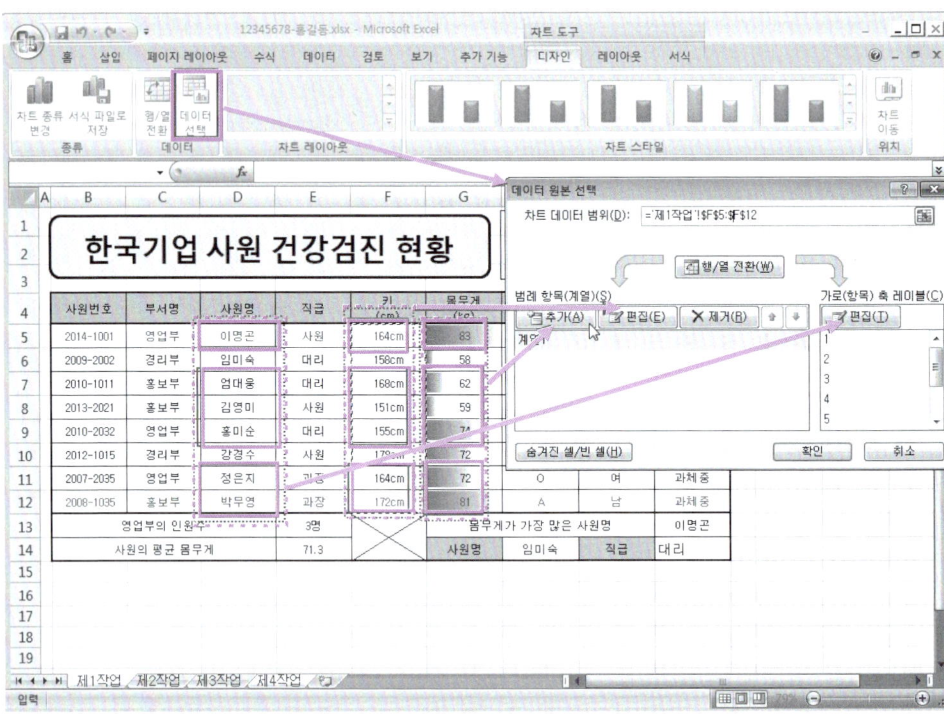

먼저 [범례 항목(계열)]에서 [추가] 버튼을 눌러 '몸무게' 계열 데이터를 선택한다. [계열 편집]창이 열리면 {계열 이름}에 '몸무게(kg)'를 입력하고 {계열 값}의 입력란에 마우스 포인터를 넣고(이때 입력란에는 내용이 아무것도 없어야 한다. 새로 정의하는 데이터와 혼동 될 수 있으므로 만약에 있다면 지운다.) [제1작업] 시트를 누르고 해당 데이터만 위에서 아래로 차례대로 선택한다. 비연속 데이터의 선택은 Ctrl키를 누른 채로 마우스로 하나씩 클릭하면 된다.

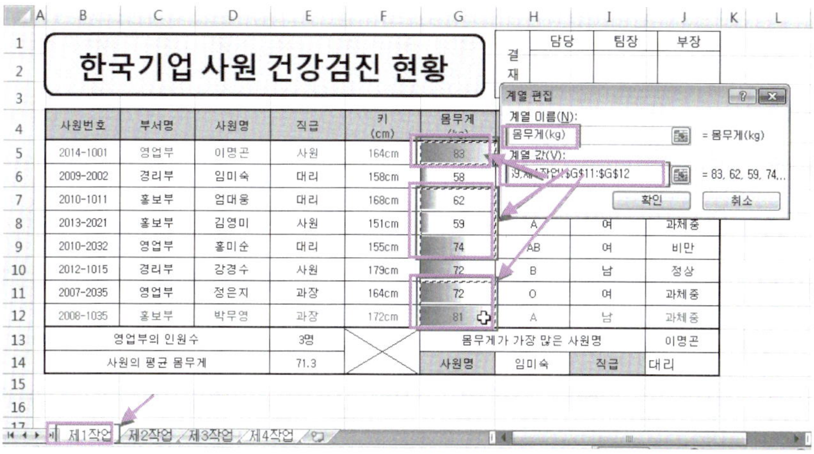

비슷한 방법으로 기존에 만들어진 [키] 데이터를 [편집]한다. [데이터 원본 선택]창의 [범례 항목(계열)]의 에서 [계열1]을 선택하고 [편집] 버튼을 클릭한다. [계열 편집창]이 나타나면 {계열 이름}에 '키'라 입력하고, {계열 값} 내의 값을 다시 설정해야 하므로 지운 다음 [제1작업] 시트를 누르고 해당 데이터만 위에서 아래로 차례대로 선택한다. 비연속 데이터의 선택은 Ctrl키를 누른 채로 마우스로 하나씩 클릭하면 된다. 《출력형태》에 따라 위에서 차례대로 '이명곤', '엄대웅', '김영미', '홍미순', '정은지', '박무영'의 [키(cm)] 데이터를 선택한다.

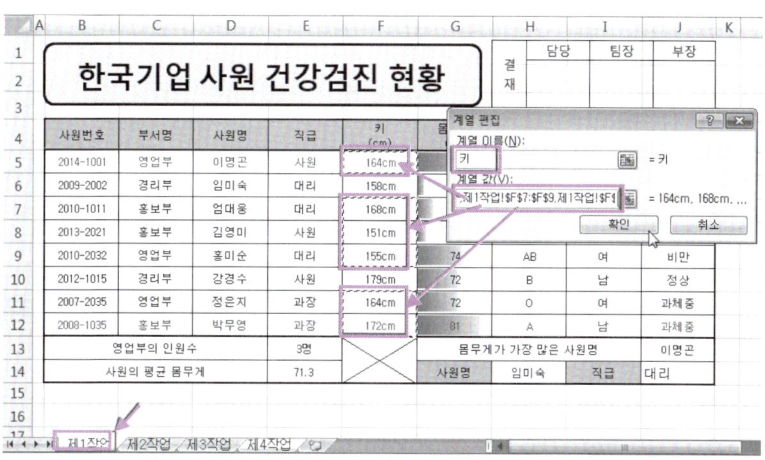

그 다음 [가로(항목) 축 레이블]을 해당 [사원명]으로 표시해야 한다. [데이터 원본 선택] 창의 [가로(항목) 축 레이블]에서 [편집] 버튼을 눌러 차트 아래쪽 가로 레이블에 표시할 데이터를 선택한다. [축 레이블] 창이 나타나면 {축 레이블 범위} 입력칸에 마우스를 위치시키고, [제1작업] 시트로 가서 《출력형태》에 따라 [사원명]의 '이명곤', '엄대웅', '김영미', '홍미순', '정은지', '박무영'을 차례대로 선택한다. 마찬가지로 데이터가 연속된 위치에 있지 않으므로 Ctrl키를 누른 채로 데이터를 하나씩 선택한다.

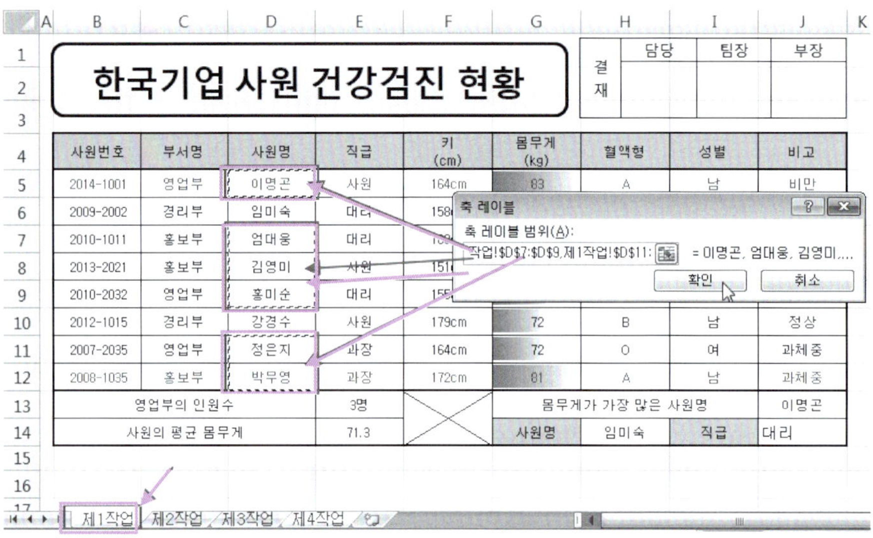

[데이터 원본 선택창]에서 [확인]을 클릭해서 데이터 선택 작업을 종료한다.

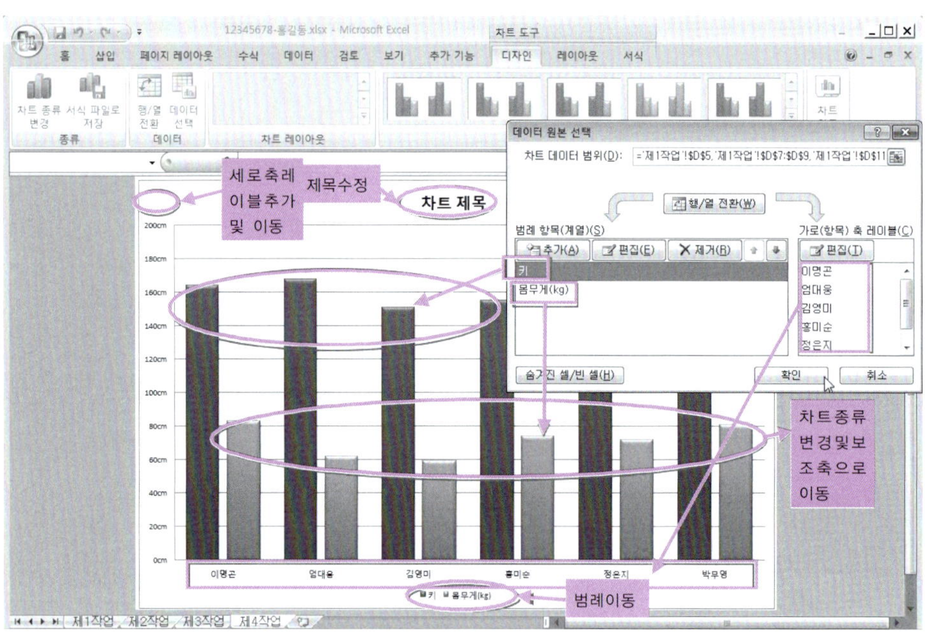

기본적인 차트는 완성이 되었으며 지금부터는 조건과 출력 형태에 맞게 꾸미는 작업이 진행되며 관련 작업의 대부분은 [차트 도구]메뉴의 [레이아웃] 탭 메뉴들에서 이루어진다. 특히 [선택 영역 서식] 메뉴에서 세밀한 조정 작업이 이루어진다.

조건 (5)번을 적용하기 위해 [차트 영역]을 선택하고 오른쪽 마우스 버튼을 눌러 상단의 글꼴 메뉴에서 '맑은 고딕', '11pt'를 선택한다. 조건 (6)번 제목 서식을 적용하기 위해 [차트 도구][레이아웃]→{레이블}[차트 제목]→[차트 위]를 선택한다. 차트 상단에 나타난 [차트 제목]에 커서를 위치시키고 '영업부와 홍보부 사원 비교'을 입력하고 [차트 제목]이 선택된 상태에서 오른쪽 마우스 버튼을 눌러 나타난 메뉴의 상단부 글꼴 메뉴에서 [돋움], [굵게], [20pt], [채우기 : 흰색], [테두리 : 검정]을 선택한다.

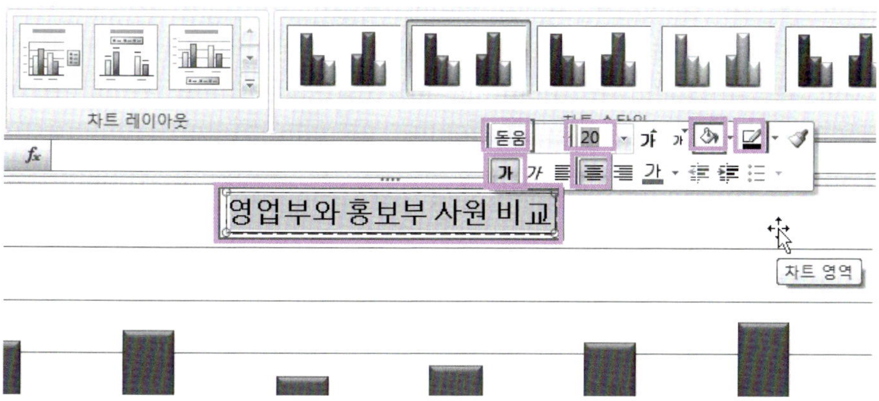

차트 제목 도형에 대한 그림자를 지정하기 위해 [차트 도구][서식]→{도형 스타일}[도형 효과]→[그림자]→[오른쪽 대각선 아래]를 선택한다.

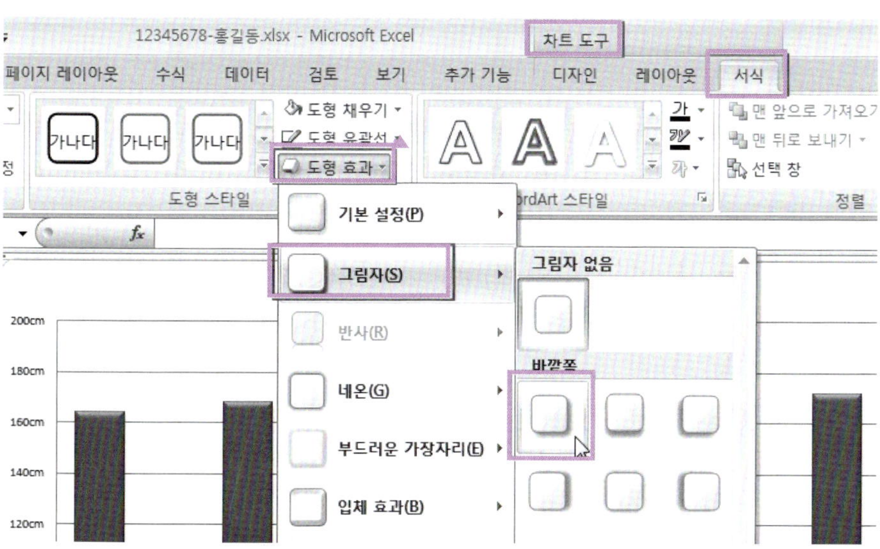

[차트 영역]에서 오른쪽 마우스 버튼을 눌러 나타난 메뉴에서 [차트 영역 서식]을 클릭한다. [차트 영역 서식] 창에서 [채우기]→[그림 또는 질감 채우기]를 선택하고 [질감] 버튼을 클릭하고, 나타난 질감 선택 판넬에서 '분홍 박엽지' 무늬를 선택한다.

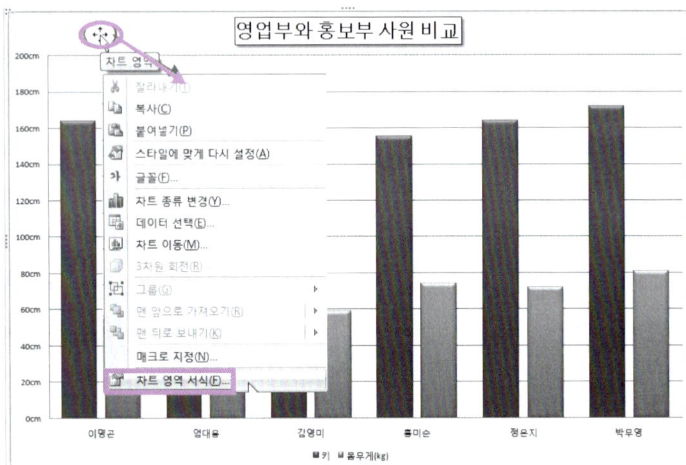

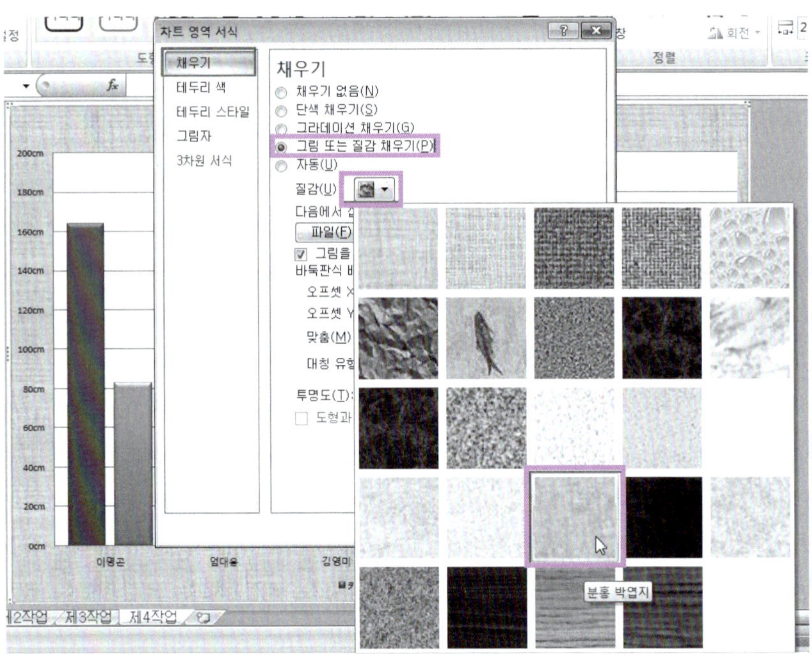

이제 제일 중요한 작업이라 할 수 있는 차트에 나타난 2개의 데이터(계열)을 이중축으로 분리해 보자. 출력 형태에 따라 '몸무게' 데이터 계열을 보조축으로 보내야 하므로 차트에서 현재 막대그래프로 되어 있는 몸무게 계열을 선택한다. 그리고 선택된 막대그래프(몸무게 계열)에서 오른쪽 마우스 버튼을 눌러 나타난 메뉴에서 [계열 차트 종류 변경]을 클릭한다.

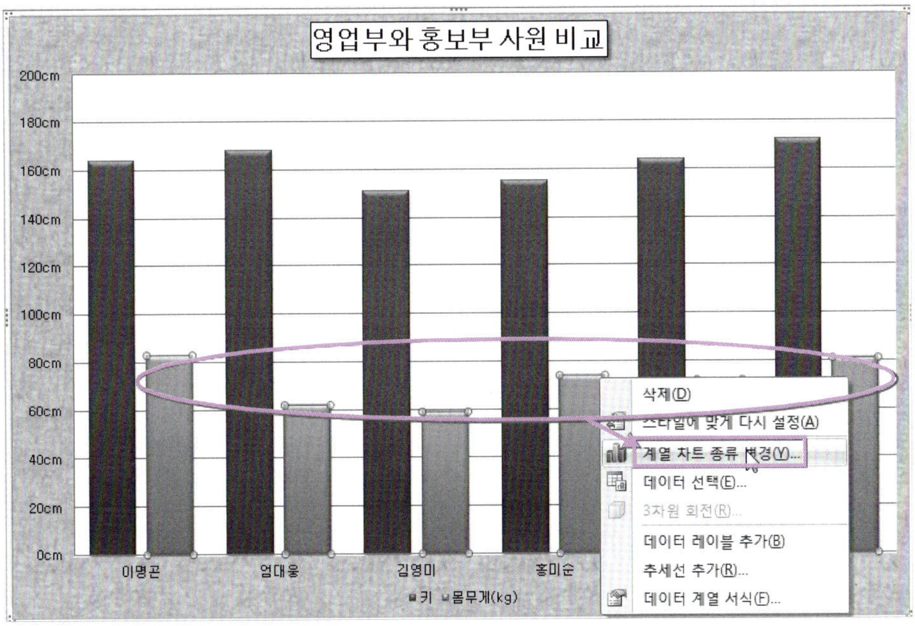

[차트 종류 변경] 창에서 [세로 막대형]{꺾은 선형}[표식이 있는 꺾은선형] 버튼을 클릭한다.

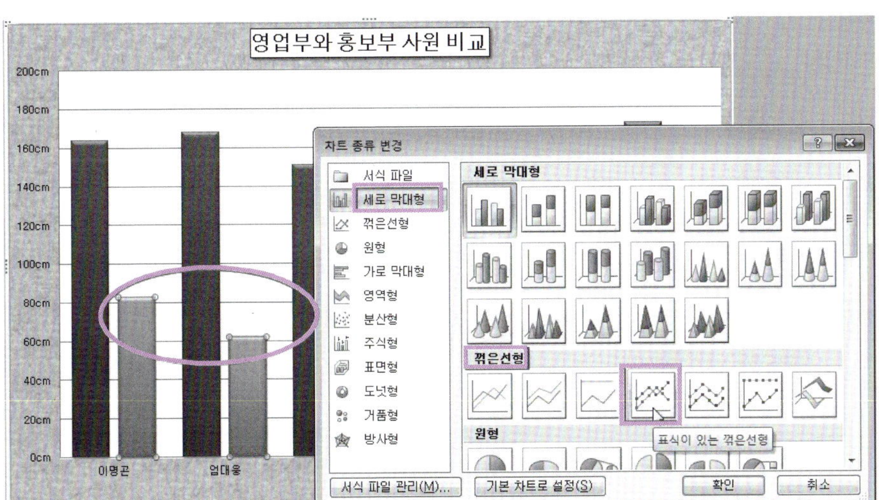

이제 이 꺾은선형 그래프의 축을 [보조축]으로 전환해 보자. 꺾은 선형 그래프의 계열을 선택하고 오른쪽 마우스 버튼을 눌러 나타난 메뉴에서 [데이터 계열 서식]을 선택한다.

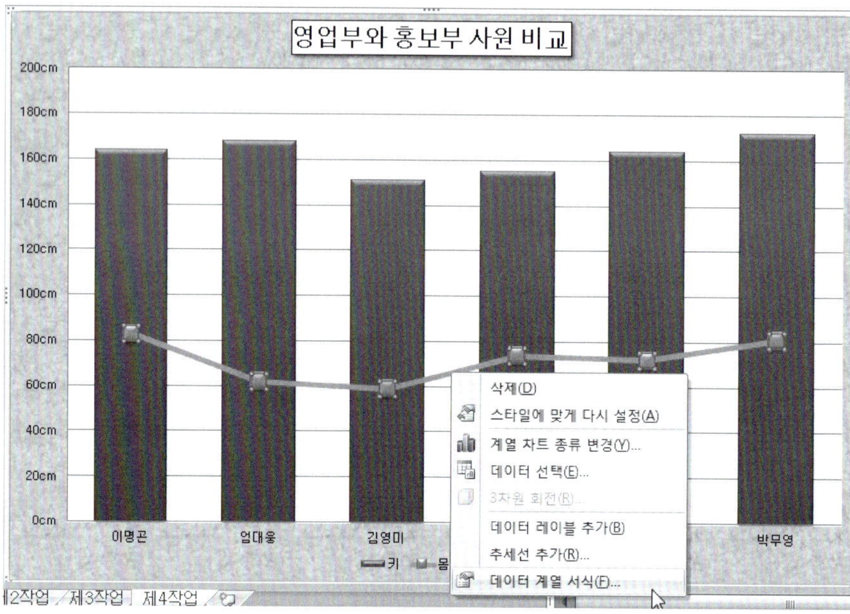

[데이터 계열 서식] 창에서 [계열 옵션]→[보조 축]을 선택한다. 그러면 이중 축으로 분리된 차트를 확인할 수 있다.

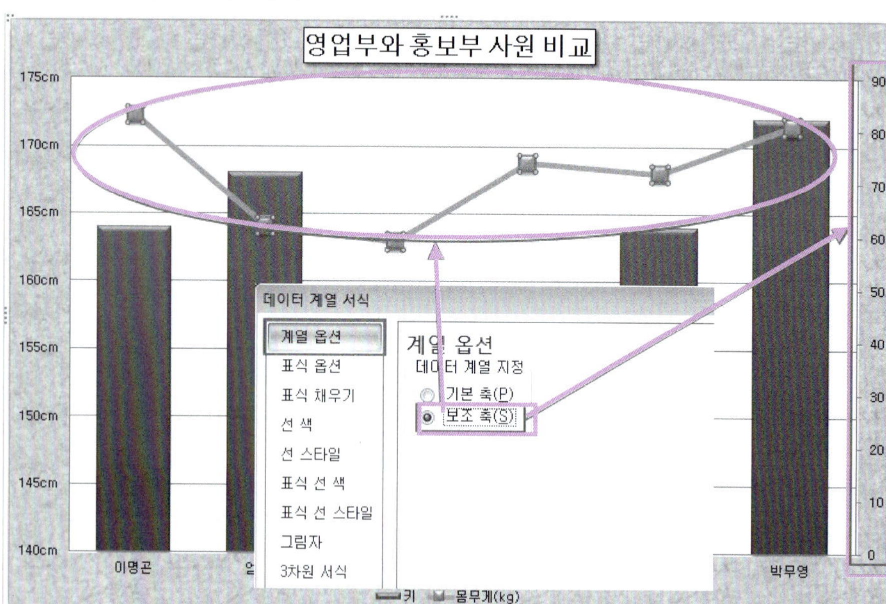

이제 보조 세로 축의 레이블 값을 조정하기 위해 [보조 세로 축]을 선택하고 오른쪽 마우스 버튼을 눌러 나타난 메뉴에서 [축 서식]을 선택한다. [축 서식] 창에서 [축 옵션]→{축 옵션}→[최소값 : 자동], [최대값 : 100], [주단위 : 자동]으로 설정 혹은 확인한다. 대부분의 축 서식은 이 세 가지 값을 출력형태에 맞게 조절하면 해결될 수 있다.

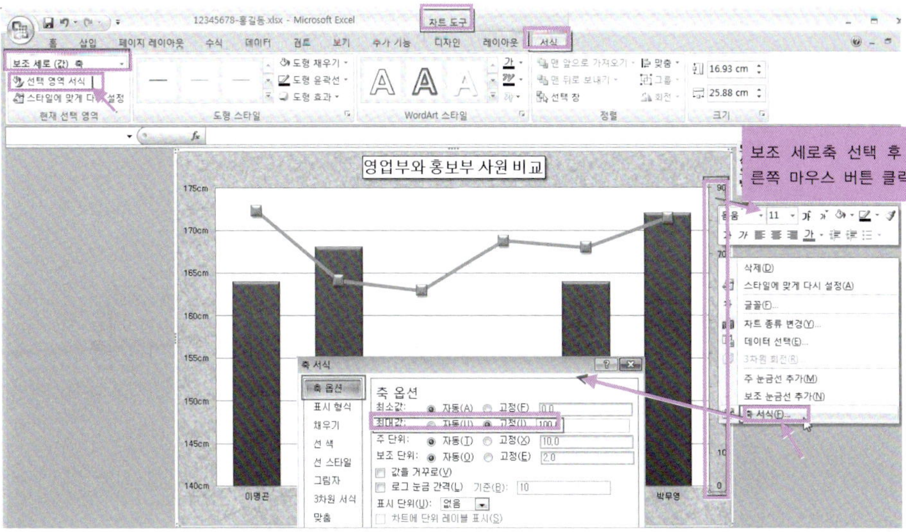

그 다음은 하단의 범례를 출력형태에 따라 좌측 상단부로 옮겨주고 범례가 선택된 상태에서 [차트 도구][서식]→{도형 스타일}[도형 윤곽선]→[검정]을 선택한다.

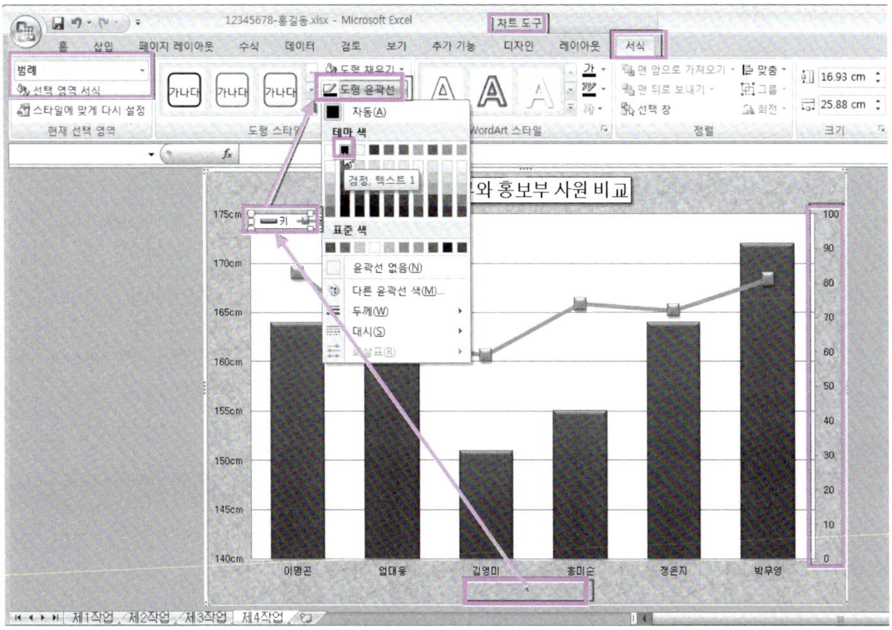

기본 세로 축 제목을 넣기 위해 [차트 도구][레이아웃] ➜ {레이블}[축 제목] ➜ [기본 세로 축 제목] ➜ [가로 제목]을 선택한다. 좌측에 가로글씨로 축 제목이 추가되면 출력 형태에 따라 위쪽으로 옮겨준다. 축 제목이 추가되면서 그림 영역의 크기가 달라졌다면 다시 늘려 준다(왼쪽 가장자리에서 마우스를 이용하여 늘린다). 보조 세로 축 제목에 대해서도 동일한 방법으로 실시한다.

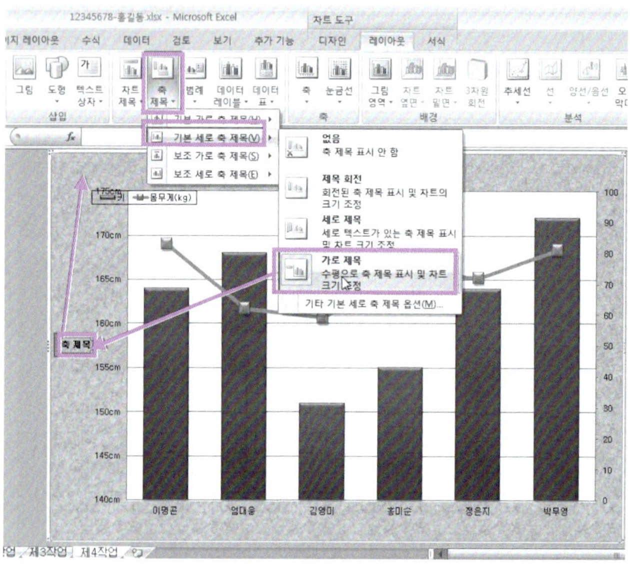

보조 세로 축 제목에 대해서도 동일한 방법을 사용한다.

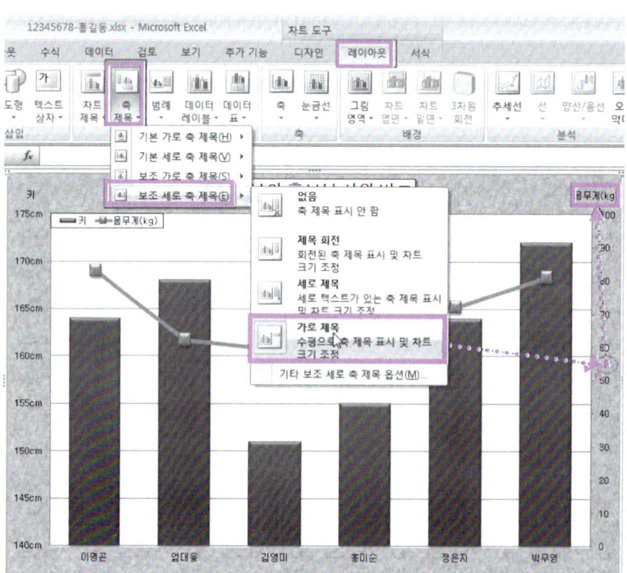

꺾은선형 그래프의 표식을 바꿔보자. 즉 현재 사각형 표식을 다이아몬드 표식으로 바꿔준다. 꺾은 선형그래프를 선택하고 오른쪽 마우스 버튼을 눌러 나타난 메뉴에서 [데이터 계열 서식]을 클릭한다. [데이터 계열 서식] 창에서 [표식 옵션] ➔ {표식 종류}[기본 제공] ➔ {형식}에서 다이아몬드를 선택한다.

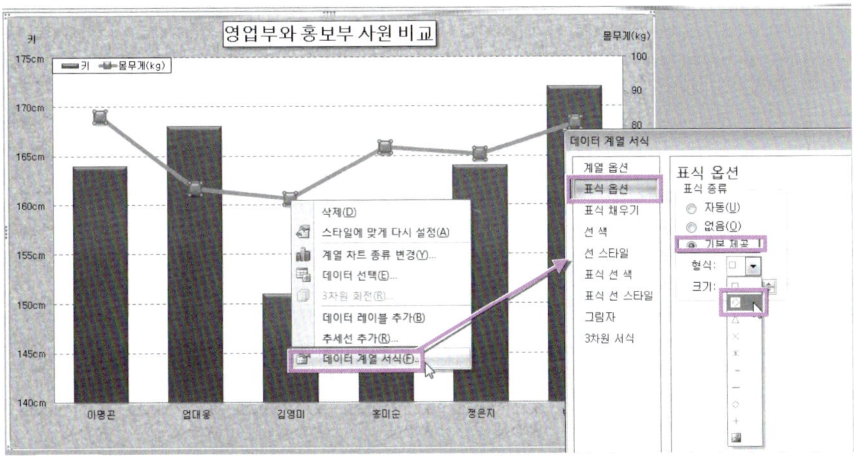

꺾은선의 모양을 완만하게 하기위해 앞의 [데이터 계열 서식]창에서 [선 스타일]을 선택하고 하단의 [완만한 선]을 체크한다.

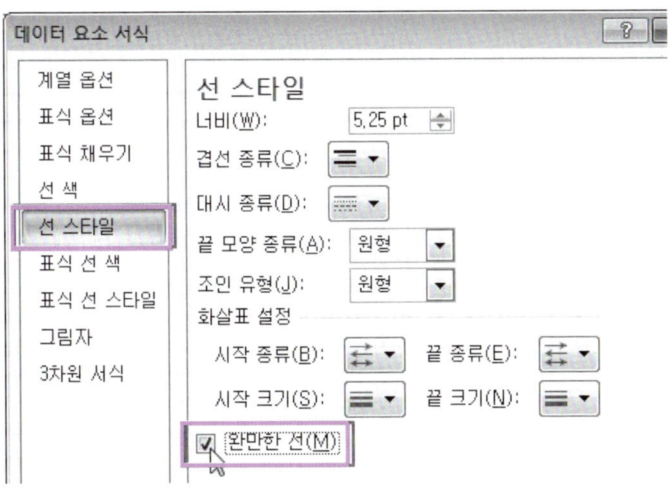

'김영미'의 '몸무게 값'을 표시하기 위해 '몸무게'의 데이터 계열(세로막대) 하나를 선택한다. 그러면 전체 계열이 선택된다. 그 상태에서 다시 '김영미'의 계열(세로막대)을 선택하면 '김영미'의 계열만 선택된다. 그 위에서 오른쪽 마우스 버튼을 눌러 나타난 메뉴에서 [데이터 레이블 추가]를 클릭하면 '김영미'의 막대 상단에 데이터 레이블이 추가된다. 다른 위치에 데이터 레이블을 요구하면 마우스로 레이블을 집어서 옮기면 된다.

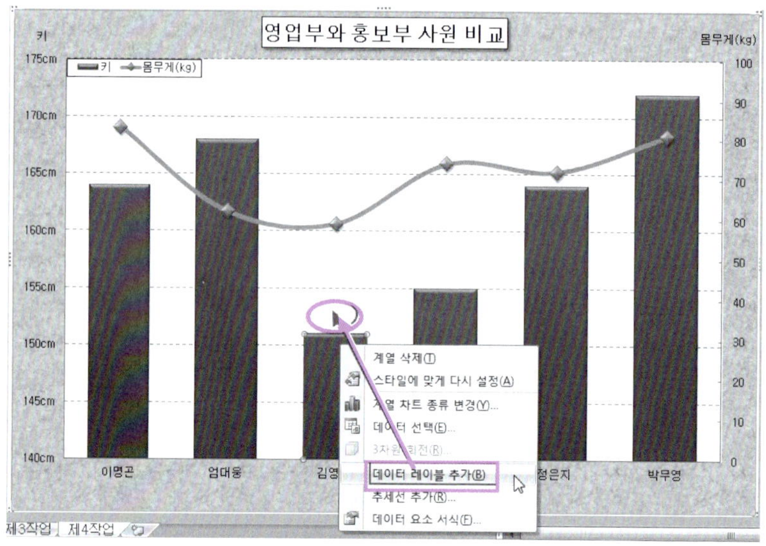

차트의 눈금선을 '파선'으로 적용하기 위해 [차트 도구] [레이아웃] → {축}[눈금선] → [기본 가로 눈금선] [기타 기본 가로 눈금선 옵션]을 선택한다. [주 눈금선 서식] 창이 나타나면 [선 스타일] 탭에서 [대시 종류]를 눌러 '파선'을 선택한다.

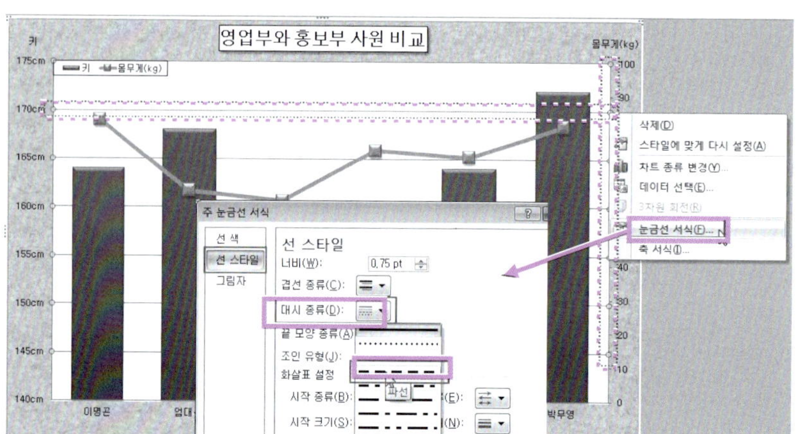

출력 형태에 따라 보조축의 주 눈금 방향을 안쪽으로 표시되도록 해보자. 보조축 레이블을 선택하고 오른쪽 마우스 버튼을 눌러 나타난 메뉴에서 [축 서식]을 선택한다. [축 서식] 창에서 [축 옵션]에서 [주 눈금 : 안쪽]으로 선택한다.

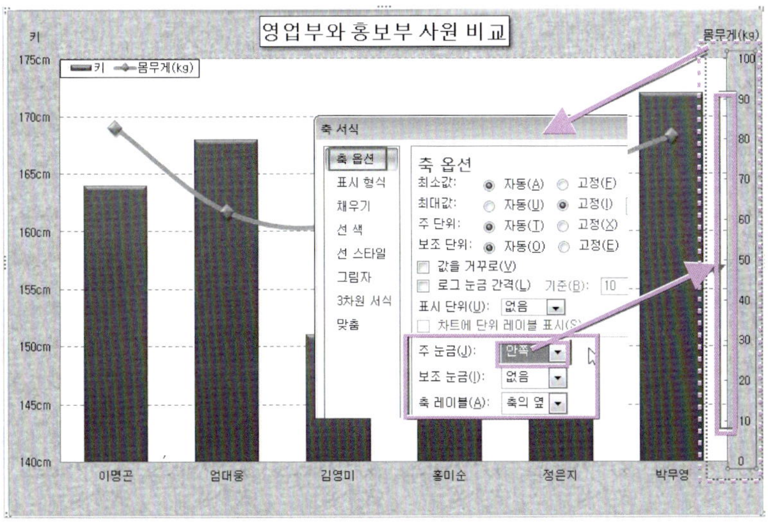

마지막으로 '김영미' 데이터에 대하여 구름 모양 설명선을 추가한다. [차트 도구][레이아웃]→{삽입}[도형]→{설명선}[구름 모양 설명선]을 선택하고 적절한 크기로 삽입한다. 구름 모양 설명선을 선택하고 오른쪽 마우스 버튼을 누른 상태에서 상단의 '돋움', '11pt', '채우기 : 흰색', '글자색 : 검정', '테두리 : 검정'을 설정한다. [텍스트 편집]도 눌러 '가장 작은 키'를 입력한다.

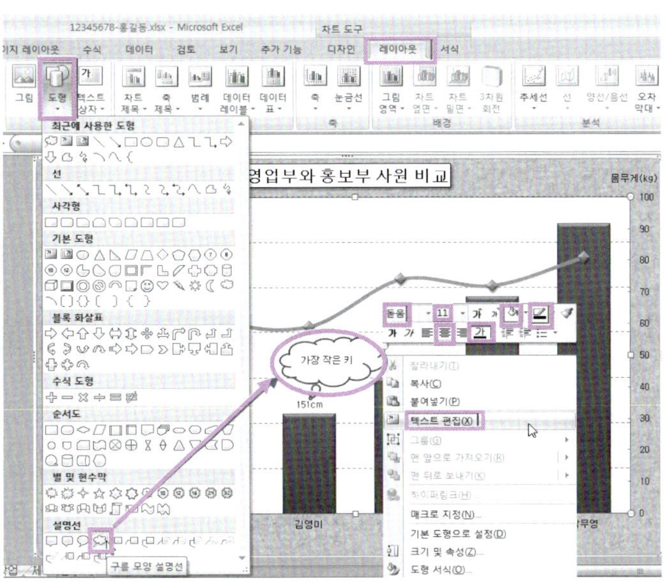

최종 차트 생성 결과는 다음과 같다. 《출력형태》와 일치하므로 작업이 완료되었다.

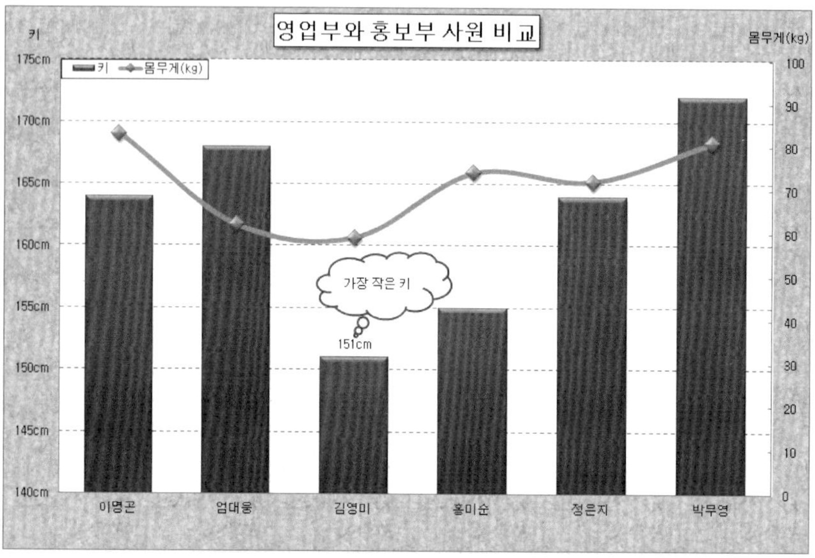

여기까지 오신 학습자 여러분들에게 박수를 보냅니다. 짝짝짝! 이제 ITQ-엑셀 자격증 취득이 보다 가시권에 있음을 확신합니다. 여기서 ITQ-엑셀 문제를 잘 풀기 위한 효과적인 방법을 소개하면 다음과 같이 하면 됩니다. 25장에서 풀이한 문제에 대하여 5번 정도 반복하여 처음부터 다시 풀어보는 것입니다. 물론 처음에는 시간이 조금 걸릴지 몰라도 여러 번 반복함으로써 풀이 과정이 익숙해질 것이며 아울러 풀이 시간이 단축됨을 느끼게 될 것입니다. 또한 각 작업마다 문제 유형이 파악이 될 것입니다. 그런 다음에 뒤에 이어지는 종합 연습문제를 접한다면 ITQ-엑셀 문제를 장악하게 될 것으로 확신합니다. ITQ-엑셀 자격의 A등급이 가시권에 들어옴을 느낄 수 있을 것입니다. 다음 진행에 앞서 지금 순간의 훈련이 매우 중요합니다. 반드시 실행에 옮기기를 바랍니다.

기출문제 2 문제풀이

1. 제 1 작업 – 표 서식작성 및 값 계산 (240점)

다음은 ' 내한펜션 2월 예약현황' 에 대한 자료이다. 자료를 입력하고 조건에 맞도록 작업하시오.

≪출력형태≫

대한펜션 2월 예약현황

결재	담당	팀장	부장

예약코드	고객명	목적	예약일자	평형	요금(1박)	예약일수	고객구분	이용금액
A-101-1	김미영	가족여행	2011-02-05	15	120,000	3	(1)	(2)
B-102-2	강은덕	직장인워크샵	2011-02-19	25	250,000	2	(1)	(2)
A-103-1	신유복	가족여행	2011-02-12	17	150,000	1	(1)	(2)
B-104-2	소지우	친구모임	2011-02-05	25	250,000	1	(1)	(2)
C-105-3	최미순	가족여행	2011-02-23	20	210,000	2	(1)	(2)
B-106-2	박아름	직장인워크샵	2011-02-12	30	300,000	3	(1)	(2)
D-107-3	황장군	친구모임	2011-02-18	25	250,000	2	(1)	(2)
D-108-3	홍지수	가족여행	2011-02-21	17	150,000	2	(1)	(2)
가족여행의 요금(1박) 평균			(3)		평형이 가장 큰 고객명			(5)
평형이 25평 이상인 예약건수			(4)		고객명	김미영	목적	(6)

≪조건≫

- 모든 데이터의 서식에는 글꼴(돋움, 10pt), 맞춤은 ≪출력형태≫를 참조하시오.
- 제 목 ⇒ 그리기 도구모음의 모서리가 둥근 직사각형과 바깥쪽 그림자 스타일(오프셋 대각선 왼쪽 아래)을 이용하여 작성하고 "대한펜션 2월 예약현황"을 입력한 후 다음 서식을 적용하시오(글꼴-돋움, 28pt, 굵게, 흰색 / 채우기-파랑).
- 임의의 셀에 결재란을 작성하여 카메라 또는 그림복사 기능을 이용하여 붙이기 하시오(단, 원본 삭제).
- 「B4:J4, G14, I14」 영역은 '주황'으로 채우기 하시오.
- 유효성 검사를 이용하여 「H14」 셀에 고객명(「C5:C12」 영역)이 선택 표시되도록 하시오.
- 셀 서식 ⇒ 「F5:F12」 영역에 셀 서식을 이용하여 숫자 뒤에 '평'을 표시하시오(예 : 10 → 10평).
- 「F5:F12」 영역에 대해 '평형'으로 이름정의를 하시오.

문제 (1)~(6) 셀은 반드시 주어진 함수를 이용하여 값을 구하시오(결과값을 직접 입력하면 해당 셀은 0점 처리됨).

(1) 고객구분 ⇒ 예약코드의 첫 글자가 A이면 "우수고객", B이면 "일반고객", 그 외에는 공백으로 표시하시오(IF, LEFT 함수).

(2) 이용금액 ⇒ [요금(1박) × 예약일수 - 할인금액]으로 구하시오(RIGHT 함수).
단, 할인금액은 [요금(1박) × 예약일수 × 예약코드의 마지막 숫자 × 10%]로 계산하시오.

(3) 가족여행의 요금(1박) 평균 ⇒ 목적이 가족여행인 요금(1박)의 평균을 구하여 백원 단위에서 반올림하시오(ROUND, DAVERAGE 함수)(예 : 123,500 → 124,000).

(4) 평형이 25평 이상인 예약건수 ⇒ 정의된 이름(평형)을 사용하여 값을 구하시오(COUNTIF 함수).

(5) 평형이 가장 큰 고객명 ⇒ 평형이 가장 큰 고객명을 구하시오(INDEX, MATCH, MAX 함수).

(6) 목적 ⇒ 「H14」 셀에서 선택한 고객명에 대한 목적을 표시하시오(VLOOKUP 함수).

(7) 조건부 서식을 이용하여 '예약일수' 셀에 값이 3인 경우 채우기를 적용하고, 수식을 이용하여 예약일수가 3인 행 전체에 다음 서식을 적용하시오(채우기 : 주황, 글꼴 : 파랑).

2. 제2작업 – 필터 및 서식 (80점)

"제1작업" 시트의 「B4:H12」 영역을 복사하여 "제2작업" 시트의 「B2」 셀부터 모두 붙여넣기를 한 후 다음 조건과 같이 작업하시오.

≪조건≫

(1) 고급필터 – 목적이 '가족여행'이 아니면서 예약일수가 예약일수의 평균 이상인 자료의 데이터만 추출하시오(AVERAGE 함수 사용).
- 조건 위치 : 「B13」 셀부터 입력하시오.
- 복사 위치 : 「B17」 셀부터 나타나도록 하시오.

(2) 표 서식 – 표의 모든 셀을 채우기 없음으로 설정한 후, 고급필터의 결과에 '표 스타일 보통 3'의 서식을 적용하시오.

3. 제 3 작업 – 피벗테이블 (80점)

"제1작업" 시트를 이용하여 "제3작업" 시트에 조건에 따라 ≪출력형태≫와 같이 작업하시오.

≪조건≫

(1) 평형과 목적별로 고객명의 개수와 예약일수의 평균을 구하시오.

(2) 평형을 그룹화하고, 레이블이 있는 셀 병합 및 가운데 맞춤으로 설정하시오.

(3) 목적을 ≪출력형태≫와 같이 정렬하고, 빈 셀은 '*'로 표시하시오.

(4) 행의 총합계를 지우고, 나머지 사항은 ≪출력형태≫에 맞게 작성하시오.

≪출력형태≫

	A	B	C	D	E	F	G	H
1								
2			열 레이블					
3			친구모임		직장인워크샵		가족여행	
4		행 레이블	개수 : 고객명	평균 : 예약일수	개수 : 고객명	평균 : 예약일수	개수 : 고객명	평균 : 예약일수
5		15-19	*	*	*	*	3	2
6		20-24	*	*	*	*	1	2
7		25-30	2	1.5	2	2.5	*	*
8		**총합계**	**2**	**1.5**	**2**	**2.5**	**4**	**2**

4. 제 4 작업 – 그래프 (100점)

"제1작업" 시트를 이용하여 조건에 따라 ≪출력형태≫와 같이 작업하시오.

≪조건≫

(1) 차트 종류 ⇒ <묶은 세로 막대형>으로 작업하시오.

(2) 데이터 범위 ⇒ "제1작업" 시트의 내용을 이용하여 작업하시오.

(3) 위치 ⇒ "새 시트"로 이동하고, "제4작업"으로 시트 이름을 바꾸시오.

(4) 차트 디자인 도구 ⇒ 레이아웃 3, 스타일 27을 선택하여 ≪출력형태≫에 맞게 작업하시오.

(5) 영역 서식 ⇒ 차트 : 글꼴(맑은고딕, 11pt), 채우기 효과(질감-꽃다발)
그림 : 채우기 없음

(6) 제목 서식 ⇒ 차트 제목 : 글꼴(맑은 고딕, 굵게, 20pt), 채우기(흰색), 테두리, 축 제목 : ≪출력형태≫를 참조하시오.

(7) 서식 ⇒ 예약일수 계열의 차트 종류를 <표식이 있는 꺾은선형>으로 변경한 후 보조축으로 지정하시오.
레이블 : 최미순의 평형 값을 표시하고, 위치는 ≪출력형태≫와 같이 표시하시오.
눈금선 : 선 스타일-파선
축 : ≪출력형태≫를 참조하시오.

(8) 범례 ⇒ 범례명을 변경하고 ≪출력형태≫를 참조하시오.
(9) 나머지 사항은 ≪출력형태≫에 맞게 작성하시오.

≪출력형태≫

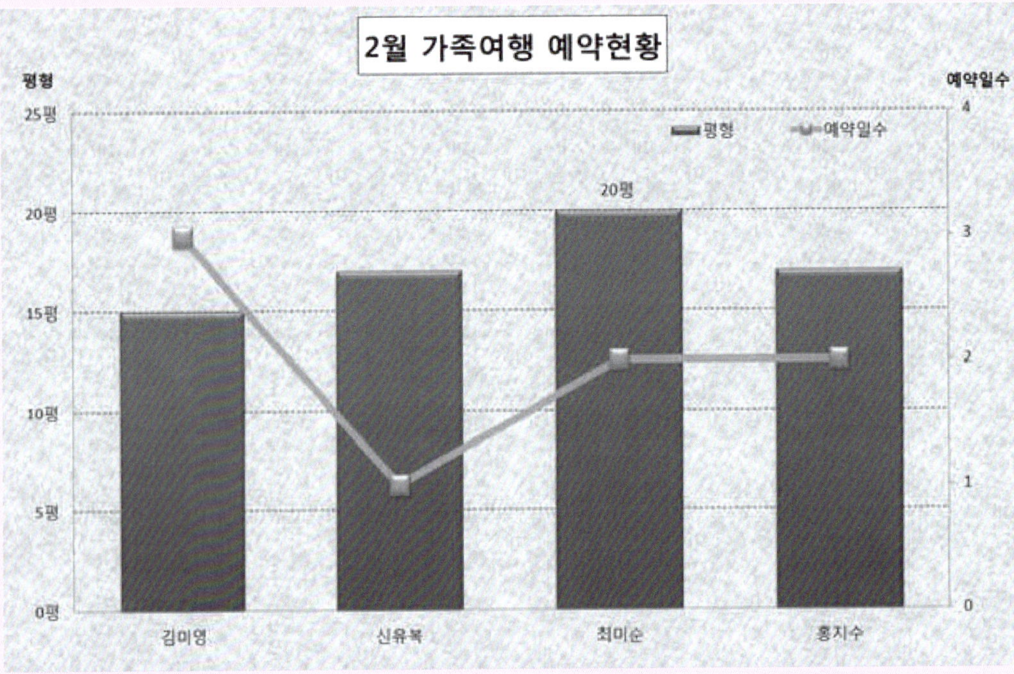

≪주의≫
시트명 순서가 차례대로 "제1작업", "제2작업", "제3작업", "제4작업"이 되도록 할 것.

[문제풀이 과정]

※ 풀이과정은 다른 문제를 가지고 앞에서 풀이한 과정과 거의 동일하게 상세히 진행한다. 풀이과정의 반복을 통해서 ITQ문제풀이 적응력을 높이는 관점과 문제풀이 진도를 원활히 하지못한 학생들을 위한 배려의 차원도 있다. 앞 과정과 관계없이 여기에서 문제풀이를 다시 시작한다는 개념으로 접근해도 된다.

[시작]→[모든 프로그램]→[Microsoft Office]→[Microsoft Office Excel 2007]을 실행시킨다. 물론 바탕화면에 바로가기 아이콘을 만들어 두었다면 [Microsoft Office Excel 2007] 버튼을 더블클릭한다.

우선 [저장] 버튼을 눌러 [저장 위치]를 '내문서\ITQ'로 하고, [파일 이름]을 '학번-이름.xlsx'(예 : 12345678-홍길동.xlsx)로 하고 [저장] 버튼을 클릭한다.

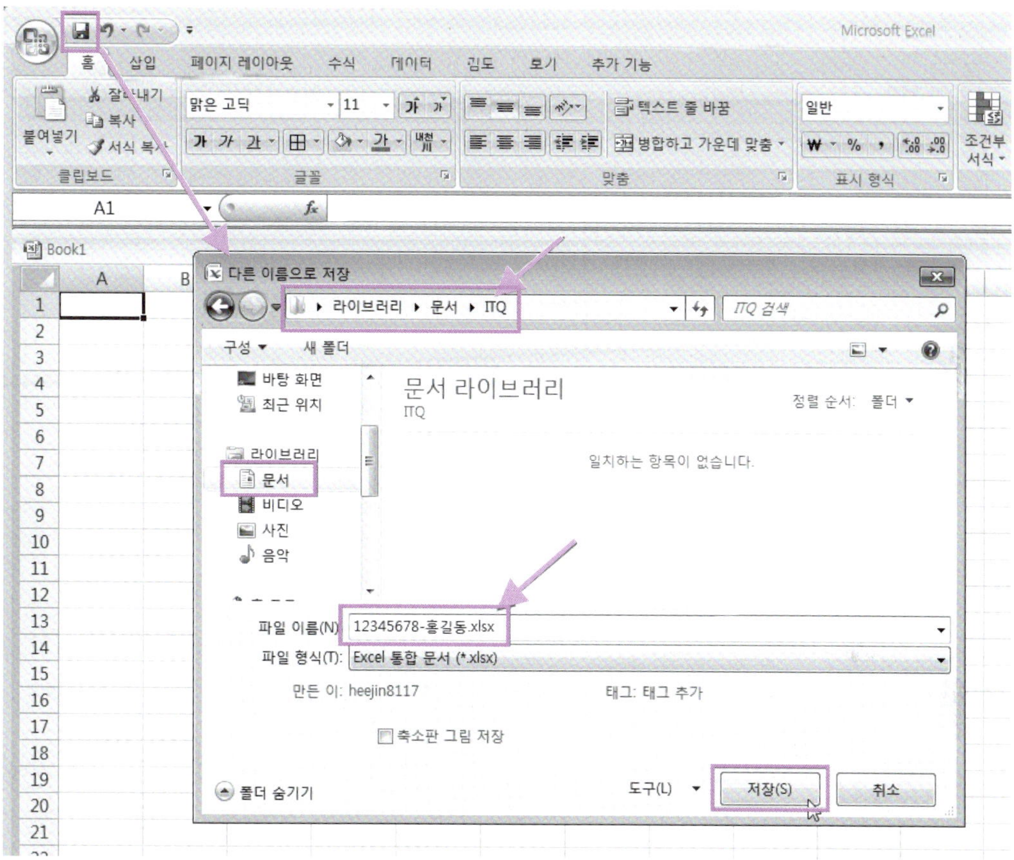

그런 다음 Sheet1에서 오른쪽 마우스 버튼을 누른 다음 [이름 바꾸기]를 선택하고 Sheet1의 이름을 '제1작업', Sheet2의 이름을 '제2작업', Sheet3의 이름을 '제3작업'으로 변경한다.

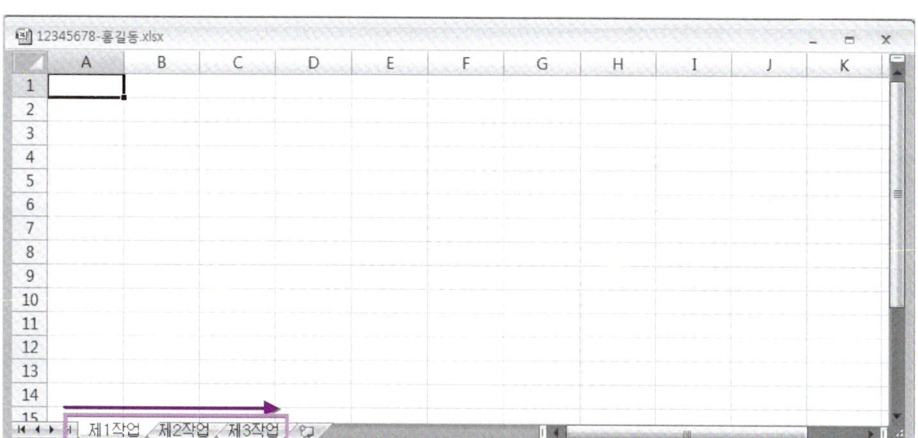

각 시트(제1작업~제3작업)의 [A열 머리글]을 마우스로 클릭하고 오른쪽 버튼을 눌러[열 너비]를 선택하고 나타난 열 너비 창에서 [열 너비] 값을 '1'로 입력하고 [확인]을 클릭한다.

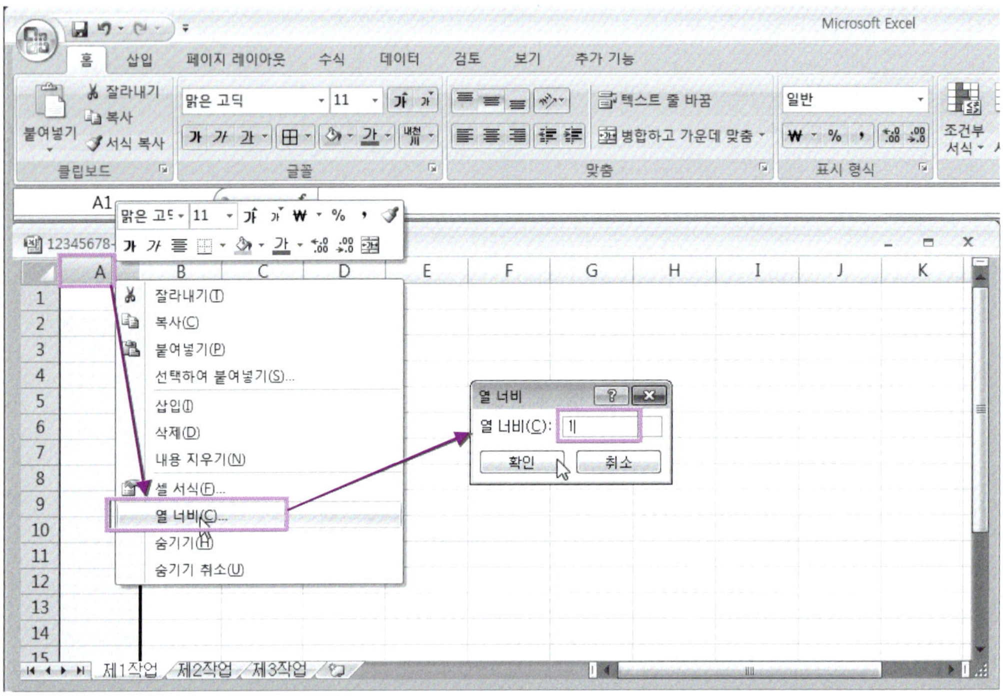

제3작업까지 시트 이름주기 작업의 완성된 결과는 다음과 같다. 이제 제1작업 시트를 선택하고 1작업에 대한 입력을 시작한다.

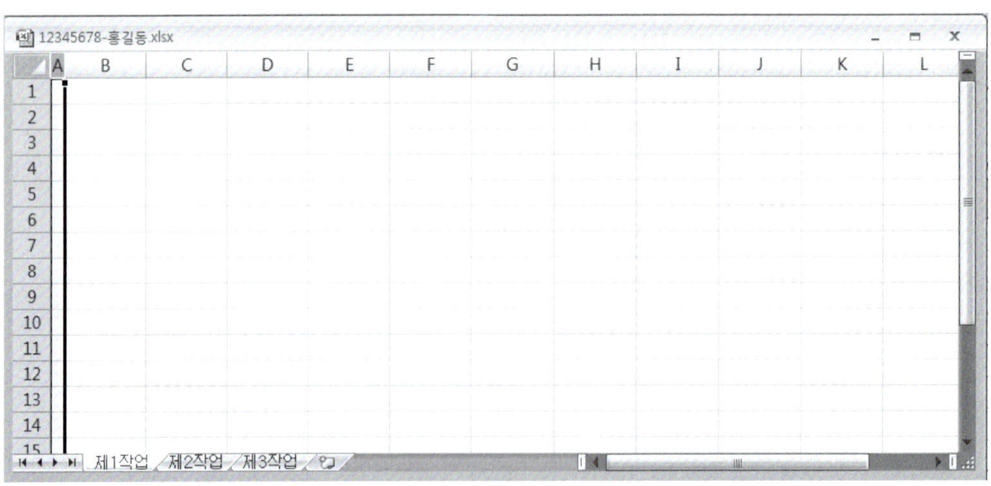

1. 제 1 작업 – 표 서식작성 및 값 계산 (240점)

제 1작업은 출력형태 와 주어진 조건 을 고려하여 자료를 입력하고 번호 (1)~(6)의 공란에 조건에서 지시한 내용을 주어진 함수를 이용하여 채우는 것이다. 그리고 조건부 서식을 적용하면 끝난다. 입력작업은 출력형태 와 조건 을 하나씩 하나씩 검사하면서 진행한다.

우선 데이터를 해당 위치에 맞춰 입력 완료하고 그다음 전체적인 윤곽선을 긋는다. 윤곽선에서 굵은 실선으로 그려야할 부분을 잘 살핀다. 그리고 데이터 영역을 전체 지정하고 데이터에 대한 폰트와 크기(돋움, 10pt)를 한 번에 지정한다. 그다음 제목과 필요한 주변 서식을 그려 넣는다. 그다음 함수를 적용한 공란을 채우고 최종 조건부 서식을 적용시킨다.

개인마다 작업 순서에 대한 취향이 있겠지만 이와 같은 방법으로 연습 숙달을 한다면 많은 작업 시간을 아낄 수 있을 것이다. 전체 작업시간이 60분이므로 입력을 완료하는데 10분, 늦어도 15분 안에 완료한다는 생각으로 연습을 해야 할 것이다.

데이터를 입력하고 다음 조건을 실행한다.

≪조건≫

모든 데이터의 서식에는 글꼴(돋움, 10pt), 맞춤은 ≪출력형태≫를 참조하시오.

우선 다음과 같이 데이터를 입력한다. 여기서 "요금 (1박)", "예약 일수"처럼 두 줄을 입력할 경우에는 첫 줄을 입력하고 Alt+Enter키를 치면 줄바꿈이 일어단다. 그때 다음 줄을 입력한다. '요금'열에 나타난 숫자의 천단위 구분자는 직접입력하지 않는다. 숫자만 입력하고 셀 서식으로 천단위 구분자를 지정해야 한다. <B13:D13>, <B14:D14>, <G13:I13>, <F13:F14> 영역의 셀 병합은 각 범위를 지정한 상태에서 [홈]→{맞춤}[병합하고 가운데 맞춤]을 선택한다. 근본적으로 셀에 데이터를 입력하면 문자는 좌측정렬, 숫자는 우측정렬이 자동으로 일어난다. 여기서 숫자 (1)~(6)은 편의상 입력하지 않는다. 이제 모든 테두리를 긋고 ≪출력형태≫를 보면 작성된 표 내부의 모든 글자는 '요금(1박)'열만 제외하고 중앙정렬이 되어있으므로 전체 영역을 지정하고 중앙정렬을 지정한다. 그리고 모든 데이터의 서식에는 글꼴(돋움, 10pt)을 적용 시킨다.

<B4:J14전체선택>→[홈]→{글꼴}[글꼴:'돋움'], [글꼴크기:'10']으로 선택하고 {맞춤}→'가운데 맞춤', '가운데 맞춤'으로 선택한다. <G5:G12>를 지정하고 [홈]{표시형식}[쉼표 스타일]버튼을 클릭한다.

이제 ≪출력형태≫에따라 <B4:J14>, <B4:J4>, <B13:J14>를 각각 지정하고 [홈]→{글꼴}[테두리]→[굵은 상자 테두리]를 선택한다.

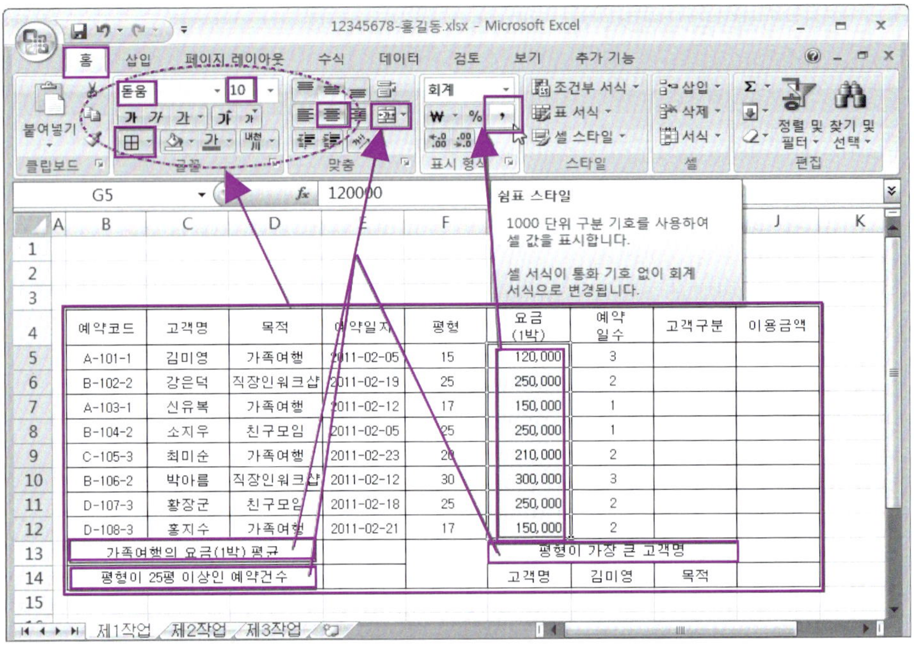

다음은 순서를 조금 바꾸어 조건에따라 「B4:J4, G14, I14」 영역은 '주황'으로 채우기 한다. <B4:J4>를 한번에 영역지정하고 Ctrl키를 누른 상태에서 G14셀, I14셀을 선택한 다음 [홈]→{글꼴}[채우기색]→ {표준색}[주황]을 선택한다.

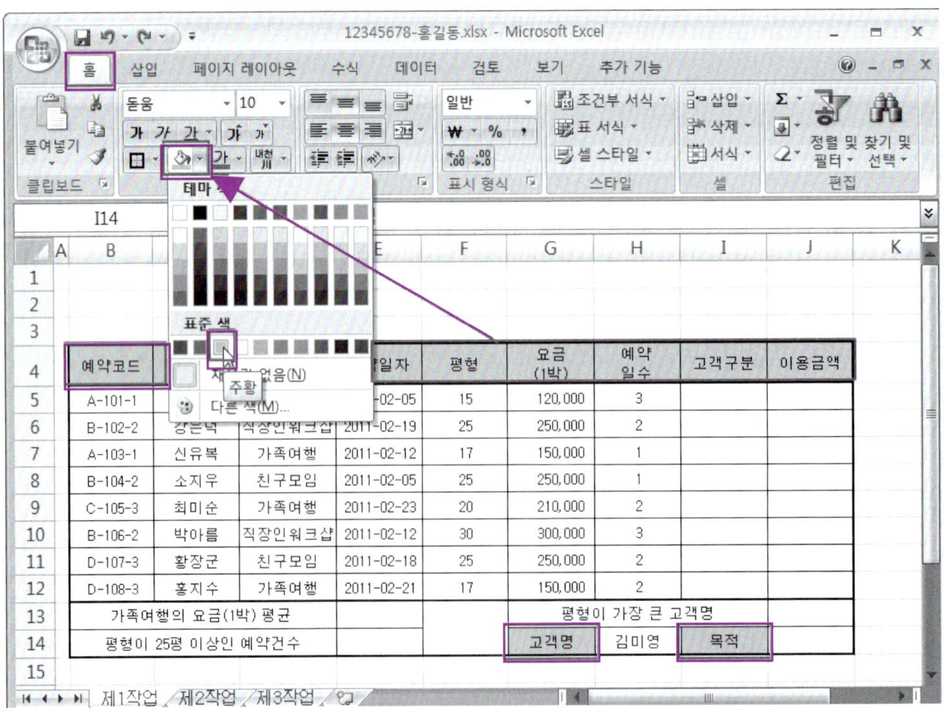

참고로 <F13:F14>의 병합된 셀에 대한 양쪽 대각선 즉 X 표를 만들어 보자. 우선 <F13:F14> 셀을 마우스로 선택하고 [홈]➜{글꼴}[테두리]➜[다른 테두리]를 선택한다. [[셀 서식]] 창의 테두리 탭의 양쪽에서 대각선 버튼을 각각 클릭하고 [확인] 버튼을 누른다.

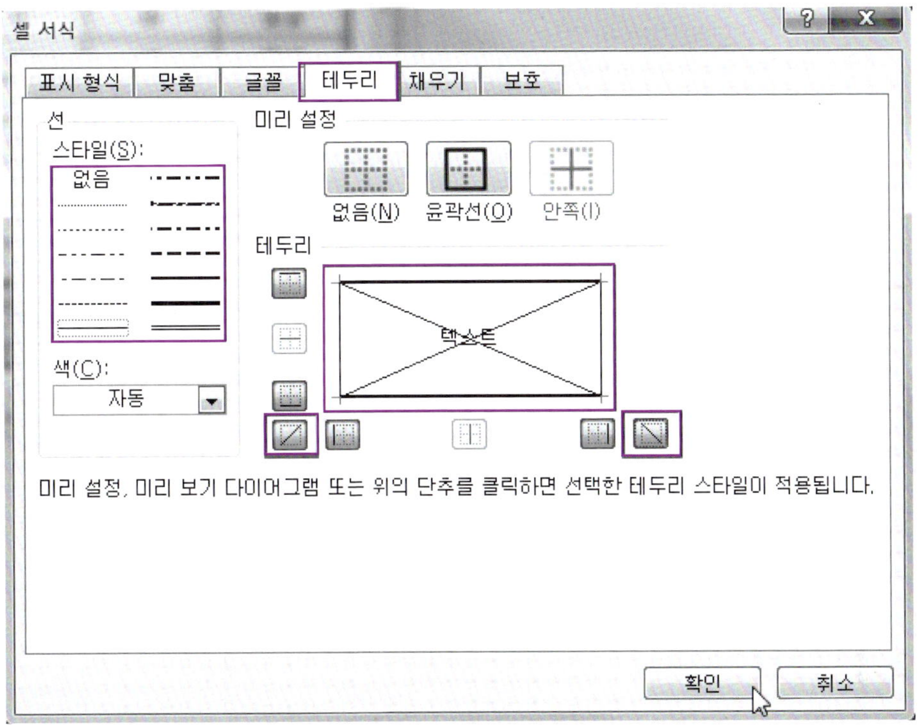

다음 조건을 실행한다.

≪조건≫

제 목 ⇒ 모서리가 둥근 직사각형과 바깥쪽 그림자 스타일(오프셋 대각선 오른쪽)을 이용하여 작성하고 "한국기업 사원 건강검진 현황"을 입력한 후 다음 서식을 적용하시오(글꼴-맑은고딕, 24pt, 검정, 굵게, 채우기-노랑).

우선 1~3행의 간격을 출력형태 를 참고하여 조금 넓힌다. 방법은 마우스를 누른채로 행머리글에서 1~3행을 동시 지정하고 행과 행사이 경계선에서 마우스를 누른채로 움직이면 1~3행간 간격을 동시에 조절할 수 있다. 제목이 들어갈 공간을 적당히 확보한 다음 [삽입]➜{일러스트레이션}[도형]➜{사각형}[모서리가 둥근 직사각형]을 선택하고 제목 영역에 적당한 크기로 만든다. 모양 선택 시에 해당 모양 위에 마우스를 가져가면 이름이 표시되는데 반드시 지문에 나타난 이름과 일치하는 모양을 선택해야 한다. 대략 눈대중으로 다른 모양을 선택하게 되면 감점 혹은 0점 처리될 수 있다.

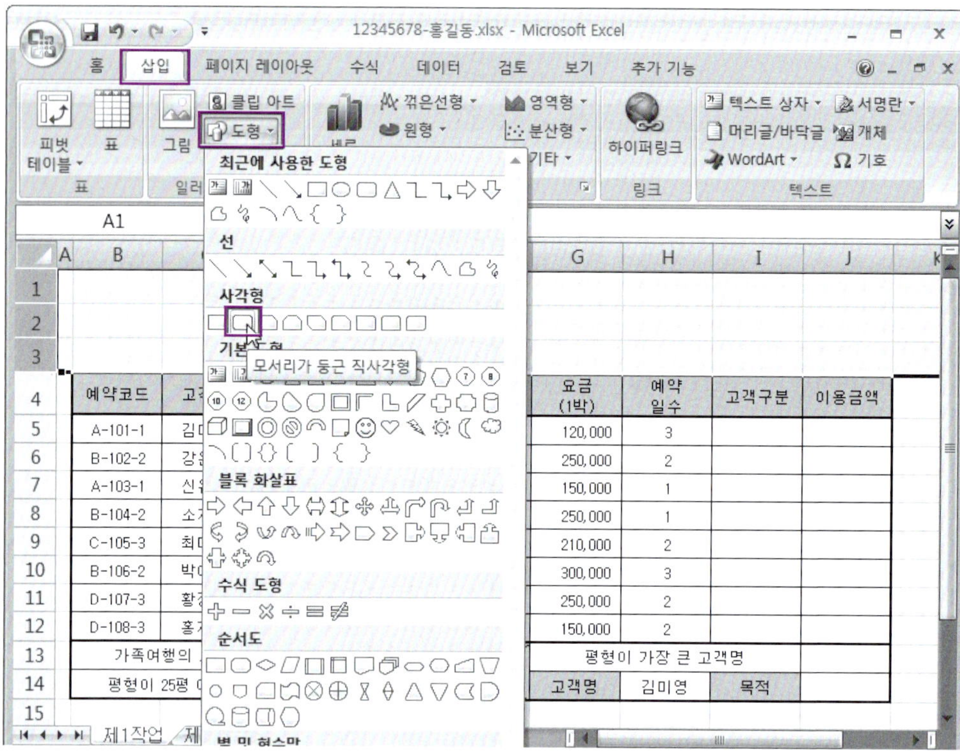

본문의 도형을 더블클릭하면 [그리기 도구]에 대한 [서식] 메뉴가 나타나 필요한 서식을 적용시킬 수 있다. 우선 선택한 도형에서 오른쪽 마우스 버튼을 눌러 나타난 메뉴의 상단 부분에 제목을 위한 글꼴 서식을 (글꼴-맑은고딕, 24pt, 굵게, 검정 / 채우기-노랑)으로 적용하고 "한국기업 사원 건강검진 현황"을 입력한다. 글자입력이 되지않은 상태일 경우에는 도형을 선택하고 오른쪽 마우스 버튼을 누른 상태에서 메뉴가 나타나면 [텍스트 편집]을 선택하면 입력할 수 있다.

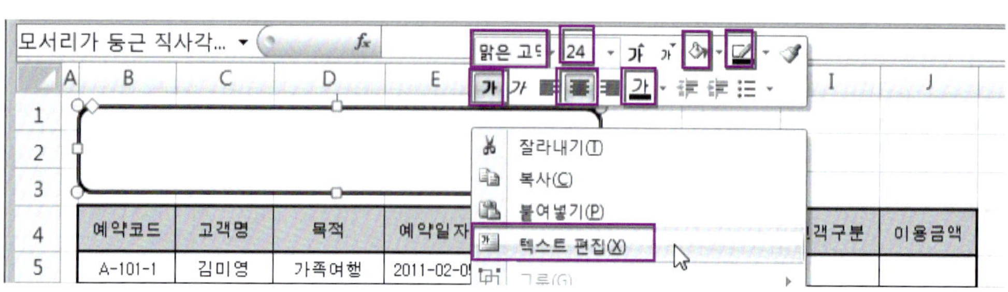

이제 바깥쪽 그림자 스타일(오프셋 대각선 왼쪽 아래)은 도형을 선택하고 [그리기도구][서식]➜{도형 스타일}[도형 효과]➜[그림자]{바깥쪽}[오프셋 대각선 왼쪽 아래]선택한다.

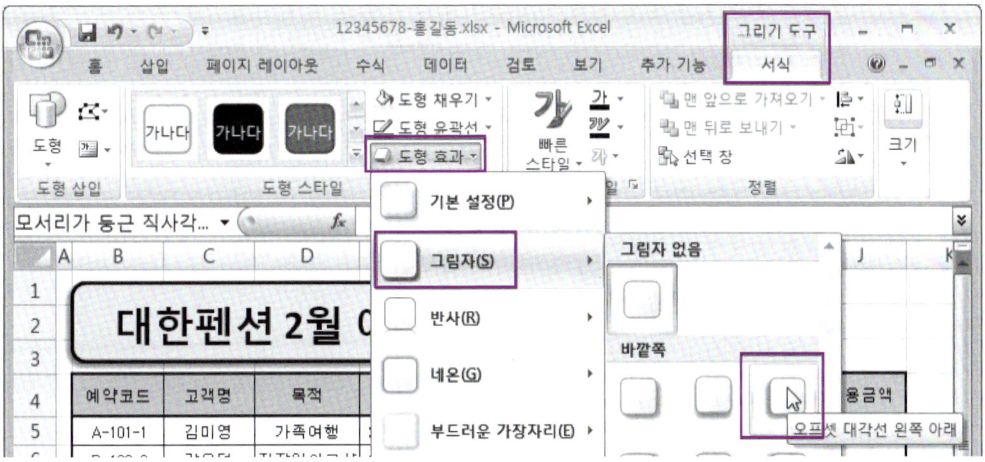

다음 조건을 실행한다.

≪조건≫

임의의 셀에 결재란을 작성하여 카메라 또는 그림복사 기능을 이용하여 붙이기 하시오(단, 원본 삭제).

결재란은 보기에 셀로 이루어진 표 모양으로 보이나 엑셀 문서의 특성상 상이한 열과 행의 크기를가진 문서를 같은 열이 나 행의 위치에 만들 수는 없다. 결재 모양의 문서 폭을 맞추다 보면 원 문서의 폭에 영향을 주기 때문이다. 이 경우 원 문서의 폭에 영향을 받지 않는 공간(오른쪽 아래 대각선 방향)에서 결재 모양의 문서를 만든 다음 카메라 기능으로 찍어 그림으로 만든 다음 상단의 위치에다 넣으면 된다. 우선 우측 하단부 빈 공간에 폭을 잘 조정하여 테두리를 긋고 결재자를 입력한 결재 문서를 만든다. 그런다음 결재문서 영역<L15:O16>을 지정하고 Ctrl+C를 눌러 복사한 다음 [홈]➜{클립보드}[붙여넣기]➜{기타 붙여넣기}[그림]을 선택하면 결재문서가 그림으로 만들어 복사된다. 복사된 결재판 그림을 문서 상단에 옮겨주면 완료된다. 그리고 조건에따라 작업한 결제문서가 포함된 열머리글(L~O)을 동시선택하고 오른쪽 마우스 버튼을 눌러 나타난 메뉴에서 [삭제]를 선택한다.

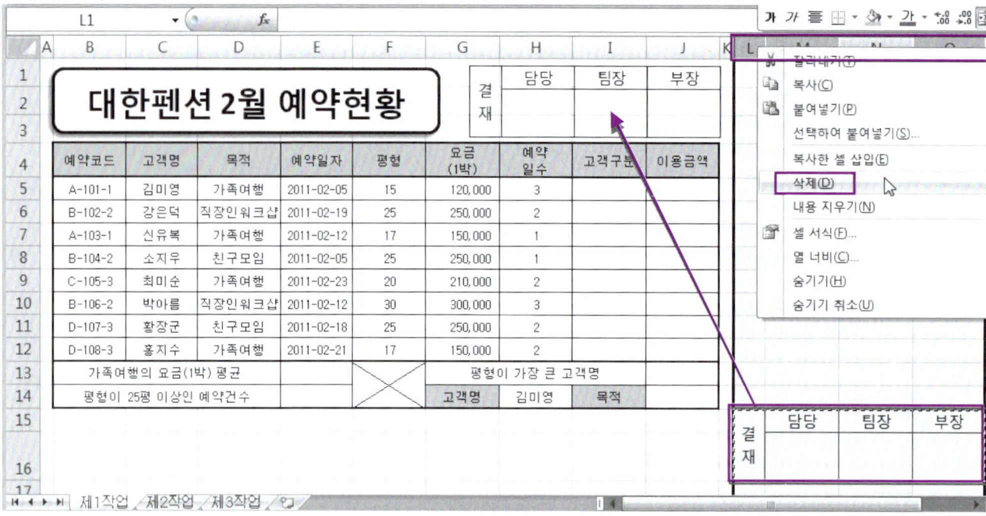

다음 조건을 실행한다.

≪조건≫

유효성 검사를 이용하여 「H14」 셀에 고객명(「C5:C12」 영역)이 선택 표시되도록 하시오.

유효성 검사 기능은 해당 셀에 대하여 입력할 수 있는 경우를 '모든 값'에서 특정 값의 형식만 가능하도록 제한하기 위한 기능으로 입력하는 값에 대한 오류 가능성을 사전에 차단하기 위한 기능이다. 이 문제는 대개 빠짐없이 등장한다. 값의 형식을 표에 있는 특정 컬럼의 값들로 목록화하여 팝업리스트로 선택하도록 하여 입력하도록 만드는 것이다. 즉 리스트에 나타난 값 이외에는 입력하지 못하도록 하여 원천적으로 잘못 입력되는 경우를 차단하는 기능이다.

우선 <H14>셀을 선택하고 [데이터]→{데이터도구}[데이터 유효성검사]→[데이터 유효성검사]를 선택하고 다음과 같이 설정한다. [원본] 선택은 직접 입력해도 되지만 [원본선택 란]에 마우스를 클릭하여 위치시키고 <C5:C12>영역을 마우스로 드래그하면 자동 입력된다.

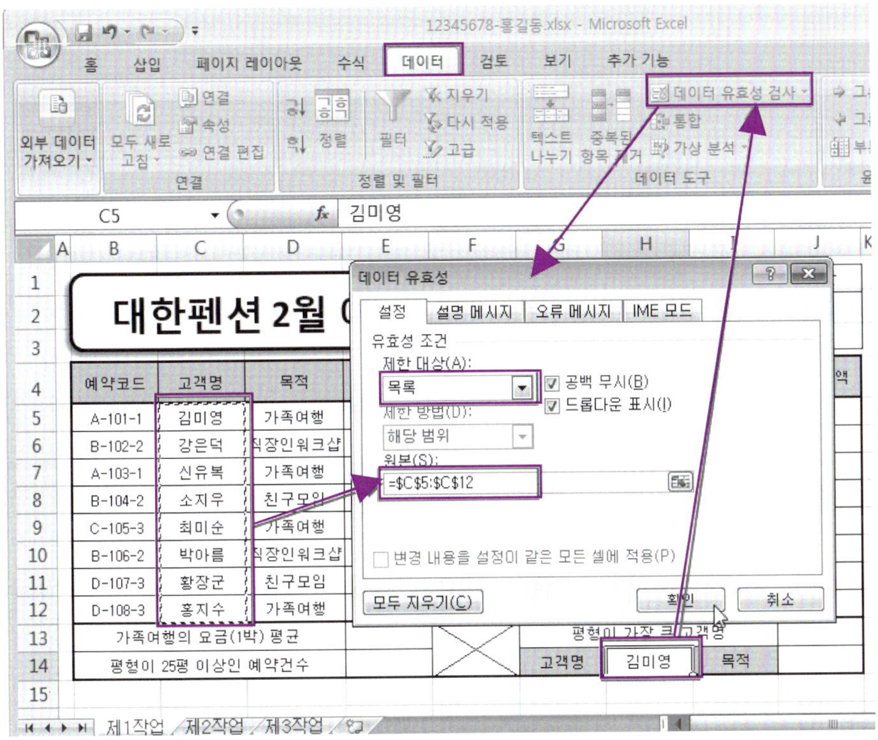

참고로 여기서 만들어진 목록형 값은 다른 문제에 활용됨을 명심한다. 이 값이 바뀔 때 마다 테이블의 해당 특정 값을 가져오는 VLOOKUP함수의 파라메타 입력 값으로 사용된다. 완성된 결과부분은 다음과 같다.

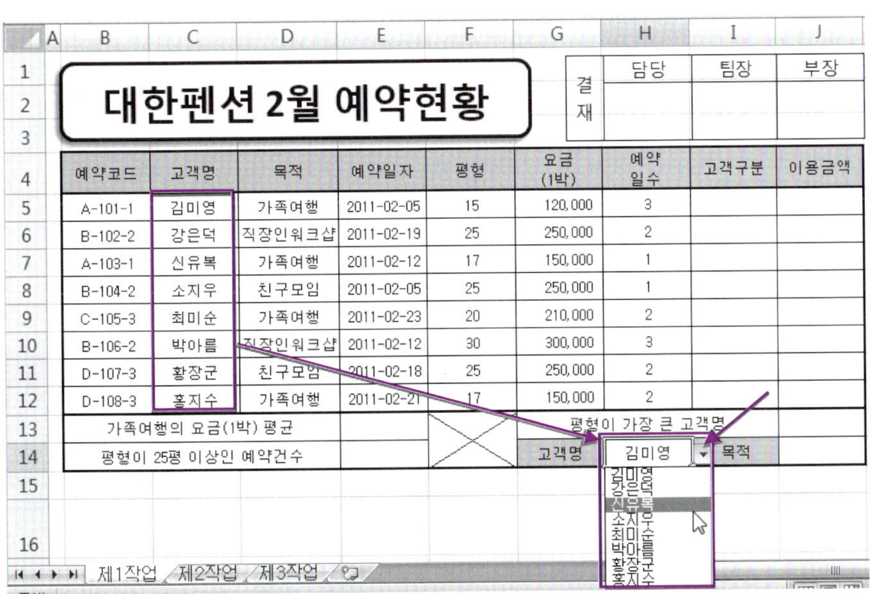

다음 조건을 실행한다.

≪조건≫

셀 서식 ⇒ 「F5:F12」 영역에 셀 서식을 이용하여 숫자 뒤에 '평'을 표시하시오(예 : 10 → 10평).

셀 서식 특히 사용자 지정 표시 형식을 지정하는 것으로 항상 등장하는 패턴이다. 원본 값의 변형 없이 셀에 표시되는 값들을 특정 형식으로 보이게 하는 문제이다. 값의 종류에 따라(숫자, 문자, 날짜, 시간 등) 다양한 형식 지정이 가능하나 대개 셀에 저장된 값의 앞 혹은 뒤에 특정 문자가 나타나도록 하는 경우가 대부분이다(예 : 7→7개, 7→총 7명, 부산→부산지역 등). 여기서는 숫자 뒤에 '평'이라는 글자가 붙어서 표시되도록 하는 경우이다. 우선 <F5:F12> 영역을 마우스로 지정하고 그 위에서 오른쪽 마우스 버튼을 눌러 나타난 메뉴의 [셀 서식]을 선택한다. 혹은 [홈]→{표시형식}[셀 서식]을 선택해도 된다. [셀 서식] 창에서 [표시 형식] 탭의 [범주]→[사용자 지정]을 선택한다. [형식] 설정 칸에 'G/표준' 나타나 있는데 이 형식문자는 지금 선택한 셀의 값을 의미한다. 따라서 그 뒤에 '평'이라는 글자만 붙이면 된다. 즉 [G/표준"평"]이라 입력하고 [확인] 버튼을 누르면 된다. 이때 정상적으로 적용이 되고있다면 보기 칸에 적용된 형식이 표시되니 참고하면 된다.

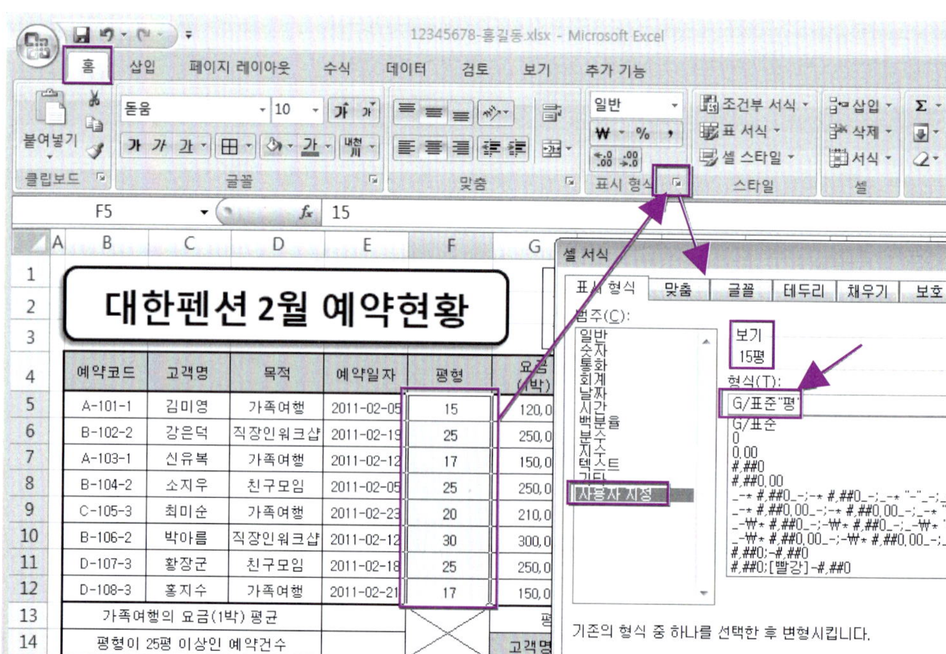

셀의 값이 숫자이므로, 숫자 한자리 값을 나타내는 형식문자인 '#'을 사용해서 [##"평"]이라 해도 결과는 동일하다. 참고로 '#'은 오른쪽부터 값이 '0'인 경우 공백으로 표시한다. 그래서 값이 '0'인 경우에 공백이 아닌 '0'으로 표시되게 하려면 형식문자 지정을 '##' 대신에 '#0'으로 해야 한다. 만약 천자리 구분자인 쉼표가 표시되게 하려면 '#,##0'로 지정해야 한다. 또 소수점이하 두 자리를 표시하려면 '#,##0.00'으로 표시하면 된다. 셀의 값이 문자인 경우라면 "G/표준" 대신에 "@"을 사용하면 된다. 이제 사용자 지정에 미리 나타나 있는 몇 몇개의 암호와 같은 형식 문자열이 어떠한 뜻인지 조금은 이해했으리라 본다. 다양한 표현 기법에 대해서는 본문을 참고하기 바란다.

여기서 한 가지 생각해 볼 내용은 사용자 형식 지정으로 <F5>셀의 값들이 비록 '15평'으로 표시되어있지만 내부 표현값은 여전히 숫자 '15'임을 알 수 있다. <F5>셀을 선택했을 때 수식입력줄을 보면 알 수 있다. 즉 내부표현은 숫자로 되어있으나 셀의 표현이 형식지정에 의하여 다르게 보이는 것이다. 이것이 문자로 "15평"이라고 입력했을 때와 근본적인 차이인 것이다. 당연한 이야기이지만 문자로 입력된 "15평"은 다른 셀에서 참조를 통한 계산수식에는 사용하지 못한다.

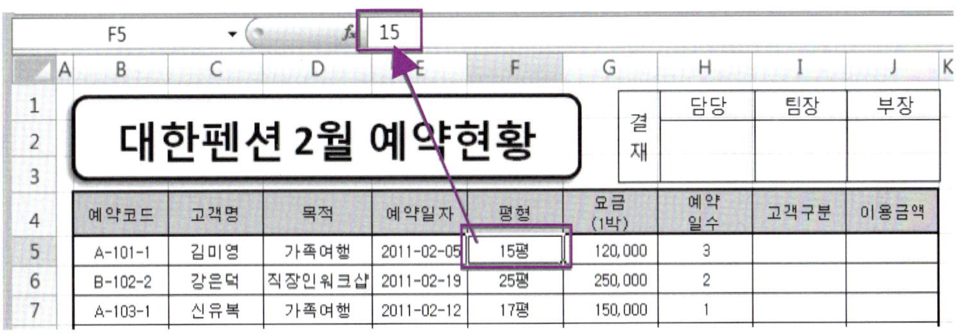

다음 조건을 실행한다.

≪조건≫

「F5:F12」 영역에 대해 '평형'로 이름정의를 하시오.

상위버전 문제에 새로 추가된 기능 중에 셀영역<F5:F12>을 이름으로 정의(평형)하는 문제가 추가되었다. 물론 단순이 이름만 주고 끝나는 것은 아니며 <F5:F12>라는 셀 영역의 주소가 필요하는 곳에 주소 대신 이름(평형)을 사용할 수 있기 때문에 관련 문제가 이후에 나타난다(아래 함수문제 4번). 이름 정의는 간단하다. 우선 <F5:F12>영역을 마우스로 드래그하고 셀 좌측 상단의 [이름 상자]에 '평형'이라고 입력하면 된다. 이제 이후부터는 셀주소 <F5:F12>가 필요한 곳이면 셀 주소 대신에 '평형'이라는 이름을 사용해도 동일한 의미를 가진다. 사실 오피스2007 이상 버전에서는 마우스로 이름정의된 영역을 지정하면 자동으로 셀주소대신에 정의된 이름이 표시되므로 이름정의 사용에 대해서는 신경쓰지 않아도 된다.

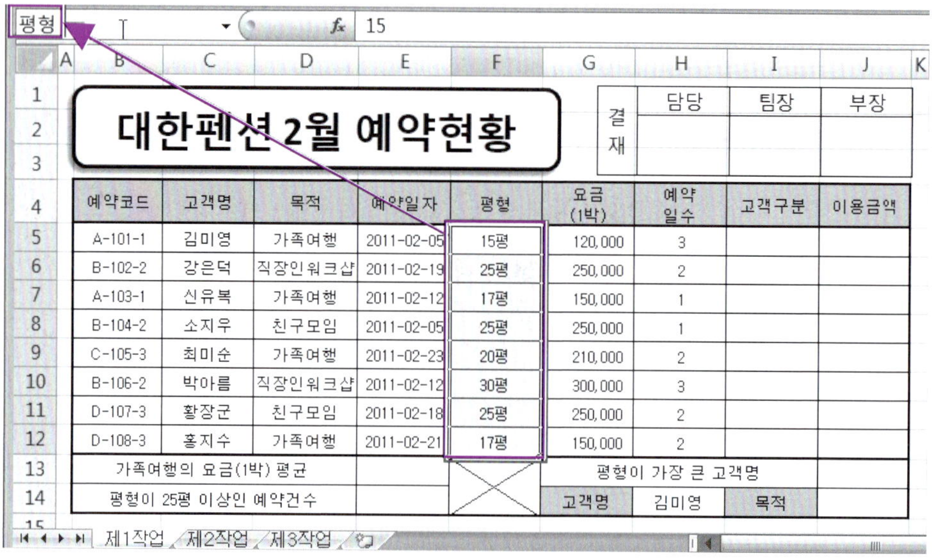

평형 | fx 15

대한펜션 2월 예약현황

결재	담당	팀장	부장

예약코드	고객명	목적	예약일자	평형	요금(1박)	예약일수	고객구분	이용금액
A-101-1	김미영	가족여행	2011-02-05	15평	120,000	3		
B-102-2	강은덕	직장인워크샵	2011-02-19	25평	250,000	2		
A-103-1	신유복	가족여행	2011-02-12	17평	150,000	1		
B-104-2	소지우	친구모임	2011-02-05	25평	250,000	1		
C-105-3	최미순	가족여행	2011-02-23	20평	210,000	2		
B-106-2	박아름	직장인워크샵	2011-02-12	30평	300,000	3		
D-107-3	황장군	친구모임	2011-02-18	25평	250,000	2		
D-108-3	홍지수	가족여행	2011-02-21	17평	150,000	2		
가족여행의 요금(1박) 평균					평형이 가장 큰 고객명			
평형이 25평 이상인 예약건수					고객명	김미영	목적	

제1작업 / 제2작업 / 제3작업

이제 함수를 이용한 수식작성 문제를 풀이할 차례이다. 문제에 표시된 (1)~(6)번 셀을 수식으로 채워 넣는 것으로 전체 문제에서 난이도가 제일 높은 부분이다. 문제에서 (1)~(6) 셀은 반드시 주어진 함수를 이용하여 값을 구하도록 되어있다. 결과값을 직접 입력하면 해당 셀은 0점 처리된다.

문제는 다음과 같다. 총 6개의 수식구성과 유효성검사 1문제로 구성되어있다.

(1) 고객구분 ⇒ 예약코드의 첫 글자가 A이면 "우수고객", B이면 "일반고객", 그 외에는 공백으로 표시하시오(IF, LEFT 함수).

(2) 이용금액 ⇒ 「요금(1박) x 예약일수 - 할인금액」으로 구하시오(RIGHT 함수). 단, 할인금액은 [요금(1박) x 예약일수 x 예약코드의 마지막 숫자 x 10%]로 계산하시오.

(3) 가족여행의 요금(1박) 평균 ⇒ 목적이 가족여행인 요금(1박)의 평균을 구하여 백원 단위에서 반올림하시오(ROUND, DAVERAGE 함수)(예 : 123,500 124,000).

(4) 평형이 25평 이상인 예약건수 ⇒ 정의된 이름(평형)을 사용하여 값을 구하시오(COUNTIF 함수).

(5) 평형이 가장 큰 고객명 ⇒ 평형이 가장 큰 고객명을 구하시오(INDEX, MATCH, MAX 함수).

(6) 목적 ⇒「H14」 셀에서 선택한 고객명에 대한 목적을 표시하시오(VLOOKUP 함수).

(7) 조건부 서식을 이용하여 '예약일수' 셀에 값이 3인 경우 채우기를 적용하고, 수식을 이용하여 예약일수가 3인 행 전체에 다음 서식을 적용하시오(채우기 : 주황, 글꼴 : 파랑).

이제 문제의 (1)~(6)번에 해당하는 공란을 지시에 따라 제시된 함수를 사용해서 채우는 부분이다. 앞에서도 언급했듯이 문제에서는 (1)~(6)번의 번호가 명시되어 있지만 이는 문제 설명을 위한 수단이므로 문제를 푸는 사람은 굳이 입력할 필요가 없다. 아마도 번호를 입력하려고 시도를 하면 약간은 혼돈에 빠질 것이다. 실제 해당 위치의 셀에 (1)을 입력하면 얼토당토 않게 -1이 표시될 것이다. 이는 엑셀은 나름 지능을 가지고 있어서 들어오는 데이터의 형태를 보고 "이것은 [정123] 문자값이고, 이것은 [123] 숫자로만 구성되었으니 숫자값이고, 이것은[8/16] 날짜 값이다"라고 자동으로 해석을 해 버린다. 따라서 (1)과 같은 괄호 표기는 음수에 대한 또다른 표현으로 약속이 되어 있으므로 -1로 표현을 바꿔 버리는 것이다. 그래서 굳이 (1)을 그대로 입력 하려면 해당되는 각 셀마다 '(1)과 같이 입력 하던지 아니면 해당 셀을 모두 '텍스트' 형식으로 바꾸고 (1)을 입력하면 해결된다. 그리고 나중에 함수식을 정의할 때는 다시 '일반' 형식으로 바꿔 주어야 한다. 너무나 성가시고 문제를 푸는 시간을 잡아먹는 작업이므로 문제를 풀때에는 그냥 처음부터 입력하지 않고 셀의 위치정보로 이해만 한다.

다음 조건 함수식을 해결한다.

≪조건≫

(1) 고객구분 ⇒ 예약코드의 첫 글자가 A이면 "우수고객", B이면 "일반고객", 그 외에는 공백으로 표시하시오(IF, LEFT 함수).

(1)번 함수식은 등급 혹은 분류를 나누는 식으로 이 경우 IF, CHOOSE, SWITCH 함수를 사용하면 해결할 수 있으나 여기서는 IF 함수를 사용하여 해결하도록 요구하고 있다. 우선 IF 함수의 사용법은 다음과 같다.

IF(_조건식_, _조건식이 참일 경우 선택값1_ , _조건식이 거짓일 경우 선택값1_)

IF 함수는 조건식에따라 둘 중에 하나를 선택하기 위한 함수로 3개의 파라메타가 필요하다. _조건식_은 참, 것짓을 판별하는 논리식이다. 논리식은 쉽게 이야기하면 비교값을 물어보는 것이다. 어떤 수식의 값이 비교하는 값과 같은지(=), 다른지(<>), 큰지(>), 작은지(<), 이상인지(>=), 이하인지(<=) 등등으로 물어보는 것이다. 이 물음에 대한 결과는 참 아니면 거짓이다. 이런 식을

논리식이라 하며 _조건식_에 사용된다. 따라서 IF 함수는 _조건식_이 참일 때 와 거짓일 때 둘 중에 하나를 선택하게할 수 있다. 참일 때 선택되는 값은 IF 함수의 두 번째 파라메타 자리에, 거짓일 때 선택되는 값은 세 번째 파라메타 자리에 두면 된다. 따라서 이 문제의 경우 예약코드의 첫 글자가 'A'인지 물어보는 것이 논리식이 된다. 그런데 이 문제에서는 둘중에 하나를 고르는 것이 아니고 셋 중에 하나를 고르는 경우이다. 다소 복잡해진다. 어떻게 둘 중에 하나를 고르는 IF 함수로 셋 중에 하나를 고르는 수식을 만들 수 있을까? 원리는 간단하다. 우선 셋 중에서 하나를 골라내고 나머지 두 개에서 각각을 골라내면 된다. IF함수 2개를 중첩해서 사용하면 된다. 우선 문제를 간단히 하고 중간과정의 계산을 확신할 수 있도록 중간 값을 먼저 구해보자. 셀 <I5>에 서술될 중간값 즉 LEFT 함수를 사용한 예약코드의 첫글자를 얻는 함수식은 다음과 같다.

=LEFT(B5,1)

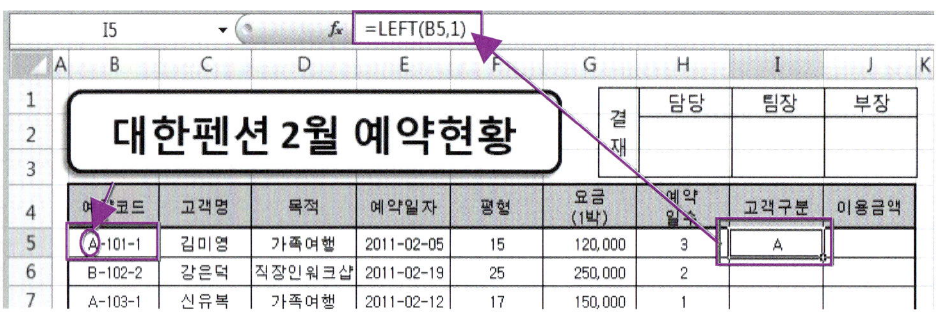

이제 이 수식의 결과를 가지고 IF 함수를 사용하여 3가지 내용으로 분류를 해야한다. 중간 수식을 X로 본다면 우선 X값이 "A"인 경우와 그렇지않은 경우로 분류한다.

=IF(X = "A", "우수고객" , ______)

일단 "우수고객"인 경우와 나머지 두 가지 경우로 분류된다. X 즉 예약코드의 첫 글자가 "A"이면 "우수고객"이 선택되고 그렇지 않은 경우에 IF함수를 한 번 더 사용하여 나머지 두 경우에 대한 선택을 한다. 즉

=IF(X = "A", "우수고객" , IF(X = "B", "일반고객", ""))

가 된다. 이처럼 두 가지만을 분류할 수 있는 IF 함수를 가지고 세 가지를 분류할 경우에 대한

함수식이 완성된다. 이러한 경우에 유용하게 사용할 수 있는 패턴식이다. 이제 위에 수식의 X자리에 중간 결과 수식을 그대로 복사해 넣으면 문제의 수식이 완료된다.

=IF(LEFT(B5,1) = "A", "우수고객" , IF(LEFT(B5,1) = "B", "일빈고객", ""))

나머지 셀들의 값은 셀 복사하기로 해결하면 된다. 복사는 첫 번째 셀의 오른쪽 모서리에 마우스를 가져가면 얇은 십자가 모양으로 마우스 포인터 모양이 변했을 때 드래그 하면 된다. 이문제의 경우 등급 혹은 분류가 3개로 되어야 하므로 IF함수를 2개 중첩하여 사용했다. 등급이 더 나누어져야 한다면 조건이 거짓일 때의 값 혹은 식 부분에 IF 함수를 계속 넣어주면 된다. 등급이 n개이면 IF문은 n-1개 중첩해서 사용하면 될 것이다. 완성된 식의 결과는 다음과 같다.

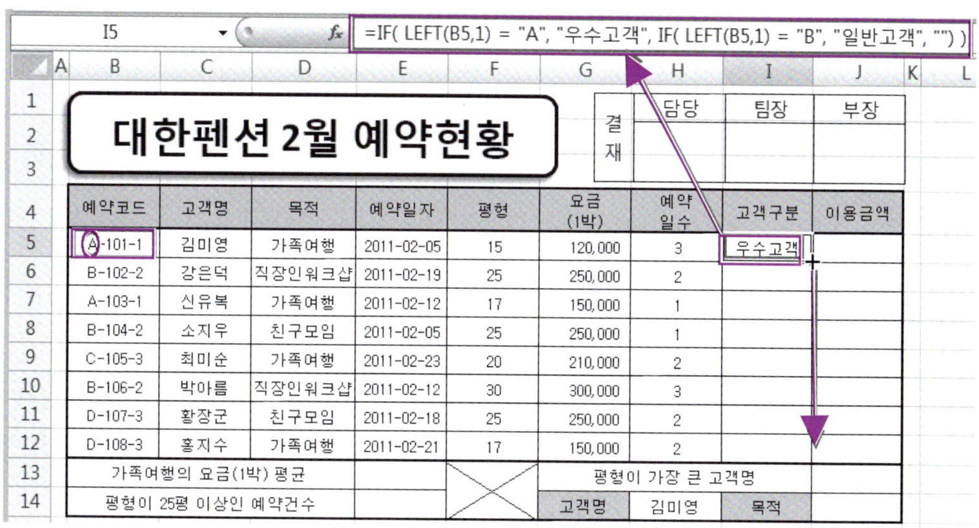

I5 =IF(LEFT(B5,1) = "A", "우수고객", IF(LEFT(B5,1) = "B", "일반고객", ""))

대한펜션 2월 예약현황

결재	담당	팀장	부장

예약코드	고객명	목적	예약일자	평형	요금(1박)	예약일수	고객구분	이용금액
A-101-1	김미영	가족여행	2011-02-05	15	120,000	3	우수고객	
B-102-2	강은덕	직장인워크샵	2011-02-19	25	250,000	2		
A-103-1	신유복	가족여행	2011-02-12	17	150,000	1		
B-104-2	소지우	친구모임	2011-02-05	25	250,000	1		
C-105-3	최미순	가족여행	2011-02-23	20	210,000	2		
B-106-2	박아름	직장인워크샵	2011-02-12	30	300,000	3		
D-107-3	황장군	친구모임	2011-02-18	25	250,000	2		
D-108-3	홍지수	가족여행	2011-02-21	17	150,000	2		
가족여행의 요금(1박) 평균					평형이 가장 큰 고객명			
평형이 25평 이상인 예약건수					고객명	김미영	목적	

다음 조건 함수식을 해결한다.

≪조건≫

(2) 이용금액 ⇒「요금(1박) × 예약일수 - 할인금액」으로 구하시오(RIGHT 함수). 단, 할인금액은 [요금(1박) × 예약일수 × 예약코드의 마지막 숫자 × 10%]로 계산하시오.

(2)번 함수식은 일반적으로 수식형태로 구성된 경우로 문제에 주어진 수식을 그대로 식으로 옮기기만 하면 된다. 다만 예약코드의 마지막 숫자는 RIGHT(B5,1)로 하면 얻을 수 있고, 10%는 계산식에서는 0.1로 하면 된다. 따라서 <J5>에 서술할 수식은 다음과 같다. 나머지 셀들의 값은 셀 복사하기로 해결하면 된다. 복사는 첫 번째 셀의 오른쪽 모서리에 마우스를 가져가면 얇

은 십자가 모양으로 마우스 포인터 모양이 변했을 때 드래그 하면 된다. 특별한 요구사항은 없지만 숫자의 경우 천단위 구분할 수 있는 쉼표 스타일을 찍어준다.

=G5 * H5 - (G5 * H5 * RIGHT(B5,1) * 0.1)

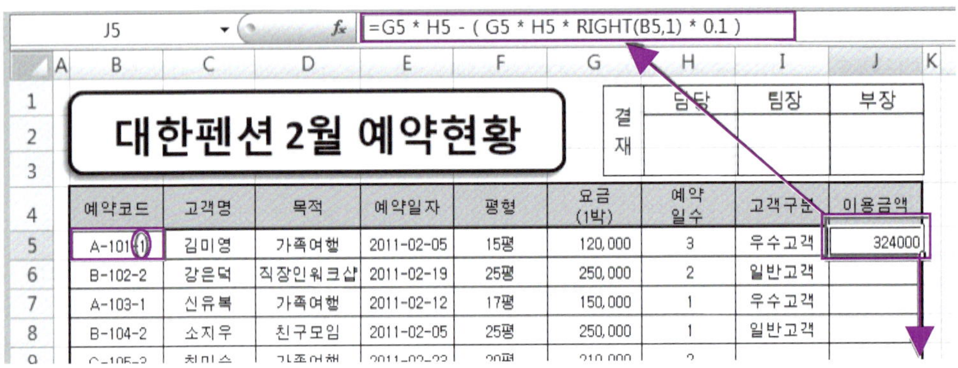

다음 조건 함수식을 해결한다.

≪조건≫

(3) 가족여행의 요금(1박) 평균 ⇒ 목적이 가족여행인 요금(1박)의 평균을 구하여 백원 단위에서 반올림하시오(ROUND, DAVERAGE 함수) (예 : 123,500 124,000).

이 문제는 데이터베이스 관련함수를 사용하고 그 결과 값을 반올림하는 문제이다. 데이터베이스 관련 함수들은 몇가지 특징이있다. 첫째, 함수앞에 'D'라는 접두어가 붙어있다는 것과 접두어 'D'를 빼고나면 기존에 각자의 기능을 하는 함수들(AVERAGE, SUM, COUNT 등)이다. 둘째, 기능적으로 조건을 만족하는 기존 함수들의 기능을 동작시킨다는 것이다. 따라서 데이터베이스 관련 함수들은 조건을 어딘가에 주어야 하고 그 조건 위치를 파라메타에 명시해 주어야 한다는 것이다. 어떤 경우는 그 조건이 데이터 내부에 있을 수도 있고 별도의 영역에 만들어야 하는 경우도 있다. 만약 별도의 영역에 만들어야 한다면 채점의 용이함을 위해 작성해야 할 조건의 위치를 지정하는 것이 일반적이다. 아니면 요행이 그 조건이 데이터테이블 내에 있다면 별도의 언급을 하지 않거나 '조건은 입력 데이터를 사용하시오'라는 문구가 나온다. 조건 위치에 대한 별도 지시사항이 없다면 입력 데이터를 이용해서 조건을 명시해야 할 것이다. 셋째, 다른 함수와 달리 대상 범위에 대한 영역 지정에 데이터 머리글을 포함시켜야 한다. 즉 데이터베이스 원리에 따라 데이터를 테이블로 보고 그 테이블의 첫 줄인 머리글을 각 필드이름으로 보는 것이다. 마지막으로 모든 데이터베이스 관련 함수들의 파라메타 작성 규칙(3개의 파라메타)이 동일하다는 것이다. 즉

D기존함수명 (_데이터베이스_ , _필드_ , _조건위치_)이다.

_데이터베이스_는 작업 대상 영역으로 반드시 데이터 머리글을 포함해서 작업대상 영역을 지정해 주면 된다. _필드_는 기존함수를 계산하기위해 대상이 되는 필드를 지정하는 것으로 데이터 머리글 중에 대상이 되는 위치를 지정하면 된다. _조건위치_는 조건이 명시된 위치를 지정해 주면 된다. [함수마법사]의 [범주 선택]에서 데이터베이스를 선택해 보면 이 같은 사실을 확인할 수 있다. 따라서 이 문제의 경우 조건은 [목적이 '가족여행']이고, 이 조건을 만족하는 평균을 구하는 것이다. 조건은 데이터의 E4:E5에 그대로 기술되어 있다. 이 조건에 부합하는 평균을 구할 열은 G4이므로 함수 적용은 다음과 같다.

=DAVERAGE(B4:H12 , G4 , E4:E5)

여기서 <G4>대신에 해당범위의 6번째라는 의미로 6을 적어주어도 된다. 최종적으로 계산된 결과 값에 대하여 100자리에서 반올림해야 하므로 ROUND함수를 씌우면 된다.

=ROUND(<u>DAVERAGE(B4:H12,G4,E4:E5)</u> , -3)

ROUND 함수의 두 번째 파라메타는 소숫점 이하 몇 째 자리에서 반올림 할 것인가를 지정하는 것인데 일단위(-1), 십단위(-2), 백단위(-3) 등은 음수 값을 명시하면 된다.

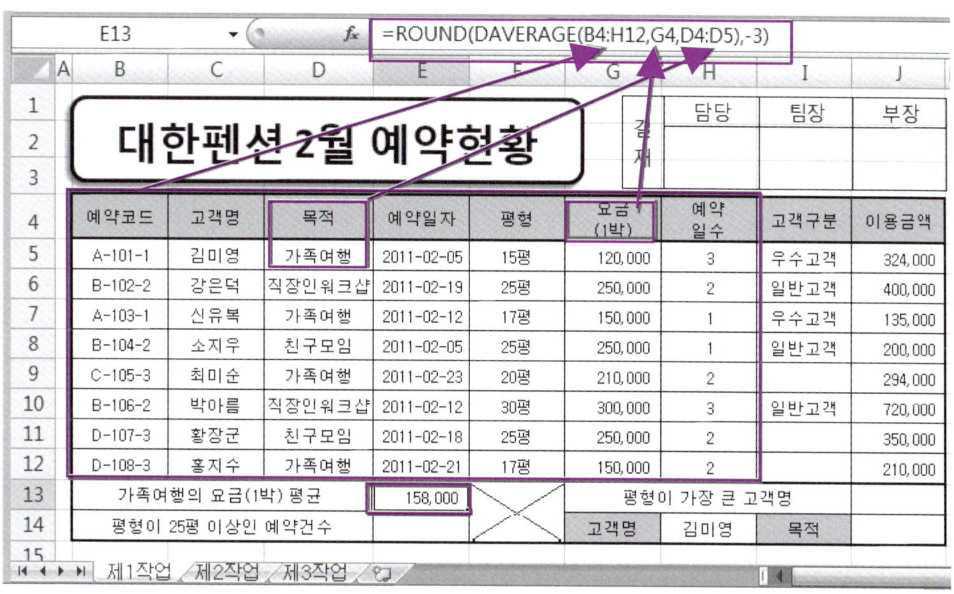

E13 =ROUND(DAVERAGE(B4:H12,G4,D4:D5),-3)

대한펜션 2월 예약현황

결재	담당	팀장	부장

예약코드	고객명	목적	예약일자	평형	요금(1박)	예약일수	고객구분	이용금액
A-101-1	김미영	가족여행	2011-02-05	15평	120,000	3	우수고객	324,000
B-102-2	강은덕	직장인워크샵	2011-02-19	25평	250,000	2	일반고객	400,000
A-103-1	신유복	가족여행	2011-02-12	17평	150,000	1	우수고객	135,000
B-104-2	소지우	친구모임	2011-02-05	25평	250,000	1	일반고객	200,000
C-105-3	최미순	가족여행	2011-02-23	20평	210,000	2		294,000
B-106-2	박아름	직장인워크샵	2011-02-12	30평	300,000	3	일반고객	720,000
D-107-3	황장군	친구모임	2011-02-18	25평	250,000	2		350,000
D-108-3	홍지수	가족여행	2011-02-21	17평	150,000	2		210,000
가족여행의 요금(1박) 평균			158,000		평형이 가장 큰 고객명			
평형이 25평 이상인 예약건수					고객명	김미영	목적	

다음 조건 함수식을 해결한다.

≪조건≫

(4) 평형이 25평 이상인 예약건수 ⇒ 정의된 이름(평형)을 사용하여 값을 구하시오 (COUNTIF함수).

이 문제는 조건함수(~~~IF)를 이용하는 문제이다. 조건함수 사용방법을 이해한다면 쉽게 해결할 수 있다. 기존함수(예" SUM, COUNT, AVERAGE 등) 기능에 조건을 추가할 수 있는 SUMIF, COUNTIF, AVERAGEIF 등의 함수들이 존재한다. 여기에서는 COUNTIF함수이다. 사용법은 다음과 같다. 다만 정의된 이름(평형)을 사용하는데 마우스로 범위를 지정하면 자동으로 표시되므로 앞에서 제대로 정의되어 있다면 염려하지 않아도 된다.

COUNTIF(_범위_ , "_조건값_")

여기서 _범위_는 _조건값_을 물어 볼 값에 대한 범위이다. 따라서 셀<E14>에 서술할 수식은 다음과 같다.

=COUNTIF(F5:F12 , ">=25")

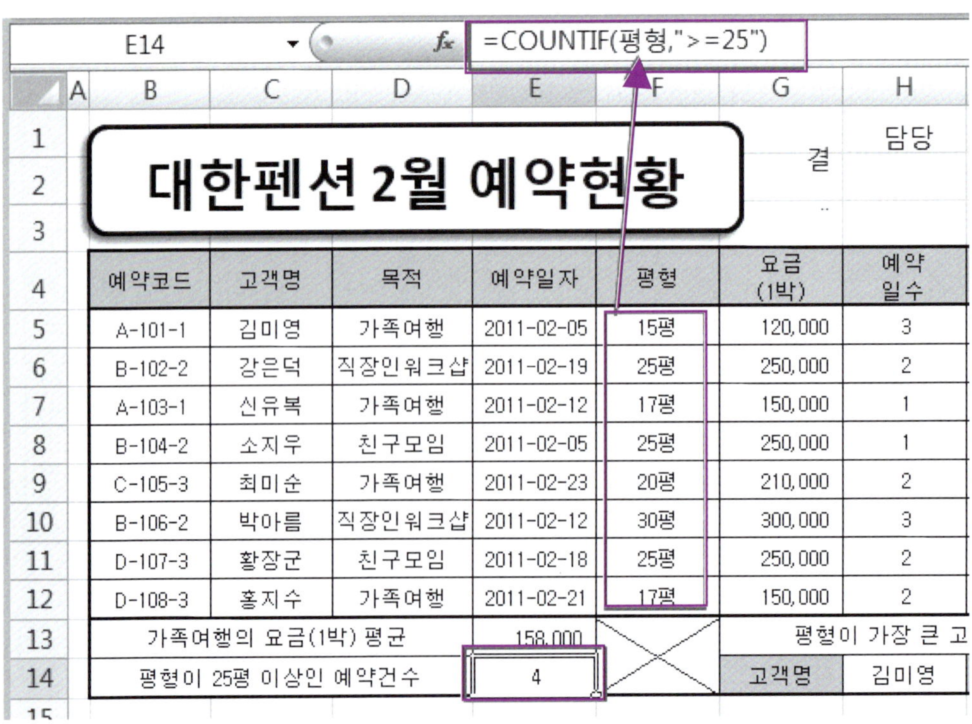

E14 =COUNTIF(평형,">=25")

대한펜션 2월 예약현황

예약코드	고객명	목적	예약일자	평형	요금(1박)	예약일수
A-101-1	김미영	가족여행	2011-02-05	15평	120,000	3
B-102-2	강은덕	직장인워크샵	2011-02-19	25평	250,000	2
A-103-1	신유복	가족여행	2011-02-12	17평	150,000	1
B-104-2	소지우	친구모임	2011-02-05	25평	250,000	1
C-105-3	최미순	가족여행	2011-02-23	20평	210,000	2
B-106-2	박아름	직장인워크샵	2011-02-12	30평	300,000	3
D-107-3	황장군	친구모임	2011-02-18	25평	250,000	2
D-108-3	홍지수	가족여행	2011-02-21	17평	150,000	2
가족여행의 요금(1박) 평균			158,000		평형이 가장 큰 고	
평형이 25평 이상인 예약건수			4		고객명	김미영

다음 조건 함수식을 해결한다.

≪조건≫

(5) 평형이 가장 큰 고객명 ⇒ 평형이 가장 큰 고객명을 구하시오(INDEX, MATCH, MAX 함수).

이 문제는 3개의 함수를 중첩해서 사용해야 하는 다소 복잡한 문제로 보이나 항상 등장하는 패턴형의 문제로 잘 이해하면 그리 어려운 문제는 아니다. 이문제의 문구를 분석하면 세부분으로 나눌 수 있는데, AA이 가장 큰(적은) BB를 구하는 형태의 문제이다. 여기서 AA와 BB는 같은 데이터에 대하여 다양한 형태의 문구가 나올 수 있다. 즉

[AA] 이 가장 [큰(적은)] [BB]

을 구하시오 등이다. 다양한 형태의 문제 출제가 가능하나 문제 풀이 과정은 동일하다는 것이다. 즉 패턴형 문제인 것이다. 여기서 '큰'이라는 문구에 대해서는 MAX라는 함수를, '작은'이라는 문구에 대해서는 MIN이라는 함수를 적용한다. 고민할 필요없이 지문에서 어느함수를 사용하는지 지정 해 주고 있다. 간혹 지정을 하지 않는 경우도 있으나 문맥상에서 파악할 수 있다.

예를 들어 '종합기록이 가장 좋은'이라는 문구가 나왔다면 종합기록에 대한 MIN 함수를 적용해야 할 것이다. 왜냐하면 기록경기는 가장 적은 기록이 가장 좋은 기록이기 때문이다. 함수를 명시하지 않았을 경우에는 함정이 있을 수 있으니 문맥을 잘 살펴 보아야 할 것이다. 이 문제의 아이디어는 우선 MAX 함수를 이용해서 평형이 가장 큰값을 구한다.

=MAX(F5:F12)

그러면 결과 값으로 '30'이 나오면 맞는 경우이다. 한 번에 모든 문장을 구성하는 것 보다 하나씩 적용해 가면서 중간 결과를 보는것도 문제푸는 요령일 것이다. 여기서 셀주소<F5:F12>를 마우스로 지정하면 주소대신 <평형>으로 이름정의가 자동으로 표시될 수 있다. 앞에서 <F5:F12>에 대하여 <평형>으로 이름정의 해 두었기 때문에 그러하다. 그다음 이 '30'이라는 값이 지금 찾은 영역에서 몇 번째 위치해 있는가 하는 위치정보를 알아내고 그 위치에 해당하는 동일 행의 고객명을 가져오면 될 것이다. 주어진 값으로 위치정보를 알아내는 함수가 MATCH 함수이다.

MATCH(_찾을 값_ , _찾을 범위_ , _정확한 일치성 여부_)

_찾을 값은_ 이미 MAX 함수를 사용해서 구해 두었으므로 위의 MAX 함수식을 그대로 사용하면 된다. _찾을 범위_는 같은 범위인 <F5:F12>이다. _정확한 일치성 여부_는 정확한 일치로 찾을 것인지, 유사한 경우도 찾을 것인지를 명시하는 것으로 정확한 일치를 원할 때는 0을, 보다 작음은 1, 보다 큼은 -1로 한다. 따라서 중간 함수식은 다음과 같다. 여기에서는 0으로 해야한다.

= MATCH (MAX(평형) , 평형, 0) 이다.

중간 결과로 '6'이 나오면 맞다. 이제 이 위치정보(1)를 가지고 같은 행의 그 위치에 있는 사원명을 찾아오면 된다. 즉 행과 열에 대한 위치정보를 가지고 내용을 가져오는 함수가 INDEX이다.

INDEX(_찾을 영역_ , _행위치 값_ , [_열 위치 값_])이다.

_찾을 영역_은 가져올 데이터 부분이 최소한 들어 가도록한 박스영역이다. _행위치 값_은 그 박스 영역에서 행의 위치 값이며 앞의 과정에서 MATCH 함수로 구해진 값이다. _열위치 값_은 찾을 영역에서 열의 위치 값으로 찾을 영역지정을 한 열만 명시했다면 무조건 '1'이므로 생략할 수도 있다. 즉 _찾을 영역_을 어떻게 주어지는가에 따라, _열 위치값_은 다양한 값을 가질 수 있다. 만약_찾을 영역_을 <C5:C12>로 주어진다면 '1'이거나 생략할 수 있다. 혹은 <B5:H12>로 전체 범위를 준다면 가져올 데이터(고객명)가 두 번째 열에 위치하므로 '2'가 된다. 이제 INDEX함수를 적용시킨 최종 함수식은 다음과 같다.

=INDEX(B5:H12 , MATCH(MAX(평형),평형,0) , 2)

지금까지의 풀이과정에서 보듯이 함수를 여러개 중첩해서 사용해야하는 아무리 복잡한 수식이라 할지라도 중간과정을 확인해 가면서 하나씩 풀이하고 그 중간 결과를 통채로 그다음 함수의 어느 파라메타 위치에 넣을 것인가만 생각하면 그리 어렵지 않게 풀 수 있다. 결과 자체는 복잡한 수식으로 구성되지만 그 풀이 과정을 잘 가져간다면 아무리 어려운 함수식이라 할지라도 잘 풀 수가 있을 것이라 생각한다.

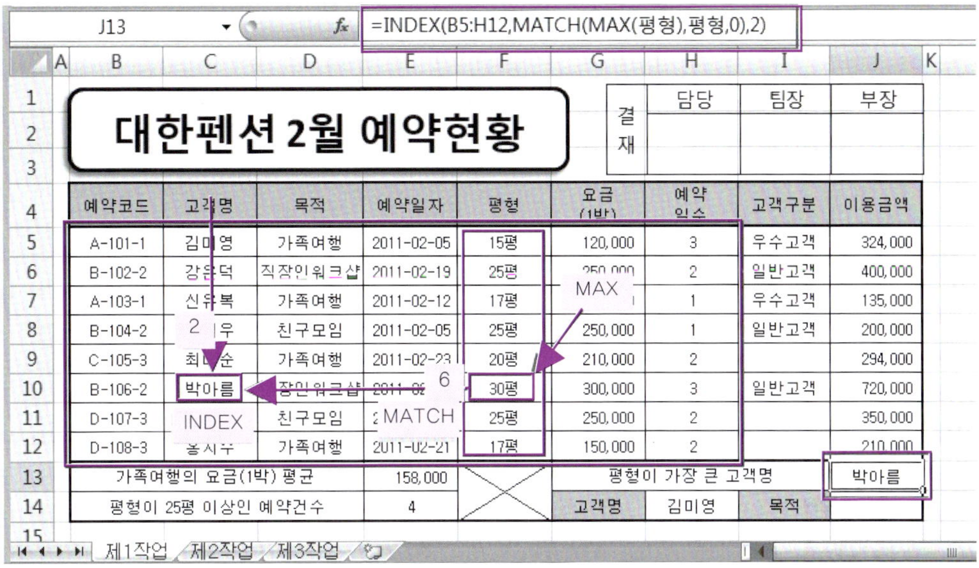

다음 조건 함수식을 해결한다.

≪조건≫

(6) 목적 ⇒「H14」 셀에서 선택한 고객명에 대한 목적을 표시하시오(VLOOKUP 함수).

이 문제는 조건 부분의 유효성 검사와 연결되는 것으로 <H14>는 유효성 검사로 만들어진 셀이다. 이 값이 변할 때마다. 해당 값(목적)을 가져오는 경우이다. 이 경우 역시 다양한 문제가 가능하다. 즉 가져오는 값을 다양하게 지정할 수 있는 패턴형 문제이다. 하지만 풀이 방법은 동일하다. VLOOKUP 함수를 사용하여 해결할 수 있는데, 주어진 값과 일치하는 값을 찾고 그 위치에 해당하는 다른 열의 값을 가져오는 함수가 VLOOKUP 함수이다.

VLOOKUP(_찾을 값_ , _찾을 영역_ , _가져올 데이터의 열 번호_, _일치성_)

_찾을 값_은 <H14>셀에 있다. _찾을 영역_은 찾을 데이터가 반드시 첫 번째 열에 위치 하고, 가져올 데이터의 열이 최소한 포함이 되도록 영역을 지정하면 된다. 따라서 <C4:H12>도 가능하며 최소한 <C4:D12>는 지정이 되어야 한다. _가져올 데이터의 열 번호_는 가져올 데이터(목적)가 찾을 영역 범위에서 2번째 열에 있으므로 '2'가 된다. _일치성_은 정확히 일치(0), 유사하게 일치(1)를 명시하는 것으로 '0'을 적어준다. 완성된 함수식은 다음과 같다.

=VLOOKUP(H14 , C4:H12 , 2 , 0)

<H14>의 값을 바꾸어보면 <J14>에 표시되는 값이 해당 사원의 직급으로 표시됨을 확인할 수 있다.

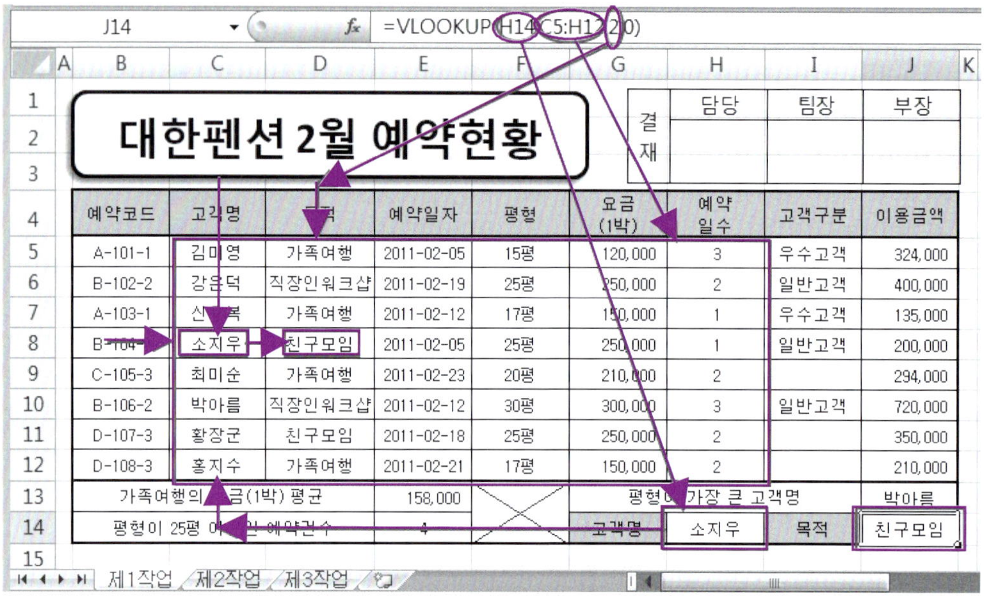

마지막으로 다음 조건부 서식을 해결한다.

≪조건≫

(7) 조건부 서식을 이용하여 '예약일수' 셀에 값이 3인 경우 채우기를 적용하고, 수식을 이용하여 예약일수가 3인 행 전체에 다음 서식을 적용하시오(채우기 : 주황, 글꼴 : 파랑).

제1작업 마지막 문제는 조건부 서식을 지정하는 것으로 이전 버전에 비해 조금 바뀌었는데 채우기 문제가 추가 되었다. 채우기 문제는 셀 값에 따라 단색 채우기를 하거나('셀 강조 규칙') 셀값의 최대 최소값을 이용한 '데이터 막대' 설정이 자주 나온다. 우선 '예약일수' 열에 데이터 막대 스타일을 채우기 위해, <H5:H12> 영역을 마우스로 드래그하여 영역 지정하고, [홈]→｛스타일}[조건부 서식]→[데이터 막대]→{셀강조규칙}[같음]을 클릭한다.

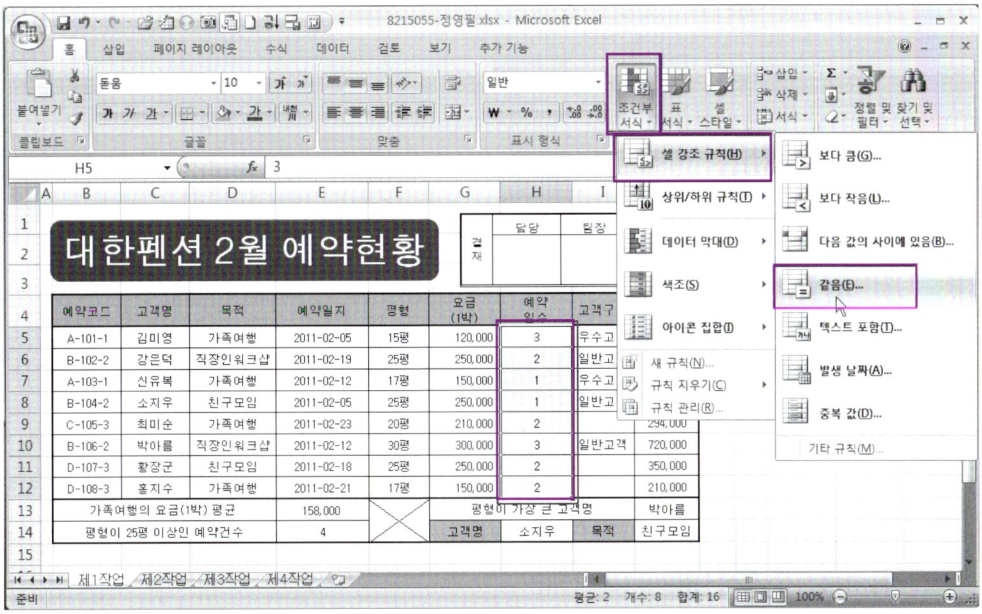

나타난 [같음] 지정 창에서 [다음 값과 같은 셀의 서식지정]에 '3'을 입력하고 [적용할 서식]은 '사용자 지정 서식'을 선택하여 [셀 서식]창의 [채우기] 탭에서 '주황'색을 선택하고 [확인]버튼을 누르고, [같음] 지정 창에서 [확인]을 누른다.

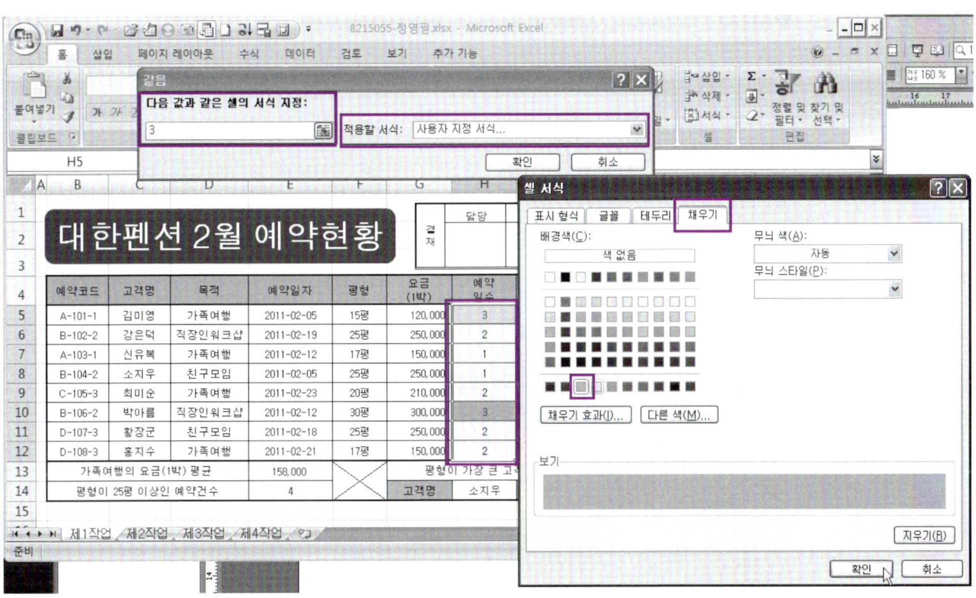

그다음 예약일수가 3인 행 전체에 글꼴 파랑 서식을 적용하기 위해, <B5:J12> 영역을 마우스로 드래그하여 영역 지정하고, [홈]→{스타일}[조건부 서식]→[규칙 관리]를 선택한다. [조건부 서식 규칙 관리자] 창에 앞서 적용된 규칙(채우기) 항목이 나타나 있다. [새규칙]을 클릭한다. [새 서식 규칙] 창에서 [수식을 사용하여 서식을 지정할 셀 결정]을 선택하고 [다음 수식이 참인 값의 서식 지정] 칸에 '=$H5 = 3'을 입력하고 [서식] 버튼을 눌러 글꼴색을 '파랑'으로 설정한다.

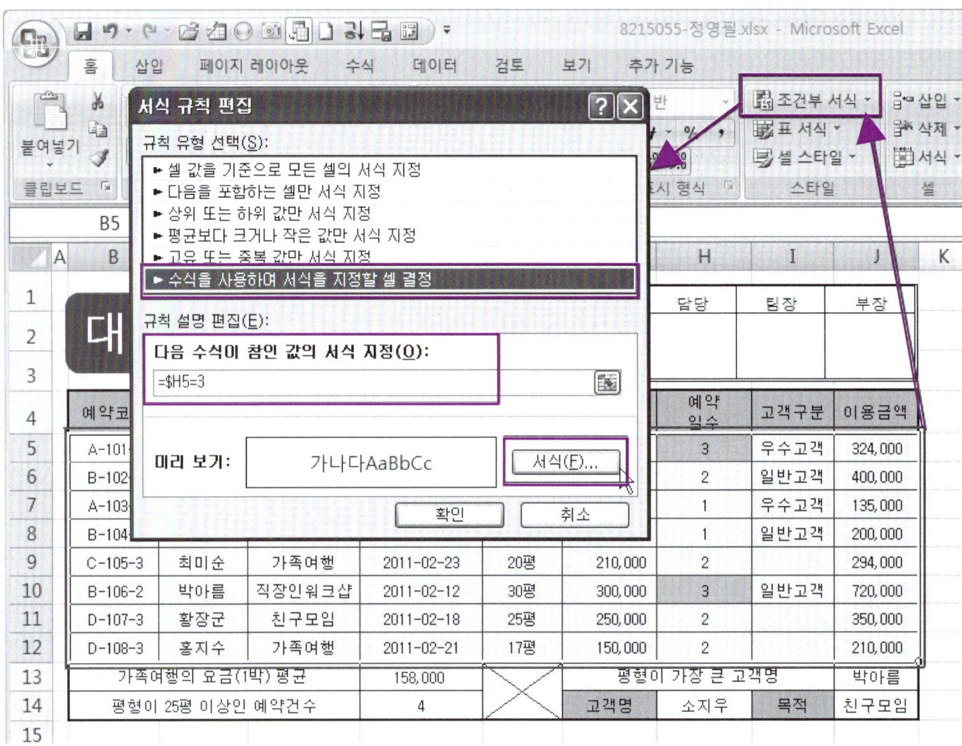

여기서 수식을 입력하는 규칙은 다음과 같은 원리로 만들어 진다. [몸무게] 각 셀값이 '3'인지 물어보는데 각 셀을 지칭하는 셀주소는 H5, H6, ~ H12이다. 이미 규칙을 적용하기 위해 <B5:J12> 범위를 지정하고 진행하는 상태이므로 첫 번째 셀인 H5에 대해서만 물어 보아도 엑셀은 복사할 때처럼 자동으로 셀 주소를 변경 시켜가며 값을 비교한다. 그러나 'H' 열주소는 자동으로 변하지 말아야 한다. 즉 절대 주소로 만들어 주어야 한다. 행에 대한 위치만 자동으로 변해야(5~12) 하므로 비교하는 셀 주소의 형태는 '$H5'와 같이 혼합주소 형태가 되는 것이다.

[확인] 버튼을 누르면 다음과 같은 규칙 목록이 나타난다.

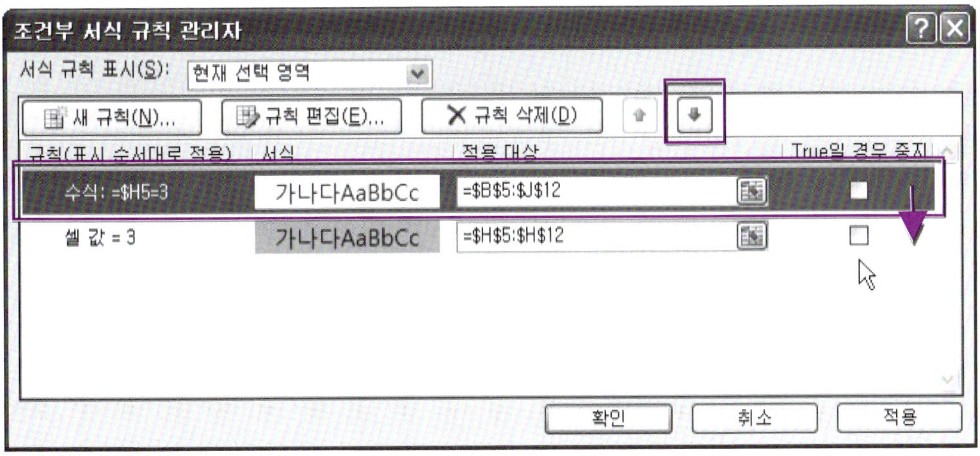

[확인] 버튼을 누르면 중복이 배제된 형태로 서식이 적용된 최종 결과가 나타난다. 이제 [1작업]이 완료 되었다.

대한펜션 2월 예약현황

결재	담당	팀장	부장

예약코드	고객명	목적	예약일자	평형	요금(1박)	예약일수	고객구분	이용금액
A-101-1	김미영	가족여행	2011-02-05	15평	120,000	3	우수고객	324,000
B-102-2	강은덕	직장인워크샵	2011-02-19	25평	250,000	2	일반고객	400,000
A-103-1	신유복	가족여행	2011-02-12	17평	150,000	1	우수고객	135,000
B-104-2	소지우	친구모임	2011-02-05	25평	250,000	1	일반고객	200,000
C-105-3	최미순	가족여행	2011-02-23	20평	210,000	2		294,000
B-106-2	박아름	직장인워크샵	2011-02-12	30평	300,000	3	일반고객	720,000
D-107-3	황장군	친구모임	2011-02-18	25평	250,000	2		350,000
D-108-3	홍지수	가족여행	2011-02-21	17평	150,000	2		210,000
가족여행의 요금(1박) 평균			158,000		평형이 가장 큰 고객명			박아름
평형이 25평 이상인 예약건수			4		고객명	소지우	목적	친구모임

2. 제 2 작업 – 필터 및 서식 (80점)

"제1작업" 시트의 「B4:H12」 영역을 복사하여 "제2작업" 시트의 「B2」 셀부터 모두 붙여넣기를 한 후 다음 조건과 같이 작업하시오.

≪조건≫

(1) 고급필터 - 목적이 '가족여행'이 아니면서 예약일수가 예약일수의 평균 이상인 자료의 데이터만 추출하시오(AVERAGE 함수 사용).

- 조건 위치 : B13 셀부터 입력하시오.
- 복사 위치 : B17 셀부터 나타나도록 하시오.

(2) 표 서식 - 표의 모든 셀을 채우기 없음으로 설정한 후, 고급필터의 결과에 '표 스타일 보통 3'의 서식을 적용하시오.

제 2작업은 1작업의 시트 부분을 복사하여 고급필터를 적용하는 문제와 생성된 고급필터의 결과에 대하여 표 서식을 적용하는 비교적 간단한 문제이다. 제일 핵심은 고급 필터의 조건을 어떻게 작성하는가 이다. 조건 부분만 제대로 작성된다면 빠르고도 쉽게 만들 수 있는 부분이다.

[제1작업] 시트에서 <B4:H12> 영역을 마우스로 지정하고 Ctrl-C키를 눌러 복사를 한다.

[제2작업] 시트의 B2 셀에 마우스를 클릭하고 Ctrl-V키를 눌러 붙여넣기 한다.

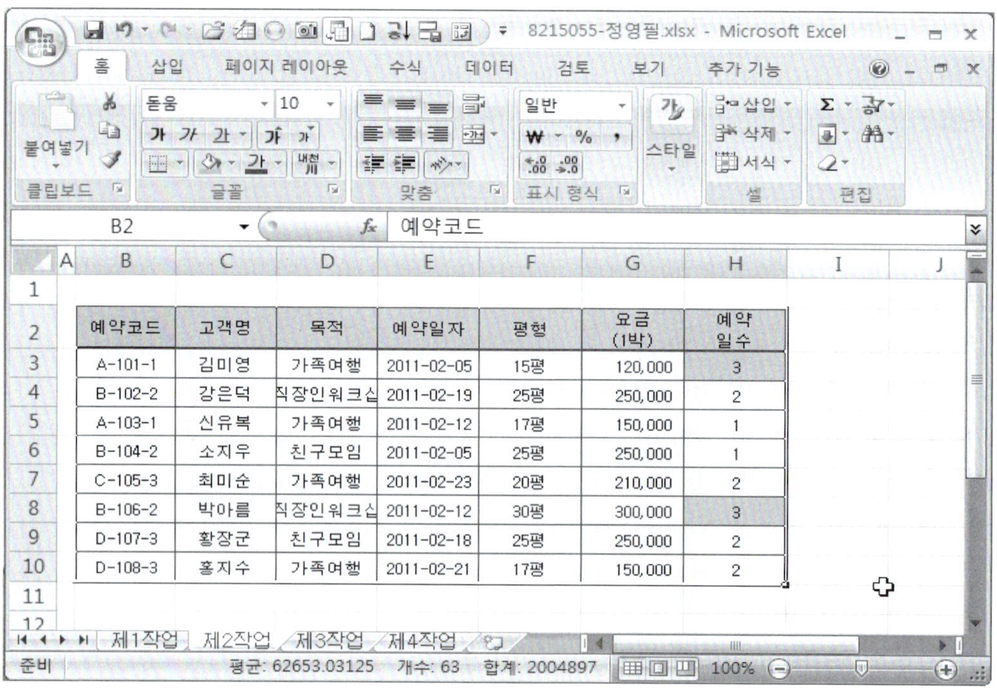

예약코드	고객명	목적	예약일자	평형	요금(1박)	예약일수
A-101-1	김미영	가족여행	2011-02-05	15평	120,000	3
B-102-2	강은덕	직장인워크숍	2011-02-19	25평	250,000	2
A-103-1	신유복	가족여행	2011-02-12	17평	150,000	1
B-104-2	소지우	친구모임	2011-02-05	25평	250,000	1
C-105-3	최미순	가족여행	2011-02-23	20평	210,000	2
B-106-2	박아름	직장인워크숍	2011-02-12	30평	300,000	3
D-107-3	황장군	친구모임	2011-02-18	25평	250,000	2
D-108-3	홍지수	가족여행	2011-02-21	17평	150,000	2

고급 필터는 세가지 구성 요소를 가진다. 1) 데이터 원본에 대한 범위, 2) 조건이 작성된 범위 조건 범위, 3) 결과가 표시될 복사 위치이다. 문제는 조건의 작성이다.

문제에서는 조건이 작성될 위치를 항상 지정한다(B13 셀부터). <B13> 셀부터 조건을 작성 하는데 우선 조건 문맥을 세심히 살펴 보아야 한다. 1) 목적이 '가족여행'이 아니면서와 2) 예약일수가 예약일수의 평균 이상인 이라는 2개의 조건을 동시 충족해야함을 말하고 있다. 동시 충족이라하면 둘다를 만족해야 하는 AND 조건을 의미한다. 첫 번째 조건의 끝말인 "~~이면서"라는 글귀가 그 사실을 말해 준다.

조건을 명시하는 규칙은 조건 위치로 지정된 <B13>의 행에는 필드 명 혹은 데이터 머리말이 입력 되어야하는 자리이다. 조건은 그 다음 줄인 B14줄부터 작성이 되어야 한다. 위의 (1)번 조건 문장에서 '목적이'라는 글귀는 머리글[목적] 필드의 내용이 라는 말로 해석이 되고 <B13> 셀에 입력되어야 한다.

입력오류방지를 위해 위 데이터에서 머리글을 복사한다. (2)번 조건도 마찬가지이다. '예약일수가'라는 글귀는 머리글 [예약일수]의 내용이 라는 의미로 해석한다. 마찬가지로 머리글을 <C13>영역에 복사한다.

	A	B	C	D	E	F	G	H	I
1									
2		예약코드	고객명	목적	예약일자	평형	요금 (1박)	예약 일수	
3		A-101-1	김미영	가족여행	2011-02-05	15평	120,000	3	
4		B-102-2	강은덕	직장인워크샵	2011-02-19	25평	250,000	2	
5		A-103-1	신유복	가족여행	2011-02-12	17평	150,000	1	
6		B-104-2	소지우	친구모임	2011-02-05	25평	250,000	1	
7		C-105-3	최미순	가족여행	2011-02-23	20평	210,000	2	
8		B-106-2	박아름	직장인워크샵	2011-02-12	30평	300,000	3	
9		D-107-3	황장군	친구모임	2011-02-18	25평	250,000	2	
10		D-108-3	홍지수	가족여행	2011-02-21	17평	150,000	2	
11									
12									
13		목적	예약 일수						
14									
15									

그다음 <B14> 셀부터 조건을 입력하는데, 조건을 같은 행에 입력하면 AND 조건을 서로 엇갈린 행에 입력하면 OR 조건을 나타낸다. OR 조건은 지시문의 문맥상에 "~~이거나", 혹은, "어느 하나만이라도" 등과 같은 글귀가 나타난다. 따라서 이 문제는 AND 조건을 구성해야 하므로 [목적] 필드와 [예약 일수] 필드에 대하여 각각 <B14>, <C14> 셀의 위치로 해서 같은 줄에 조건을 명시해야 한다.

(1)번 조건에 따르면 '목적'이 '가족여행'이 아니어야 하므로 <B14> 자리의 조건식은

<>가족여행

이 된다. '<>' 기호는 '아니다', '같지않다'의미로 논리식에 사용되는 연산기호이다. 그다음 (2)번 조건에 따르면 '예약일수'가 '예약일수의 평균 이상'이어야 하므로 이 경우는 값으로 바로 물어 볼 수는 없고 AVERAGE함수를 사용한 수식의 형태로

=">="&AVERAGE(H3:H10)이 된다.

수식에서 등호와 함수를 붙일 때에는 '&' 기호를 사용한다. 완성된 결과는 다음과 같다.

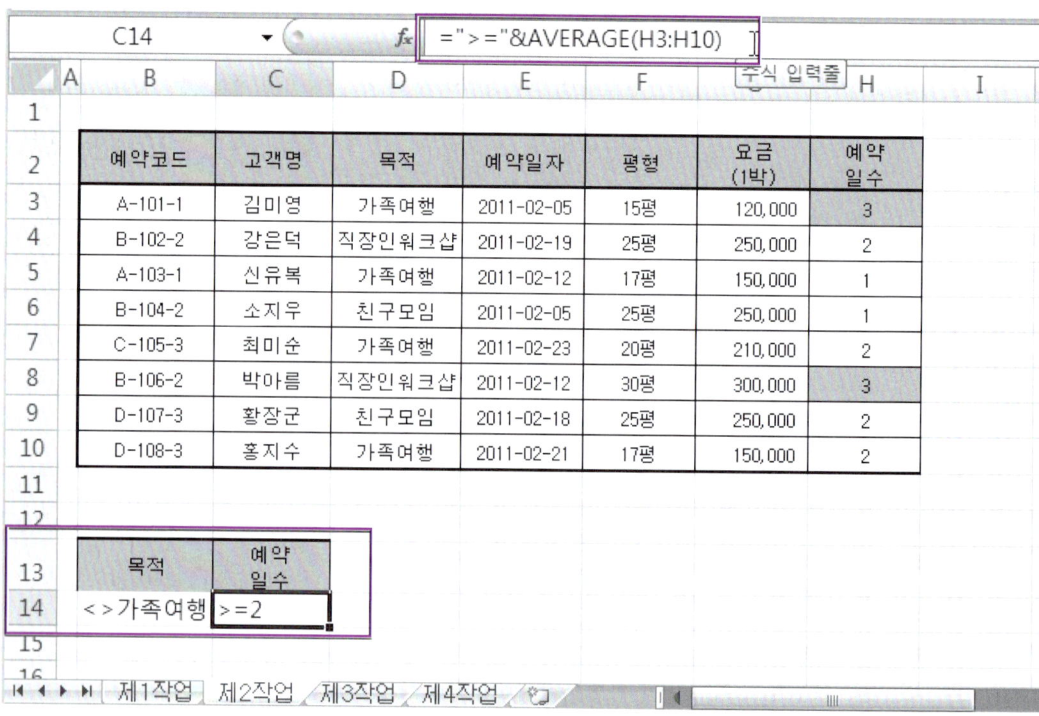

C14 =">="&AVERAGE(H3:H10) 수식 입력줄

예약코드	고객명	목적	예약일자	평형	요금(1박)	예약일수
A-101-1	김미영	가족여행	2011-02-05	15평	120,000	3
B-102-2	강은덕	직장인워크샵	2011-02-19	25평	250,000	2
A-103-1	신유복	가족여행	2011-02-12	17평	150,000	1
B-104-2	소지우	친구모임	2011-02-05	25평	250,000	1
C-105-3	최미순	가족여행	2011-02-23	20평	210,000	2
B-106-2	박아름	직장인워크샵	2011-02-12	30평	300,000	3
D-107-3	황장군	친구모임	2011-02-18	25평	250,000	2
D-108-3	홍지수	가족여행	2011-02-21	17평	150,000	2

목적	예약일수
<>가족여행	>=2

이제 고급 필터를 적용할 준비가 다 되었으므로 [데이터] 탭의 [정렬 및 필터] 그룹에서 [고급]을 클릭한다. [고급 필터] 창이 나타나면 [다른 장소에 복사]를 선택하고, [목록 범위]는 복사된 원본영역인 <B2:H10>을 모두 지정하고, [조건 범위]는 조건이 입력된 영역 <B13:C14>를 지정하고, [복사 위치]는 첫 위치만 지정하면 되므로 <B17>만 클릭한다.

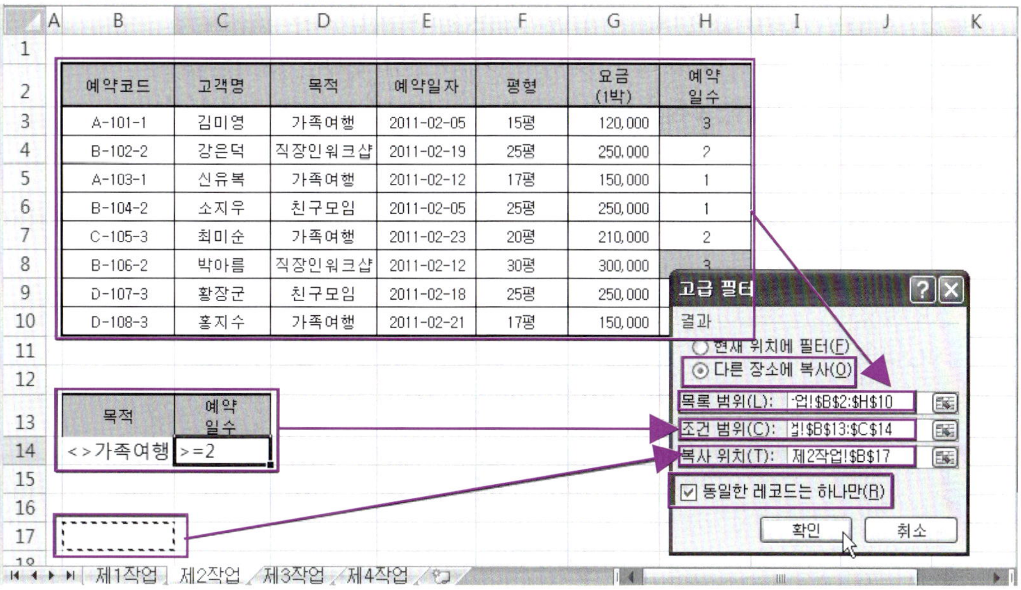

[확인]을 클릭하면 <B17> 셀 위치부터 결과가 다음과 같이 나타난다.

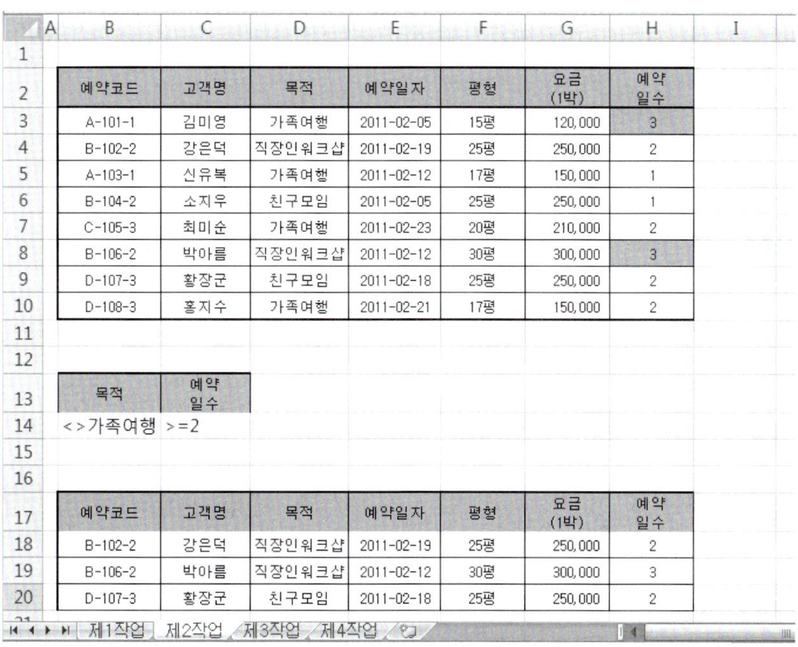

이제 제2작업의 마지막 작업으로 표 서식을 적용시키는 과정이다. 간단하지만 사전 작업이 필요한데 우선 결과의 모든 셀 영역<B17:H20>을 마우스로 지정하고 [홈]탭의 {글꼴} 그룹에서 [채우기 색] 버튼을 클릭하고 [채우기 없음]을 클릭한다.

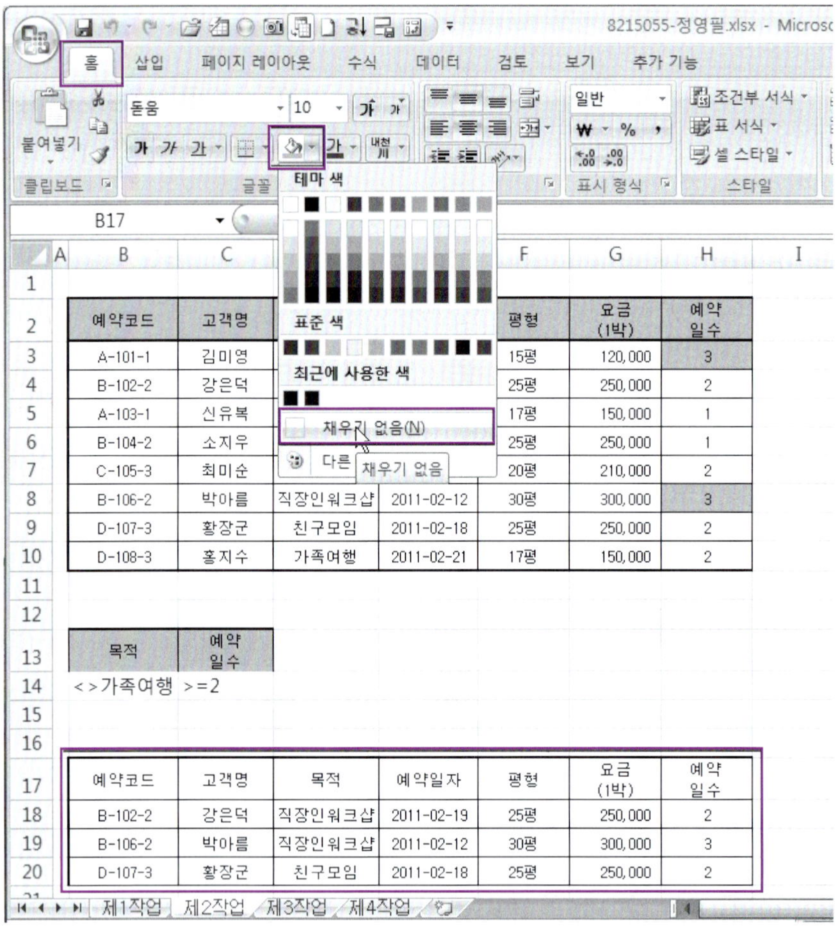

그다음 셀 영역<B17:H20>이 지정된 상태에서

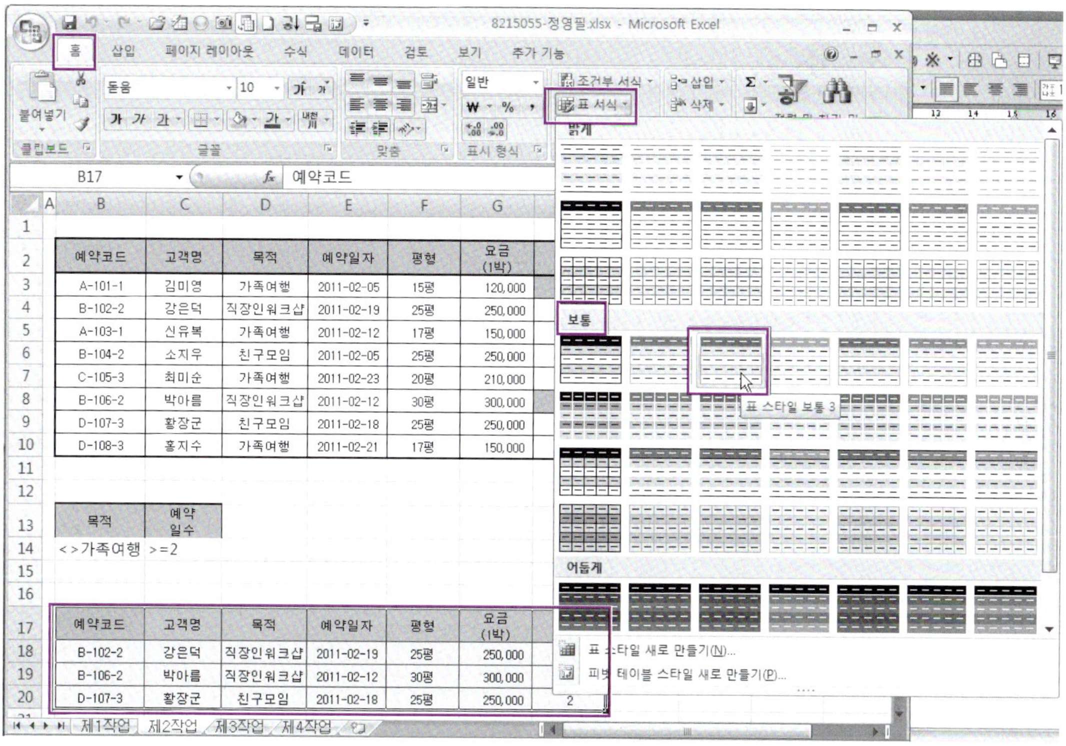

[표 서식] 지정 창에 나타난 설정 내용은 그대로 두고 [확인]을 누른다. 최종 결과는 다음과 같다.

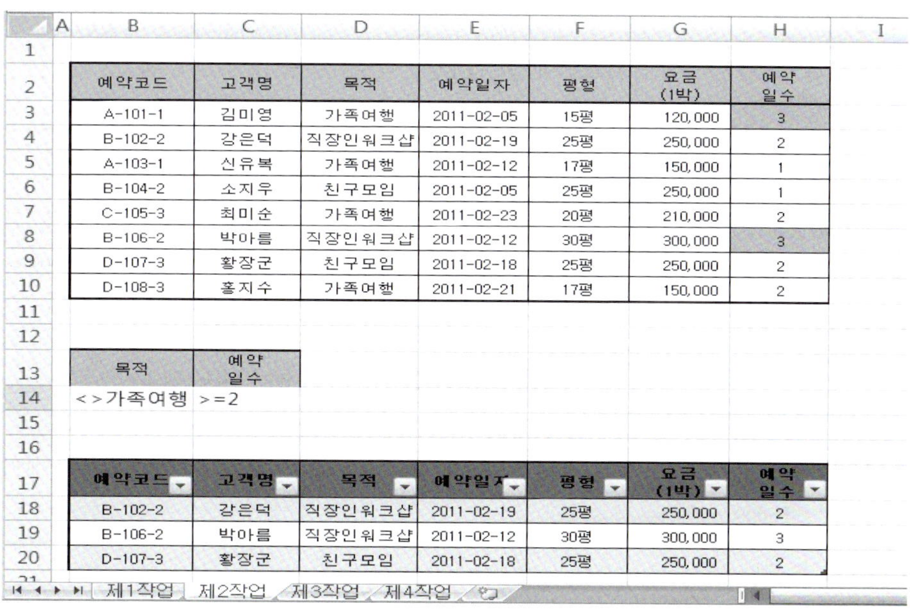

예약코드	고객명	목적	예약일자	평형	요금 (1박)	예약 일수
A-101-1	김미영	가족여행	2011-02-05	15평	120,000	3
B-102-2	강은덕	직장인워크샵	2011-02-19	25평	250,000	2
A-103-1	신유복	가족여행	2011-02-12	17평	150,000	1
B-104-2	소지우	친구모임	2011-02-05	25평	250,000	1
C-105-3	최미순	가족여행	2011-02-23	20평	210,000	2
B-106-2	박아름	직장인워크샵	2011-02-12	30평	300,000	3
D-107-3	황장군	친구모임	2011-02-18	25평	250,000	2
D-108-3	홍지수	가족여행	2011-02-21	17평	150,000	2

목적	예약 일수
<>가족여행	>=2

예약코드	고객명	목적	예약일자	평형	요금 (1박)	예약 일수
B-102-2	강은덕	직장인워크샵	2011-02-19	25평	250,000	2
B-106-2	박아름	직장인워크샵	2011-02-12	30평	300,000	3
D-107-3	황장군	친구모임	2011-02-18	25평	250,000	2

3. 제 3 작업 – 피벗 테이블 (80점)

제3작업은 주로 피벗 테이블을 만드는 작업이 출제되나 가끔 부분합 작업이 출제된다. 원리와 절차만 이해하면 별 어려움 없이 풀 수 있는 문제이다. 원리는 본문을 참고하기를 바라며 여기에서는 풀이 과정에 중점을 둔다.

"제1작업" 시트를 이용하여 "제3작업" 시트에 조건에 따라 ≪출력형태≫와 같이 작업하시오.

≪조건≫

(1) 평형과 목적별로 고객명의 개수와 예약일수의 평균을 구하시오.
(2) 평형을 그룹화하고, 레이블이 있는 셀 병합 및 가운데 맞춤으로 설정하시오.
(3) 목적을 출력형태 와 같이 정렬하고, 빈 셀은 '*'로 표시하시오.
(4) 행의 총합계를 지우고, 나머지 사항은 출력형태 에 맞게 작성하시오.

≪출력형태≫

	A	B	C	D	E	F	G	H
1								
2			열 레이블					
3			친구모임		직장인워크샵		가족여행	
4		행 레이블	개수 : 고객명	평균 : 예약일수	개수 : 고객명	평균 : 예약일수	개수 : 고객명	평균 : 예약일수
5		15-19	*	*	*	*	3	2
6		20-24	*	*	*	*	1	2
7		25-30	2	1.5	2	2.5	*	*
8		**총합계**	**2**	**1.5**	**2**	**2.5**	**4**	**2**

피벗 테이블 문제는 ≪출력형태≫와 ≪조건≫을 참고로 [레이아웃]에서 작업할 내용 요점과 [옵션]에서 설정할 내용을 잘 구분하면 된다. 레이아웃은 페이지 영역(보고서 필터), 행 레이블, 열 레이블, 데이터 영역(Σ값)에 대한 내용 구분만 명확히 하면 된다. 레이아웃이 완료된 후에 옵션 조정을 통해서 전체적인 모양을 완성 시킨다. 행 레이블이나, 열 레이블의 경우 항목을 그룹화하는 작업을 요구할 수 있고 항목들의 배열 순서를 요구할 수도 있다.

먼저 이 문제는 페이지 영역(보고서 필터)는 없는 경우이고 [행 레이블]-'평형', [열 레이블]-'목적', [데이터 영역]-'개수:고객명, 평균:예약일수'로 레이아웃이 만들어진다. 그리고 데이터 영역의 레이블은 열 레이블에 위치해 있다.

[삽입] 탭의 {표} 그룹에서 [피벗 테이블] [피벗 테이블]을 클릭한다. 나타난 [피벗 테이블 만들기] 창에서 [표/범위] 칸에 마우스 포인터를 위치 시키고 [제1작업] 시트를 클릭하여 데이터 영역 <B4:J12>를 지정한다. [기존 워크시트] [위치] 칸에 내용을 삭제하고 커서가 위치한 상태에서 [제3작업] 시트의 <B2>셀을 클릭하고 [확인] 버튼을 클릭한다.

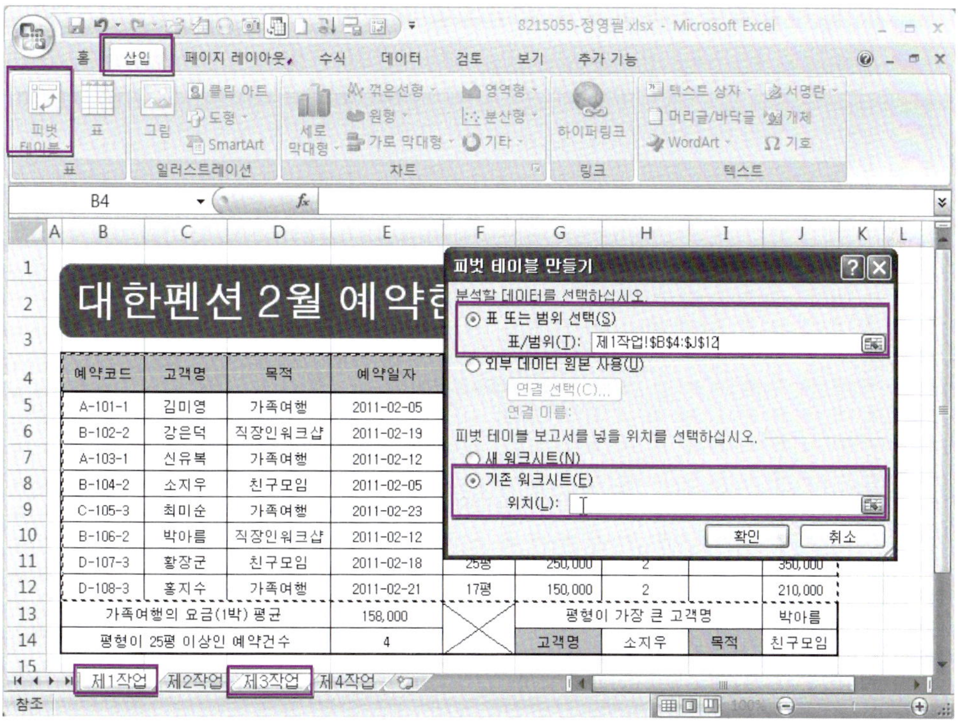

참고로 결과위치 <B2>에 대한 결정은 페이지 영역의 유무와 상관없이 열 레이블과 행 레이블이 만나는 좌측 상단점으로 한다(아래 그림 참조).

레이아웃을 만들기 위해 위에서 분석된 내용에따라 [피벗 테이블 필드목록]창의 [보고서에 추가할 필드선택] 부분에 나열된 필드 목록에서 아래쪽 해당 영역에 마우스로 끌어 넣는다. ‘평형’은 [행 레이블]로, ‘목적’은 [열 레이블]로, ‘고객명’은 [Σ값]으로, ‘예약일수’는 [Σ값]으로 끌어 놓는다.

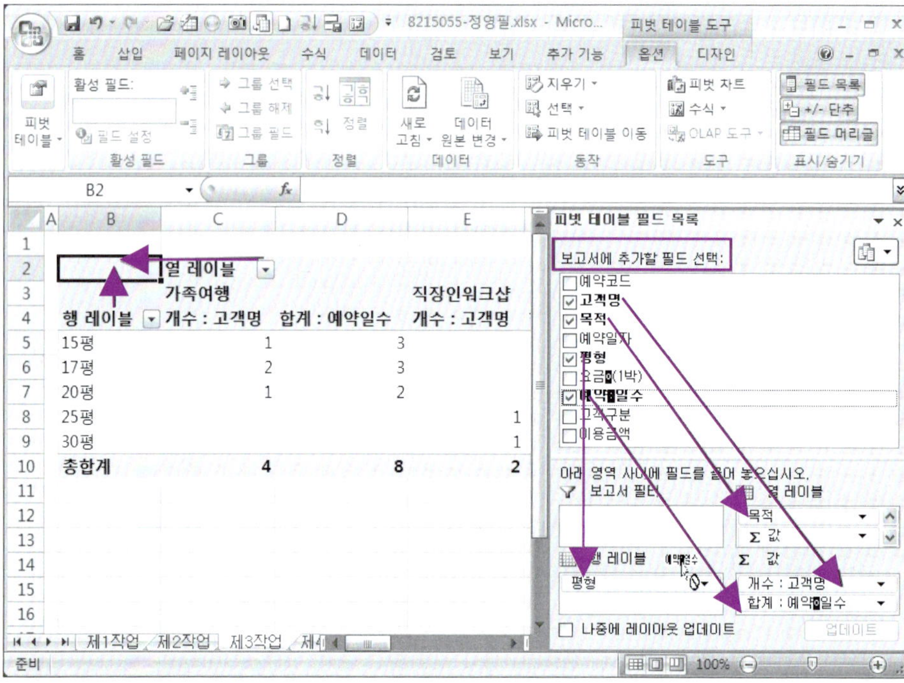

열 레이블의 [Σ값]은 [Σ값] 영역에 2개 이상의 항목이 추가되면 자동으로 생기게 된다. 문제에 따라서 행 레이블 위치로 옮기는 경우도 있으나 이 경우는 ≪출력형태≫에 따라 그대로 두면 된다. 그리고 이어지는 레이아웃 작업으로 [Σ값] 영역에 '고객명'에 대해서는 값 필드 요약기준이 '개수'가 기본으로 되어 있으나 '예약일수'에 대해서는 ≪조건≫(1)번에 따라 '합계'에서 '평균'으로 바꿔 주어야 한다. 이를 위해 '합계:예약 일수'의 오른쪽 부분 아래 화살표(▼)를 눌러 나타난 메뉴에서 [값 필드 설정]을 누른다. [값 필드 설정] 창에서 먼저 [값 필드 요약 기준]을 '평균'으로 선택한 다음 [사용자 지정 이름]을 '평균 : 예약 일수'로 입력하고 [확인]을 누른다.

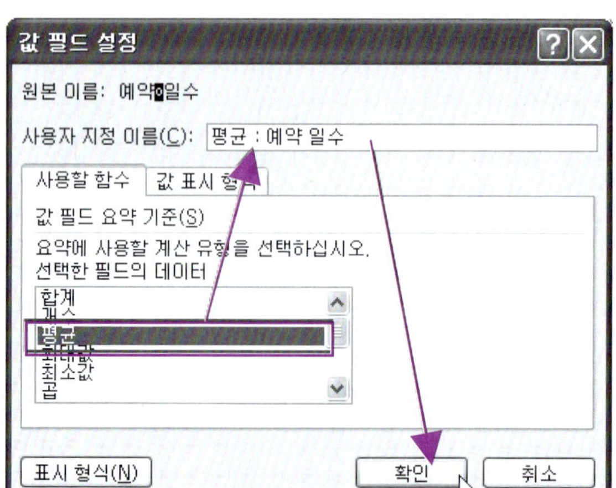

다른 유형의 [값 필드 요약기준]을 요구하는 경우라면 위와 같은 동일한 방법으로 처리하면 된다. 이제 ≪조건≫(2)번에 따라 행 레이블('평형')에 대하여 그룹화를 해야 한다. 행 레이블 첫 번째 데이터를 마우스로 클릭하고 [피벗 테이블 도구] [옵션] 탭의 [그룹]에서 [그룹 필드]를 선택한다. ≪출력형태≫에 따라 [그룹화] 창에서 [시작]-'15', [끝]-'30', [단위]-'5'로 설정하고 [확인]을 선택한다.

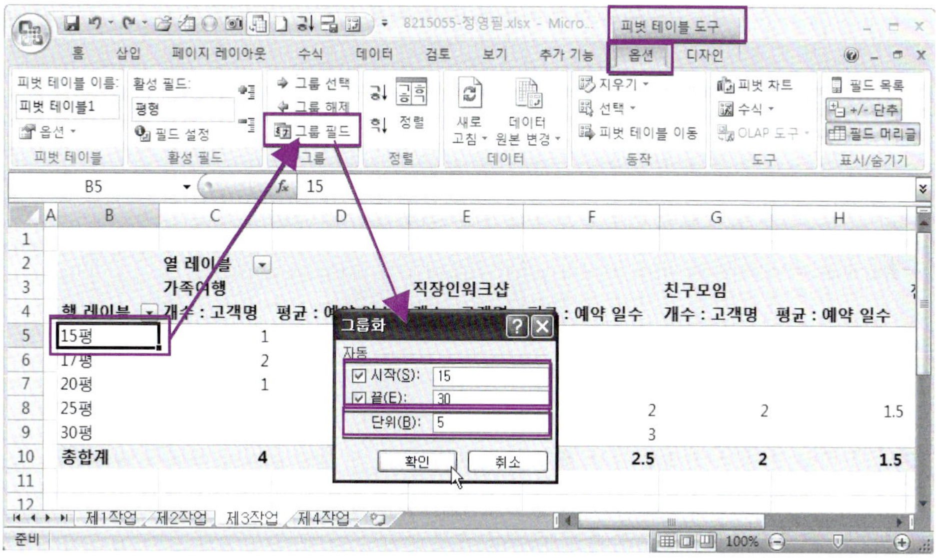

만들어진 피벗 테이블의 중간 결과는 다음과 같다.

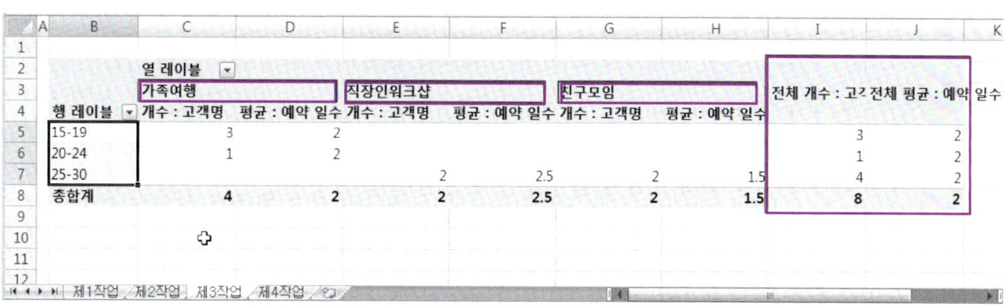

이제 ≪출력형태≫를 고려하여 옵션을 적용 시켜야 한다. 남아있는 작업은 1) ≪조건≫(2)번에서 '레이블이 있는 셀 병합 및 가운데 맞춤 설정', 2)빈 셀을 '*'로 표시, 3) 행의 총합계 지우기, 4) '목적'을 '친구모임'-'직장인워크샵'-'가족여행' 순으로 정렬하기 이다. 4)번을 제외하고는 대부분 [옵션]에서 설정한다. [피벗 테이블 도구] [옵션] 탭의 [피벗 테이블] 그룹에서 [옵션]를 선택한다. [피벗 테이블 옵션] 창에서 [레이아웃 및 서식] 탭의 [레이아웃]파트에서 [레이블이 있는 셀 병합 및 가운데 맞춤]을 체크한다.

[서식] 파트에서 [빈 셀 표시]를 체크하고 [*]을 입력한다. [요약 및 필터] 탭에서 [총합계] 파트의 [행 총합계 표시]를 체크 해제한다.

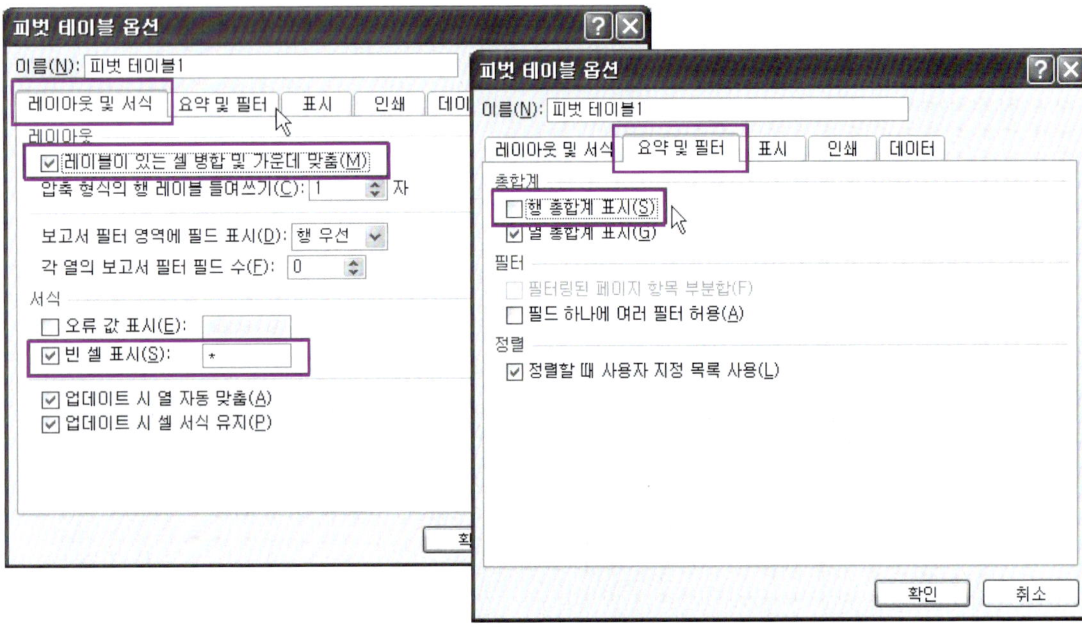

중간 결과의 피벗 테이블은 다음과 같다.

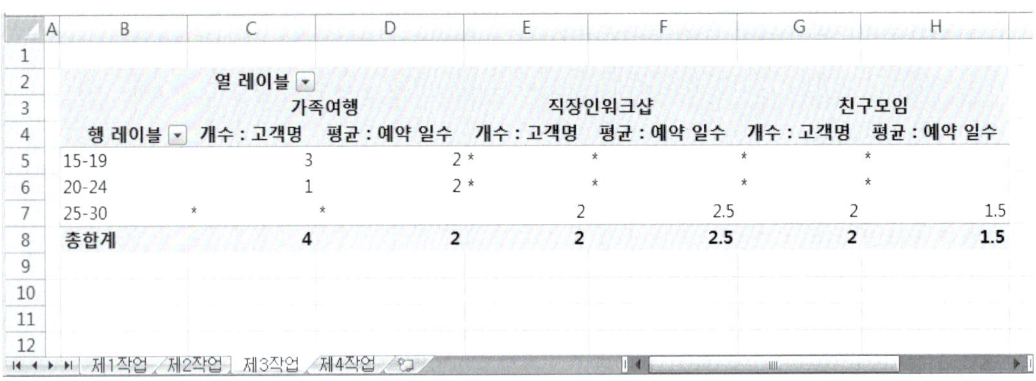

	열 레이블					
	가족여행		직장인워크샵		친구모임	
행 레이블	개수 : 고객명	평균 : 예약 일수	개수 : 고객명	평균 : 예약 일수	개수 : 고객명	평균 : 예약 일수
15-19	3	2	*	*	*	*
20-24	1	2	*	*	*	*
25-30	*	*	2	2.5	2	1.5
총합계	**4**	**2**	**2**	**2.5**	**2**	**1.5**

이제 마지막으로 기존 '가족여행'-'직장인워크샵'-'친구모임'으로 된 '목적'을 '친구모임'-'직장인워크샵'-'가족여행' 순으로 정렬해야한다. 여러 가지 방법이 있겠지만 '가족여행' 열을 맨 마지막으로 이동하고, '직장인워크샵'을 오른쪽으로 1칸 보내기로 방법을 정하기로 하자.

우선 현재 행 레이블에 2칸의 레이블이 존재하여 한번에 이동하기 위하여 '목적' 레이블을 아래로 이동한다. '가족여행' 레이블을 선택하고 오른쪽 마우스 버튼을 눌러 [이동] [아래로 "목적" 이동]을 클릭한다.

다시 '가족여행' 레이블을 클릭하고 오른쪽 마우스 버튼을 눌러 [이동] [끝으로 "가족여행" 이동]을 클릭한다.

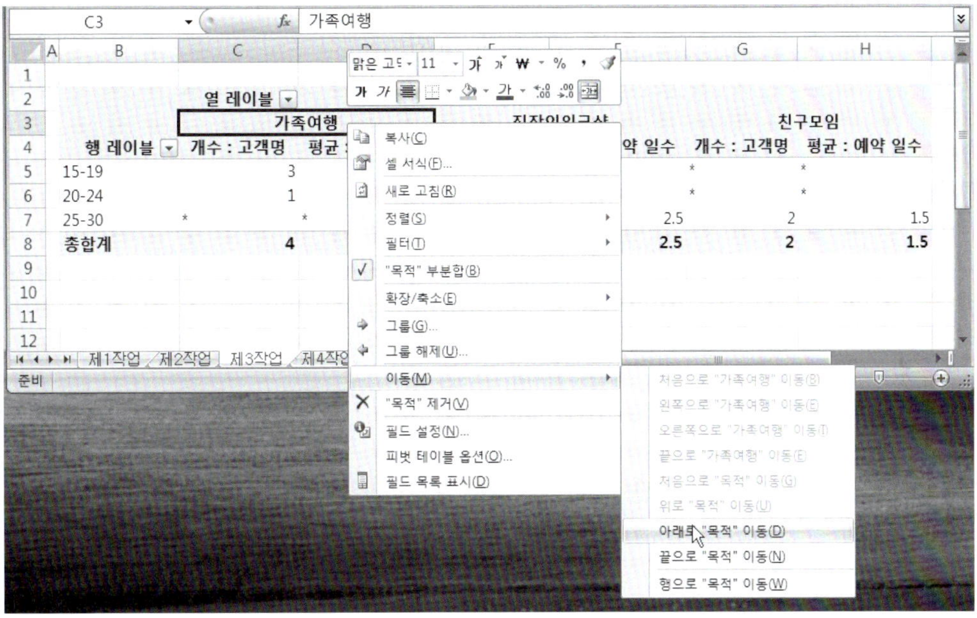

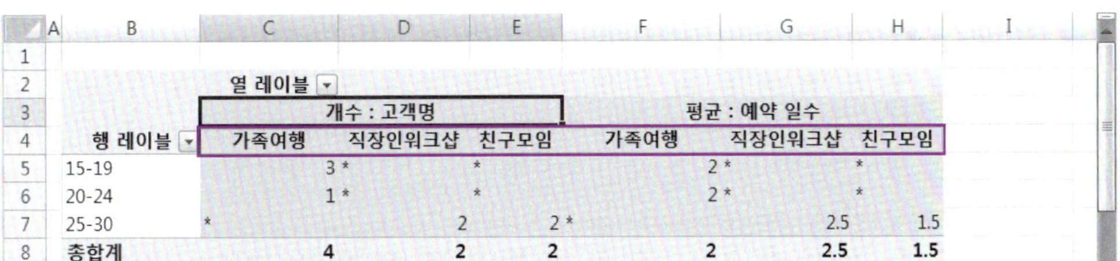

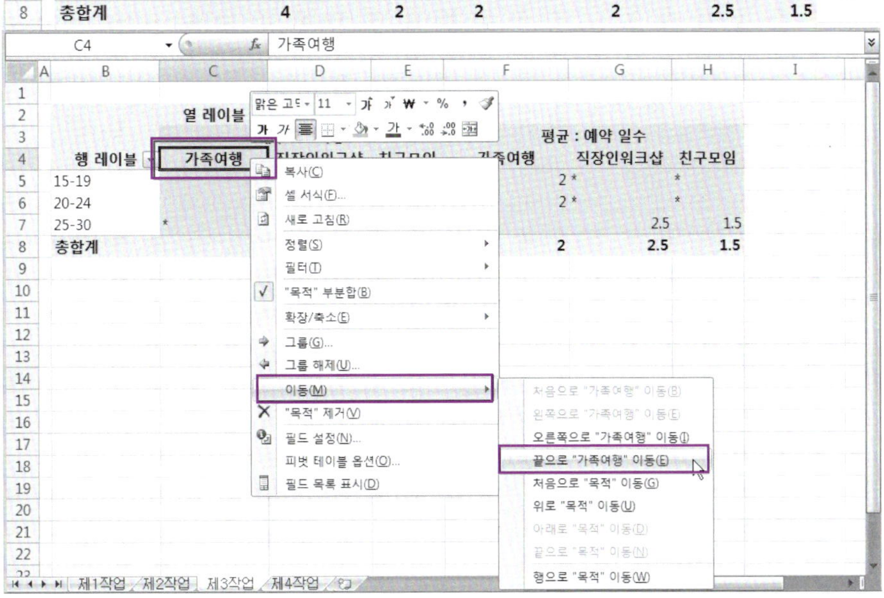

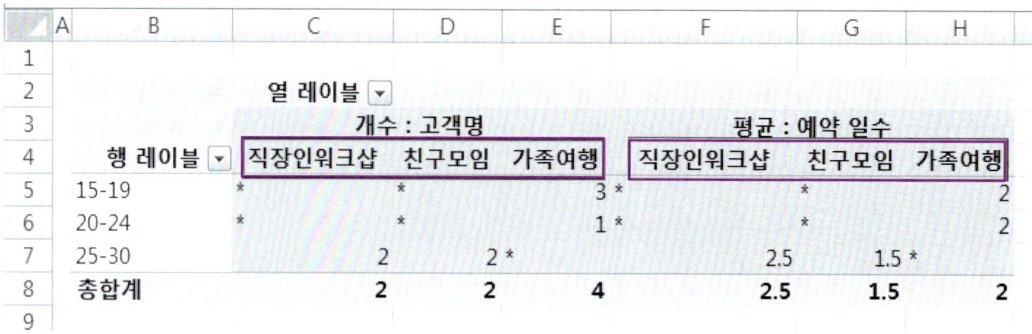

이제 '직장인워크샵'을 선택하고 오른쪽 마우스 버튼을 눌러 [이동] [오른쪽으로 "직장인워크샵" 이동]을 클릭한다.

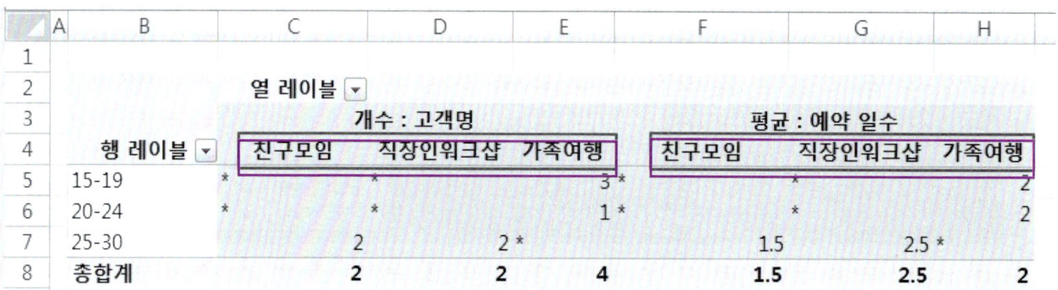

이제 '목적'에 대해서 원하는 정렬 구조가 되었으므로 레이블 위치를 다시 되돌린다. '친구모임', '직장인워크샵', '가족여행' 항목 중 아무거나 하나를 선택하고 오른쪽 마우스 버튼을 눌러 [이동] [위로 "목적" 이동]을 클릭한다.

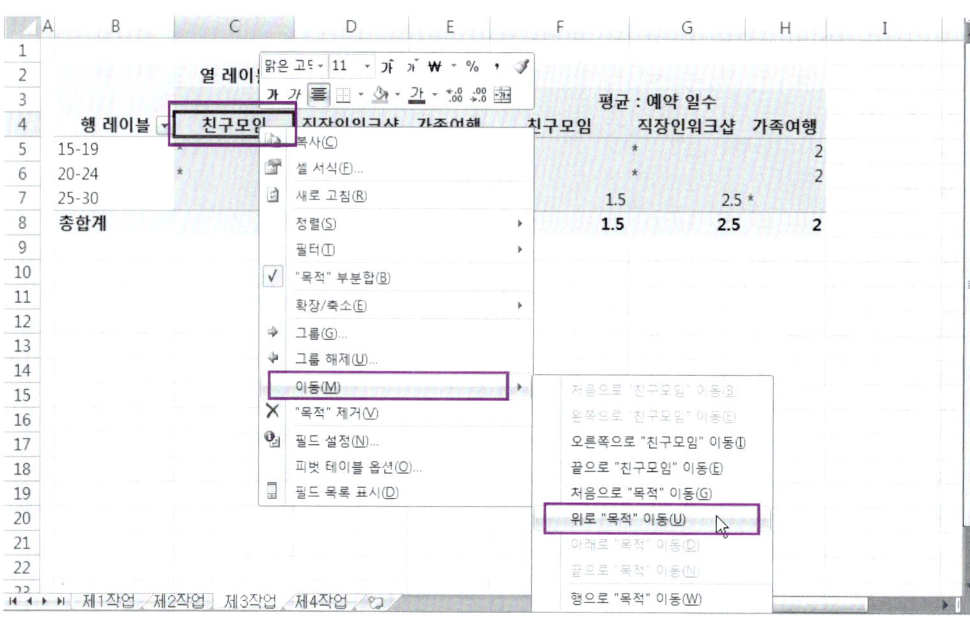

최종 만들어진 결과는 다음과 같다. ≪출력형태≫와 결과를 비교해 본다. 일치함을 알 수 있다.

	열 레이블					
	친구모임		직장인워크샵		가족여행	
행 레이블	개수 : 고객명	평균 : 예약 일수	개수 : 고객명	평균 : 예약 일수	개수 : 고객명	평균 : 예약 일수
15-19	*	*	*	*	3	2
20-24	*	*	*	*	1	2
25-30	2	1.5	2	2.5	*	*
총합계	**2**	**1.5**	**2**	**2.5**	**4**	**2**

더 보기좋게 꾸밀 수도 있겠지만(예" 데이터 가운데 정렬), ≪출력형태≫와 일치하므로 수험 목적상 더 이상 손대지 않는 것이 좋다.

4. 제 4 작업 – 그래프 (100점)

제4작업은 제1작업의 데이터를 이용하여 주어진 조건 과 출력형태 를 고려하여 차트를 작성하는 문제이다. 단일 축(기본 축) 혹은 이중 축(기본 축, 보조 축)을 이용하여 그래프를 그리기를 요구하는데 최근에는 이중 축 문제가 자주 출제된다. 그래프 문제는 차트 종류 선택, 데이터 계열 연결 및 편집, 차트 배경, 차트 제목, 계열 서식, 레이블 서식, 눈금선 서식, 축 서식, 범례 서식 등 비교적 복잡한 많은 사항을 요구하나 하나씩 순서대로 접근해가면서 연습을 한다면 그리 어려운 작업은 아니다.

특히 어떤 경우는 데이터 계열 값의 전부가 아닌 일부만 표현할 경우가 있는데 출력형태를 꼼꼼이 살펴서 주의해야 한다. 또한 축 서식을 보다 세밀하게 요구할 수 있는데 이 경우 역시 출력형태 를 꼼꼼이 살펴서 주의 깊게 작업해야 한다. 그래프 작업은 난이도 보다는 세밀한 부분이 많아 감점을 많이 당하는 작업이다.

"제1작업" 시트를 이용하여 조건에 따라 ≪출력형태≫와 같이 작업하시오.

≪조건≫

(1) 차트 종류 ⇒ <묶은 세로 막대형>으로 작업하시오.

(2) 데이터 범위 ⇒ "제1작업" 시트의 내용을 이용하여 작업하시오.

(3) 위치 ⇒ "새 시트"로 이동하고, "제4작업"으로 시트 이름을 바꾸시오.

(4) 차트 디자인 도구 ⇒ 레이아웃 3, 스타일 27을 선택하여 ≪출력형태≫에 맞게 작업하시오.

(5) 영역 서식 ⇒ 차트 : 글꼴(맑은고딕, 11pt), 채우기 효과(질감-꽃다발)
그림 : 채우기 없음

(6) 제목 서식 ⇒ 차트 제목 : 글꼴(맑은 고딕, 굵게, 20pt), 채우기(흰색), 테두리, 축 제목 : ≪출력형태≫를 참조하시오.

(7) 서식 ⇒ 예약일수 계열의 차트 종류를 <표식이 있는 꺾은선형>으로 변경한 후 보조축으로 지정하시오.

레이블 : 최미순의 평형 값을 표시하고, 위치는 ≪출력형태≫와 같이 표시하시오.

눈금선 : 선 스타일-파선

축 : ≪출력형태≫를 참조하시오.

(8) 범례 범례명을 변경하고 출력형태를 참조하시오.

(9) 나머지 사항은 출력형태 에 맞게 작성하시오.

≪출력형태≫

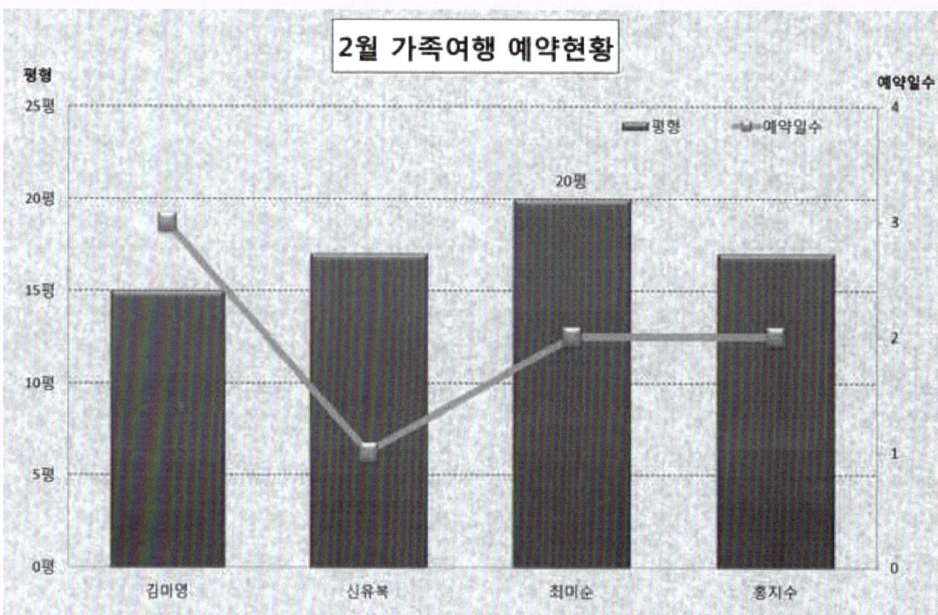

(1)번 조건에 따라 [제4작업]시트에서 [삽입] 탭의 {차트} 그룹에서 [세로 막대형] [묶은 세로 막대형]을 클릭한다. [차트도구] 메뉴와 함께 시트내에 비어있는 차트 영역이 나타나면 (4)번 조건에 따라 [차트도구]메뉴의 [디자인] 탭의 [차트 레이아웃] 그룹에서 '레이아웃 3'을 선택하고 [차트 스타일] 그룹에서 '스타일 27'을 선택한다.

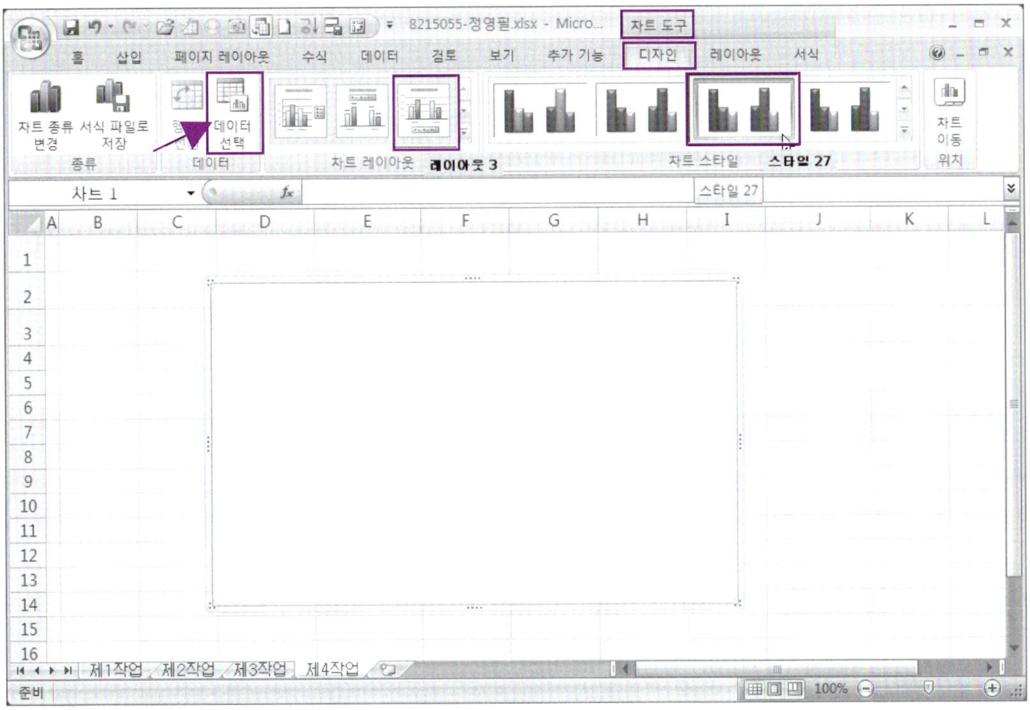

이제 차트에 표시할 데이터를 선택하기 위해 [차트도구]메뉴의 [디자인] 탭의 {데이터} 그룹에서 [데이터 선택]을 선택한다. 나타난 [데이터 원본 선택] 창에서 차트에 표시되는 데이터를 선택한다. 이 과정은 차트내의 모든 요소 작업의 기초가 되므로 ≪출력형태≫를 고려하여 신중히 작업한다. [차트 데이터 범위]에 표시된 값은 지금 시트상에 마우스 포인트가 있던 셀 위치이므로 무시하고, 먼저 [범례 항목(계열)]에서 [추가] 버튼을 눌러 기본 축에 표시할 데이터를 선택한다.

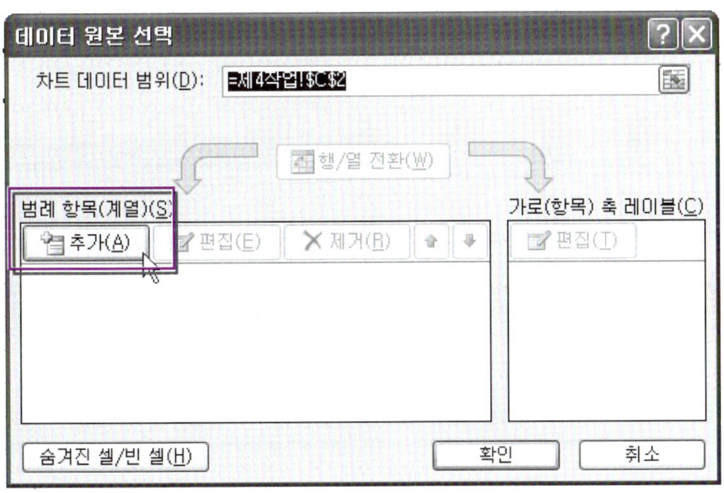

[계열 편집창]이 나타나면 [계열 이름]에 '평형'이라 입력하고, [계열 값] 내의 값을 지운다음 [제1작업] 시트를 선택한다. ≪출력형태≫에 따라 '김미영, 신유복, 최미순, 홍지수'의 '평형' 데이터를 선택한다. 데이터가 연속된 위치에 있지 않으므로 Ctrl키를 누른채로 데이터를 하나씩 선택한다.

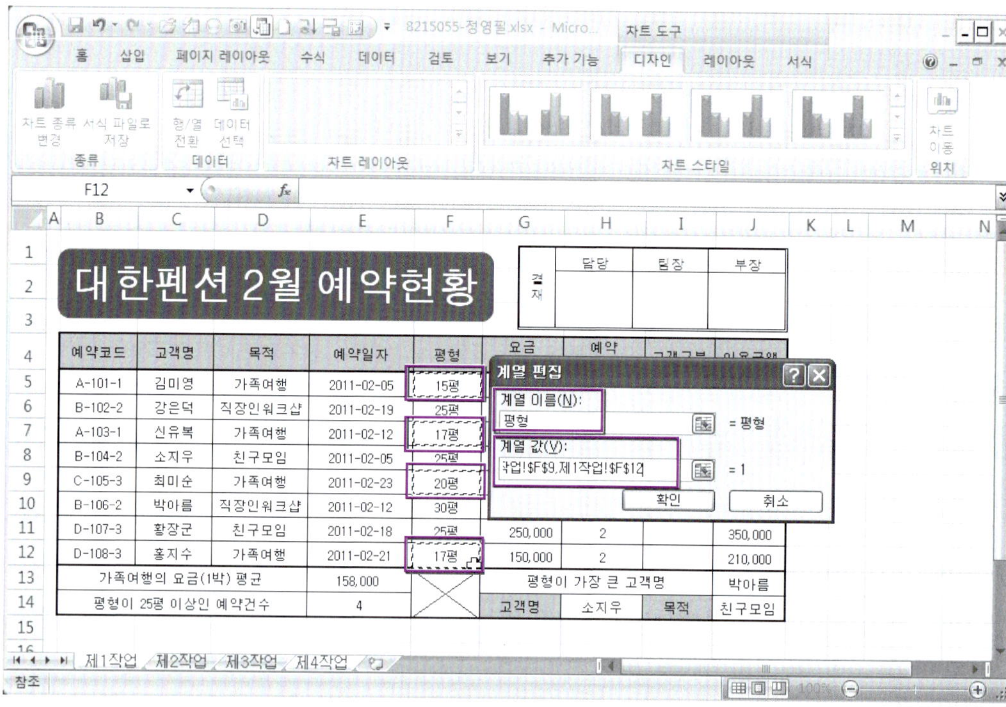

선택이 완료되면 [확인]을 클릭한다.

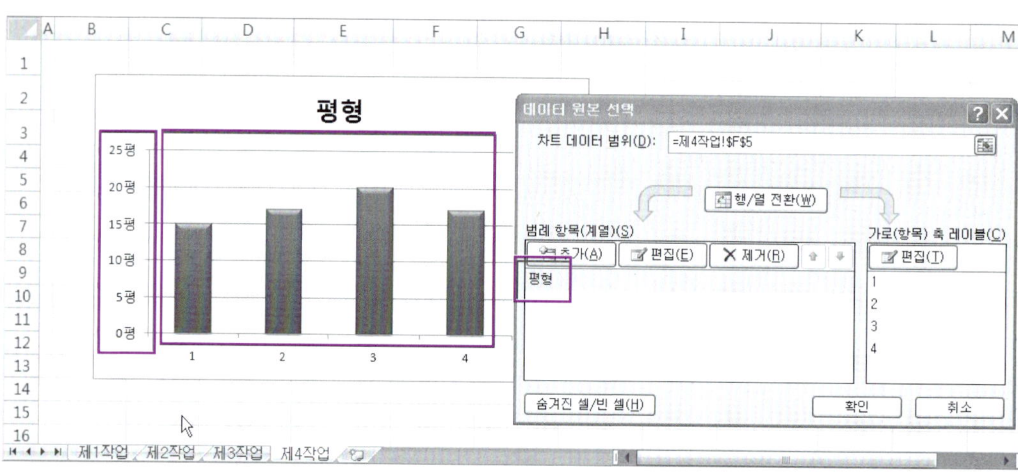

동일한 방법으로 두 번째 [범례 항목]으로 '예약일수' 데이터를 추가한다. [데이터 원본 선택] 창의 [범례 항목(계열)]에서 [추가] 버튼을 눌러 보조 축에 표시할 데이터를 선택한다. 물론 바로 보조축으로 표현되는 것은 아니다. 보조축으로의 전환은 뒤에서 설명하기로 하고 그대로 기본축으로 데이터를 선택한다. [계열 편집창]이 나타나면 [계열 이름]에 '예약일수'이라 입력하고, [계열 값] 내의 값을 지운다음 [제1작업] 시트를 선택한다. ≪출력형태≫에 따라 '김미영, 신유복, 최미순, 홍지수'의 '예약일수' 데이터를 선택한다. 데이터가 연속된 위치에 있지 않으므로 Ctrl키를 누른채로 데이터를 하나씩 선택하고 [확인]을 클릭한다.

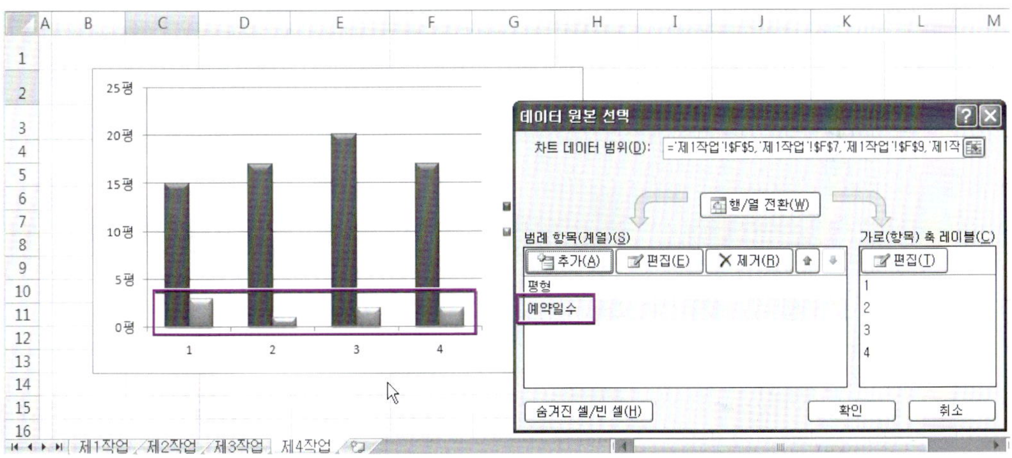

그다음 [가로(항목) 축 레이블]을 해당 고객명으로 표시해야 한다. [데이터 원본 선택] 창의 [가로(항목) 축 레이블]에서 [편집] 버튼을 눌러 차트 아래쪽 가로 레이블에 표시할 데이터를 선택한다. [축 레이블] 창이 나타나면 [축 레이블 범위] 칸에 마우스를 위치시키고, [제1작업] 시트로 가서 ≪출력형태≫에 따라 고객명의 '김미영, 신유복, 최미순, 홍지수'를 선택한다.

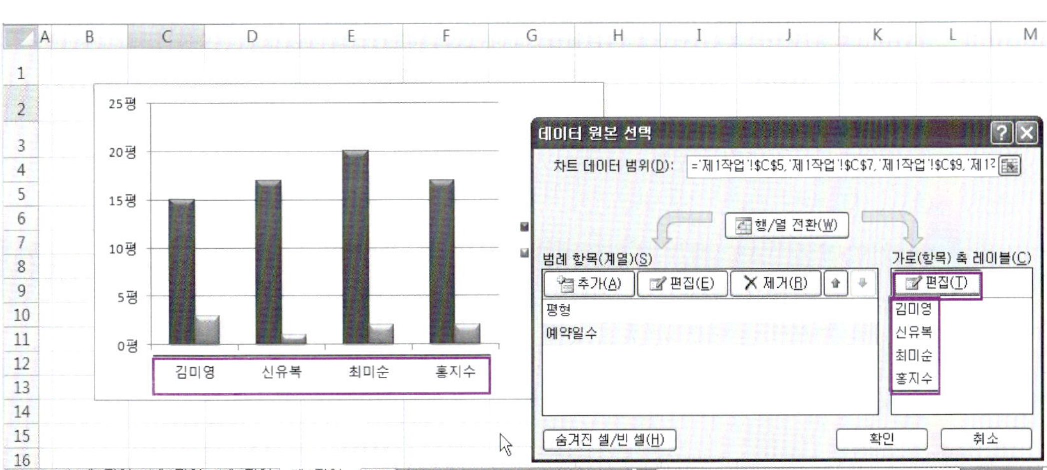

데이터가 연속된 위치에 있지 않으므로 Ctrl키를 누른채로 데이터를 하나씩 선택하고 [확인]을 클릭한다.

[데이터 원본 선택창]에서 [확인]을 클릭해서 데이터 선택 작업을 종료한다.

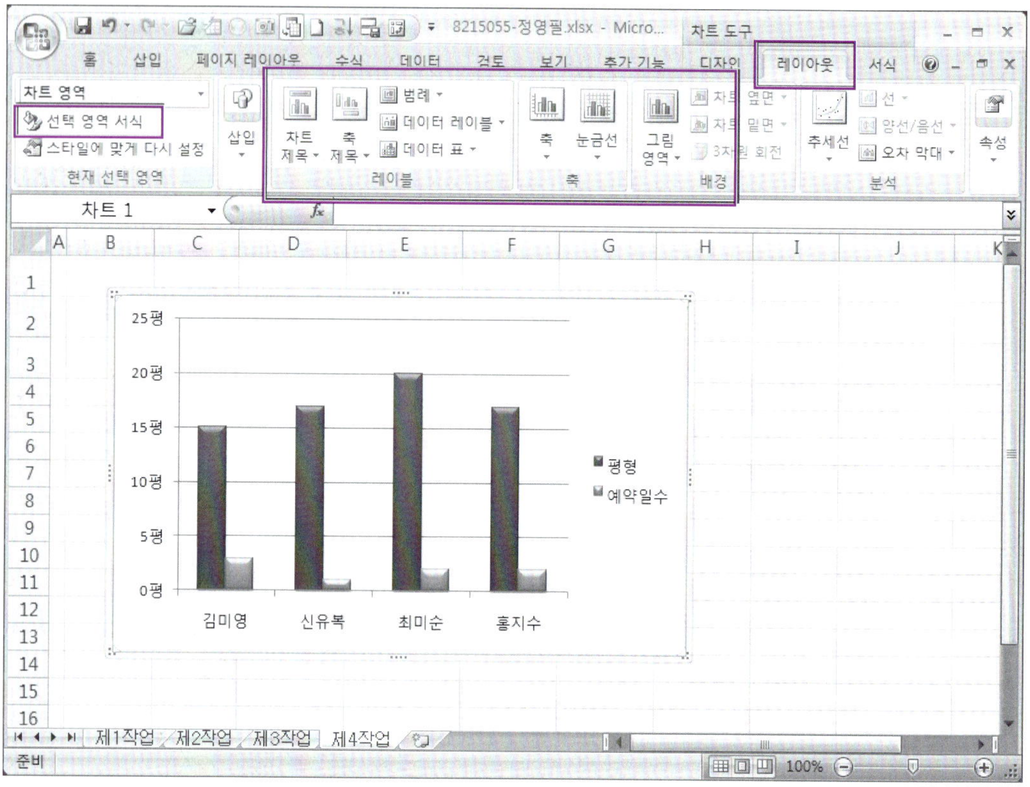

기본적인 차트는 완성이 되었으며 지금부터는 ≪조건≫과 ≪출력형태≫에 맞게 꾸미는 작업이 진행되며 관련 작업의 대부분은 [차트도구]메뉴의 [레이아웃] 탭 메뉴들에서 이루어진다. 특히 [선택영역 서식] 메뉴에서 세밀한 조정 작업이 이루어진다.

'평형'과 '예약일수' 데이터는 데이터 차이가 커서 '예약일수'는 막대 그래프 상으로 밑바닥쪽에 붙어서 거의 차이가 나지 않는다. 그래서 '예약일수' 데이터를 별도로 크게 보기 위하여 보조축의 개념을 사용해야 한다.

우선 '예약 일수'의 막대그래프 부분을 마우스로 클릭한다. 오른쪽 마우스 버튼을 눌러 나타난 메뉴에서 [계열 차트 종류 변경]을 선택하고 (7)번 서식 요구 조건에 따라 '표식이 있는 꺾은 선형'을 선택한다.

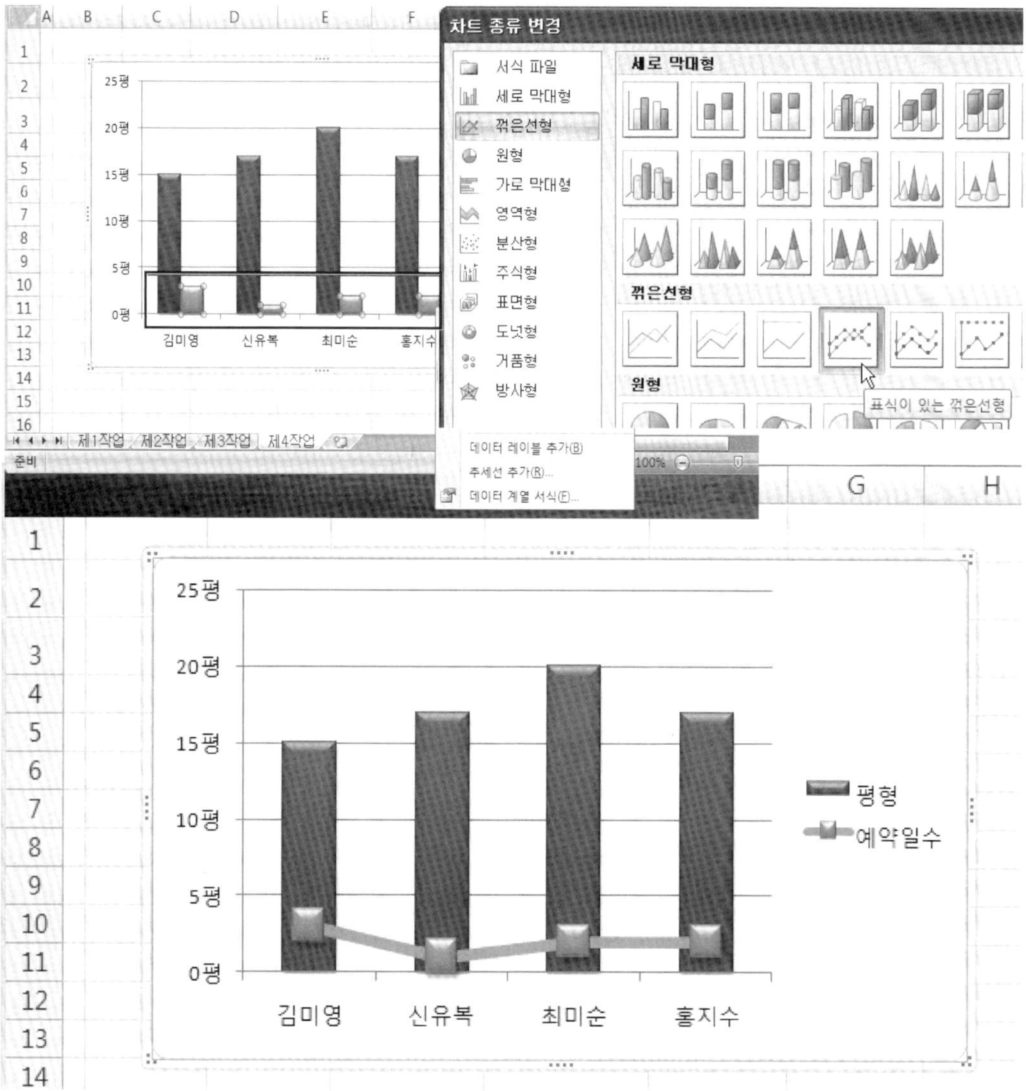

'예약일수' 그래프를 보조 축으로 옮기기 위해 [레이아웃] 탭의 [현재 선택 영역] 그룹에서 '예약일수' 계열을 선택하고 [선택영역 서식]을 클릭한다. 혹은 그래프 상의 '예약일수' 그래프를 선택하고 오른쪽 마우스 버튼을 눌러 [데이터 계열 서식]을 클릭해도 된다.

나타난 [데이터 계열 서식] 창의 좌측 [계열 옵션] 탭을 선택하고 [데이터 계열 지정]을 '보조 축'으로 선택한다. [닫기]를 누른다.

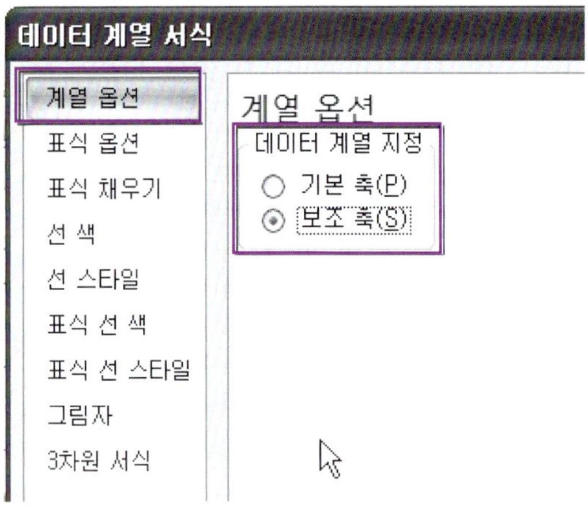

이중 축으로 분리된 결과차트는 다음과 같다.

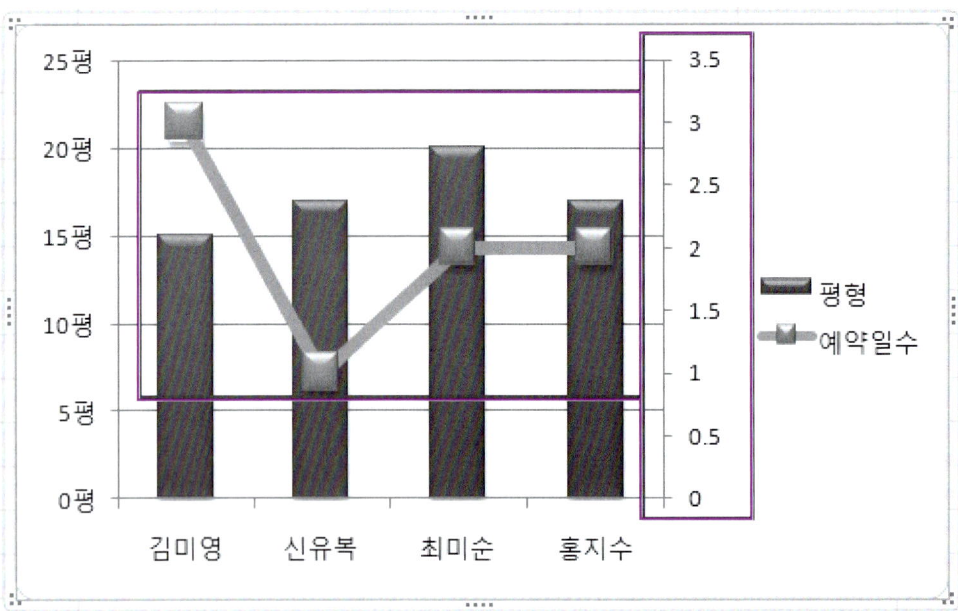

≪조건≫ (5)번을 적용하기 위해 [차트 영역]을 선택하고 오른쪽 마우스 버튼을 눌러 상단의 글꼴 메뉴에서 '맑은고딕', '11pt'를 선택하고 [채우기] 버튼을 눌러 [질감]을 선택하고, 나타난 질감 선택 판넬에서 '꽃다발' 무늬를 선택한다.

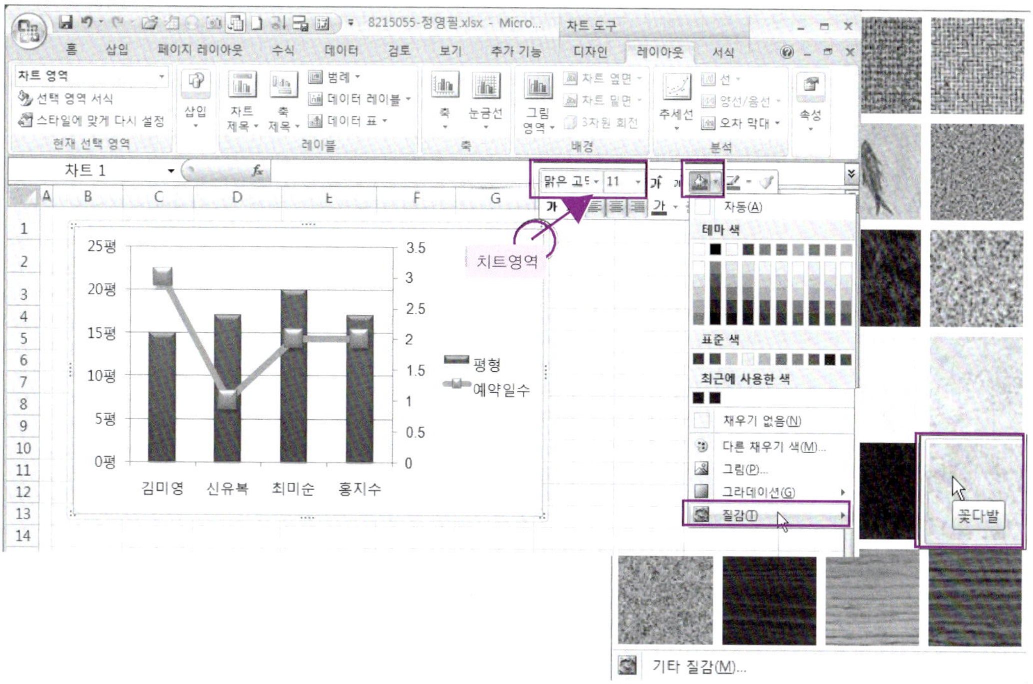

그다음 [그림 영역]을 클릭하고 오른쪽 마우스 버튼을 눌러 [그림 영역 서식]을 클릭한다. [그림 영역 서식] 창에서 [채우기] 탭에서 '채우기 없음'을 선택한다. [닫기]를 클릭한다.

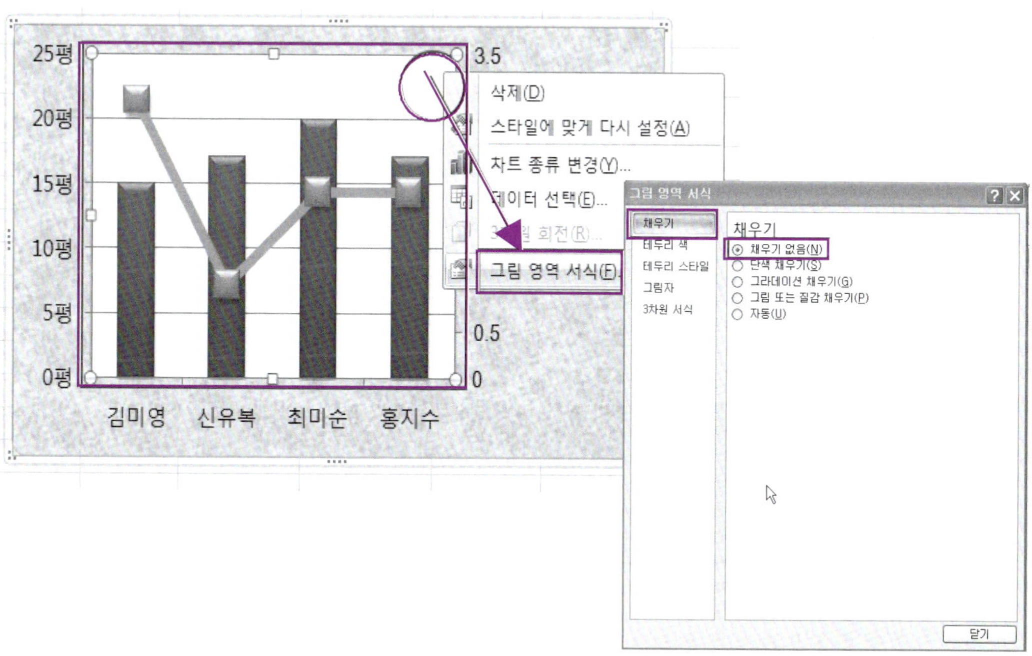

≪조건≫ (6)번을 적용하기 위해 [차트 도구] 메뉴의 [레이아웃] 탭에서 {레이블}그룹의 [차트 제목] [차트 위]를 선택한다.

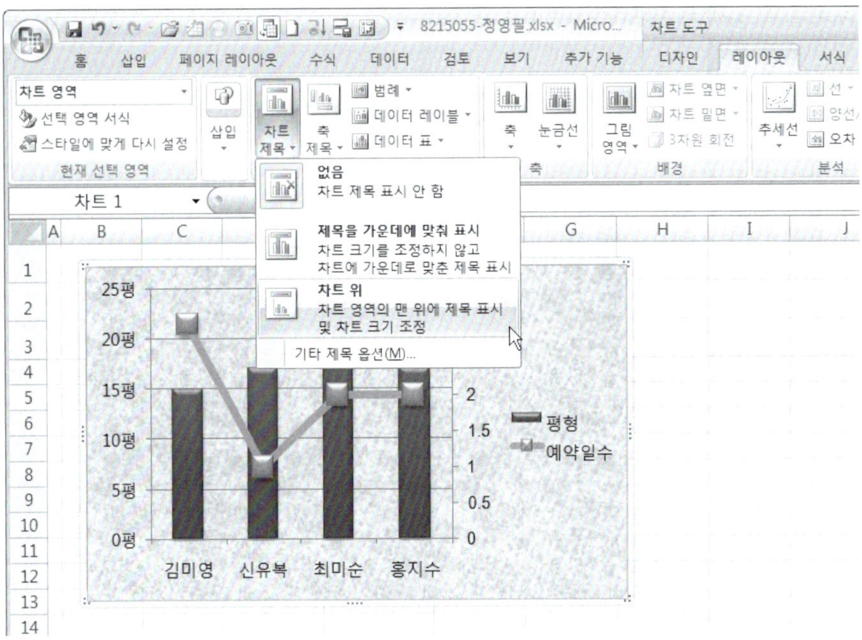

차트 상단에 나타난 [차트제목]에 커서를 위치시키고 '2월 가족여행 예약현황'을 입력하고 [레이아웃]{현재 선택 영역}에서 [선택 영역 서식]을 클릭한다. [차트 제목 서식] 창에서 [채우기] 탭에서 '단색 채우기'를 선택하고 [색]에서 '흰색'을 선택한다.

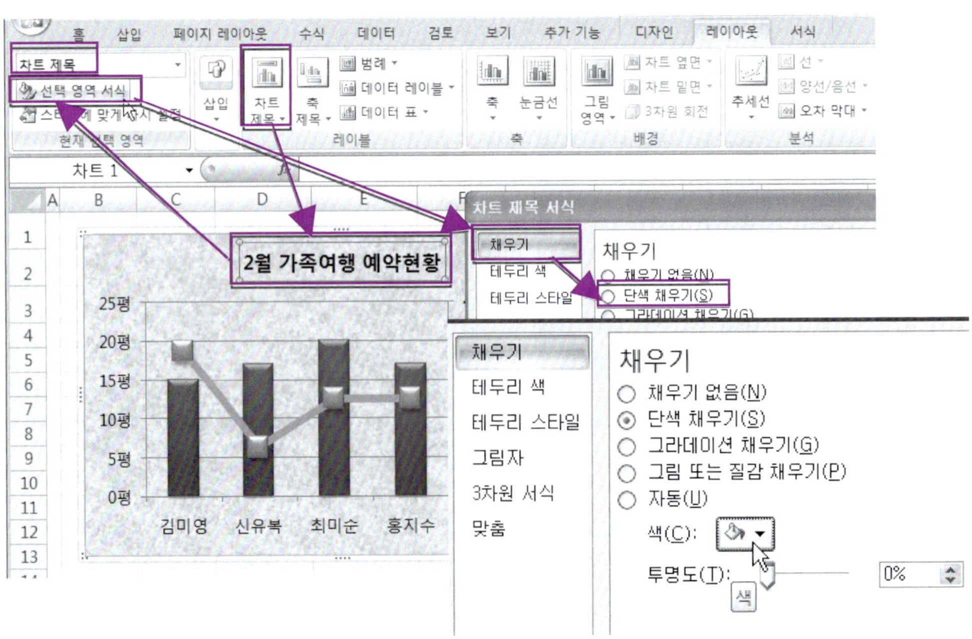

[테두리] 탭에서 '실선'을 선택한다. [닫기]를 클릭한다.

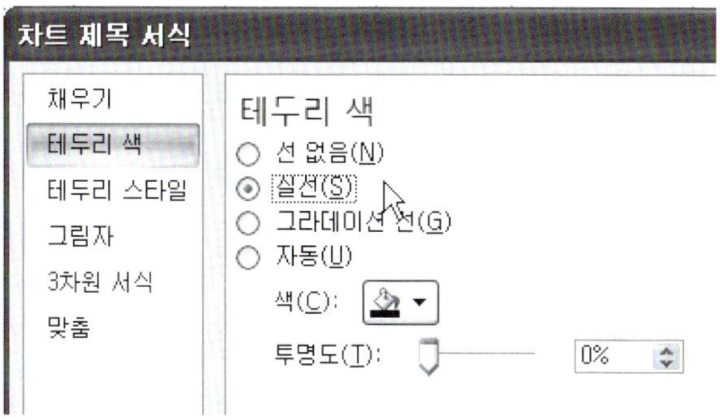

[차트 제목]이 선택된 상태에서 오른쪽 마우스 버튼을 눌러 나타난 메뉴의 상단부 글꼴 메뉴에서 '맑은고딕', '굵게', '20pt'를 선택한다.

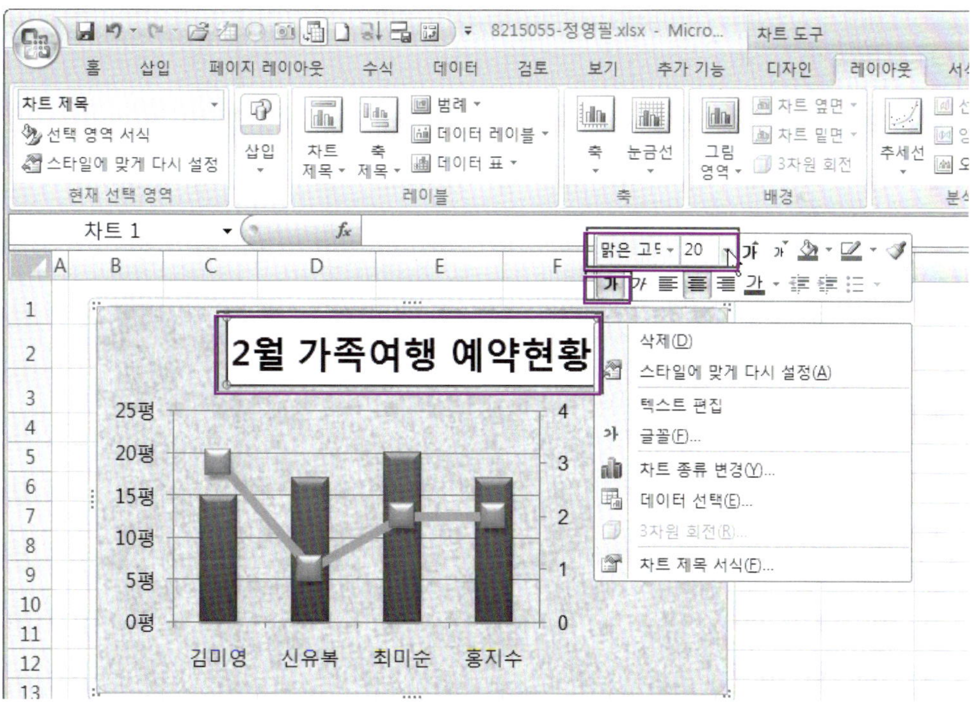

이제 차트 서식을 적용하기 위해 차트 영역의 모서리 부분으로 마우스를 가져가서 크기를 적절히 키운다. '평형'의 데이터 계열(세로막대) 하나를 선택한다. 그러면 전체 계열이 선택되면 [레이아웃] 메뉴의 {현재 선택 영역} 그룹의 [선택 영역 서식]을 클릭해서 [간격 너비]도 적절히 (80%) 조절한다.

≪조건≫ (8)번을 먼저 적용하기 위해 [차트 도구] 메뉴의 [레이아웃] 탭에서 {레이블} 그룹의 [범례] [위 쪽에 범례 표시]를 선택한다. ≪출력형테≫에 따라 범례를 그림 영역 우측 상단에 끌어다 놓는다.

마지막으로 ≪조건≫ (7)번 중에 적용하지 않은 항목을 작업한다. 먼저 '최미순'의 '평형 값'을 표시하기 위해 '평형'의 데이터 계열(세로막대) 하나를 선택한다. 그러면 전체 계열이 선택된다. 그 상태에서 다시 '최미순'의 계열(세로막대)을 선택하면 '최미순'의 계열만 석택된다. 그 위에서 오른쪽 마우스 버튼을 눌러 [데이터 레이블 추가]를 클릭하면 '최미순'의 막대 상단에 데이터 레이블이 추가된다. 다른 위치에 데이터 레이블을 요구하면 마우스로 레이블을 집어서 옮기면 된다.

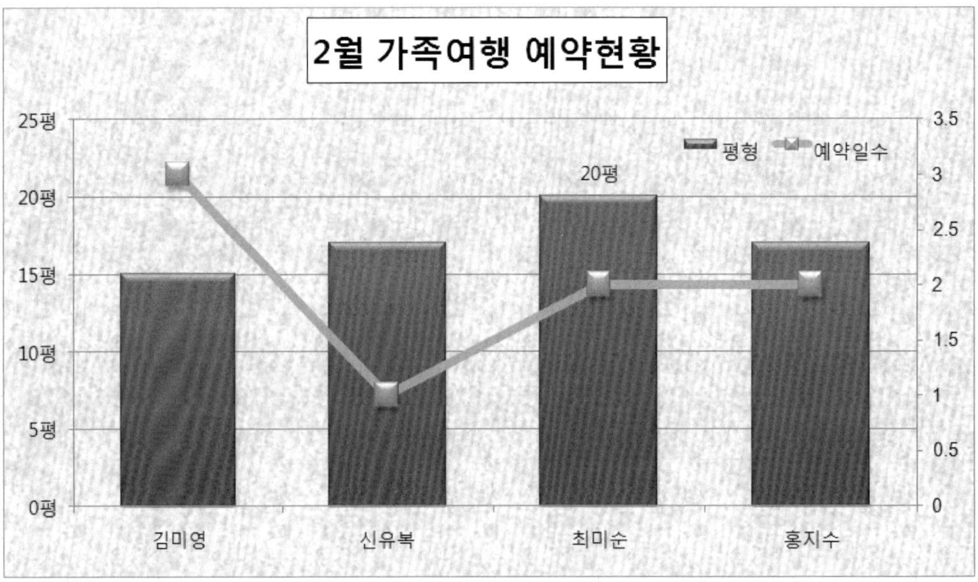

이제 [기본 세로 축 제목('평형')]과 [보조 세로 축 제목('예약일수')]을 넣어보자. 먼저 [레이아웃] 탭에서 {레이블} 그룹의 [축 제목] [기본 세로 축 제목] [가로 제목]을 선택한다. [축 제목] 개체가 나타나면 마우스로 끌어다 상단부에 놓고 '평형'으로 레이블을 변경한다.

그다음 [레이아웃] 탭에서 {레이블} 그룹의 [축 제목] [보조 세로 축 제목] [가로 제목]을 선택한다. [축 제목] 개체가 나타나면 마우스로 끌어다 상단부에 놓고 '예약일수'로 레이블을 변경한다.

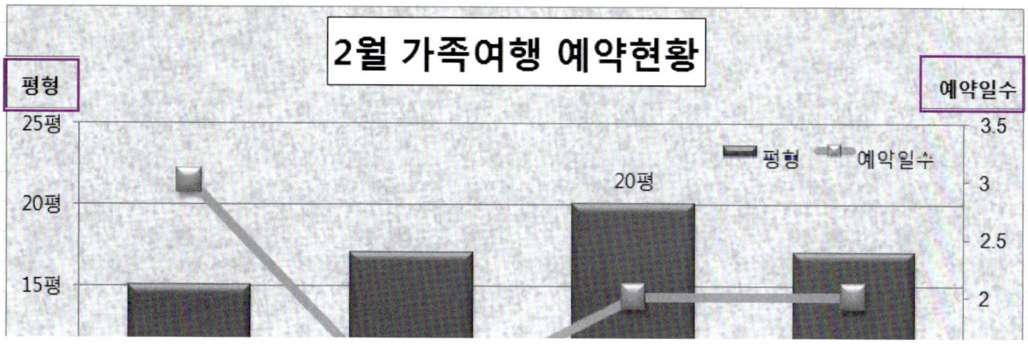

눈금선을 '파선'으로 적용하기 위해 [차트 도구] 메뉴의 [레이아웃] 탭에서 {축} 그룹의 [눈금선] [기본 가로 눈금선] [기타 기본 가로 눈금선 옵션]을 선택한다. [주 눈금선 서식] 창이 나타나면 [선 스타일] 탭에서 [대시 종류]를 눌러 '파선'을 선택한다.

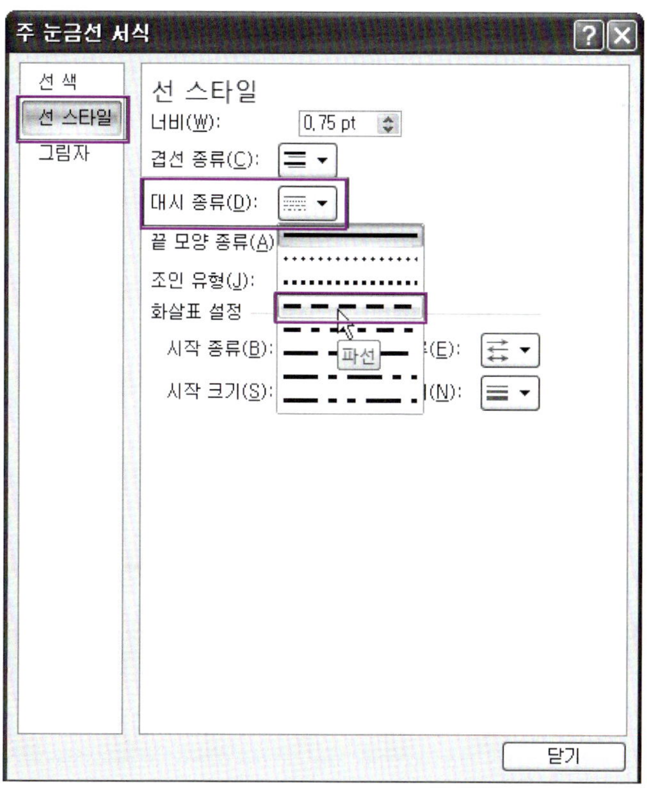

이제 마지막으로 [보조 세로 (값) 축]의 [축 서식]을 ≪출력형태≫와 같이 변경해 보자. [차트 도구] 메뉴의 [레이아웃] 탭에서 [축] 그룹의 [축] [보조 세로 축] [기타 보조 세로 축 옵션]을 선택한다. [축 서식] 창의 [축 옵션] 탭에서 [최소값][고정][0.0], [최대값][고정][4.0], [주 단위][고정][1.0]으로 설정하고 [닫기]를 클릭한다.

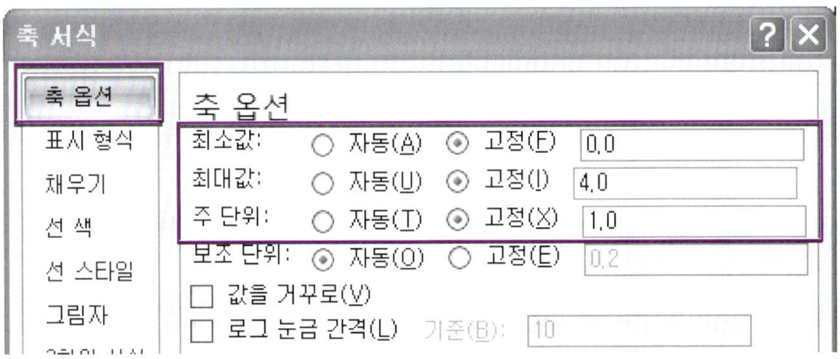

최종 차트 생성 결과는 다음과 같다. ≪출력형테≫와 일치하므로 작업이 완료 되었다.

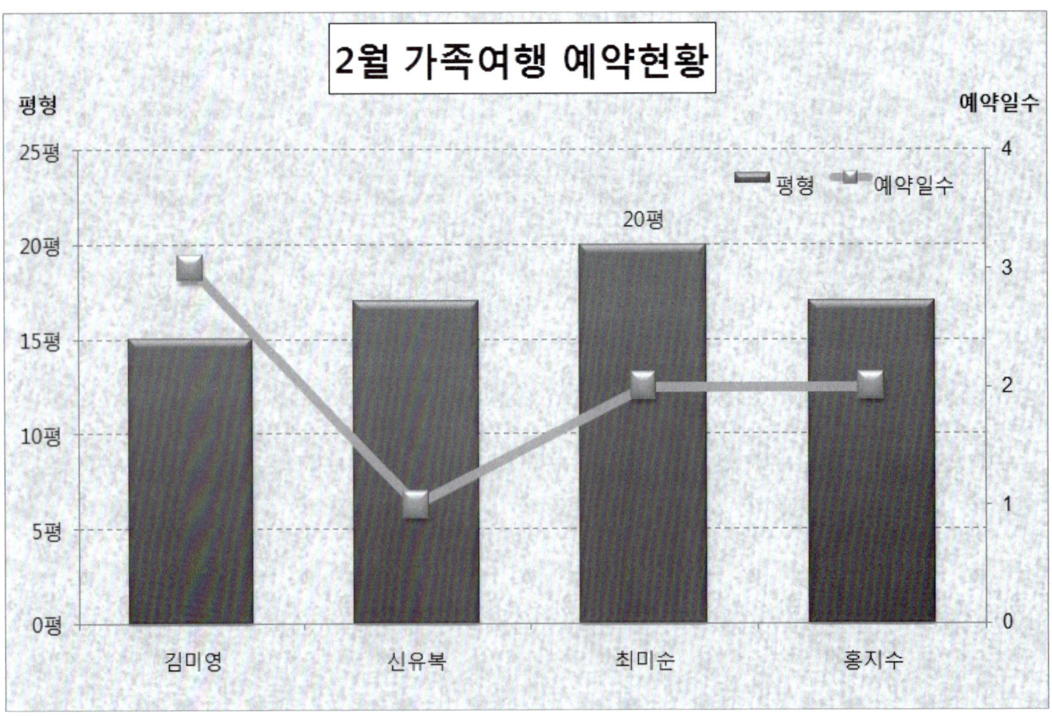

문제풀이3 부분합 관련 문제

※ 모든 풀이과정에 대한 세부적인 내용이 이미 [기출문제 1]에서 상세히 설명 되었으므로 [기출무제 2]에서 상이한 유형만 풀이를 진행한다.➔모든 풀이과정에 대한 세부적인 내용이 이미 [문제풀이 1,2]에서 상세히 설명 되었으므로 여기에서는 부분합 관련 문제만 풀이를 진행한다.

1. 제 1 작업 – 표 서식작성 및 값 계산

다음은 '스마트폰 예약, 판매현황' 에 대한 자료이다. 자료를 입력하고 조건에 맞도록 작업하시오.

≪출력형태≫

스마트폰 예약, 판매현황

결재	팀장	부서장	대표

할인적용	0.8							
모델명	제조자	운영체제	카메라 (화소수)	액정크기 (인치)	가격 (원)	수량	할부금 (24개월)	VIP할인액
H200-B	한국콜	안드로	300	3.5	622,300	27	(1)	(2)
M500-A	모토사	안드로	200	3.2	805,500	23	(1)	(2)
P300-B	아이플	폰OS	500	3	785,300	18	(1)	(2)
P500-A	현대	폰OS	450	3.5	933,900	25	(1)	(2)
F100-B	미래텔	윈모바일	300	3.5	578,600	13	(1)	(2)
F200-B	엘지티	안드로	210	3.5	668,800	33	(1)	(2)
H400-A	일본통신	윈모바일	500	3.2	607,700	17	(1)	(2)
M300-B	도코모	안드로	300	3	599,700	20	(1)	(2)
카메라 화소수 평균			(3)		최저가 스마트폰 제조자		모델명	총판매금액
안드로 운영체제 모델 평균가격			(4)		(5)		H200-B	(6)

≪조건≫

(1) 모든 데이터의 서식에는 글꼴(맑은고딕, 10pt), 맞춤은 ≪출력형태≫를 참조하시오.

(2) 제 목 ⇒ 그리기 도구모음의 모서리가 둥근 직사각형과 바깥쪽 그림자 스타일(오프셋 대각선 오른쪽아래)을 이용하여 작성하고 "스마트폰 예약, 판매현황"을 입력한 후 다음 서식을 적용하시오(글꼴-맑은 고딕, 18pt, 굵게, 흰색).

(3) 임의의 셀에 결재란을 작성하여 카메라 또는 그림복사 기능을 이용하여 붙이기 하시오(단, 원본 삭제).

(4) 「B3, B4:J4, B13:D13, G13:J13」 영역은 '노랑'으로 채우기 하시오.

(5) 유효성 검사를 이용하여 「I14」 셀에 '모델명(「B5:B12」 영역)'이 선택 표시되도록 하시오.

(6) 셀 서식 ⇒ 「E5:E12」 영역에 셀 서식을 이용하여 숫자 뒤에 '만'을 표시하시오(예 : 300 → 300만).

(7) 카메라(화소수) 값(「E5:E12」 영역)에 대해 '화소수'로 이름정의하시오.

스마트폰 예약, 판매현황

결재	팀장	부서장	대표

할인적용	0.8							
모델명	제조자	운영체제	카메라(화소수)	액정크기(인치)	가격(원)	수량	할부금(24개월)	VIP할인액
H200-B	한국콜	안드로	300만	3.5	622,300	27	₩25,900	₩497,840
M500-A	모토사	안드로	200만	3.2	805,500	23	₩33,600	₩644,400
P300-B	아이플	폰OS	500만	3	785,300	18	₩32,700	₩628,240
P500-A	현대	폰OS	450만	3.5	933,900	25	₩38,900	₩747,120
F100-B	미래텔	윈모바일	300만	3.5	578,600	13	₩24,100	₩462,880
F200-B	엘지티	안드로	210만	3.5	668,800	33	₩27,900	₩535,040
H400-A	일본통신	윈모바일	500만	3.2	607,700	17	₩25,300	₩486,160
M300-B	도코모	안드로	300만	3	599,700	20	₩25,000	₩479,760
카메라 화소수 평균			345만		최저가 스마트폰 제조자		모델명	총판매금액
안드로 운영체제 모델 평균가격			674075		현대		F100-B	₩7,522,000

문제 (1)~(6) 셀은 반드시 주어진 함수를 이용하여 값을 구하시오.
(결과값을 직접 입력하면 해당 셀은 0점 처리됨).

(1) 할부금(24개월) ⇒ [가격(원)/24]로 구하되, 십의 자리에서 반올림하여 통화형식으로 표시하시오(ROUND 함수).

➲ [기출문제 1]과 유사한 작업

=ROUND(G5/24 , -2)

(2) VIP할인액 ⇒ 「C3」 셀의 '할인적용'과 가격(원)값을 이용하여 통화형식으로 표시하시오(PRODUCT 함수).

➲ [기출문제 1]과 유사한 작업

=PRODUCT(G5 , $C$3)

(3) 카메라 화소수 평균 ⇒ 정의된 이름('화소수')을 사용하여 값을 구하시오(AVERAGE 함수).

➲ [기출문제 1]과 유사한 작업

=AVERAGE(화소수)

(4) 안드로 운영체제 모델 평균가격 ⇒ 조건은 입력된 데이터를 이용하시오(DAVERAGE 함수).

➲ [기출문제 1]과 유사한 작업

=DAVERAGE(B4:H12 , 6 , D4:D5)

(5) 최저가 스마트폰 제조자 ⇒ (INDEX, MATCH, MIN 함수)

➲ [기출문제 1]과 유사한 작업

=INDEX(C5:G12 , MATCH(MAX(G5:G12) , G5:G12 , 0) , 1)

(6) 총판매금액 ⇒「I14」 셀에서 선택한 '모델명'의 [가격(원)×수량]값을 구하되, 백의 자리에서 반올림하여 동화형식으로 표시하시오(ROUND, VLOOKUP 함수).

➲ [기출문제 1]과 유사한 작업

=ROUND(VLOOKUP(I14 , B5:H12 , 7 , 0) * VLOOKUP(I14 , B5:H12 , 6 , 0) , -3)

(7) 조건부 서식을 이용하여 '수량' 셀에 데이터 막대 스타일을 최소값 및 최대값으로 적용하고, 수식을 이용하여 '수량'이 '25'이상이면 행 전체에 다음 서식을 적용하시오(데이터 막대 : 주황, 글꼴 : 파랑).

➲ [기출문제 2]와 유사한 작업

2. 제 2 작업 – 필터 및 서식 (80점)

"제1작업" 시트의「B4:H12」 영역을 복사하여 "제2작업" 시트의「B2」 셀부터 모두 붙여넣기를 한 후 다음의 조건과 같이 작업하시오.

≪조건≫

(1) **고급필터** – '가격(원)'이 '가격(원)'의 평균 이하이고, '액정크기(인치)'가 3.2 이하인 자료의 데이터만 추출하시오(AVERAGE 함수 사용).
  – 조건 위치 :「B13」 셀부터 입력하시오.
  – 복사 위치 :「B17」 셀부터 나타나도록 하시오.

➲ [기출문제 1]과 유사한 작업

<B14>: =">="&AVERAGE(G3:G10)

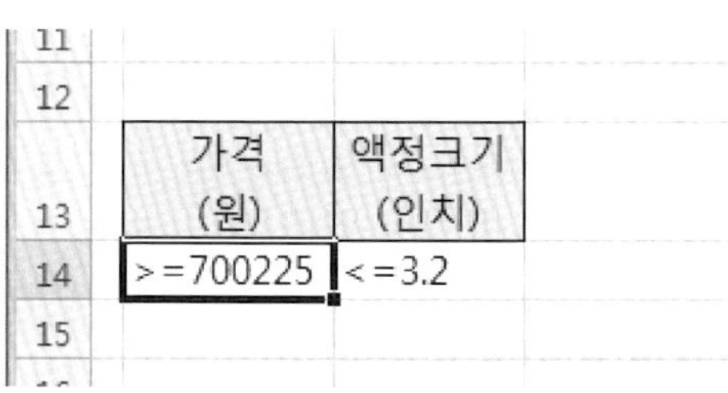

(2) **표 서식** – 표의 모든 셀을 채우기 없음으로 설정한 후, 고급필터의 결과에 '표 스타일 밝게 10'의 서식을 적용하시오.

➲ [기출문제 1]과 유사한 작업

16							
17	모델명	제조자	운영체제	카메라 (화소수)	액정크기 (인치)	가격 (원)	수량
18	M500-A	모토사	안드로	200만	3.2	805,500	23
19	P300-B	아이플	폰OS	500만	3	785,300	18
20							

3. 제 3 작업 – 정렬과 부분합 (80점)

"제1작업" 시트의 「B4:H12」 영역을 복사하여 "제3작업" 시트의 「B3」 셀부터 모두 붙여넣기를 한 후 다음의 조건과 같이 작업하시오.

	A	B	C	D	E	F	G	H
1								
2								
3		모델명	제조자	운영체제	카메라 (화소수)	액정크기 (인치)	가격 (원)	수량
4		H200-B	한국콜	안드로	300만	3.5	622,300	27
5		M500-A	모토사	안드로	200만	3.2	805,500	23
6		P300-B	아이플	폰OS	500만	3	785,300	18
7		P500-A	현대	폰OS	450만	3.5	933,900	25
8		F100-B	미래텔	윈모바일	300만	3.5	578,600	13
9		F200-B	엘지티	안드로	210만	3.5	668,800	33
10		H400-A	일본통신	윈모바일	500만	3.2	607,700	17
11		M300-B	도코모	안드로	300만	3	599,700	20
12								

➲ [기출문제 1]과는 다른 형태의 문제로 부분합을 구하는 문제이다. 이 작업 역시 피벗 테이블과 마찬가지로 절차만 잘 이해하면 쉽게 풀 수 있는 문제이다.

≪조건≫

(1) 부분합 – 운영체제는 ≪출력형태≫처럼 정렬하고, 운영체제의 개수와 가격(원)의 평균을 구하시오.

➲ 우선 '운영체제'를 기준으로 데이터를 정렬한다. <B4:H12> 전체 데이터를 마우스로 지정하고, [데이터] 탭의 {정렬 및 필터} 그룹에서 [정렬]을 클릭한다.
나타난 [정렬] 설정 창에서 [내 데이터에 머리글 표시]가 체크되어 있는지 확인하고, 물론 머리글을 포함하여 데이터 범위를 지정 했을 때 이야기다. [정렬기준 열]-'운영체제', [정렬기준]-'값', [정렬]-'오름차순'으로 한 다음 [확인]을 클릭한다. 계속해서 <B4:H12> 전체 데이터가 영역 지정된 상태에서 [데이터] 탭의 [윤곽선] 그룹에서 [부분합]을 클릭한다.
나타난 [부분합] 설정창에서 ≪출력형태≫에 따라 요약형태 중 아래쪽에 위치한 항목('안드로 개수')을 먼저 정의해야 한다. 우선 '운영체제'에 대한 개수를 요약해야 하므로 [부분합] 설정창에서 다음과 같이 설정한다.

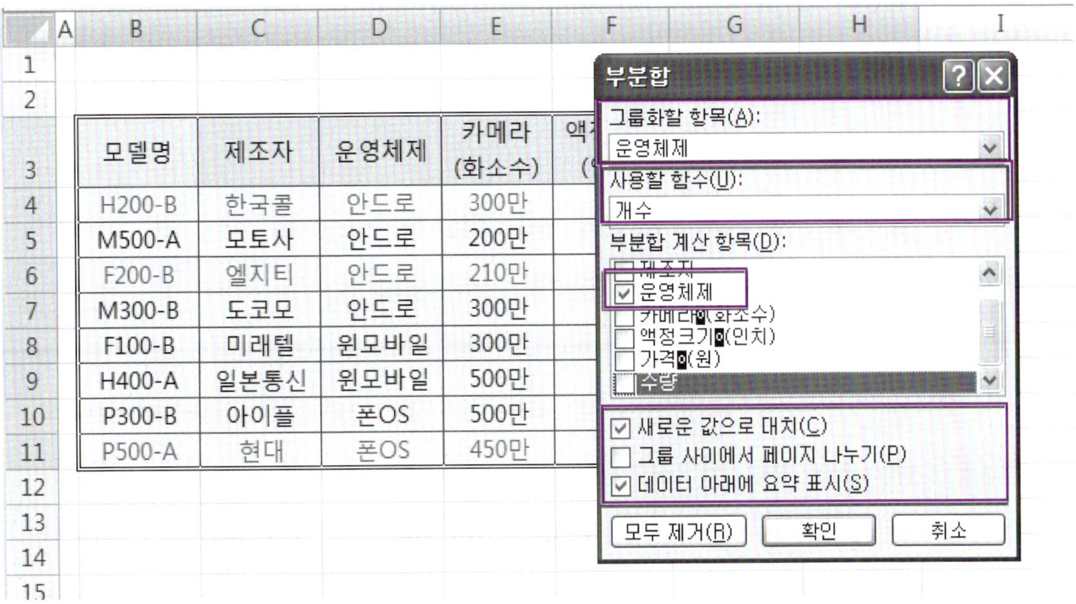

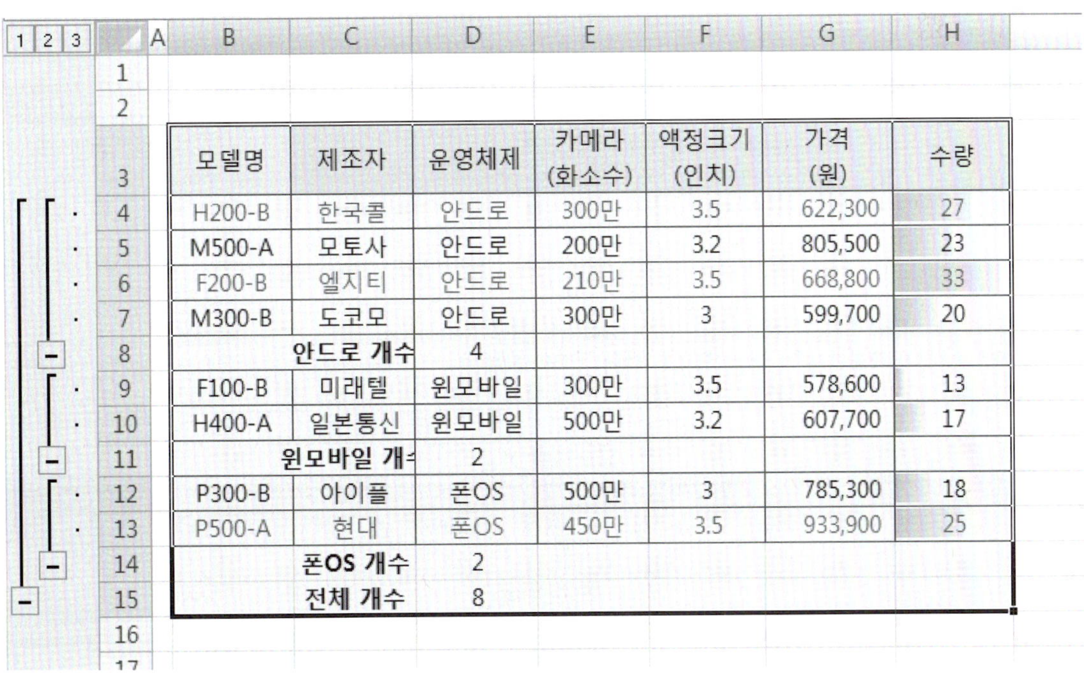

모델명	제조자	운영체제	카메라 (화소수)	액정크기 (인치)	가격 (원)	수량
H200-B	한국콜	안드로	300만	3.5	622,300	27
M500-A	모토사	안드로	200만	3.2	805,500	23
F200-B	엘지티	안드로	210만	3.5	668,800	33
M300-B	도코모	안드로	300만	3	599,700	20
	안드로 개수	4				
F100-B	미래텔	윈모바일	300만	3.5	578,600	13
H400-A	일본통신	윈모바일	500만	3.2	607,700	17
	윈모바일 개수	2				
P300-B	아이플	폰OS	500만	3	785,300	18
P500-A	현대	폰OS	450만	3.5	933,900	25
	폰OS 개수	2				
	전체 개수	8				

다음으로 '가격'에 대한 [평균]의 요약 항목을 넣어야 한다. 전체 데이터가 영역 지정된 상태에서 [데이터] 탭의 {윤곽선} 그룹에서 [부분합]을 클릭한다. 나타난 [부분합] 설정창에서 ≪출력형태≫에 따라 '가격'에 대한 평균을 요약하기위해 [부분합] 설정창에서 다음과 같이 설정한다. 여기서 주의 할 것은 [새로운 값으로 대치]에 대한 체크를 해제해야 추가가 된다.

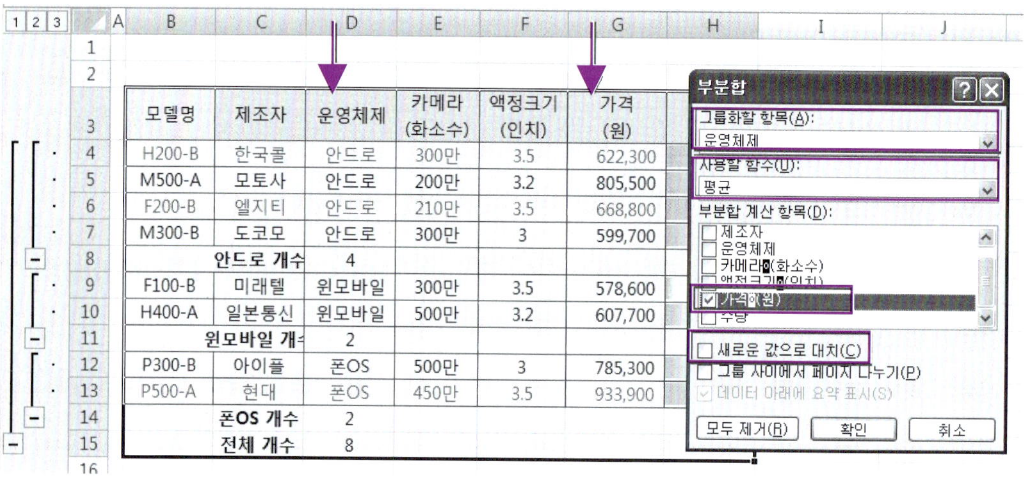

	B	C	D	E	F	G
3	모델명	제조자	운영체제	카메라 (화소수)	액정크기 (인치)	가격 (원)
4	H200-B	한국콜	안드로	300만	3.5	622,300
5	M500-A	모토사	안드로	200만	3.2	805,500
6	F200-B	엘지티	안드로	210만	3.5	668,800
7	M300-B	도코모	안드로	300만	3	599,700
8		안드로 개수	4			
9	F100-B	미래텔	윈모바일	300만	3.5	578,600
10	H400-A	일본통신	윈모바일	500만	3.2	607,700
11		윈모바일 개수	2			
12	P300-B	아이플	폰OS	500만	3	785,300
13	P500-A	현대	폰OS	450만	3.5	933,900
14		폰OS 개수	2			
15		전체 개수	8			

완성된 결과는 다음과 같다.

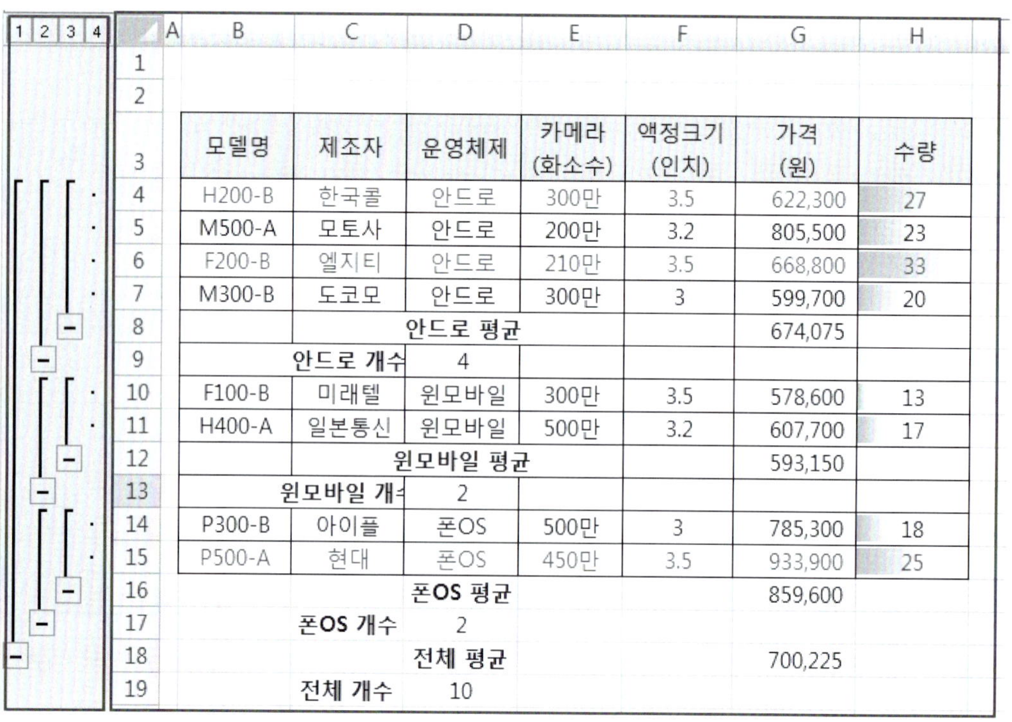

	B	C	D	E	F	G	H
3	모델명	제조자	운영체제	카메라 (화소수)	액정크기 (인치)	가격 (원)	수량
4	H200-B	한국콜	안드로	300만	3.5	622,300	27
5	M500-A	모토사	안드로	200만	3.2	805,500	23
6	F200-B	엘지티	안드로	210만	3.5	668,800	33
7	M300-B	도코모	안드로	300만	3	599,700	20
8			안드로 평균			674,075	
9		안드로 개수	4				
10	F100-B	미래텔	윈모바일	300만	3.5	578,600	13
11	H400-A	일본통신	윈모바일	500만	3.2	607,700	17
12			윈모바일 평균			593,150	
13		윈모바일 개수	2				
14	P300-B	아이플	폰OS	500만	3	785,300	18
15	P500-A	현대	폰OS	450만	3.5	933,900	25
16			폰OS 평균			859,600	
17		폰OS 개수	2				
18			전체 평균			700,225	
19		전체 개수	10				

(2) 윤 곽 – 지우시오.

➲ 이제 ≪출력형태≫에 따라 왼편에 나타난 다소 지저분해 보이는 윤곽선을 제거해야 한다. [데이터] 탭의 {윤곽선} 그룹에서 [그룹해제] [윤곽선 지우기]를 클릭한다.

(3) 나머지 사항은 ≪출력형태≫에 맞게 작성하시오.

➲ 결과가 일치하므로 작업이 완료되었다.

≪출력형태≫

	A	B	C	D	E	F	G	H
1								
2		모델명	제조자	운영체제	카메라 (화소수)	액정크기 (인치)	가격 (원)	수량
3		H200-B	한국콜	안드로	300만	3.5	622,300	27
4		M500-A	모토사	안드로	500만	3.2	805,500	23
5		F200-B	미래텔	안드로	500만	3.5	668,800	33
6		M300-B	모토사	안드로	300만	3	599,700	20
7				안드로 평균			674,075	
8			안드로 개수	4				
9		F100-B	미래텔	윈모바일	300만	3.5	578,600	13
10		H400-A	한국콜	윈모바일	500만	3.2	607,700	17
11				윈모바일 평균			593,150	
12			윈모바일 개수	2				
13		P300-B	아이폴	폰OS	500만	3	785,300	18
14		P500-A	아이폴	폰OS	500만	3.5	933,900	25
15				폰OS 평균			859,600	
16			폰OS 개수	2				
17				전체 평균			700,225	
18			전체 개수	10				

4. 제 4 작업 – 그래프 (100점)

"제1작업" 시트를 이용하여 조건에 따라 ≪출력형태≫와 같이 작업하시오.

≪조건≫

(1) 차트 종류 ⇒ <표식이 있는 꺾은선형>으로 작업하시오.

(2) 데이터 범위 ⇒ "제1작업" 시트의 내용을 이용하여 작업하시오.

(3) 위치 ⇒ "새 시트"로 이동하고, "제4작업"으로 시트 이름을 바꾸시오.
(4) 차트 디자인 도구 ⇒ 레이아웃 1, 스타일 22를 선택하여 ≪출력형태≫에 맞게 작업하시오.
(5) 영역 서식 ⇒ 차트 : 글꼴(맑은고딕, 11pt), 채우기 효과(질감-파피루스)
그림 : 채우기 없음
(6) 제목 서식 ⇒ 차트 제목 : 글꼴 (맑은 고딕, 굵게, 20pt), 도형 스타일 (강한 효과-강조 5)
축 제목 : ≪출력형태≫를 참조하시오.
(7) 서식 ⇒ 레이블 : 항목 이름과 값을 표시하고, 구분 기호는 ≪출력형태≫와 같이 표시하시오.
눈금선 : 선 스타일-파선
축 : ≪출력형태≫를 참조하시오.
(8) 범례 ⇒ 범례명을 변경하고 ≪출력형태≫를 참조하시오.
(9) 나머지 사항은 ≪출력형태≫에 맞게 작성하시오.

≪출력형태≫

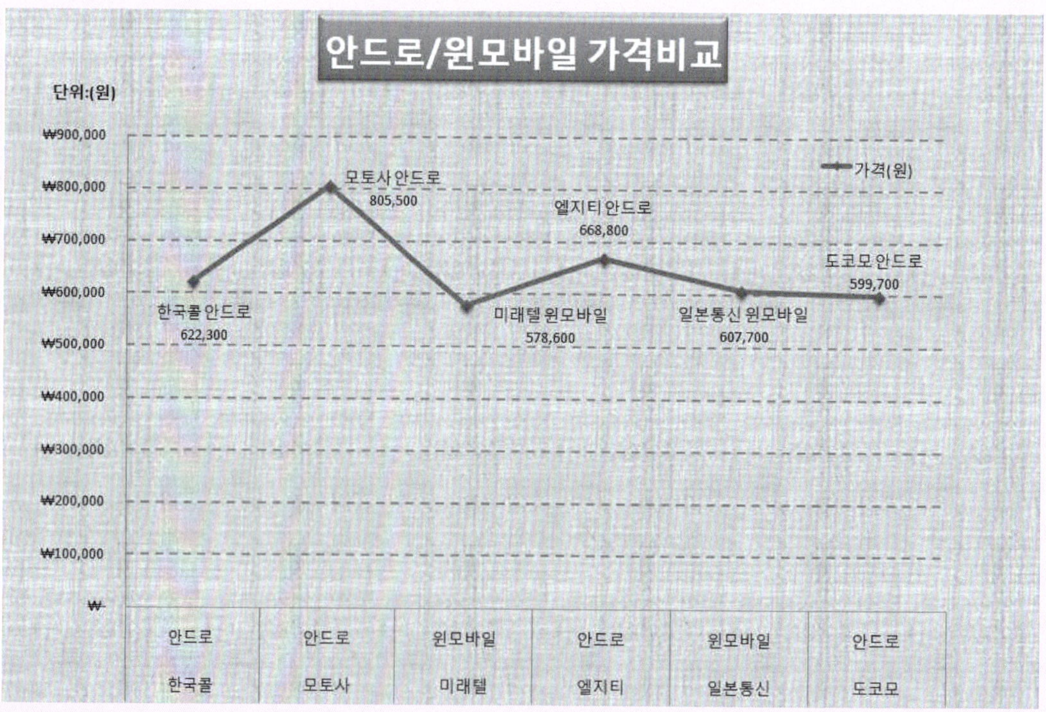

➲ [기출문제 1]과 유사한 작업

제26장 ITQ 엑셀 주요 출제함수

엑셀에서는 다양한 함수를 제공하고 있다. 하지만 수험 공부를 하는 학생들 입장에서는 이 모두의 사용법을 익힌다는 것은 여간 힘든 일이 아니며 시간이 너무 많이 걸린다고 불평한다. 사실 함수라는 것은 자신의 업무 영역에 주로 필요한 부분만 잘 활용해도 그 가치가 충분하다. 그리고 함수에 대한 기본 원리를 이해하였다면 필요한 때에 적용해서 사용할 수도 있다. 다행히 한국 생산성본부에서는 ITQ 한글엑셀 1과제 풀이를 위해 반드시 알아 두어야 할 함수들의 범위를 지정해 주고 있다.

ITQ 엑셀 주요 출제함수

1) 날짜 / 시간

종 류	설 명	사용방법
YEAR	날짜에서 년을 추출	=YEAR('날짜'가 있는 셀)
MONTH	날짜에서 월을 추출	=MONTH('날짜'가 있는 셀)
DAY	날짜에서 일을 추출	=DAY('날짜'가 있는 셀)
TODAY	시스템 설정된 오늘의 날짜를 표시	=TODAY()
DATE	수로 입력한 날짜를 년－월－일로 표시	=DATE('년'이 있는 셀, '월'이 있는 셀, '일'이 있는 셀)
WEEKDAY	날짜가 일주일 중 몇 번째 날짜인지 1~7의 숫자로 구함. • 1또는 생략 : 1(일요일)~7(토요일) • 2 : 1(월요일)~7(일요일)	=WEEKDAY('날짜'가 있는 셀,숫자)
TIME	수로 입력한 시간을 시:분:초로 표시	=TIME('시'가 있는 셀, '분'이 있는 셀, '초'가 있는 셀)
NOW	시스템에 설정된 오늘의 날짜와 시간을 표시	=NOW()
HOUR	시간에서 시만 표시	=HOUR('시간'이 있는 셀)
MINUTE	시간에서 분만 표시	=MINUTE('시간'이 있는 셀)
SECOND	시간에서 초만 표시	=SECOND('시간'이 있는 셀)

2) 수학 / 삼각

종 류	설 명	사용방법
INT	소수점 이하를 절삭하고 정수로 내림	=INT(숫자가 있는 셀)
MOD	두 수를 나눈 나머지를 구함	=MOD(숫자,나누려는 수)
PRODUCT	인수들의 곱의 합	=PRODUCT(첫번째 영역, 첫번째 영역에 대응되는 영역)

종 류	설 명	사용방법
ROUND	특정 자리 수에서 반올림한 값을 구함	=ROUND(숫자가 있는 셀, 자릿수)
ROUNDDOWN	표시된 자릿수 아래의 숫자를 내림	=ROUNDDOWN(숫자가 있는 셀,자릿수)
ROUNDUP	표시된 자릿수 아래의 숫자를 반올림	=ROUNDUP(숫자가 있는 셀, 자릿수)
SUM	지정한 영역 중 숫자들의 합을 구함	=SUM(더하려는 숫자의 영역)
SUMIF	지정한 영역 중 주어진 조건에 맞는 숫자의 합을 구함	=SUMIF(조건에 맞는지 검사 할 영역, 조건, 합을 구할 셀)
SUMPRODUCT	대응되는 값끼리의 곱을 모두 더함	=SUMPRODUCT(첫번째 영역, 첫번째 영역에 대응되는 영역)
TRUNC	소수점 이하는 버리고 정수로 표시	=TRUNC(숫자가 있는 셀,0)
ABS	절대값을 표시	=ABS(숫자가 있는 셀)
ODD	수를 가까운 홀수로 올림	=ODD(올림 하려는 수가 있는 셀)
PI	원주율 값을 구함	
POWER	밑수를 지정한 만큼 거듭제곱한 결과를 구함	=POWER(밑수, 지수)

3) 통계

종 류	설 명	사용방법
AVERAGE	수들의 평균	=AVERAGE(평균을 구하려는 수의 범위)
COUNT	범위에서 숫자, 날짜가 있는 셀의 개수를 구함	=COUNT(범위)
COUNTA	범위에서 공백이 아닌 셀의 개수를 구함	=COUNTA(범위)
COUNTIF	범위에서 찾을 조건과 일치하는 셀의 개수를 구함	=COUNTIF(범위,조건)
COUNTBLANK	범위에서 비어있는 셀의 수	=COUNTBLANK(범위)
MAX	범위에서 최대값을 구함	=MAX(최대값을 구하려는 범위)
MIN	범위에서 최소값을 구함	=MIN(최소값을 구하려는 범위)
MEDIAN	주어진 수들의 중간 값을 구함	=MEDIAN(범위)
RANK	범위 중 순위를 구함 *내림차순-0 *오름차순-1	=RANK(순위를 구할 값, 범위, 내림/오름 중 선택)

LARGE	데이터 집합에서 K번째로 큰 값	=LARGE(범위, K)
SMALL	데이터 집합에서 K번째 작은 값	=SMALL(범위,K)
MODE	나눗셈의 나머지를 구함	=MODE(나머지를 구하는 수가 있는 셀, 나누는 수가 있는 셀)

4) 찾기 / 참조

종 류	설 명	사용방법
CHOOSE	조건의 값이 첫번째 인수를 기준으로 찾음	=CHOOSE(조건, 첫째값, 둘째값⋯..)
HLOOKUP	찾을 값을 기준표에서 찾은 후 지정한 행에서 해당하는 값을 찾음. 데이터 정리가 행 방향으로 정리되어 있을 때 사용	=HLOOKUP(찾을 값, 기준표, 행번호, 옵션)
VLOOKUP	찾을 값을 기준표에서 찾은 후 지정한 행에서 해당하는 값을 찾음. 데이터 정리가 열 방향으로 정리되어 있을 때 사용	=VLOOKUP(찾을 값, 기준표, 열번호, 옵션)
INDEX	첫번째 인수로 입력한 범위에서 행번호와 열번호에 해당하는 셀에 입력된 값을 찾음	=INDEX(범위, 행번호, 열번호)
MATCH	지정한 순서와 조건에 맞는 배열에서 항목의 상대 위치 값을 찾음, 여기서 옵션은 • 0 : 정확히 일치하는 값을 찾음 • 1 : 찾을 범위가 오름차순으로 정렬되어 있을 경우에 찾을 범위안에서 찾을 값보다 작거나 같은 값 중에서 가장 큰값의 위치를 반환 • -1 :찾을 범위가 내림차순으로 정렬되어 있을 경우에 찾을 범위안에서 찾을 값보다 크거나 같은 값 중 가장 작은 값을 찾아 그 위치를 반환	=MATCH(찾으려는 값, 찾으려는 배열이 들어있는 범위, 옵션)
TRANSPOSE	배열이나 범위의 행과 열을 바꿈	=TRANSPOSE(바꾸려는 배열이나 워크시트의 셀 범위)

5) 데이터베이스

종 류	설 명	사용방법
DGET	찾을 조건에 맞는 값 하나만 구함	=DGET(범위, 대상 필드, 조건범위)
DCOUNT	범위 중 조건을 만족하는 수를 포함한 셀의 개수	=DCOUNT(범위, 대상 필드, 조건범위)
DAVERAGE	조건을 만족하는 데이터의 평균	=AVERAGE(범위, 찾을 열 필드, 조건범위)
DMAX	조건을 만족하는 데이터의 최대값	=MAX(범위, 대상 필드, 조건범위)

DMIN	조건을 만족하는 데이터의 최소값	=MIN(범위, 대상 필드, 조건범위)
DSUM	조건을 만족하는 데이터의 합계	=DCOUNT(범위, 대상 필드, 조건범위)
DCOUNTA	범위 중 조건을 만족하는 비어있지 않은 셀의 개수	=DCOUNTA(범위, 대상 필드, 조건범위)
DVAR	선택한 범위 값의 표본에 대한 분산값	=DVAR(범위, 대상 필드, 조건범위)
DPRODUCT	찾을 조건과 일치하는 값들의 곱	=DPRODUCT(범위, 대상 필드,. 조건범위)
DSTDEV	선택한 범위 값의 표본에 대한 표준편차값	=DSTDEV(범위, 대상 필드, 조건범위)

※여기서 범위는 머리글을 포함한 전체 데이터 범위이며, 대상 필드는 각 함수의 기능을 동작 시킬 머리글이며, 조건범위는 조건이 명시된 영역이다.

6) 논리값

종 류	설 명	사용방법
AND	조건을 모두 만족하는 값	=AND(조건1,조건2,….)
OR	조건 중 하나만 만족해도 되는 값	=OR(조건1,조건2,….)
IF	조건을 만족하는 참값과 거짓값을 구함	=IF(조건,참값,거짓값)
NOT	논리값을 역으로 바꿈	=NOT(논리식)

7) 정보

종 류	설 명	사용방법
ISERROR	수식이 오류값이 나오면 '참', 오류가 아니면 '거짓'으로 표시함	=ISERROR(수식)

8) 텍스트

종 류	설 명	사용방법
CONCATENATE	여러 개의 문자열을 하나의 문자열로 결합함	=CONCATENATE(문자열이 있는 셀1, 문자열이 있는 셀2,…)
LEFT	인수의 문자열에서 왼쪽에서 지정한 숫자만큼 추출함	=LEFT(문자열, 숫자)
MID	인수 중 지정한 숫자의 인수부터 지정한 숫자만큼 추출함	=MID(문자열, 숫자1, 숫자2)
RIGHT	인수의 문자열에서 오른쪽에서 지정한 숫자만큼 추출함	=RIGHT(문자열, 숫자)
LOWER	입력된 문자열을 모두 소문자로 표시	=LOWER(문자열)
UPPER	입력된 문자열을 모두 대문자로 표시	=UPPER(문자열)
PROPER	문자열에서 첫 단어만 대문자로 표시	=PROPER(문자열)

제27장 기출문제 풀이를 통해서 본 함수적용사례 및 풀이

2011년 기출문제

1. 08-27B

2011년 뮤지컬 예매 현황

결재	담당	팀장	과장

관리번호	공연명	공연장	공연일	관람가능 좌석수	관람료 (단위:원)	예매수량	관람등급	예매순위
PM-02	피맛골연가	세종문화회관	2011-09-10	750	₩ 40,000	667	(1)	(2)
FM-03	친정엄마	유니버설아트센터	2011-10-06	900	₩ 66,000	820	(1)	(2)
SM-02	삼총사	세종문화회관	2011-07-31	800	₩ 90,000	800	(1)	(2)
LM-03	아가씨와 건달들	LG아트센터	2011-09-18	900	₩ 80,000	750	(1)	(2)
CM-01	구름빵	유니버설아트센터	2011-08-26	600	₩ 30,000	598	(1)	(2)
JM-02	잭더리퍼	세종문화회관	2011-10-08	850	₩ 60,000	705	(1)	(2)
GM-02	그리스	LG아트센터	2011-08-27	1,000	₩ 50,000	780	(1)	(2)
JM-03	지킬앤하이드	유니버설아트센터	2011-10-05	1,000	₩ 70,000	950	(1)	(2)
공연장이 세종문화회관인 관람료의 평균			(3)		관람가능 좌석수가 가장 적은 공연명			(5)
예매수량 평균 이상인 공연명의 개수			(4)		공연명	피맛골연가	예매수량	(6)

문제 (1)~(6) 셀은 반드시 주어진 함수를 이용하여 값을 구하시오 (결과값을 직접 입력하면 해당 셀은 0점 처리됨).

(1) 관람등급 ⇒ '관리번호'의 마지막 글자가 1이면 '3세 이상', 2이면 '7세 이상', 3이면 '9세 이상'으로 표시하시오(CHOOSE, RIGHT 함수).

(2) 예매순위 ⇒ '예매수량'이 많은 값이 1이 되도록 순위를 구하시오(RANK 함수).

(3) 공연장이 세종문화회관인 관람료의 평균 ⇒ 값을 구한 후 백 단위에서 반올림하여 표시하시오 (ROUND, DAVERAGE 함수)(예 : 23,566 → 24,000).

(4) 예매수량 평균 이상인 공연명의 개수 ⇒ 정의된 이름(예매수량)을 사용하여 예매수량이 예매수량 평균 이상인 공연명의 개수를 구한 결과값 뒤에 "개"를 표시하시오(COUNTIF, AVERAGE 함수, & 연산자)(예 : 2 → 2개).

(5) 관람가능 좌석수가 가장 적은 공연명 ⇒ (INDEX, MATCH, MIN 함수)

(6) 예매수량 ⇒「H14」셀에서 선택한 '공연명'에 대한 '예매수량'을 표시하시오 (VLOOKUP 함수).

[정답]

(1) =CHOOSE(RIGHT(B5,1),“3세 이상”“7세 이상”,“9세 이상”)

(2) =RANK(H5,$H$5:$H$12)

(3) =ROUND(DAVERAGE(B4:H12,6,D4:D5),-3)

(4) =COUNTIF(예매수량,“>=”&AVERAGE(예매수량))&“개”

(5) =INDEX(B5:H12,MATCH(MIN(F5:F12),F5:F12,0),2)

(6) =VLOOKUP(H14,C5:H12,6,0)

2. 10-09A

O동대표 운영위원회 예금보고 현황

결재	담당	팀장	부장

일반세금	15%	세금우대	9.50%					
예금명	계좌/등록번호	통장금액	가입일	이율	만기수령액(세금 감전)	세금관계	세금	비고
CD(1차)	132-00676-309	₩ 100,000,000	1월 2일	3.85%	₩ 103,850,000	일반세금	(1)	(2)
KB우대저축통장	132-00543-159	₩ 100,000,000	1월 10일	3.00%	₩ 103,000,000	일반세금	(1)	(2)
알짜배기저축예금	132-00375-307	₩ 130,000,000	1월 26일	1.50%	₩ 131,950,000	일반세금	(1)	(2)
자유회전예금(1차)	169-09549-312	₩ 14,000,000	4월 21일	3.10%	₩ 14,434,000	세금우대	(1)	(2)
자유회전예금(2차)	169-09567-314	₩ 20,000,000	5월 25일	3.10%	₩ 20,620,000	세금우대	(1)	(2)
자유회전예금(3차)	169-09691-311	₩ 20,000,000	6월 25일	3.10%	₩ 20,620,000	세금우대	(1)	(2)
CD(2차)	132-00650-527	₩ 60,000,000	3월 1일	3.20%	₩ 61,920,000	일반세금	(1)	(2)
실세금리저축예금	143-59353-263	₩ 250,000,000	2월 25일	0.08%	₩ 250,200,000	일반세금	(1)	(2)
예금 보호대상 예금명 개수		(3)			대표 회의일	회의 요일	예금명	이율
이율이 가장 높은 예금명		(4)			2011-10-05	(5)	CD(1차)	(6)

(1) 세금 ⇒ 세금관계의 왼쪽 두 글자가 ‘일반’이면「(만기수령액(세금 감전)−통장금액)×일반세금(C3)」,나머지는「(만기수령액(세금 감전)−통장금액)×세금우대(E3)」로 구하시오. 단, 일반세금(C3)과 세금우대(E3) 셀은 절대참조하시오(IF, LEFT 함수).

(2) 비고 ⇒ 만기수령액(세금 감전)이 많은 금액이 1위가 되도록 구하시오(RANK 함수, & 연산자) (예 : 1위).

(3) 예금 보호대상 예금명 개수 ⇒ 통장금액이 5천만 원 이하인 예금명 개수를 구하시오(COUNTIF 함수).

(4) 이율이 가장 높은 예금명 ⇒ (INDEX, MATCH, MAX 함수)

(5) 회의 요일 ⇒ 대표 회의일(G14)의 요일을 구하시오(CHOOSE, WEEKDAY 함수) (예 : 토요일).

(6) 이율 ⇒ 「I14」 셀에서 선택한 예금명에 대한 이율을 표시하시오(VLOOKUP 함수) (예 : 3.85%).

[정답]

(1) =IF(LEFT(H5,2)="일반",(G5-D5)*$C$3,(G5-D5)*$E$3)
(2) =RANK(G5,$G$5:$G$12)&"위"
(3) =COUNTIF(D5:D12,"<=50000000")
(4) =INDEX(B5:H12,MATCH(MAX(F5:F12),F5:F12,0),1)
(5) =CHOOSE(WEEKDAY(G14,2),"월요일","화요일","수요일","목요일","금요일","토요일","일요일")
(6) =VLOOKUP(I14,B4:H12,5,0)

3. 01-09A

♤ 건강 홍삼몰 4분기 판매현황

결재	담당	팀장	부장

제품코드	구분	상품명	제조원	할인율(4분기)	판매가(단위:원)	수량	유형	판매가순위
F01-1	기능성	파워골드	나라원	10%	137,000	123개	(1)	(2)
G01-2	선물세트	홍삼다례	바이오팜	5%	73,000	55개	(1)	(2)
C01-3	어린이용	아이튼튼	네추럴	7%	128,000	245개	(1)	(2)
F02-2	기능성	홍삼플러스	네추럴	10%	98,000	150개	(1)	(2)
C02-2	어린이용	영재홍삼	나라원	10%	83,000	185개	(1)	(2)
F03-1	기능성	발효홍삼	바이오팜	5%	255,000	97개	(1)	(2)
F04-3	기능성	멀티비타민	나라원	7%	23,000	234개	(1)	(2)
G02-1	선물세트	파워세트	바이오팜	7%	77,000	88개	(1)	(2)
전체 판매가 평균			(3)		최다 수량 상품명		상품명	판매금액
기능성 상품의 수량 평균			(4)		(5)		홍삼다례	(6)

(1) 유형 ⇒ 제품코드 맨 뒤 숫자가 '1'이면 농축액, '2'이면 분말, '3'이면 캡슐로 구하시오 (CHOOSE, RIGHT 함수).
(2) 판매가순위 ⇒ 판매가(단위 : 원)가 큰 순으로 순위를 구하시오(RANK 함수).
(3) 전체 판매가 평균 ⇒ 판매가(단위 : 원)의 전체 평균을 반올림하여 백 원 단위까지 구하시오 (ROUND, AVERAGE 함수)(예 : 34,230 → 34,200).
(4) 기능성 상품의 수량 평균 ⇒ 조건은 입력 데이터를 이용하고, 결과값 뒤에 "개"를 붙이시오 (DAVERAGE 함수, & 연산자)(예 : 3 → 3개).

(5) 최다 수량 상품명 ⇒ 수량이 가장 많은 '상품명'을 구하시오(INDEX, MATCH, MAX 함수).

(6) 판매금액 ⇒ 「I14」 셀에서 선택한 상품명에 대한 「판매가(단위:원) × 수량 × [1 - 할인율(4분기)]」 을 구하시오(VLOOKUP 함수).

[정답]

(1) =CHOOSE(RIGHT(B5,1),"농축액","분말","캡슐")

(2) =RANK(G5,$G$5:$G$12)

(3) =ROUND(AVERAGE(G5:G12),-2)

(4) =DAVERAGE(B4:H12,7,C4:C5)&"개"

(5) =INDEX(D5:D12,MATCH(MAX(H5:H12),H5:H12,0))

(6) =VLOOKUP(I14,D5:H12,4,FALSE)*VLOOKUP(I14,D5:H12,5,FALSE)*(1-VLOOKUP(I14,D5:H12,3,FALSE))

4. 02-13A

◐ 서울동물원 인공포육장 운영현황

결재	담당	팀장	부장

코드	동물명	식성	포육장 위치	임신기간 (일)	수명 (년)	담당자	총 입소기간	과명
K0111-DR	고라니	초식	사슴사	176	20	윤선희	(1)	(2)
R0106-DG	너구리	육식	여우사	64	15	김태영	(1)	(2)
S0130-CT	시베리아호랑이	육식	맹수사	100	25	한소미	(1)	(2)
C0127-AP	흑백콜로버스	초식	유인원관	196	15	고주희	(1)	(2)
L0202-AP	로랜드고릴라	잡식	유인원관	270	30	강동순	(1)	(2)
F0119-DR	꽃사슴	초식	사슴사	225	20	김금란	(1)	(2)
C0204-DG	코요테	육식	여우사	63	9	이소명	(1)	(2)
C0120-AP	갈색꼬리감기원숭이	잡식	남미관	180	20	한윤정	(1)	(2)
수명이 20년 이상인 동물 수			(3)		식성이 초식인 동물 수		동물명	수명(년)
임신기간(일)이 가장 짧은 동물명			(4)		(5)		고라니	(6)

(1) 총 입소기간 ⇒ 「오늘의 날짜(2011-02-13) - 입소일자」 로 계산한 결과값 뒤에 "일"을 붙이시오. 입소일자는 2011년, 코드의 2번째, 3번째 글자를 '월', 4번째, 5번째 글자를 '일'로 계산하시오 (DATE, MID 함수, & 연산자)(예 : 32일).

(2) 과명 ⇒ '코드'의 오른쪽 두 문자가 'AP'이면 "유인원과", 'CT'이면 "고양이과", 그 이외의 경우 공백으로 표시하시오(IF, RIGHT 함수).

(3) 수명이 20년 이상인 동물 수 ⇒ (COUNTIF 함수)

(4) 임신기간(일)이 가장 짧은 동물명 ⇒ (INDEX, MATCH, MIN 함수)
(5) 식성이 초식인 동물 수 ⇒ 조건은 입력된 데이터를 이용하시오(DCOUNTA 함수).
(6) 수명(년) ⇒「I14」 셀에서 선택한 동물명에 대한 수명(년)을 표시하시오(VLOOKUP 함수).

[정답]

(1) ="2011-2-13"-DATE("2011",MID(B5,2,2),MID(B5,4,2))&"일"
(2) =IF(RIGHT(B5,2)="AP","유인원과",IF(RIGHT(B5,2)="CT","고양이과",""))
(3) =COUNTIF(G5:G12,">=20")
(4) =INDEX(C5:C12,MATCH(MIN(F5:F12),F5:F12,0),1)
(5) =DCOUNTA(B4:J12,C4,D4:D5)
(6) =VLOOKUP(I14,C5:H12,5,0)

5. 03–13A

☎ 생산택배 일일 택배일지

결재	담당	팀장	부장

물품코드	물품명	배송시간	배송 배당금	배송거리	물품개수	물품 수령자	배송지역	비고
AU-0506	서적	오전	₩ 3,000	200m	3	본인	(1)	(2)
VI-0609	건강식품	오후	₩ 5,000	600m	5	가족	(1)	(2)
DI-0708	홈사은품	오후	₩ 2,500	400m	8	경비실	(1)	(2)
CA-0112	청소세트	오후	₩ 2,800	700m	2	본인	(1)	(2)
MP-0912	쇼사은품	저녁	₩ 4,000	800m	9	가족	(1)	(2)
SI-1123	의류	오전	₩ 3,500	300m	4	경비실	(1)	(2)
KI-0809	푸드	오후	₩ 3,200	500m	2	본인	(1)	(2)
TO-0809	공구류	저녁	₩ 2,900	900m	1	가족	(1)	(2)
물품 개당 평균 배송비용			(3)		배송거리 중간값			(5)
본인이수령하는 비율(%)			(4)		물품코드	AU-0506	물품개수	(6)

(1) 배송지역 ⇒ 배송거리가 짧은 순으로 하여 배송순위 1~3위는 'A지역', 4~6위는 'B지역', 그 외에는 공백으로 구하시오(IF, RANK 함수).
(2) 비고 ⇒「배송 배당금 × 물품개수 × 70%」로 내림하여 백 단위로 구하시오(ROUNDDOWN 함수)(예 : 6,260 → 6,200).

(3) 물품 개당 평균 배송비용 ⇒「(배송 배당금 × 물품개수) / 물품개수 합계」로 반올림하여 정수로 표시하시오(ROUND, SUMPRODUCT, SUM 함수)(예 : 326.7 → 327).

(4) 본인이 수령하는 비율(%) ⇒「본인 물품 수령자 수 / 전체 물품 수령자 수」로 구한 후 백분율로 표시하시오 (COUNTIF, COUNTA 함수)

(5) 배송거리 중간값 ⇒ (MEDIAN 함수)

(6) 물품개수 ⇒「H14」 셀에서 선택한 물품코드에 대한 물품개수를 표시하시오(VLOOKUP 함수).

[정답]

(1) =IF(RANK(F5,$F$5:$F$12,1)<=3,"A지역",IF(RANK(F5,$F$5:$F$12,1)<=6,"B지역"," "))

(2) =ROUNDDOWN(E5*G5*70%,-2)

(3) =ROUND(SUMPRODUCT(E5:E12,G5:G12)/SUM(G5:G12),0)

(4) =COUNTIF(H5:H12,H5)/COUNTA(H5:H12)

(5) =MEDIAN(F5:F12)

(6) =VLOOKUP(H14,B4:J12,6,0)

6. 04-10A

♣ 주요 직접판매 유통업체 현황

결재	담당	팀장	부장

관리번호	회사명	설립일	본사소재지	반품환불	전년매출액 (백만)	전년순이익 (백만)	주력상품	순이익률
D1-01	위드웰빙	2005-01-20	서울	2,694건	43,766	1,504	(1)	(2)
D3-02	나라유통	2000-01-24	서울	14,220건	146,100	1,333	(1)	(2)
S1-01	뉴스타	2002-01-24	인천	500건	22,744	1,951	(1)	(2)
S3-02	마이샵	2007-03-03	성남	11,587건	64,817	4,382	(1)	(2)
D2-03	스킨코리아	2005-05-01	인천	39,580건	197,619	12,930	(1)	(2)
S2-03	해피라이프	2005-10-20	서울	409건	7,454	751	(1)	(2)
D1-04	그린월드	2002-11-16	성남	3,405건	158,373	18,281	(1)	(2)
D2-05	마이스토아	2000-12-10	서울	43,580건	699,654	20,372	(1)	(2)
반품환불 3,000건 미만인 회사수			(3)		최대 순이익 회사명		회사명	등급
나라유통 영업기간(년)			(4)		(6)		위드웰빙	(6)

(1) 주력상품 ⇒ 관리번호 두 번째 자리 숫자가 '1'이면 "건강식품", '2'이면 "화장품", '3'이면 "교육상품"으로 구하시오(CHOOSE, MID 함수).

(2) 순이익률 ⇒「전년순이익(백만)÷전년매출액(백만)」을 반올림하여 소수점 이하 3자리까지 구하시오 (ROUND 함수)(예 : 0.123).

(3) 반품환불 3,000건 미만인 회사수 ⇒ 반품환불이 3,000 미만인 회사의 개수를 구한 다음 결과값 뒤에 "개회사"를 붙이시오(COUNTIF 함수, & 연산자)(예 : 1 → 1개 회사).

(4) 나라유통 영업기간(년) ⇒ 「2011-나라유통 설립일의 연도」를 구하시오(YEAR 함수).

(5) 최대 순이익 회사명 ⇒ 전년순이익(백만)이 최대인 회사명을 구하시오(INDEX, MATCH, MAX 함수).

(6) 등급 ⇒ 「I14」 셀에서 선택한 회사의 전년매출액(백만)이 150,000 이상이면 'A', 그렇지 않으면 'B'로 구하시오(IF, VLOOKUP 함수).

[정답]

(1) =CHOOSE(MID(B5,2,1),"건강식품","화장품","교육상품")

(2) =ROUND(H5/G5,3)

(3) =COUNTIF(F5:F12,"<3000")&"개 회사"

(4) =2011-YEAR(D6)

(5) =INDEX(C5:C12,MATCH(MAX(H5:H12),H5:H12,0))

(6) =IF(VLOOKUP(I14,C5:H12,5,FALSE)>=150000,"A","B")

7. 05-15A

♣ 5월 세탁 이벤트 실적 현황

결재	담당	팀장	부장

할인율	15%							
코드	품목	구분	세탁비 정가	당월집계	당월실적	전월 대비 증감률	이벤트 특가	세탁 완료일
YB-0202	와이셔츠	남성	₩ 1,200	3580	₩ 4,654,000	23.10%	(1)	(2)
NT-0503	니트류	공통	₩ 3,500	1807	₩ 5,421,000	16.80%	(1)	(2)
CH-1002	반코트	남성	₩ 5,000	1240	₩ 5,332,000	23.40%	(1)	(2)
FS-0901	여성 정장	여성	₩ 5,500	1185	₩ 3,081,000	32.00%	(1)	(2)
BT-0301	블라우스	여성	₩ 3,500	1578	₩ 4,734,000	25.70%	(1)	(2)
JL-1103	가죽점퍼	남성	₩ 32,500	754	₩ 2,865,200	22.80%	(1)	(2)
MS-0901	양복 한벌	남성	₩ 6,000	2456	₩ 6,385,600	28.70%	(1)	(2)
DD-0502	오리털이불	공통	₩ 20,000	205	₩ 2,091,000	25.00%	(1)	(2)
당월실적이 당월실적 평균 이상인 품목 수			(3)		전월 대비 증감률이 가장 높은 품목			(5)
남성 세탁품목의 평균 당월집계			(4)		품목	와이셔츠	정가	(6)

(1) 이벤트 특가 ⇒ 「C3」 셀의 할인율(절대참조 사용)을 이용하여 「세탁비 정가×(1－할인율)」을 구한 결과값을 십원 단위에서 반올림하여 표시하시오(ROUND 함수)(예 : 12345 → 12300).

(2) 세탁 완료일 ⇒ ‘코드’의 가장 끝 문자가 1이면 ‘당일’, 2이면 ‘익일’, 3이면 ‘삼일’로 표시하시오 (CHOOSE, RIGHT 함수).

(3) 당월실적이 당월실적 평균 이상인 품목 수 ⇒ 결과값 뒤에 “개”를 표시하시오 (AVERAGE, COUNTIF 함수, & 연산자)(예 : 1개).

(4) 남성 세탁품목의 평균 당월집계 ⇒ 조건은 입력된 데이터를 이용하시오 (DAVERAGE 함수).

(5) 전월 대비 증감률이 가장 높은 품목 ⇒ (INDEX, MATCH, MAX 함수)

(6) 정가 ⇒ 「H14」 셀에서 선택한 ‘품목’에 대한 ‘세탁비 정가’의 값을 구하시오(VLOOKUP 함수).

[정답]

(1) =ROUND(E5*(1－$C$3),－2)

(2) =CHOOSE(RIGHT(B5,1),“당일”,“익일”,“삼일”)

(3) =COUNTIF(G5:G12,“>=”&AVERAGE(G5:G12))&“개”

(4) =DAVERAGE(B4:H12,F4,D4:D5)

(5) =INDEX(C5:C12,MATCH(MAX(H5:H12),H5:H12,0))

(6) =VLOOKUP(H14,C5:H12,3,0)

8. 06-12A

◈ DIY가구 전문몰 주요상품 실적보고

결재	담당	팀장	부장

상품코드	분류	상품명	판매가 (원)	적립금 (원)	전월 판매량	당월 판매량	형태	당월판매순위
AB-01	욕실용품	스텝스풀	41,900	840	330	280	(1)	(2)
AF-01	사무용품	수납함	20,900	630	1,020	1,220	(1)	(2)
SC-01	어린이가구	3단프레임	139,000	5,000	250	220	(1)	(2)
AC-02	어린이가구	어린이의자	37,500	1,500	550	619	(1)	(2)
AF-02	사무용품	서류정리함	13,900	500	870	610	(1)	(2)
AB-02	욕실용품	용기세트	14,900	300	950	1,150	(1)	(2)
SC-03	어린이가구	어린이책상	108,000	3,000	1,100	1,030	(1)	(2)
SB-03	욕실용품	사각거울	59,700	1,000	380	350	(1)	(2)
어린이가구 당월판매량 합계			(3)		최고 판매가 상품명		상품명	당월매출
욕실용품 판매가 평균			(4)		(5)		스텝스풀	(6)

(1) 형태 ⇒ 상품코드의 첫 번째 글자가 ‘A’이면 조립, 그 외에는 단품으로 구하시오 (IF, LEFT 함수).

(2) 당월판매순위 ⇒ 당월판매량의 순위를 내림차순으로 구하시오(RANK 함수).

(3) 어린이가구 당월판매량 합계 ⇒ '분류'가 어린이가구인 상품의 당월판매량 합계를 구한 다음 결과값 뒤에 "개"를 붙이시오(SUMIF 함수, & 연산자).

(4) 욕실용품 판매가 평균 ⇒ 욕실용품 판매가(원)의 평균을 버림하여 백원 단위까지 구하고, 조건은 입력 데이터를 이용하시오(ROUNDDOWN, DAVERAGE 함수).

(5) 최고 판매가 상품명 ⇒ '판매가(원)'가 가상 큰 '상품명'을 구하시오(INDEX, MATCH, MAX 함수).

(6) 당월매출 ⇒「I14」셀에서 선택한 상품명에 대한 「판매가(원) × 당월판매량」으로 계산하시오 (VLOOKUP 함수).

[정답]

(1) =IF(LEFT(B5,1)="A","조립","단품")

(2) =RANK(H5,$H$5:$H$12)

(3) =SUMIF(C5:C12,"어린이가구",H5:H12)&"개"

(4) =ROUNDDOWN(DAVERAGE(B4:H12,4,C4:C5),−2)

(5) =INDEX(D5:D12,MATCH(MAX(E5:E12),E5:E12,0))

(6) =VLOOKUP(I14,D5:H12,2,FALSE)*VLOOKUP(I14,D5:H12,5,FALSE)

9. 07-10A

◐ 소설커머스 쿠폰나라 당월 매출 현황

결재	담당	팀장	부장

상품코드	판매상품	분류	정가	할인율	판매기간	총 판매량(쿠폰개수)	판매일	평가
S04-20110702	햄버거세트 2인	음식	20,000	50.0%	1일	15,867	2011-07-02	히트상품
S06-20110711	불고기정식 2인권	음식	45,000	47.1%	1일	4,914	2011-07-11	
B03-20110705	씨네 영화2인예매권	공연	16,000	53.1%	1일	14,252	2011-07-05	히트상품
S03-20110725	제주팬션 1박	여행	120,000	66.7%	2일	982	2011-07-25	
S08-20110715	커피(음료)상품권	음식	10,000	50.0%	1일	30,110	2011-07-15	히트상품
B03-20110718	피자패밀리 상품권	음식	35,000	50.0%	1일	1,816	2011-07-18	
S05-20110707	경기체인 스파입장권	여행	24,000	50.0%	2일	1,706	2011-07-07	
S03-20110728	난타	공연	50,000	68.2%	1일	1,146	2011-07-28	
판매상품 전체 판매금액			704,387,102		서울/경기 지역 총 판매량 합계			54725
총 판매량(쿠폰개수)이 가장 큰 판매상품			커피(음료)상품권		분류	공연	상품수	2개

(1) 판매일 ⇒ '상품코드'의 다섯 번째 문자부터 연, 월, 일을 의미한다. 이 값을 이용하여 날짜 데이터를 예와 같이 표시하시오 (DATE, MID 함수) (예 : S04-20110702 → 2011-07-02).

(2) 평가 ⇒ '총 판매량(쿠폰개수)'이 '총 판매량(쿠폰개수)'의 평균 이상인 경우 "히트상품"으로 표시하고, 그 외에는 공백으로 표시하시오(IF, AVERAGE 함수).

(3) 판매상품 전체 판매금액 ⇒ 「정가×할인율×총 판매량(쿠폰개수)」의 합계로 계산하시오(SUMPRODUCT 함수).

(4) 총 판매량(쿠폰개수)이 가장 큰 판매상품 ⇒ (INDEX, MATCH, MAX 함수)

(5) 서울/경기 지역 총 판매량 합계 ⇒ 상품코드가 'S'로 시작하는 상품의 '총 판매량(쿠폰개수)' 합계를 구하시오(SUMIF 함수).

(6) 상품수 ⇒ 「H14」 셀에서 선택한 '분류'에 대한 '상품코드' 개수를 구한 결과값에 '개'를 붙이시오 (COUNTIF 함수, & 연산자)(예 : 1개).

[정답]

(1) =DATE(MID(B5,5,4),MID(B5,9,2),MID(B5,11,2))

(2) =IF(H5>=AVERAGE($H$5:$H$12),"히트상품","")

(3) =SUMPRODUCT(E5:E12,F5:F12,H5:H12)

(4) =INDEX(C5:C12,MATCH(MAX(H5:H12),H5:H12,0))

(5) =SUMIF(B5:B12,"S*",H5:H12)

(6) =COUNTIF(D5:D12,H14)&"개"

10. 09-18A

♣ 9월 요일 이벤트 매출 현황

결재	담당	팀장	과장

상품코드	구분	품목	정상가	판매시간	구매인원(명)	할인율	판매요일	비고
FAJ-03-3	패션의류	여성스키니데님	₩ 63,000	48	1,971명	40%	(1)	(2)
FAT-11-3	패션의류	캐릭터티셔츠	₩ 50,000	48	1,805명	60%	(1)	(2)
FDS-11-1	신선식품	간고등어	₩ 70,000	24	2,050명	25%	(1)	(2)
FDF-12-1	신선식품	햇체리 2kg	₩ 39,000	24	1,899명	25%	(1)	(2)
FDF-13-2	신선식품	특대수박	₩ 22,000	24	1,914명	30%	(1)	(2)
SHW-15-5	스포츠/레저	워킹슈즈	₩ 78,000	72	1,862명	30%	(1)	(2)
STJ-03-5	스포츠/레저	트레이닝 하의	₩ 50,000	72	1,854명	50%	(1)	(2)
FDF-17-2	신선식품	씻어나온 사과	₩ 32,000	24	2,469명	20%	(1)	(2)
판매시간이 48시간 이상인 품목 개수			(3)		판매금액 합계			(5)
할인율이 가장 큰 품목			(4)		상품코드	FAJ-03-3	구매인원	(6)

(1) 판매요일 ⇒ '상품코드'의 가장 끝 문자가 1이면 '월', 2이면 '화', 3이면 '수', 4이면 '목', 5이면 '금', 6이면 '토', 7이면 '일'로 표시하시오 (CHOOSE, RIGHT 함수).

(2) 비고 ⇒ '구매인원(명)'이 '1900' 이상이고 '할인율'이 '30%' 이하이면 '히트상품'으로 표시하고 그 외에는 공백으로 표시하시오 (IF, AND 함수).

(3) 판매시간이 48시간 이상인 품목 개수 ⇒ 결과값 뒤에 '개'를 표시하시오 (COUNTIF 함수, & 연산자) (예 : 1개).

(4) 할인율이 가장 큰 품목 ⇒ (INDEX, MATCH, MAX 함수)

(5) 판매금액 합계 ⇒ 「정상가 × 구매인원(명) × (1－할인율)」 로 구하시오(SUMPRODUCT 함수).

(6) 구매인원 ⇒「H14」 셀에서 선택한 '상품코드'에 대한 '구매인원(명)' 값을 구하시오 (VLOOKUP 함수).

[정답]

(1) =CHOOSE(RIGHT(B5,1),"월","화","수","목","금","토","일")

(2) =IF(AND(H5<=30%,G5>=1900),"히트상품","")

(3) =COUNTIF(F5:F12,">=48") & "개"

(4) =INDEX(D5:D12,MATCH(MAX(H5:H12),H5:H12,0),1)

(5) =SUMPRODUCT(E5:E12,G5:G12,(1-H5:H12))

(6) =VLOOKUP(H14,B5:H12,6,0)

11. 10-09B

○사내 동아리 슈퍼스타 선발대회

결재	담당	팀장	부장

가산율	110%							
참가팀 대표	동아리 창단	성별	공연종류	관람객 호응도	준비성	심사위원 점수	활동기간	비고
이주은	2007-03-21	혼성	노래와 춤	94	94	97	(1)	(2)
김은조	2009-02-12	여	칵테일 마술	90	90	89	(1)	(2)
한흥택	2005-12-15	남	그룹 연주	96	97	95	(1)	(2)
정진희	2004-08-08	여	패션쇼	95	92	98	(1)	(2)
정문영	2010-04-21	남	달인 개그	85	85	88	(1)	(2)
이수진	2005-07-02	여	난타	88	86	90	(1)	(2)
이기철	2006-08-16	혼성	째즈 댄스	90	87	95	(1)	(2)
노승우	2000-02-02	남	태권도 시범	93	85	90	(1)	(2)
남자 참가자로만 이루어진 팀수			(3)		행사일	행사요일	공연종류	준비성
준비성 점수가 가장 높은 참가팀 대표			(4)		2011-12-11	(5)	노래와 춤	(6)

(1) 활동기간 ⇒「컴퓨터 시스템 설정연도-동아리 창단 연도」로 구한 결과값 뒤에 '년'을 표시하시오 (YEAR, TODAY 함수, & 연산자)(예 : 4년).

(2) 비고 ⇒ 관람객 호응도, 준비성, 심사위원 점수의 평균이 95 이상이면 '행사 초청', 아니면 공백으로 표시하되 관람객 호응도는「C3」셀(절대참조 이용)의 '가산율'을 곱하여 구하시오 (IF, AVERAGE 함수).

(3) 남자 참가자로만 이루어진 함수 ⇒ (COUNTIF 함수)

(4) 준비성 점수가 가장 높은 참가팀 대표 ⇒ (INDEX, MATCH, MAX 함수)

(5) 행사요일 ⇒ 행사일(G14)의 요일을 예와 같이 구하시오(CHOOSE, WEEKDAY 함수)(예 : 토요일).

(6) 준비성 ⇒「I14」셀에서 선택한 공연종류에 대한 준비성 점수를 표시하시오(VLOOKUP 함수).

[정답]

(1) =YEAR(TODAY())-YEAR(C5)&"년"

(2) =IF(AVERAGE(F5*$C$3,G5:H5)>=95,"행사 초청","")

(3) =COUNTIF(D5:D12,"남")

(4) =INDEX(B5:H12,MATCH(MAX(G5:G12),G5:G12,0),1)

(5) =CHOOSE(WEEKDAY(G14,2), "월요일", "화요일", "수요일", "목요일", "금요일", "토요일", "일요일")

(6) =VLOOKUP(I14,E4:H12,3,0)

2010년 기출문제

1. 01–10B

수입 화장품 온라인 매출 현황

결재	MM	SM	OM

제품코드	제품명	분류	용량(ml)	판매가(원화)	수입가(US$)	전월대비 판매증가율	제품 원산지	비고(★=1)
UK-201	비타민C 에센스	스킨	50	58,000	36.61	11%	(1)	(2)
FR-102	티트리 샴푸	헤어	250	31,000	20.1	21%	(1)	(2)
FR-104	아몬드 스킨	스킨	250	35,000	21.58	5%	(1)	(2)
UK-204	허니블론드	헤어	150	20,000	12.3	12%	(1)	(2)
UK-101	아보카도오일	바디	250	27,000	16.65	31%	(1)	(2)
JP-303	허벌리즘	바디	300	30,000	18.65	11%	(1)	(2)
UK-201	아쿠아드림	헤어	200	23,000	14.15	12%	(1)	(2)
JP-310	베이비페이스	스킨	35	15,000	9.23	20%	(1)	(2)
스킨케어 제품의 수입가 합계			(3)		수입가의 중간값		제품명	판매가
허벌리즘 제품 수입원			(4)		(5)		비타민C 에센스	(6)

(1) 제품 원산지 ⇒ '제품코드'의 왼쪽 두 문자가 'UK'이면 "영국", 'FR'면 "프랑스", 나머지는 "일본"으로 구하시오(IF, LEFT 함수).

(2) 비고(★=1) ⇒ 「전월대비 판매증가율÷10%」 값을 사용하여 "★" 문자를 반복하여 표시하시오(REPT 함수).

(3) 스킨케어 제품의 수입가 합계 ⇒ '분류'가 스킨인 제품의 '수입가(US$)' 합계를 표시하시오(SUMIF 함수).

(4) 허벌리즘 제품 수입원 ⇒ '제품코드'의 네 번째 문자가 1이면 '한국통상', 2이면 '성진상사', 3이면 '미도상사'로 표시하시오(CHOOSE, MID 함수).

(5) 수입가의 중간값 ⇒ '수입가'의 중간값을 구하고, 결과값 뒤에 " US$"를 표시하시오(MEDIAN 함수, &연산자) (예 : 25.43 → 25.43 US$).

(6) 판매가 ⇒ 「I14」 셀에서 선택한 '제품명'에 대한 '판매가(원화)'를 구하시오(VLOOKUP 함수).

[정답]

(1) =IF(LEFT(B5,2)="UK","영국",IF(LEFT(B5,2)="FR","프랑스","일본"))

(2) =REPT("★",H5/10%)

(3) =SUMIF(D5:D12,"스킨",G5:G12)

(4) =CHOOSE(MID(B10,4,1),"한국통상","성진상사","미도상사")

(5) =MEDIAN(G5:G12)&"US$"

(6) =VLOOKUP(I14,C5:F12,4,0)

2. 02-07B

◆ 신라자동차 공업사 정비 내역서 ◆

결재	담당	팀장	센터장

고객명	차량	입고일	정비부서	부품비 (단위:원)	수리비용 (단위:원)	정비총액 (단위:원)	입고 요일	비고
김재하	아반테	2010-02-05	엔진	350,000	287,000	637,000	(1)	(2)
강민숙	SM3	2010-02-08	도색	645,000	231,000	876,000	(1)	(2)
김기대	마티즈	2010-02-11	판금	278,000	153,000	431,000	(1)	(2)
신소연	소나타	2010-02-12	엔진	786,000	321,000	1,107,000	(1)	(2)
고미숙	SM5	2010-02-15	도색	487,000	175,000	662,000	(1)	(2)
강문숙	싼타페	2010-02-17	엔진	574,000	211,000	785,000	(1)	(2)
김민아	소울	2010-02-19	도색	398,000	136,000	534,000	(1)	(2)
한미원	카렌스	2010-02-23	판금	438,000	213,000	651,000	(1)	(2)
엔진 정비부서의 정비총액 평균			(3)		부품비가 최고인 고객			(5)
정비부서가 도색인 정비총액 합			(4)		고객명	김재하	정비총액	(6)

(1) 입고요일 ⇒ '입고일'을 이용하여 (CHOOSE, WEEKDAY 함수)(예 : 월요일).

(2) 비고 ⇒ '정비총액(단위 : 원)'의 큰 값이 1이 되도록 구하되 1~4까지만 표시하고 나머지는 공백으로 표시하시오(IF, RANK 함수).

(3) 엔진 정비부서의 정비총액 평균 ⇒ '정비부서'가 "엔진"인 '정비총액(단위 : 원)'의 평균을 구한 결과값 뒤에 "원"을 붙이시오. 조건은 입력데이터를 이용하시오(DAVERAGE 함수, & 연산자).

(4) 정비부서가 도색인 정비총액 합 ⇒ '정비부서'가 "도색"인 '정비총액(단위 : 원)'의 합을 구하시오(SUMIF 함수).

(5) 부품비가 최고인 고객 ⇒ 부품비(단위 : 원)가 최고인 고객명을 구하시오(INDEX, MATCH, MAX 함수).

(6) 정비총액 ⇒ 「H14」 셀에서 선택한 '고객명'에 대한 '정비총액(단위 : 원)'을 표시하시오(VLOOKUP 함수).

[정답]

(1) =CHOOSE(WEEKDAY(D5,1), "일요일", "월요일", "화요일", "수요일", "목요일", "금요일", "토요일")

(2) =IF(RANK(H5,$H$5:$H$12)<=4,RANK(H5,$H$5:$H$12),"")

(3) =DAVERAGE(B4:H12,7,E4:E5) & "원"

(4) =SUMIF(E5:E12,"도색",H5:H12)

(5) =INDEX(B5:H12,MATCH(MAX(F5:F12),F5:F12,0),1)

(6) =VLOOKUP(H14,B5:H12,7,0)

3. 03-14B

◐ 아웃도어 신발 특판 판매 현황

결재	대리	과장	팀장

모델명	상품	분류	출시일	할인율	정상가	판매량 (단위:개)	매출 순위	비고
WK0907	워킹화	공용	2009-07	10%	165000	2,210	(1)	(2)
Gotex1001	등산화	남성	2010-01	10%	187000	587	(1)	(2)
MLE0907	마라톤화	남성	2009-07	10%	120000	1,358	(1)	(2)
Gotex0901	등산화	여성	2009-01	20%	230000	1,005	(1)	(2)
WK0901	워킹화	여성	2009-01	20%	150000	1,547	(1)	(2)
Gotex1003	등산화	남성	2010-03	0%	210000	2,512	(1)	(2)
MLE0901	마라톤화	여성	2009-01	20%	130000	856	(1)	(2)
FIVETEN	암벽화	공용	2010-03	0%	120000	452	(1)	(2)
정상가가 평균 이상인 상품의 판매량 합계			(3)		판매금액 합계		모델명	정상가
가장 많이 팔린 상품의 모델명			(4)		(5)		WK0907	(6)

(1) 매출 순위 ⇒ '판매량(단위 : 개)'이 큰 값이 1이 되도록 구한 값 뒤에 '위'를 표시하시오. (RANK 함수, & 연산자).

(2) 비고 ⇒ 출시일의 연도가 '2010'이면 '신상품'으로 표시하고, 그 이외의 경우에는 공백을 표시하시오 (IF, YEAR 함수).

(3) 정상가가 평균 이상인 상품의 판매량 합계 ⇒ (SUMIF, AVERAGE 함수)

(4) 가장 많이 팔린 상품의 모델명 ⇒ (INDEX, MATCH, MAX 함수)

(5) 판매금액 합계 ⇒ 「(1－할인율) × 정상가 × 판매량(단위 : 개)」 의 합계로 구하시오 (SUMPRODUCT 함수).

(6) 정상가 ⇒ 「I14」 셀에서 선택한 '모델명'에 대한 '정상가'를 표시하시오(VLOOKUP 함수).

[정답]

(1) =RANK(H5,$H$5:$H$12)&"위"

(2) =IF(YEAR(E5)=2010,"신상품","")

(3) =SUMIF(G5:G12,">="&AVERAGE(G5:G12),H5:H12)

(4) =INDEX(B5:B12,MATCH(MAX(H5:H12),H5:H12,0))

(5) =SUMPRODUCT((1－F5:F12),G5:G12,H5:H12)

(6) =VLOOKUP(I14,B5:G12,6,0)

4. 04-11B

◐ 문화센터 주요 강좌 회원 모집 현황

결재	주사	사무관	센터장

강좌코드	프로그램	분류	시간표(주)	모집정원	모집인원	수강료	모집률	비고
GOLF-3/50	골프교실	체육교실	주 6 회	180	180	₩ 80,000	1.00	인기강좌
HEAL-2/180	헬스교실	체육교실	주 6 회	200	200	₩ 30,000	1.00	인기강좌
ENGL-1/120	생활영어	취미/문화교실	주 3 회	120	113	₩ 60,000	0.94	
PICT-2/120	성인수채화교실	취미/문화교실	주 2 회	80	75	₩ 120,000	0.94	
YOGA-1/90	웰빙요가	건강교실	주 3 회	200	200	₩ 35,000	1.00	인기강좌
COMP-3/90	어르신 컴퓨터	정보화교실	주 5 회	80	74	₩ 35,000	0.93	인기강좌
FILA-4/60	필라테스	건강교실	주 3 회	150	142	₩ 40,000	0.95	
CALL-4/120	서예교실	취미/문화교실	주 2 회	60	55	₩ 30,000	0.92	
수강료가 중간값 이상인 강좌의 모집인원 합계			510명		수강료 합계		강좌코드	프로그램
골프교실 운영 문화센터명			역삼동		53100000		GOLF-3/50	골프교실

(1) 모집률 ⇒ 「모집인원 ÷ 모집정원」 으로 구한 값을 소수점 이하 3자리에서 반올림하여 2자리까지 표시하시오(ROUND 함수).

(2) 비고 ⇒ '모집정원'이 가장 큰 3개 강좌 또는 '시간표(주)'가 5 이상인 강좌만 "인기강좌"로, 그 외의 경우에는 공백으로 표시하시오(IF, LARGE, OR 함수).

(3) 수강료가 중간값 이상인 강좌의 모집인원 합계 ⇒ 결과값 뒤에 '명'을 표시하시오 (& 연산자, SUMIF, MEDIAN 함수).

(4) 골프교실 운영 문화센터명 ⇒「B5」 셀의 강좌코드 6번째 자리 숫자가 1이면 '도곡1동', 2이면 '도곡2동', 3이면 '역삼동', 4이면 '수서동'으로 표시하시오(CHOOSE, MID 함수).

(5) 수강료 합계 ⇒「모집인원 × 수강료」 의 합계로 구하시오 (SUMPRODUCT 함수).

(6) 프로그램 ⇒「I14」 셀에서 선택한 '강좌코드'에 대한 '프로그램'을 표시하시오 (VLOOKUP 함수).

[정답]

(1) =ROUND(G5/F5,2)

(2) =IF(OR(F5>=LARGE($F$5:$F$12,3),E5>=5),"인기강좌","")

(3) =SUMIF(H5:H12,">="&MEDIAN(H5:H12),G5:G12)&"명"

(4) =CHOOSE(MID(B5,6,1),"도곡1동","도곡2동","역삼동","수서동")

(5) =SUMPRODUCT(G5:G12,H5:H12)

(6) =VLOOKUP(I14,B5:G12,2,0)

5. 05-09B

⊙ 마케팅 교육용 툴 판매현황

결재	담당	팀장	사장

코드번호	툴이름	툴종류	발행일	가격(단위:원)	판매수량	출판사	주제	판매금액
S01-A	소비자마케팅	테이프	2006-01-20	4,500	55	타임북	(1)	(2)
E01-A	경제트랜드	오디오CD	2007-08-20	5,500	48	석세스	(1)	(2)
E02-B	한국경제의미래	책	2005-12-20	7,900	67	미래사회	(1)	(2)
L01-A	성공학강의	오디오CD	2008-02-20	5,800	38	석세스	(1)	(2)
S02-B	VIP마케팅	책	2007-03-20	10,500	35	타임북	(1)	(2)
E03-B	1인기업가시대	테이프	2008-05-20	4,000	112	석세스	(1)	(2)
L02-A	비즈니스리더십	책	2006-10-20	9,800	43	타임북	(1)	(2)
S03-B	21세기트랜드	오디오CD	2007-11-20	6,700	88	미래사회	(1)	(2)
VIP마케팅 툴의 가격			(3)		판매수량이 가장 많은 툴이름		툴종류	판매수량합계
책의 가격 평균			(4)		(5)		테이프	(6)

(1) 주제 ⇒ 코드번호 맨 앞자리 문자가 'S'이면 "세일즈/마케팅", 'E'이면 "경제/경영", 그렇지 않으면 "리더십/팀워크"로 구하시오(IF, LEFT 함수).

(2) 판매금액 ⇒「가격(단위 : 원) × 판매수량」을 계산하고, 반올림하여 천 원 단위까지 표시하시오. (ROUND 함수)(예 : 247,500 → 248,000)

(3) VIP마케팅 툴의 가격 ⇒ VIP마케팅 툴의 가격(단위 : 원)을 구하고 결과값 뒤에 '원'을 표시하시오. (VLOOKUP 함수, & 연산자)

(4) 책의 가격 평균 ⇒ 툴 종류 중 '책'의 가격(단위 : 원)의 평균을 구하시오(SUMIF, COUNTIF 함수).

(5) 판매수량이 가장 많은 툴 이름 ⇒ '판매수량'이 가장 많은 '툴 이름'을 구하시오. (INDEX, MATCH, MAX 함수)

(6) 판매수량합계 ⇒「I14」 셀에서 선택한 툴 종류에 대한 판매수량 합계를 표시하시오 (DSUM 함수).

[정답]

(1) =IF(LEFT(B5,1)="S","세일즈/마케팅",IF(LEFT(B5,1)="E","경제/경영","리더십/팀워크"))

(2) =ROUND(F5*G5,-3)

(3) =VLOOKUP(C9,C5:H12,4,FALSE)&"원"

(4) =SUMIF(D5:D12,"책",F5:F12)/COUNTIF(D5:D12,"책")

(5) =INDEX(C5:C12,MATCH(MAX(G5:G12),G5:G12,0))

(6) =DSUM(B4:H12,6,I13:I14)

6. 06-13B

♣1분기 긴급출동서비스 현황

결재	지점장	센터장	본부장

관리코드	구분	서비스명	출동업체	처리건수	전년동기 처리건수	비용	소요시간 (분)	처리건수 증가율
A01-1	교환	타이어교체	해피카	41	37	22000	(1)	(2)
A02-3	견인	긴급견인	나래카	23	29	75000	(1)	(2)
B01-2	응급조치	비상급유	우리카	27	42	25000	(1)	(2)
B02-3	응급조치	밧데리충전	나래카	55	39	5000	(1)	(2)
B03-1	교환	전구교체	나래카	28	42	9000	(1)	(2)
B04-2	교환	벨트교체	해피카	25	22	15000	(1)	(2)
A03-2	견인	긴급구난	우리카	19	15	83000	(1)	(2)
A04-3	응급조치	엔진과열조치	해피카	43	37	18000	(1)	(2)
비상급유 비용 순위			(3)		처리건수가 가장 많은 서비스명		서비스명	처리건수비율
교환 서비스 처리건수 합계			(4)		(5)		타이어교체	(6)

(1) 소요시간(분) ⇒ 관리코드 맨 뒤 숫자가 '1'이면 '20', '2'이면 '30', '3'이면 '40'으로 구하시오(CHOOSE, RIGHT 함수).

(2) 처리건수증가율 ⇒ 「(처리건수 − 전년동기 처리건수) ÷ 전년동기 처리건수」를 반올림하여 소수점 이하 2자리까지 구하시오(ROUND 함수) (예 : 0.265421 → 0.27).

(3) 비상급유 비용 순위 ⇒ '비용'이 높은 값이 1위가 되도록 계산하여 '비상급유' 서비스의 순위를 구하시오(RANK 함수).

(4) 교환 서비스 처리건수 합계 ⇒ 구분이 교환인 데이터의 '처리건수' 합계를 구하고, 결과값에 "건"을 붙이시오. 단, 조건은 입력 데이터를 이용하시오(DSUM 함수, & 연산자).

(5) 처리건수가 가장 많은 서비스명 ⇒ (INDEX, MATCH, MAX 함수)

(6) 처리건수비율 ⇒ 「I14」 셀에서 선택한 서비스의 처리건수가 전체 처리건수에 대해 차지하는 비율을 구하여 백분율(소수점 이하 1자리) 형식으로 표시하시오(VLOOKUP, SUM 함수).

[정답]

(1) =CHOOSE(RIGHT(B5,1),20,30,40)

(2) =ROUND((F5-G5)/G5,2)

(3) =RANK(H7,H5:H12)

(4) =DSUM(B4:H12,5,C4:C5)&"건"

(5) =INDEX(D5:D12,MATCH(MAX(F5:F12),F5:F12,0),1)

(6) =VLOOKUP(I14,D5:H12,3,FALSE)/SUM(F5:F12)

7. 07-11B

○ 창사 20주년 기념 노래자랑

결재	담당	심사위원	심사위원장

참가자	생년월일	성별	신청분야	가창력 점수	안무 점수	인기 점수	신청자 나이	비고
김영일	1987-04-08	남	R&B	100	90	100	(1)	(2)
남선희	1981-03-02	여	인디	90	70	85	(1)	(2)
정윤택	1986-01-02	남	인디	90	70	85	(1)	(2)
정진희	1976-08-26	여	트로트	95	85	100	(1)	(2)
임채덕	1965-05-09	남	R&B	85	85	75	(1)	(2)
채운랑	1971-02-20	여	트로트	100	80	90	(1)	(2)
이기철	1976-09-03	남	R&B	90	80	85	(1)	(2)
유혜란	1980-10-04	여	인디	85	80	80	(1)	(2)
남자 참가자의 인기 점수 평균			(3)		창사일	창사요일	참가자	신청분야
안무 점수가 가장 높은 사람			(4)		1990-08-25	(5)	김영일	(6)

(1) 신청자 나이 ⇒ 「2010－생년월일의 연도」로 표시하시오(YEAR 함수).

(2) 비고 ⇒ 가창력, 안무, 인기 점수의 평균이 90 이상이면 '수상자', 아니면 공백으로 표시하시오 (IF, AVERAGE 함수).

(3) 남자 참가자의 인기 점수 평균 ⇒ 조건은 입력 데이터를 이용하시오(DAVERAGE 함수).

(4) 안무 점수가 가장 높은 사람 ⇒ (INDEX, MATCH, MAX 함수)

(5) 창사요일 ⇒ 창사일의 요일을 구하시오(CHOOSE, WEEKDAY 함수) (예 : 수요일).

(6) 신청분야 ⇒ 「I14」 셀에서 선택한 '참가자'의 신청분야를 표시하시오 (VLOOKUP 함수).

[정답]

(1) =2010-YEAR(C5)

(2) =IF(AVERAGE(F5:H5)>=90,"수상자"," ")

(3) =DAVERAGE(B4:H12,H4,D4:D5)

(4) =INDEX(B5:H12,MATCH(MAX(G5:G12),G5:G12,0),1)

(5) =CHOOSE(WEEKDAY(G14,2),"월요일","화요일","수요일","목요일","금요일","토요일")

(6) =VLOOKUP(I14,B4:H12,4,0)

8. 08-08B

■ 도서 대출 현황

결재	담당	팀장	관장

도서코드	도서명	대출자	가격	출판사	대출일자	대출신용등급	반납마감일자	비고
ME-434	순교자	이용하	11,000	문학동네	2010-05-15	3	(1)	(2)
MB-756	숨그네	장은선	12,000	문학동네	2010-05-21	3	(1)	(2)
DB-465	덕혜옹주	박경식	11,800	다산책방	2010-05-23	2	(1)	(2)
ME-908	그로칼랭	김태식	13,000	문학동네	2010-05-21	3	(1)	(2)
ZB-132	4월의 물고기	윤경선	11,000	자음과 모음	2010-05-25	1	(1)	(2)
ZB-035	소현	최하율	12,000	자음과 모음	2010-05-14	3	(1)	(2)
MB-899	연어이야기	임미숙	7,500	문학동네	2010-05-06	1	(1)	(2)
DC-391	리버보이	정은하	9,000	다산책방	2010-05-11	2	(1)	(2)
대출신용등급이 3등급인 학생 수			(3)		대출중인 문학동네 도서 수			(5)
대출일자가 가장 오래된 도서명			(4)		도서명	순교자	가격	(6)

(1) 반납마감일자 ⇒ 대출신용등급이 '1'등급이면 대출일자+21, '2'등급이면 대출일자+14, '3'등급이면 대출일자+7로 구하시오(CHOOSE 함수).

(2) 비고 ⇒ 도서코드의 두 번째 글자가 'B'이면 '베스트셀러', 그 외는 공백으로 구하시오 (IF, MID함수).

(3) ⇒ 조건은 입력된 데이터를 이용하고 결과값에 '명'을 붙이시오 (DCOUNTA 함수, & 연산자)(예 : 2명).

(4) ⇒ (INDEX, MATCH, MIN 함수)

(5) 대출중인 문학동네 도서 수 ⇒ (COUNTIF 함수)

(6) 가격 ⇒ 「H13」 셀이 변할 때마다 자동으로 해당 가격이 변경되어 표시되도록 구하시오 (VLOOKUP 함수).

[정답]

(1) =CHOOSE(H4,G4+21,G4+14,G4+7)

(2) =IF(MID(B4,2,1)="B","베스트셀러","")

(3) =DCOUNTA(B3:H11,1,H3:H4)&"명"

(4) =INDEX(B4:H11,MATCH(MIN(G4:G11),G4:G11,0),2)

(5) =COUNTIF(F4:F11,"문학동네")

(6) =VLOOKUP(H13,C3:H11,3,FALSE)

9. 09-12B

KQ TV홈쇼핑 8월 판매현황

결재	담당	팀장	사장

상품코드	상품명	분류	최종방송일	판매가 (단위:원)	총판매량 (단위:EA)	비고	판매량 순위	최종 방송요일
H136432	사이클로맥스 청소기	가전	2010-08-24	169,000	3,890		(1)	(2)
U134643	미싱도로시	패션	2010-08-27	149,000	3,540		(1)	(2)
K138579	클라스락 밀폐용기	주방	2010-08-26	82,900	8,950	매진	(1)	(2)
H136456	파브 풀HD LCD-40	가전	2010-08-23	1,005,500	970		(1)	(2)
K134694	락앤락 멀티락	주방	2010-08-31	79,800	10,400	매진	(1)	(2)
H132396	휴롬 원액기	가전	2010-08-27	339,000	3,700		(1)	(2)
K131821	직화 바비큐 오븐	주방	2010-08-29	54,600	12,000	매진	(1)	(2)
U134994	설윤형 부띠크	패션	2010-08-28	189,000	3,160		(1)	(2)
가전 상품 중 최소 총판매량		(3)			총판매량이 3번째인 상품명		(5)	
8월 총판매금액(단위:원)		(4)			상품코드	H136432	판매가	(6)

(1) 판매량순위 ⇒ '총판매량(단위 : EA)'의 가장 큰 값이 1이 되도록 구하여 1~4까지만 표시하고, 나머지는 공백으로 표시하시오(IF, RANK 함수).

(2) 최종방송요일 ⇒ '최종방송일'을 이용하여 최종방송일의 요일을 구하시오(CHOOSE, WEEKDAY 함수)(예 : 월요일).

(3) 가전 상품 중 최소 총판매량 ⇒ 조건은 입력 데이터를 이용하여 '분류'의 가전 상품 중 '총판매량(단위 : EA)'이 최소인 값을 구하고 결과값에 "개"를 붙이시오(DMIN 함수, & 연산자) (예 : 100 → 100개).

(4) 8월 총판매금액(단위 : 원) ⇒ 각 상품 [판매가(단위 : 원)×총판매량(단위 : EA)]의 합계를 구하고, 천 단위 콤마 형식으로 표시하시오(SUMPRODUCT 함수)

(5) 총판매량이 3번째인 상품명 ⇒ 총판매량(단위 : EA)이 3번째인 상품명을 구하시오(INDEX, MATCH, LARGE 함수).

(6) 판매가 ⇒「H14」셀에서 선택한 상품코드에 대한 판매가를 표시하시오 (VLOOKUP 함수).

[정답]

(1) =IF(RANK(G5,$G$5:$G$12)<=4,RANK(G5,$G$5:$G$12),"")

(2) =CHOOSE(WEEKDAY(E5,1), "일요일", "월요일", "화요일", "수요일", "목요일", "금요일", "토요일")

(3) =DMIN(B4:H12,6,D4:D5) & "개"

(4) =SUMPRODUCT(F5:F12,G5:G12)

(5) =INDEX(B5:H12,MATCH(LARGE(G5:G12,3),G5:G12,0),2)

(6) =VLOOKUP(H14,B5:H12,5,0)

10. 10-10B

전국 축제 일정 및 방문객 현황

결재	차장	과장	부장

분류코드	지역명	축제명	축제일정	2009년 방문객수	2010년 방문객수	성장여부	2010년 방문객 점유율	비고
A-1124	강원도	눈축제	1.25~2.3	220,300	251,000	상승	(1)	(2)
B-2130	전남	매화축제	3.8~3.16	452,100	398,700	하락	(1)	(2)
C-3301	경남	미더덕축제	4.11~4.13	321,000	279,000	하락	(1)	(2)
B-1134	전남	대나무축제	5.3~5.9	298,000	275,000	하락	(1)	(2)
A-1340	강원도	단오제	6.4~6.11	198,700	213,000	상승	(1)	(2)
D-1410	충남	머드축제	7.12~7.20	345,300	412,300	상승	(1)	(2)
A-2210	강원도	해바라기축제	8.1~9.15	236,800	270,000	상승	(1)	(2)
C-2421	경남	국화축제	10.24~11.2	571,000	593,400	상승	(1)	(2)
성장여부가 상승인 축제건수			(3)		2010년 방문객수가 가장 많은 축제명			(5)
강원도의 2010년 평균 방문객수			(4)		축제명	눈축제	축제일정	(6)

(1) 2010년 방문객 점유율 ⇒ 각 축제별 2010년 방문객수를 2010년 방문객수의 합계로 나누어 백분율로 소수 첫째 자리까지 표시하시오(SUM 함수)(예 : 12.3%).

(2) 비고 ⇒ 분류코드의 앞에서 3번째 글자가 '1'이면 "일반", '2'이면 "꽃", 그 외에는 "먹거리"로 표시하시오 (IF, MID 함수).

(3) 성장여부가 상승인 축제건수 ⇒ 성장여부가 '상승'인 개수를 구하고 결과값 뒤에 "건"을 표시하시오 (COUNTIF 함수, &연산자) (예 : 3 → 3건).

(4) 강원도의 2010년 평균 방문객수 ⇒ 강원도의 2010년 방문객수의 평균을 소수 자리 없이 내림하여 구하시오 (ROUNDDOWN, DAVERAGE 함수).

(5) 2010년 방문객수가 가장 많은 축제명 ⇒ (INDEX, MATCH, MAX 함수)

(6) 축제일정 ⇒ 「H14」 셀에서 선택한 축제명에 대한 축제일정을 표시하시오(VLOOKUP 함수).

[정답]

(1) =G5/SUM($G$5:$G$12)

(2) =IF(MID(B5,3,1)="1","일반",IF(MID(B5,3,1)="2","꽃","먹거리"))

(3) =COUNTIF(H5:H12,"상승")&"건"

(4) =ROUNDDOWN(DAVERAGE(B4:H12,G4,C4:C5),0)

(5) =INDEX(B5:H12,MATCH(MAX(G5:G12),G5:G12,0),3)

(6) =VLOOKUP(H14,D4:E12,2,0)

11. 12-12B

♣ 국내 건강기능식품 판매현황 보고

결재	담당	팀장	부장

코드번호	생산구분	분류	제품명	2007년 판매액	2008년 판매액	2009년 판매액	증가율	비고
S-001	제조	스페셜	홍삼	3284	4184	4995	(1)	(2)
B-001	제조	기초	비타민과무기질	604	531	761	(1)	(2)
S-002	제조/수입	스페셜	오메가3	142	266	334	(1)	(2)
H-001	제조/수입	헬퍼	프로바이오틱스	174	190	254	(1)	(2)
B-002	제조	기초	효모	146	179	126	(1)	(2)
S-003	제조/수입	스페셜	알로에	797	639	648	(1)	(2)
S-004	제조/수입	스페셜	글루코사민	275	201	166	(1)	(2)
H-002	제조	헬퍼	식이섬유	159	145	154	(1)	(2)
제조/수입 제품의 개수				(3)		2009년 판매액이 가장 적은 제품명	제품명	2009년 판매액 구성비
스페셜 제품 2009년 판매액 평균				(4)		(5)	비타민과무기질	(6)

(1) 증가율 ⇒「2009년 판매액 ÷ 2008년 판매액」을 반올림하여 소수 이하 2자리까지 구하시오 (ROUND 함수) (예 : 1.253 → 1.25).

(2) 비고 ⇒ 2009년 판매액의 순위를 내림차순으로 구하여 순위가 '3' 이하이면 "★", 그렇지 않으면 공백으로 표시하시오(IF, RANK 함수).

(3) 제조/수입 제품의 개수 ⇒ 생산구분이 '제조/수입'인 제품의 개수를 구한 다음 결과값 뒤에 "개"를 붙이시오(COUNTIF 함수, & 연산자)(예 : 3 → 3개).

(4) 스페셜 제품 2009년 판매액 평균 ⇒ 조건은 입력 데이터를 이용하시오(DAVERAGE 함수).

(5) 2009년 판매액이 가장 적은 제품명 ⇒ (INDEX, MATCH, MIN 함수)

(6) 2009년 판매액 구성비 ⇒「I14」셀에서 선택한 제품의 2009년 판매액 ÷ 2009년 판매액 전체 합계로 구하고, 백분율(소수 이하 1자리)로 표시하시오(VLOOKUP, SUM 함수).

[정답]

(1) =ROUND(H5/G5,2)

(2) =IF(RANK(H5,$H$5:$H$12)<=3,"★","")

(3) =COUNTIF(C5:C12,"제조/수입")&"개"

(4) =DAVERAGE(B4:H12,7,D4:D5)

(5) =INDEX(E5:E12,MATCH(MIN(H5:H12),H5:H12,0))

(6) =VLOOKUP(I14,E5:H12,4,FALSE)/SUM(H5:H12)

제28장 필터 조건식

엑셀의 고급필터 사용에 있어서의 핵심은 조건을 명시하는 방법에 있다. ITQ 한글엑셀 2작업 풀이를 위해서는 문제에 주어진 조건을 기술하는 기법을 이해해야 하며 그 풀이 방법과 절차에 대해서는 파트3에서 자세히 언급하였으므로 본 장에서는 기출문제에 나타난 다양한 조건 기술 풀이를 알아봄으로써 자연스럽게 이해하고자 한다.

1. 풀이절차 요약

엑셀 고급 필터는 [데이터] 탭의 {정렬 및 필터} 그룹에서 [고급]을 클릭하여 실행할 수 있으며 [고급 필터] 창에서 작업대상 범위(목록 범위), 조건 범위, 결과 위치 (복사 위치)를 명시하여야 한다. 아래 예에서 [목록 범위]는 복사된 원본영역인 <B2:H10>을 모두 지정하고, [조건 범위]는 조건이 입력된 영역 <B13:C14>를 지정하고, [복사 위치]는 첫 위치만 잡아주면 되므로 <B17>만 클릭하면 된다.

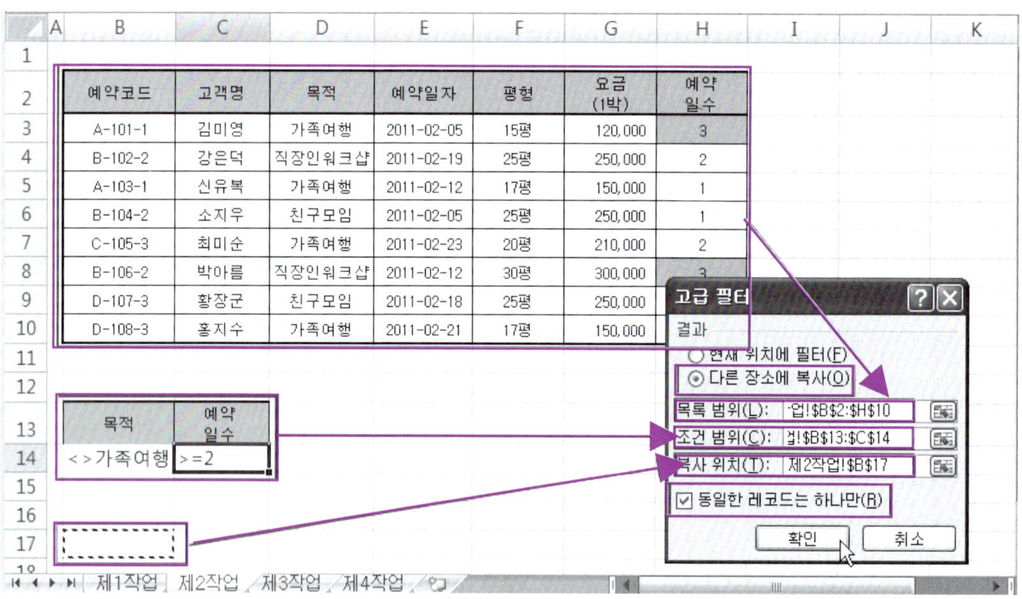

여기서 가장 중요한 것은 조건을 어떻게 명시하는가 이다. ITQ 엑셀에서는 2개의 조건을 표현하도록 하는데 이는 2개의 표현을 원활히 할 수 있다면 그 이상도 충분히 가능할 것이라는 판단일 것이다. 각기 다른 2개의 조건을 연결하는 방법은 논리적으로 'AND'와 'OR'이 있다. 각각의 구분은 2개의 조건을 연결하는 문장으로 판단할 수 있는데, 'AND'로 연결해야 하는 문장은 '~이면서', '~를 만족하는 것 중에서', '모두를 만족하는' 등이다. 'OR'로 연결해야 하는 문장은 '~이거나', '혹은', '하나만 만족하는' 등이다. '고급 필터' 설정 창에서는 조건의 위치를 주어야 하는데 엄밀하게 이야기하면 조건이 명시된 영역을 명시해야 한다. 그 영역의 첫 번째 줄은 조건이 비교될 필드를 명시하는 곳이다. 여기서 주의할 것은 필드는 내부처리 과정에서 실제 필드명과 비교되므로 직접 입력하기보다는 복사하여 사용하면 오타로 인한 잘못된 결과를 내는 경우를 방지할 수 있다. 또한 조건 수식만 입력해야 하는 경우가 있는데 이 경우는 필드명 입력이 필요하지 않다. 실제 예제를 통해 살펴보기로 한다.

2. 기출문제 풀이를 통해서 본 고급필터 적용 사례

2011 기출문제

1) 08-27B

고급필터 – '공연장'이 '아트센터'로 끝나고, '예매수량'이 '800' 이상인 자료의 데이터만 추출하시오.

셀주소	B	C
13	공연장	예매수량
14	*아트센터	>=800
15		

2) 10-09A

고급필터 – '통장금액'이 '100,000,000' 이상이면서 '이율'이 '3%' 이상인 데이터만 추출하시오

셀주소	B	C
13	통장금액	이율
14	>=100000000	>=3%
15		

3) 01-09A

고급필터 – 구분이 '기능성'이거나 판매가(단위:원)가 '100,000'원 이상인 자료의 데이터만 추출하시오.

셀주소	B	C
13	구분	판매가(단위 : 원)
14	기능성	
15		>=100000

4) 02–13A

고급필터 – 임신기간(일)이 100 미만이거나 수명(년)이 30 이상인 데이터를 추출하시오.

셀주소	B	C
13	임신기간(일)	수명(년)
14	<100	
15		>=30

5) 03–13A

고급필터 – 배송시간이 '저녁'이거나 물품개수가 '5'이상인 자료의 데이터만 추출하시오.

셀주소	B	C
13	배송시간	물품개수
14	저녁	
15		>=5

6) 04–10A

고급필터 – '본사소재지'가 '서울'이 아니고, '반품환불'이 '10,000' 미만인 자료의 데이터만 추출하시오.

셀주소	B	C
13	본사소재지	반품환불
14	<>서울	<10000
15		

7) 05–15A

고급필터 – '코드'에 'T'가 포함되어 있거나, '전월 대비 증감률'이 '25%' 이상인 자료의 데이터만 추출하시오

셀주소	B	C
13	코드	전월대비 증감률
14	*T*	
15		>=25%

8) 06-12A

고급필터 – '분류'가 '욕실용품'이거나 '전월판매량'이 '300'개 이하인 자료의 데이터만 추출하시오.

셀주소	B	C
13	분류	전월 판매량
14	욕실용품	
15		<=300

9) 07-10A

고급필터 – '판매상품'에 '2인'이 포함되어 있거나, '할인율'이 '60%'이상인 자료의 데이터만 추출하시오.

셀주소	B	C
13	판매상품	할인율
14	*2인*	
15		>=60%

10) 09-18A

고급필터 – 상품코드가 'FD' 로 시작하고, 구매인원(명)이 '1900' 이상인 자료의 데이터만 추출하시오.

셀주소	B	C
13	상품코드	구매인원 (명)
14	FD*	>=1900
15		

11) 10-09B

고급필터 – '성별'이 '혼성'이거나 '관람객 호응도'가 '95' 이상인 자료의 데이터만 추출하시오.

셀주소	B	C
13	성별	관람객 호응도
14	혼성	
15		>=95

2010 기출문제

1) 01-10B

고급필터 - '분류'가 '바디'가 아닌 데이터에서 '판매가(원화)'가 30,000 이하인 자료의 '제품코드, 제품명, 분류, 판매가(원화), 수입가(US$), 전월대비 판매증가율' 데이터만 추출하시오.

셀주소	B	C
13	분류	판매가 (원화)
14	<>바디	<=30000
15		

2) 02-07B

고급필터 - '정비부서'가 '판금'이 아니고 '정비총액(단위:원)'이 '650,000' 이상인 자료의 데이터만 추출하시오.

셀주소	B	C
13	정비부서	정비총액 (단위 : 원)
14	<>판금	=">="&650000
15		

혹은

셀주소	B	C
13	정비부서	
14	<>판금	=$H3>=650000
15		

3) 03-14B

고급필터 - 모델명에 '1001'이 포함되어 있거나 판매량(단위:개)이 '2,000 이상'인 자료의 '모델명, 상품, 할인율, 정상가, 판매량(단위:개)'의 데이터만 추출하시오.

셀주소	B	C
13	모델명	판매량 (단위 : 개)
14	*1001*	
15		>=2000

4) 04-11B

고급필터 – 강좌코드에 "–2/"가 포함되어 있거나 분류가 '정보화교실'인 데이터만 추출하시오.

셀주소	B	C
13	강좌코드	분류
14	*–2/*	
15		정보화교실

5) 05-09B

고급필터 – '출판사'가 '미래사회'가 아니고, '발행일'이 2007–01–01 이후(해당일자 포함)인 데이터만 추출하시오.

셀주소	B	C
13	출판사	발행일
14	<>미래사회	>=2007–01–01
15		

6) 06-13B

고급필터 – 구분이 '응급조치'이거나 처리건수가 '40' 이상인 자료의 '구분, 서비스명, 출동업체, 처리 건수, 비용' 데이터만 추출하시오.

셀주소	B	C
13	구분	처리건수
14	응급조치	
15		>=40

7) 07-11B

고급필터 – '성별'이 '여'이고 '가창력 점수'가 95 이상인 자료의 데이터만 추출하시오.

셀주소	B	C
13	성별	가창력 점수
14	여	>=95
15		

8) 08-08B

고급필터 – 출판사가 '문학동네'이면서 대출신용등급이 '3'등급인 자료의 데이터만 추출하시오.

셀주소	B	C
13	출판사	대출신용 등급
14	문학동네	3
15		

9) 09-12B (목표값 및 필터, 정렬 및 부분합)

고급필터 – 분류가 '패션'이 아니고 총판매량(단위:EA)이 '3,500' 이상인 자료의 데이터만 추출하시오.

셀주소	B	C
13	분류	총판매량 (단위:EA)
14	<>패션	>=3500
15		

또는

셀주소	B	C
13	분류	
14	<>패션	=$G3>=3500
15		

10) 10-10B

고급필터 – 지역명이 '경남'이 아니면서 성장여부가 '상승'인 자료의 데이터만 추출하시오.

셀주소	B	C
13	지역명	성장여부
14	<>경남	상승
15		

11) 12–12B

고급필터 – 생산구분이 '제조/수입'이고 2009년 판매액이 '300'억 이하인 자료의 데이터만 추출하시오.

셀주소	B	C
13	생산구분	2009년 판매액
14	제조/수입	<=300
15		

제29장 ITQ 한글 엑셀 고득점(A등급) 획득을 위한 전략

정보기술자격(ITQ) 한글엑셀(이하 ITQ엑셀)은 A,B,C등급으로 나뉘지만 이 책의 목표는 A등급 취득이다. A등급은 500점 만점에 400점 이상을 취득하면 된다. 역으로 말하면 100점 정도의 감점을 맞아도 A등급을 취득할 수 있다는 것을 말해준다.

우선 지금까지 본 교재를 통해 적어도 Part Ⅲ의 "제25장 ITQ 한글 엑셀 문제풀이"를 학습했다면 이제 A등급을 취득하기 위한 전략을 세울 수 있다. 4개의 문제를 60분 내에 모두 풀려면 철저한 전략을 세우지 않으면 안된다. 4개의 문제가 시험마다 생소하게 보이지 않도록 분석이 필요하다. 즉 각 문제마다 풀이하는 방법이 대상(데이터)만 다를 뿐 거의 같은 유형의 문제라는 사실을 파악해야 한다.

전체적으로 보면 몇몇 부분을 제외하고 거의 유사한 패턴을 가지고 출제됨을 기출문제를 통해 알 수 있다. 즉 기출문제 하나만 잘 풀어도 고득점을 획득할 수 있다는 의미이다. 따라서 "제25장 ITQ 한글 엑셀 문제풀이"를 학습하고 난 이후에 25장에 제시된 문제만큼은 60분 이내에 자신있게 풀 수 있도록 반복·숙달하는 것이 절대적으로 필요하다. 즉 그 문제를 처음부터 끝까지 5회(최소한 권고횟수, 많을수록 더 좋음) 정도를 반복하여 풀어보는 것이다. 인내를 가지고 끝까지 완수한다면 자신도 모르게 ITQ엑셀 문제 유형에 대하여 숙달이 되어있을 것이다.

그 이후에 다른 문제를 접하게 되면 적어도 같은 유형의 문제는 거침없이 풀 수 있게 될 것이다. 그러고 난 뒤에 문제마다 다른 부분에 대해서만 경험적인 지식을 동원하여 풀면 되는데 유형문제만 거의 완벽하게 풀었다면 이 부분은 A등급 취득의 당락에 크게 문제가 되지 않을 것이다. 문제마다 ITQ엑셀은 4문제로 구성되는데 4문제를 전체적으로 분석해 보면 다음과 같다.

① 표 작성 및 값 계산 (240점)

엑셀의 주요 기능인 표를 작성하고 조건에 따른 서식 변환 및 함수 사용능력 평가

- 도형을 이용한 제목 작성 / 그림 복사 / 셀 색상 채우기
- 데이터 입력과 서식 / 함수를 이용한 수식 작성

② 필터 및 서식 OR 목표값 찾기 OR 중복 데이터 제거 및 필터 (80점)

기본 데이터를 이용한 데이터 필터 능력과 서식작성 능력평가

- 고급 필터 : 정확한 조건과 추출 위치 지정
- 표 서식 : 서식 적용

결과를 구하는데 필요한 데이터를 찾기 위한 목표값 찾기 및 중복데이터 제거

③ 피벗 테이블 OR 부분합 계산 (80점)

- 데이터 자료 중에서 필요한 필드를 추출하여 보기 쉬운 결과물을 만드는 능력을 평가
- 특정 기준으로 정렬된 데이터에 대하여 그룹별로 합, 곱, 평균, 개수 등을 자동생성

④ 차트 (100점)

기본 데이터를 이용하여 보기 쉽게 차트로 표현하는 능력을 평가

- 차트 종류 / 차트 위치 및 서식
- 차트 옵션 변경 (축, 눈금선, 범례 등)

우선 ①번 "표 작성 및 값 계산"은 240점으로 표 작성에 100점이며 함수 및 유효성 검사 적용에 140점이 할당되어 있는데 주어진 조건에 따라 입력 및 표 작성은 거의 감점없이 완성할 수 있다. 특히 정확한 데이터 입력은 다른 문제를 푸는데 영향을 줄 수 있으므로 완벽히 해야 하며 입력 이후에 입력 데이터를 시험지의 데이터와 비교하면서 검정하는 과정이 필요하다.

데이터는 절대적으로 완벽해야 한다. 그리고 데이터를 입력 완료하고 함수문제를 풀기 전까지 15분 이내에 완료해야 한다. 전체 60분을 고려할 때 그 정도 내로 작업을 끝내 주어야 다른 문제를 푸는데 여유를 가질 수 있다. 그렇지 않으면 다른 문제를 푸는데 다소 급해질 수 있다.

그 다음 함수 관련문제는 (1)~(6)번까지 6개의 문제인데 많은 학생들이 제일 어렵게 생각하거나 아예 포기하는 부분이지만 몇 가지 유형만 잘 파악하고 있으면 절반 혹은 그 이상도 충분히 맞힐 수 있다. 이 부분을 어느정도 잘 넘어간다면 전체 문제풀이에 긍정적인 영향을 줄 수 있다. (1), (2)번은 문제마다 조금씩 다르고 (3)~(6)번은 거의 동일 패턴을 가지는 유형문제이다.

기출문제만을 분석해 본다면 (1), (2)번에 가장 많이 등장하는 문제는 수식이 주어지는 계산문제 (문제에 제시된 수식을 정확히 표현), 특정 셀의 값에 따라 2~3개의 내용으로 분류하는 문제 (IF, CHOOSE, LEFT, RIGHT, MID), 등수나 등급을 일부 혹은 전부를 표시하는 문제 (RANK, IF 함수 사용)가 대부분 출제된다.

제시된 함수에 대한 사용법만 확실히 알아도 둘 중에 하나는 확실히 풀 수 있을 것이다.

(3)번은 조건을 만족하는 값을 구하는 문제(--IF()함수 : COUNTIF()등, D--()함수 : DAVERAGE()등 사용)로 해당 함수 사용법만 잘 익히면 어떤 경우라도 쉽게 풀 수 있다.

(4)번은 3개의 복합함수(INDEX, MATCH, MAX, MIN, LARGE, SMALL 함수 사용)를 사용한 패턴 문제로 본문에서 설명한 방법을 참고한다면 어떤 경우라도 쉽게 풀 수 있다.

(5)번은 (3)번과 마찬가지로 조건을 만족하는 값을 구하는 문제로 동일한 풀이방법을 가지는데 사용되는 함수만 다르다. 즉 --IF()형태의 함수나 D--()함수는 그 기능이 동일하다. (3)번에서 --IF() 형태의 함수사용을 요구하였다면 (5)번에서 D--() 형태의 함수가 출제될 것이며 (3)번에서 D--() 형태의 함수사용을 요구하였다면 (5)번에서 --IF() 형태의 함수가 출제될 것이다. 물론 다른 유형의 문제가 출제되기도 하지만 거의 90%가 이러한 패턴으로 출제됨을 확인할 수 있다.

(6)번은 배열의 첫 열에서 특정 위치의 값과 일치하는 값을 검색하여 지정한 열의 같은 행에서 데이터를 추출하는 문제로 VLOOKUP() 함수 사용만 정확히 익히면 쉽게 풀 수 있는 패턴문제이다.

함수문제의 경우는 기출문제를 통해서 좀 더 다양한 함수사용 예를 학습할 수 있도록 26장에 문제와 답을 수록해 두었다. 이를 통해 다양한 함수 사용 예를 숙달한다면 함수문제에 대한 두려움을 떨칠 수 있을 것이다.

마지막으로 유효성검사 부분은 거의 동일 유형이므로 하나의 문제만 제대로 풀이하는 방법을 익힌다면 크게 문제는 없을 것이다. 따라서 ①번 문제에서 넉넉잡아 20~50점 정도의 감점만 생각해도 된다. 최대 50점 정도의 감점만 생각해도 A등급까지 아직 50점의 여유가 있다.

②번 "필터 및 서식 OR 목표값 찾기 OR 중복 데이터 제거 및 필터" 문제는 비교적 쉬운문제로 고급필터의 사용법, 목표값 찾기의 사용법, 중복 데이터 제거 및 필터의 사용법만 익히면 쉽게 풀 수 있는 문제이다. 대부분 고급필터의 사용법이 문제로 출제되며 나머지는 상대적으로 낮은 빈도로 출제된다.

고급필터는 두 개의 조건을 AND 혹은 OR로 표시해 주면 쉽게 해결된다. 이 경우 역시 기출문제를 통해서 좀더 다양한 고급필터 사용 예를 학습할 수 있도록 27장에 문제와 답을 수록해 두었다. 이를 통해 다양한 고급필터 사용 예를 숙달한다면 문제에 대한 두려움을 떨칠 수 있을 것이다. 결과테이블에 대한 서식 적용은 그리 어렵지않게 해결할 수 있다. 따라서 ②번 문제는 거의 감점없이 해결할 수 있다. 조금의 실수로 10점 정도의 감점은 생각할 수 있다.

③번 "피벗 테이블 OR 부분합 계산"은 본문에서 풀이된 방법과 절차를 숙달했다면 쉽게 해결할 수 있는 문제이다. 따라서 ③번 문제는 거의 감점없이 해결할 수 있다. 조금의 실수로 10점 정도의 감점은 생각할 수 있다.

지금까지 최대 50 + 10 + 10 = 70점 정도의 감점을 생각할 수 있다.

마지막으로 ④번 “차트” 문제로 이 역시 본문에서 풀이된 방법과 절차를 숙달했다면 쉽게 해결할 수 있는 문제이다. 다만 다른 문제와 차이는 해결해야 할 항목이 다른 문제에 비하여 많다는 것이다. 따라서 ④번 문제는 거의 감점없이 해결할 수 있으나 항목의 많음으로 인한 실수로 20~30점 정도의 감점은 생각할 수 있다.

지금까지 최대 50 + 10 +10 + 30 = 100점 정도의 감점을 생각할 수 있다. 감점을 여유롭게 생각해도 100점 이하로 유지할 수 있다. 본 전략들을 충실히 이행한다면 대체적으로 A등급은 취득할 수 있다는 결론이 나온다. 모두가 본 전략을 잘 이행하여 ITQ 엑셀 A등급을 취득할 수 있기를 바란다.

ITQ 한글엑셀 문제풀이와 감점되기 쉬운 부분에 대한 세부적인 자료는 ITQ 홈페이지 www.itq.or.kr에서 얻을 수 있다.

찾아보기

병원행정 실무를 위한

2010 엑셀 [제3개정판]

2012년 2월 15일 초판 발행
2013년 3월 4일 개정 제2판 발행
2017년 9월 1일 개정 제3판 발행
2019년 9월 5일 개정 제3판2쇄 발행

저 자 정영필 / 김병화 / 이동희
정용기 / 최봉준

발행인 주 병 오

발행처 메디시인

경기도 파주시 회동길 209
파주출판문화정보산업단지
영업부 (031) 955-7566 · 7577
편집부 (031) 955-7731
FAX (031) 955-7730
Homepage www.ji-gu.co.kr
e-mail jigupub@hanmail.net

등록번호 2005년 2월 16일 제406-2005-000045호

ISBN 978-89-93033-99-1 값 24,000 원

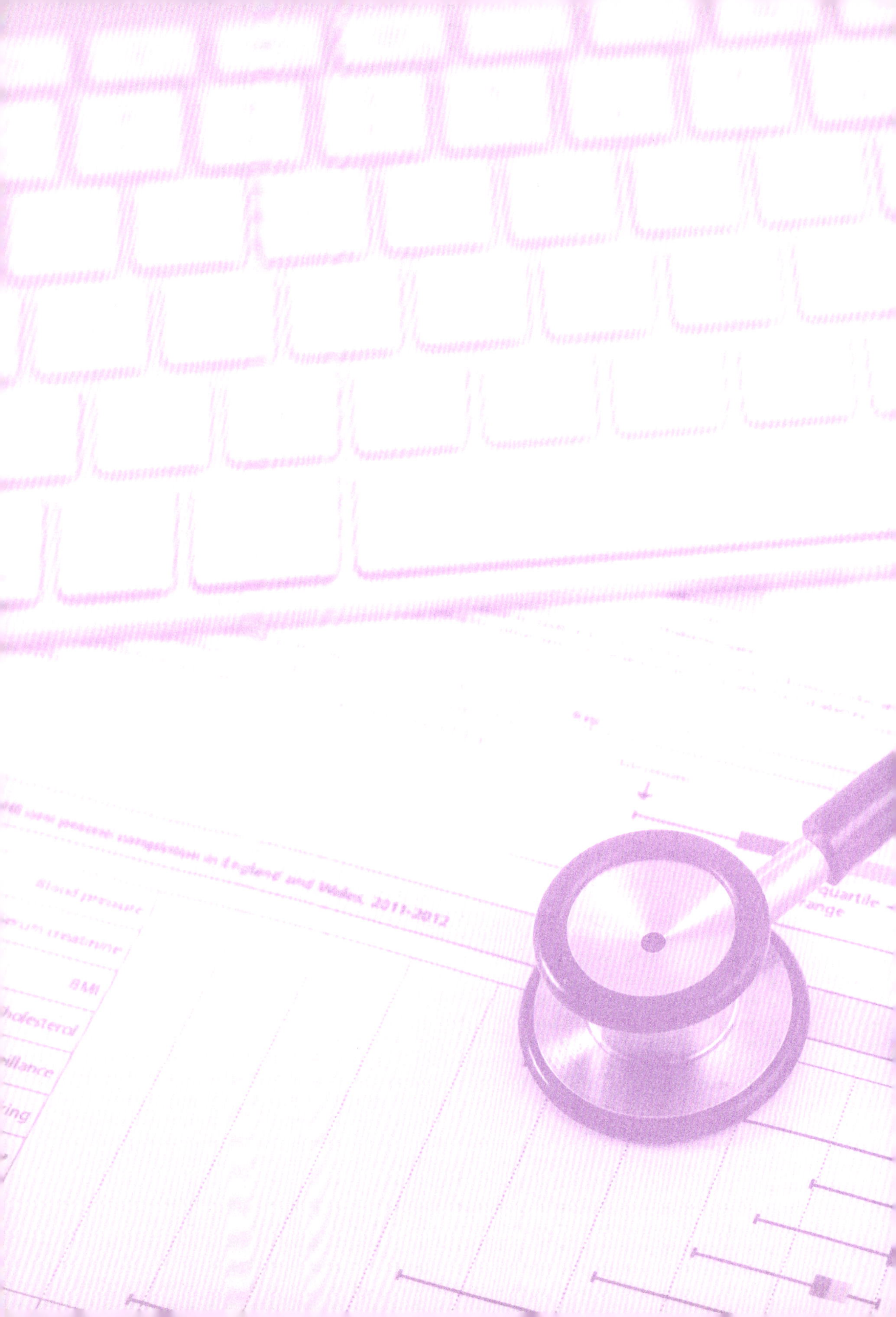

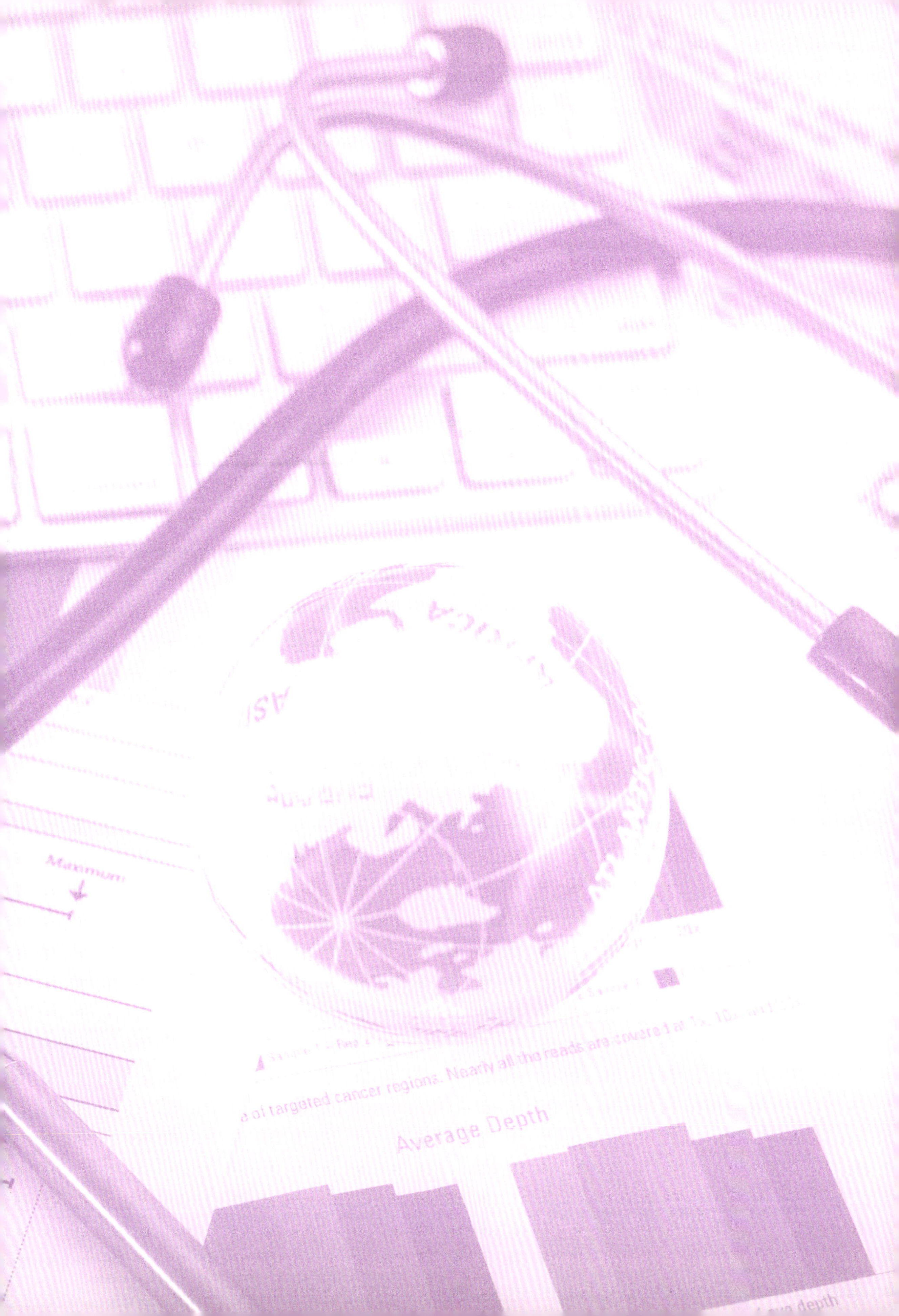
Maximum
Average Depth